Development of Modern Dentistry in Korea

한국 현대 치의학의 발전 1946-1969

신 유 석 · 신 재 의

CHARMYUN

발 간 사

한국 현대 치의학의 발전을 위하여

치과의사의 삶은 환자의 통증 치료에서 시작되었고, 그 곳에 존재 이유가 있었다. 4600여년 전 이집트에서 "헤지-레(Hesy-Re)라 불렸던 최초의 치과의사"는 환자의 통증 감소를 위하여 최선을 다하였다. 1728년 피에르 포샤르(Pierre Fauchard 1678-1761)는『치과외과학 또는 치과논문(Le Chiirurgien Dentiste, ou traité des dents)』이라는 책을 출판하여 치의학을 독립시킨 후, 치과외과의사로서 보철을 하여 환자의 저작을 회복하는데 주력하였다. 자기 희생과 학문에 대한 진리 탐구, 환자에 대한 웰비잉(wellbeing)을 추구할 때 치과의사의 권위는 살아 있었다.

1922년 10월 15일 한국인 치과의사 유창선(劉昌宣)은 조선치과의학회에서「전신적 질환의 구강에 미치는 영향」논문을 발표하였다. 이것이 한국인 치과의사 최초의 논문으로 알려지고 있다. 이러한 사실은 일제강점기의 치의학은『한국근대치의학사』에서 이미 발표한 바 있다.

한국 치의학은 지난 100년동안 눈부신 발전을 거듭해 왔다. 서양 근대 치의학이 도입되어 세계적인 수준의 많은 연구와 저서들이 출판되어 나오기까지 우리 선학들의 노고가 있음은 부정할 수 없는 사실이다. 선학들의 연구는 일반적으로 생각되는 치아의 치료에만 국한되지 않았으며 치아의 질병과 관련된 진단, 예방, 치료에 이르기까지 다방면으로 연구가 진행되어 왔다. 이 시점에서 우리의 선학들의 연구 업적을 살펴보고 그것을 기초로 하여 연구 활동을 한다면 중복 없는 체계적인 학문으로 발전시키는데 도움이 되고자 한다.

「한국 현대 치의학의 발전」은 1946년부터 1969년까지 한국 현대 치의학의 발전과정을 살펴보기 위하여 논문, 증례보고, 종설 및 학술강연회 연제를 수집·분석하였다. 이 과정에서 기창덕,『한국치과의사 논문총취』제1집(1946-1980)과『대한치과의사협회사』를 참고하였다. 또한 치의학 발전과정의 흐름을 중단 없이 이어간 경상북도치과의사회지『치학(齒學)』을 주목하였다.

대한치과의학회 학회지도 논문, 증례보고와 종설의 발표의 장이었다. 1954년 11월 30일 대한치과의학회는『대한치과의학회지』를 발간하였다. 발행 목적은 연구 업적에 대해 학문적 비판을 받을 기회를 얻기 위함이라 하였다.

그러나 발간은 부진하여 1969년 10월까지 8회에 그쳤다. 그러므로 지속적인 학회지 발간이 요청되었다. 1969년 10월 6일 열린 대한치과의사협회 이사회는『대한치과의사협회지』를 월간으로 발행할 것을 결정하였다.

이외에도 본 논문을 완성하기 위하여 많은 발간물 등을 이용하였다. 1946-1969년 논문과 증례보고와 종설과 학술강연회 연제를 수집 · 분석하여 이용하기 편리하도록 하였다. 임상과 기초치의학을 합하여, 각과로 구분하였고, 주제별로 분류하였다. 특별히 항목이 많은 연제는 따로 항목을 만들었다. 이러한 가운데 한국 현대 치의학의 발전 과정을 발전 요인과 함께 살펴볼 수 있도록 노력하였다.

언제부터인가? 2011-12년의 사태에서 보는 것과 같이 "영리"라는 말을 앞세운 병원이 등장하게 되었다. 인류에 대한 보편적인 사랑을 추구하는 역사의 본질은 외면한 채 긴 역사 속에서 파생된 인기에 영합된 자기희생이 없는 "치과의사의 윤리", "합리적인 경영" 라는 말도 등장하게 되었다. "영리"라는 말을 앞세울 때 치과의사의 권위는 낮아지고, 인류에 대한 보편적인 사랑, 인류애는 소멸된다고 하겠다.

치과의사의 권위와 외연의 확대를 위하여 치과의사회를 이끌어 나간 치과의사가 있었다. 그는 안종서였다. 1925년 경성치과의학교 제1회로 졸업한 안종서의 일생은 일제의 압박과 굴욕을 헤쳐 나갔으며, 광복의 환희와 6.25 전쟁의 동족상쟁과 1960년대 발전하는 치과계의 일들을 몸으로 겪었다고 할 수 있다. 그는 한국인만의 한성치과의사회 총무를 역임하였고, 광복 후 대한치과의사협회의 설립하여 그 기반을 세우고 권위와 외연의 확장을 위하여 약 8년 동안 책임을 맡은 분이었다. 1925년부터 1968년까지 안종서는 43년을 치과의사로 살면서 치과의사회에 많은 관여를 하였다.

안종서에 대한 연구 지금까지 시도된 바가 없다. 안종서에 대한 연구「권위와 외연의 확장-치과의사 안종서」는 일제강점기와 광복 후에 치과의사 단체라는 전문 집단의 상황을 파악하고 이해하며 앞날을 계획하는데 도움이 되리라 믿는다. 때문에 저자는 안종서의 출생과 교육, 치과의사와 치과의사회의 활동상황을 치과의사를 위한 치과의사회를 이끌어 나간 한 사람의 치과의사로서 파악하고 살펴보려 하였다.

근대치의학은 외국인들에 의하여 소개되었다. 1885년 미국인 의사 알렌(Horace N. Allen)이 제중원에서 발치를 행한 것이 처음이었다. 1897년 서양인 치과의사로 처음 한국에 온 사람은 라빈손(Robinson)이다. 특히 1903년 11월 미국인 치과의사 소어스(Sauers)는 국왕인 고종황제의 보철치료를 행함으로서 일반 백성들의 의식의 전환에 크게 기여할 수 있었다.

1893년 7월 일본인 치과의사 노다 오지(野田應治)는 인천과 서울에서 개업을 하였다. 그는 구강영역의 질환이나 치아 보철을 하면서 질병 예방법도 소개하였다. 이 시기에 일본인 입치사는 일제의 장려로 인해 일본에서 한국에 이사하여 치과의사의 수배에 달하였다.

한국인 입치사는 치과의사보다 먼저 등장하였다. 1907년 최초의 한국인 입치사는 최승룡이었다. 1912년 최초의 한국인 치과의사 함석태가 배출되었다. 그 후 몇 명의 치과의사가 등장하였고, 치과교육기관도 생기게 되었다.

박명진(朴明鎭)은 1928년 4월 8일 경성치과의학교를 졸업하고, 전문학교가 되자 편입하여 1930년 4월 26일 경성치과의학전문학교를 졸업한 치과의사였다. 경성치과의학전문학교를 졸업 후, 경성치과의학전문학교에 재직하면서, 1943년 박명진은 박사학위를 받았다.

1928년부터 1957년까지 박명진은 30년을 치과의사로 살면서 대한치과의사회 회장, 대한치과의학회 회장과 서울대학교 치과대학 학장을 지냈다. 때문에 그에 관한 기록은 대한치과의사협회사와 서울대학교 치과대학사에서 찾아 볼 수 있었다. 『대한치과의사협회사』1980와 『대한치과의사협회사』2010, 『서울대학교치과대학사』1922-1991와 『서울대학교치과대학사』제2권 1922-2001가 주 자료가 되었다.

「큰 스승 박명진(朴明鎭)」에 대한 연구는 지금까지 시도된 바가 없다. 박명진은 일제강점기와 광복 후에 치과의사라는 전문 직업인으로 치의학을 연구하며, 교육한 스승이었다. 그는 한국인으로 나라와 동포를 사랑하는 바탕 위에 치과의사라는 전문 집단의 상황을 파악하고 치과의사회와 치과의학회에서 활동한 지도자였다. 저자는 박명진을 출생과 교육, 치의학을 연구한 학자와 치의학을 가르친 교육자, 전문 집단인 치과의사회와 치과의학회의 상황을 파악하고 지도한 지식인으로 살펴보려 한다.

이 책을 펴내면서 먼저 하나님 앞에 감사드립니다. 여호와 하나님은 우리들의 목자이시기 때문이다. 연구 할 수 있는 자료을 만들어 주신 기창덕 선생님과 선학 선생님들께 감사드린다. 그들의 연구 토대 위에 작업을 할 수 있었다. 그리고 아버지와 역사와 학문의 교류을 할 수 있는 기쁨을 누린 것을 기쁘게 생각한다. 어머니, 형, 형수, 승준, 승표를 비롯하여 아내에게도 고마움도 표한다. 그들은 나의 든든한 울타리였다.

끝으로 이 책의 출판을 맡아주신 도서출판 참윤 퍼블리싱의 윤미용 대표와 원고를 정리하여 주신 편집 · 인쇄진에게 감사의 뜻을 전한다.

2015. 10월

신 유 석 . 신 재 의

목 차

한국 현대 치의학의 발전

1946-1969년 논문, 증례보고, 종설 및 학술강연회 연제를 중심으로

Abstract

Development of modern dentistry in Korea

Korean dentist's new mission was extended in dental practice field since the National Liberation Day of Korea. Modern dentistry development were due to the introduction of american dentistry, the development of Military dentistry, the unified academic activities koreans dental Association and improvement of korean dentist system.

Modern dentistry development factors were as follows,

First, Seoul National University's professors have been sent for studying abroad since May 1954. Thanks to this advanced system, each dental department established branch academy. Researchers and academic activities were increased in Seoul National University,

Second, from January 1954, the military started training program to the korean dentists in the United States, and also the korean dentists were sent to the US Army hospital in korea for practical training courses (On the Job Training) so they could get chances to learn the advanced dentistry. During the korean war, the oral surgery dentists enlarged treatments to the maxillofacial field.

Third, korean Dental academy meeting, special lectures and tables clinic from 1947 were contributing to the development of modern dentistry in the transmission of knowledge and skills. Since 1955 "Dentistry(齒學)" with a focus on the translation of foreign literature also developed modern dentistry. Since 1958 the International dental conference could broaden dental knowledge, it also provided opportunities to communicate with the world dentistry. On Oct 11, 1962, revised the Articles of association in Korean Dental academy and korean dental association unified meeting and enhanced the conferences. Improvement of korean dentist system in 1964 unified the dentists as new dentist education.

Articles, case reports, review articles and academic meetings of korean dental association from 1946 to 1969 analyzed to demonstrate the development of korean modern dentistry, The titles and lectures were classified according to department and they were organized by topic.

» Key Word : dentistry, development, studying abroad. On the Job Training, lecture, translation, improvement of a system

1. 머리말

1922년 10월 15일 한국인 치과의사 유창선(劉昌宣)은 조선치과의학회에서「전신적 질환의 구강에 미치는 영향」논문을 발표하였다. 이것이 한국인 치과의사 최초의 논문으로 알려지고 있다.[1)]

선학들의 연구 업적을 살펴보고 그것을 기초로 하여 연구 활동을 한다면 중복 없는 체계적인 학문 발전을 할 수 있을 것이다. 한국의 현대 치의학은 환희와 격동으로 시작되었다. 1945년 11월 1일 경성치과의학전문학교는 "경성치과대학"이라는 명칭으로 이름이 바뀐 후, 1946년 8월 22일 미군정 법령 제102호 "국립 서울대학교 설립에 관한 법령"에 의하여 국립서울대학교의 치과대학으로 편입되었다.[2)]

1945년 12월 9일 치과의사는 조선치과의사회를 구성하였고,[3)] 1946년 5월 1일『조선치계』를 발행하였으며, 조선치과의학회는 1947년 5월 18일 제1회 학술강연회, 1948년 5월 23일 제2회 학술강연회, 1949년 5월 28일 제3회 학술강연회를 비롯하여, 1952년 10월 18, 19일 제4회 학술강연회는 한국전쟁 중에도 개최하였고, 1969년10월 5일에는 제21회 종합학술대회가 개최하였다.[4)]

1946년부터 1969년까지 한국 현대 치의학의 발전과정을 살펴보기 위하여 논문, 증례보고, 종설 및 학술강연회 연제를 수집 • 분석하였다. 이 과정에서 기창덕,『한국치과의사 논문총취』제1집(1946-1980)과『대한치과의사협회사』를 참고하였다. 또한 치의학 발전과정의 흐름을 중단 없이 이어간 경상북도치과의사회지『치학(齒學)』을 주목하였다.[5)] 1954년 10월『치학』은 처음 발행되었고, 1969년까지 속간된 경상북도치과의사회지이다. 1954년 12월『치학(齒學)』의 발행이 새로운 지식으로 치의학의 발전과 국민 보건에 이바지하기를 희망하고 있었다.[6)]

대한치과의학회 학회지도 논문, 증례보고와 종설의 발표의 장이었다. 1954년 11월 30일 대한치과의학회는『대한치과의학회지』를 발간하였다. 발행 목적은 연구 업적에 대해 학문적 비판을

---

1) 朝鮮齒科醫學會, 『朝鮮齒科醫學會雜誌』, 1호; 1925. pp. 99-101.
이러한 사실을 모아 저자는 『한국근대치의학사』 (참윤, 2004) 5장에 일제강점기「치과의학회 설립과 활동」을 발표한 바가 있다.

2) 편찬위원회, 『서울대학교치과대학사』 제2권, 2002. pp. 62-64.

3) 徐丙瑞, 「8 · 15後 齒科醫師會의 동향」, 『朝鮮齒界』 창간호, 1946. pp. 87.
조선치과의사회는 대한치과의사협회의 전신이다.

4) 편찬위원회, 『대한치과의사협회사』, 대한치과의사협회, 1982. pp. 50. 238. 265.
제1회부터 14회(1962년)까지는 학술강연회로 불리우다가 15회(1963년)부터는 종합학술대회라 하였다.

5) 이외에도 1957년 8월 대한치과의학회 경남지부에서는 「치의계」를 발행하였다. 1962년 12월 2일 이후 「치의계」 는 부산시 치과의사회에서 발행하였고, 70년대 초까지 발행하였다.
1959년 3월 1일 서울특별시 치과의사회는 「치과회보」를 발행하였다.
1959년 3월 20일 대한치과의학회 전남지부에서는 「전남치의」를 발행하였다.

6) 최해운, 『치학(齒學)』 서문, 제1권 제3호, 경상북도치과의사회, 1954.

받을 기회를 얻기 위함이라 하며, 원저 10편, 미8군 치과군의관 강연 2편, 종설 33편 등을 게재하였다.

> 우리의 자유 국가를 재건하기에 노력한지도 만 9년을 지났고 오로지 우리들의 힘과 성의로 치과의학의 상아탑을 반석 위에 건립하여 연구 발표회를 거듭하기 무릇 6회나 되는 오늘에 이르기까지 우리의 연구 업적을 세계만방에 공표하여 선배 제현들의 학문적 비판을 받을 기회를 가지지 못하였던 것은 대단히 유감한 일임으로 우리 일천 동지들은 회합에 기회가 있을 때마다 학회지 발간을 주창하는 소리가[7]

그러나 발간은 부진하여 1969년 10월까지 8회에 그쳤다. 그러므로 지속적인 학회지 발간이 요청되었다.[8] 1969년 10월 6일 열린 대한치과의사협회 이사회는『대한치과의사협회지』를 월간으로 발행할 것을 결정하였다.[9]

> 우리 치과계의 최근 발전은 임상 및 기초의학에 있어서 괄목할만하다. 치과의사들의 논문발표가 각 의학 잡지에 다수 발표되는 것을 보고 또 최근 박사학위를 수여받은 회원이 늘어가는 것도 경하할 일이다.(중략) 기구나 제도 혹은 관례적으로 치과의사들의 논문은 협회지에 발표하도록 되었으면 하는 것도 소망이다. 이와 같이 된다면 절대로 발간이 중단되는 일도 없을 것이다.[10]

대한치과의사협회는 대행 할 현대의학사와 협의하여『대한치과의사협회지』매월 2,200부를 납본 받기로 하였다. 이에 따라서 1969년도 11월호(제7권 제2호 통권9호)부터『대한치과의사협회지』가 월간으로 발행되었다.[11] 이 발행은 치의학 논문이 일반의학 잡지에 분산 게재되어 연구결과를 몇몇 회원에게만 소개되고, 회원 간의 학술교류에 부족하다는 점에서 치의학 전문지인 본『대한치과의사협회지』의 월간 발행은 시대적인 요청일 뿐 아니라 당면 과제의 해결이라 하였다.[12]

이외에도 본 논문을 완성하기 위하여 다음과 같은 발간물 등을 이용하였다.

『치대학술지』,『서울대학교 논문집(의약계)』,『부산의대학보』,『대한치과의학회지』,『대한치과의사협회지』,『대한치과의사학회지』,『대한치과보철학회지』,『대한치과학회구강외과분과학회 회보』,『치과기재학회지』,『대한구강보건학회지』,『조선치계』,『치학』,『한국치과공론』,『치계』,『치

---

7) 박명진. 『대한치과의학회지』 권두사. 제1권 제1호. 대한치과의사회. 1954.
8) 편찬위원회. 『대한치과의사협회사』 1980. 대한치과의사협회. 1982. pp. 289.
정관 개정에 따라 학회지에서 제4권 1호부터 협회지가 되었다.
9) 편찬위원회. 『대한치과의사협회사』 1980. pp. 122.
10) 김동순. 「협회지 6권 1호 속간사」. 『대한치과의사협회사』 pp. 130.
11) 편찬위원회. 『대한치과의사협회사』 1980. pp. 122.
12) 서영규. 「협회지 7권 1호 권두언」. 『대한치과의사협회사』 pp. 131.

과계』,『치원』,『치의계』,『치과회보』,『군진치과』,『군진의학』,『종합의학』,『한국의약』,『의학다이제스트』,『최신의학』,『임상의학』,『중앙의학』,『현대의학』,

1946-1969년 논문과 증례보고와 종설과 학술강연회 연제를 수집 • 분석하여 이용하기 편리하도록 하였다. 임상과 기초치의학을 합하여, 각과로 구분하였고, 주제별로 분류하였다. 특별히 항목이 많은 연제는 따로 항목을 만들었다. 이러한 가운데 한국 현대 치의학의 발전 과정을 발전 요인과 함께 살펴볼 수 있도록 노력하였다.

2. 현대 치의학의 발전 요인

광복과 함께 치과의사는 사명을 새롭게 하였다. 일제강점기 치과의사는 입치사와 구별 되는 것으로 구강외과의 치료를 할 수 있느냐 없느냐에 달려 있었다. 1924년 원단에 최초의 치과의사 함석태는 시대의 요구에 순응하여 치과와 구강과 의원이라고 치과의사인 그의 진료 범위를 광고하고 있었다.[13]

1946년 5월 한택동은 치과의사 사명의 재인식과 질적 진보 향상을 하기 위하여 치의학의 기초의학과 임상의학으로 교육과정을 재편성하고, 또한 치과의사법을 제정할 것을 주장하였다.[14]

정용국은 치과의사의 참(진) 사명과 그 범위를 확장할 것을 제시하였다. 치아와 그 주위조직 구강점막 악골 등의 질환과 모든 보철 치료는 이미 임상에서 시행하 던 일로써 치과의사의 진료영역이며, 치아질환으로 인하여 발생하는 각 장기의 질환과 구강 내외에 발생하는 비치성 질환, 그리고 신체의 건강, 얼굴의 미, 저작, 언어에 관계된 치성, 비 치성의 기형을 수술하고 좋은 보철 장치를 제작하는 것이 치과의사의 할 일이라 주장하였다.[15]

1). 서울대학교 치과대학 교수들의 해외 유학(1954-1960)

현대 치의학 발전 요인의 하나는 1954년 이후 서울대학교 치과대학 교수들의 미국 등 해외 유학이었다.[16] 1954년 5월 11일 차문호, 1954년 8월 15일 이영옥, 1955년 3월 7일-8월 7일

---

13) 동아일보, 1924년 원단 광고
咸錫泰 齒科 口腔科 醫院 敢히 時代의 要求에 順應하야 簡單히 紙上으로써 年賀의 禮를 略함
咸錫泰 京城府三角町 一番地 電話(本局) 七九番
14) 한택동, 『조선치계』, 창간호, 1946. pp. 49.
15) 정용국, 『조선치계』, 창간호, 1946. pp. 45.
16) 편찬위원회,『서울대학교치과대학사』, 2002. pp. 79.

박명진, 1955년 9월 5일 심태석이 도미 유학하였고, 1956년10월 김용관은 유네스코 한국위원회 추천 장학생으로 서독에서 1년간 유학하였다. 1957년 8월 2일 김동순은 선편으로 도미하여 1958년 5월 유학중이던 변종수와 함께 귀국하였다. 1958년 8월 14일 이춘근, 1958년 8월 25일 김주환, 1958년 9월 3일 김수철, 1958년 9월 4일 진용환은 도미 유학하였고, 1959년 7 월 귀국하였다. 1959년 8월 10일 김규식, 1960년 1월 18일 선우양국은 도미 유학하였다.

이 미국 유학 교수들은 학교와 학과와 학회를 미국식으로 개선하였다.[17] 미국은 치과대학의 설립, ADA의 활동, 그리고 전문의제도의 확립에 의해 치의학을 발전시킨 나라의 모범 사례였기 때문이었다.[18]

○ 1950년대 서울대학교 치과대학 교수들의 해외 유학 현황

성 명	직 위	연 도	유 학
차문호	전임강사	1954. 5. 11	미국, 한미재단
이영옥	조교수	1954. 8. 15	미국, 개인
박명진	학장	1955. 3. 7-8. 7	미국교육계시찰
심태석	조교수	1955. 9. 5	미국, 한미재단
김용관	조교수	1956. 10. 31	서독, 서독국비장학생
김동순	부교수	1957. 9. 1	미국, 한미재단
이춘근	교수	1958. 8. 14	미국, 국무성 ICA 원조자금
김주환	전임강사	1958. 8. 25	미국, 국무성 ICA 원조자금
김수철	조교수	1958. 9. 3	미국, 국무성 ICA 원조자금
진용환	대우강사	1958. 9. 4	미국, 국무성 ICA 원조자금
김규식	대우강사	1959. 8. 10	미국, 국무성 ICA 원조자금
선우양국	전임강사	1960. 1. 18	미국, 국무성 ICA 원조자금

※ ICA : International Co-operative Administration of US Department

서울대학교 치과대학 부속병원는 진료 과목을 분과하였다. 서울대학교 치과대학 부속병원은 기존의 보존과, 구강외과, 보철과 3개과에서 1956년 소아치과(보존과에서 분과), 1957년 치주과(제2 보존과로 출발), 1958년 치과방사선실(1963년 구강외과에서 치과방사선과로 독립), 1961년 예진실(후에 구강진단과로 됨), 1965년 교정과 등 8개의 진료과로 분과하였다.[19]

17) 김명국, 치과계, 1977. 11. pp. 26-27.
18) 권중규, 「미국 치의학 발달사」, 『대한치과의사학회지』 20권 1호, 2001, pp. 44-56.
19) 편찬위원회, 『서울대학교치과대학사』, 2002. pp. 45-47.
1941년 경성치과의학전문학교 부속의원은 보존부, 외과부, 보철부, 교정부, 특진실, 약국이 있었다.

진료 과목의 분과는 학회의 설립을 가져오게 하였다.

1959년 5월 28일 대한치과교정학회 회장 김귀선
1959년 6월 13일 대한치과기초학회 회장 김동순
1959년 6월 27일 대한치과보존학회 회장 이유경
1959년 6월 30일 대한구강외과학회 회장 이춘근
1959년 6월 30일 대한치과방사선학회 회장 안형규
1959년 7월10일 대한소아치과학회 회장 차문호
1959년 9월 16일 대한치과보철학회 회장 이영옥

1959년 10월 30-31일 추계 학술강연회는 분과학회를 중심으로 진행되었다.

1960년 10월 7일 대한치과의사학회 회장 이한수
1960년 10월 7일 대한치주과학회 회장 김낙희
1962년 10월 4일 대한구강보건학회 회장 김주환
1962년 11월 10일 대한악안면성형재건학회 회장 오재인
1962년 10월 4일 대한구강해부학회 회장 김규택
1963년 1월 22일 대한군진치과학회 회장 정용래
1963년 3월 10일 대한치과의료관리학회 회장 최재경
1963년 9월 13일 대한구강병리학회 회장 김동순
1966년 4월 9일 대한치과기재학회 회장 선우양국[20)]

그러나, 이러한 학회들은 독립적인 운영이 어려웠다.

1961-1970년대 서울대학교 대학원은 박사 학위 취득을 위해서 주논문 이외에 부논문이 있어야 하였다. 때문에 자연히 많은 연구가 이루어졌다. 또한 서울대학교 치과대학에 연구생 제도가 도입되면서 연구 인력 많아지고, 학술활동이 더욱 활발해졌다.[21)]

치의학의 기초 분야에 대한 체계적인 연구가 생물학과 재료 공학적 토대가 임상에 도입에 따라 이루어졌다. 그리하여 일제강점기 기술전수를 통한 교육에서, 치의학은 기초와 임상을 포함하는 체계적인 학문이 되었다.

서울대학교 치과대학은 1950년대 약리학, 해부학, 병리학, 1958년 예방치의학 전임교수가

---

20) 편찬위원회, 『대한치과의사협회사』 1980, 1982. pp. 195.
21) 편찬위원회, 『서울대학교치과대학사』, 2002. pp. 88.

있었다.[22] 1960년 해부학, 1964년 치과약리학, 1966년 구강해부학, 1969년 구강생리학과 구강생화학 담당하는 전임교수가 확보되었다.[23] 치과의사학은 1949년에도 정식 교과목으로 편성되었으나 외래교수에 의해 진행되었다.[24]

2). 군진 치의학의 발전

광복과 한국전쟁을 치르면서 치과의사가 군에 입대하였다.[25] 전쟁은 보건의료 부분의 모든 시설을 거의 파괴하였다. 전쟁으로 인한 1952년 8월 WHO조사단에 보고된 한국전쟁 중의 치과의사 피해상황은 서울 개업의 214명 중 이재율이 80%이며, 행방불명 또는 사망자는 1백명 가량이었다.[26]

미국의 치의학이 미군을 통해 보급되었다. 1954년 1월 28일부터 60명의 한국군 치과의사가 미국 월터리드육군병원(Walter Reed Army General Hospital) 등에서 구강외과, 성형외과, 보철과, 타이코늄의치계통(Ticonium Denture System), 근관치료, 치주병학, 일반 치과, 보건정책 과정을 이수하게 했다.[27]

한국 치과군의관이 미국의 선진적인 의술과 시설을 갖춘 미국 군 치과 업무를 직접적인 수련으로 한국 치의학 발전에 공헌하였다. 1954년 2월 5일부터 한국군 치과의사가 미8군 병원 에 파견되어 구강외과, 보철과, 치주과, 일반 치과, 치과보조 과정의 실무수련(On the Job Training)을 받게 하였다.[28]

대한치과의사회는 미군치과군의관을 고문관으로 임명하고, 이들과의 강연, 교육 등 활발한 교류를 통해 현대 치의학 발전에 공헌하였다.[29]

---

22) 편찬위원회, 『서울대학교치과대학사』, 2002. pp. 45-47.
1941년 경성치과의학전문학교에는 기초학에 병리약리학, 병리조직학, 해부학, 기공학, 화학교실이 있었고, 그리고 강사에 이해 강의된 내과, 의법, 외총, 병리, 생리, 해부, 세균, 법의, 의화학, 약물, X선, 수신 과목이 있었다.

23) 편찬위원회, 『서울대학교치과대학사』, 2002. pp. 85, 102.
그 외에 구강미생물학 전임교수 발령은 1980년에 이루어졌다.

24) 편찬위원회, 『서울대학교치과대학사』, 2002. pp. 69, 84, 94, 99, 101, 111, 115, 128, 132, 135, 167, 171, 175.
1949년에도 의사학 강의는 되어, 김두종와 이영택이 하였고 1964-1998년까지 이한수와 최진환이 강의하였다.

25) 치의병과, 『대한민국 육군 치의병과 50년사』, 육군본부, 1999. pp. 18-36.1946년 8월 1일 육군치무업무는 치과군의관이 임관되었고, 1949년 2월 2일 제5육군병원에 치과 과장이 임명되었다. 1949년 11월 28일 육군본부 의무감실 의무과 치무계가 창설되었고, 1952년 3월1일 치의장교 병과를 군의에서 치의로 재분류하게 되었고, 1952년 7월 7일 육군본부 의무감실 치무과로 승격되었다.

26) 이주연, 『한국 근현대 치과의료체계의 형성과 발전』, 혜안, 2006. pp. 324.

27) 치의병과, 『대한민국 육군 치의병과 50년사』, pp. 466-468.
편찬위원회, 『대한치과의사협회사』 1980, pp. 84.

28) 치의병과, 『대한민국 육군 치의병과 50년사』, pp. 484-485.

29) 김용진, 『치계』, 제1권 제3호, 1967. pp. 10.
편찬위원회, 『대한치과의사협회사』 1980, pp. 279-280.
1954년, 1955년, 1956년 대한치과의사회 정기 총회에 미군 고문관이 참석하였다.

1955년 11월 28일 군진치과의사회가 설립되어 1957년 9월 27일에 제1회 군진치과 학술집담회를 개최하는 등 치과군의관의 학술 향상에 노력하였고, 1959년에 설립된 주한미군의 38선 치과학회(38th Parallel Dental Society)의 학술강연, 교육을 통한 최신 의술 및 새로운 기자재를 소개하였다.[30)]

구강외과 영역을 악안면 성형까지 확장시켰다. 전쟁시에는 악안면 부상자가 많았고, 치아 및 악골의 기능회복에 치과의사가 정통하였다. 1962년 11월 10일 전쟁시에 치아 및 악골의 기능회복에 참가했던 치과의사들이 대한악안면성형외과학회를 설립하였다.[31)]

또한 치과의사의 인턴과 레지던트 교육을 일반화시켰다. 1955년 육군 의무감실에서는 전문 군의관 양성과 획득을 위하여 계획을 수립하였고, 인턴과 레지던트 교육을 시작하였다. 그럼에도 전문군의관이 부족하자 국내 종합병원에서도 치과의사 수련이 일반화되었다.[32)]

3). 대한치과의사협회의 활동

광복 후에는 치과의사 면허 및 등록위원회를 두었으나, 제도를 정비하는 수준이었다. 때문에 일제강점기 교육을 받지 못한 치과의사들이 그대로 존속하여, 진료수준의 향상이 어려웠다.[33)] 이러한 상태에서 1955년 학년 초 경북대학교 의과대학와 전남대학교 의과대학 치의학부에서 학생을 모집하였다.

1955년 4월 23일 대한치과의사회 총회 결의에 의해 1955년 5월 9일 대한치과의사회 회장은 치의학 교육과 치과의사 제도 개선의 진정서를 문교부와 보건사회부에 제출하였다.[34)]

가. 문교부에 진정서를 제출

1. 경북대학교 의과대학 치의학부와 전남대학교 의과대학 치의학부를 폐쇄할 것,

2. 치의학 교육심의위원회를 설치할 것,

3. 서울대학교 치과대학 교육 연한을 4년에서 6년으로 연장할 것,

나, 보건사회부에 진정서를 제출

1. 치과의사자격심의위원회를 설치할 것,

---

30) 치의병과, 『대한민국 육군 치의병과 50년사』, pp. 47-52.
1963년 1월 22일 대한치과의사협회는 대한군진치과학회를 인준하였다.

31) 치의병과, 『대한민국 육군 치의병과 50년사』, pp. 75.

32) 치의병과, 『대한민국 육군 치의병과 50년사』, pp. 60-61.
이 제도를 김정렬 국방장관 재임 때 시행하였다고 하여 Kim' s Plan이라 부른다.

33) 한택동, 『조선치계』, 창간호, 1946. pp. 65.

34) 편찬위원회, 『대한치과의사협회사』 1980, pp. 77-78.

2. 치과의사(검정) 시험제도를 폐지할 것

경북대학교 의과대학과 전남대학교 의과대학 치의학부의 폐쇄할 이유는 치과대학으로 승격될 경우에 교수부족과 시설이 불충분하다는 것이었다. 1957년 3월 두 학교 치의학부는 폐쇄되어, 학생들은 대부분 해당학교 의과대학에 편입되었고, 일부는 서울대학교 치과대학에 편입되었다.[35)]

서울대학교 치과대학 교육 연한을 연장은 1959년 1월 13일 대통령 제1430호 치의학 교육 연한 개정령으로 1959년 4월 1일 서울대학교 문리과대학 치의예과가 설립되어, 치과의사 교육연한이 6년으로 연장되었다. 그 결과 일반 교양과목과 기초적인 전공과목을 이수하여 치의학 교육 향상에 기여하게 되었다.[36)]

이후 1966년 12월 28일 경희대학교 치과대학과 1967년 12월 4일 연세대학교 치과대학이 설립되었다. 이것은 그동안 치의학의 성장과 발전에 치의학 교육기관의 수적증가가 필요하였기 때문이었다.[37)]

1964년 치과의사 검정고시 제도가 폐지되었고, 한지치과의사 면허교부가 각하되면서 치과의사는 교육을 받은 치과의사로 일원화되었다.[38)]

한국 현대 치의학 발전과정에서 대한치과의사협회는 국제회의 참가와 아세아태평양치과회의를 개최하여 세계의 치과계와 소통할 수 있는 시야를 넓히게 되었다. 1958년 3월 24일-29일 대한치과의사협회 5명의 대표단은 필리핀 마닐라에서 개최된 제2회 아세아태평양치과회의에 참석하여 회원국으로 가입하였다. 1959년 9월 12일-20일 대한치과의사협회는 미국 뉴욕에서 52개국의 대표와 약 2,500명에 치과의사가 모인 회의 제47차 세계치과연맹회의(FDI)에 대표단을 참석시키고 회원국으로 가입하였다. 또한 FDI총회와 때를 같이 한 1959년 9월 14일-18일 미국치과의사회 "백년제"에도 참가하여 양국 간의 치의학의 유대를 강화하였다.[39)]

1967년 4월 24-28일 서울에서 개최한 제5회 아세아태평양치과회의(APDC)는 국위를 국제적으로 선양하였고, 학술강연의 모범적인 사례가 되었다.[40)] 아시아태평양치과회의 학술강연은 두 가지로 구분하되 단순한 강연과 테이블 클리닉으로 구분되었다. 강연은 4월 25일부터 시작하여 4월 28일에 마쳤다. 모든 연사는 경험적으로나 이론적인 인물을 선정되었다. 테이블 클리닉을 4월 27일 오후에 15개 테이블에서 하였다.

---

35) 편찬위원회, 『대한치과의사협회사』 1980, pp. 77-78.
36) 편찬위원회, 『서울대학교치과대학사』 제2권, 2002, pp. 79.
37) 김귀선, 「좌담 치의학계의 오늘과 내일」, 『치원』 창간호, 1967, pp. 57.
1970년대 치의학 교육기관은 전국 10개교로 늘어났다.
38) 편찬위원회, 『대한치과의사협회사』 1980, pp. 279.
39) 편찬위원회, 『대한치과의사협회사』 1980, pp. 92-98.
40) 편찬위원회, 『대한치과의사협회사』 1980, pp. 113-118.

4월 25일
Occlusal Rehabilitation Including precision Attachments : 정보라
Partial Denture로 인한 치은의 병리적 보고 : F. A Goska
플라스틱 물질에 의한 치아 등의 이식 : 유양수
Successive sructural Changes in Both the Gross aro Microscopic on the Temporo-Mandibular Joint Follouing of the occlusion in the Preserved Anatomical Human Subject : 김명국
A Treatment for Abused Oral Tissues Of Full Denture Patients : K. L. Miller
한국인의 악안면 기형 및 손상에 대한 고찰 : 정순경
The Conviction of Extraction Under the hypnotic Trance : 김종윤
관상육경피부이식 (tabular pedicle graft) : 이열희
Dental panoramic Radiography : Dr. D. D. Chung , Dr. T. M. Grabcr
한국육군치과계에 활동에 대하여 : 변석두, 송준화

4월 26일
Mucobuccal fold Extension : Dr. Collings
한국군에 있어서의 악안면 정형수술 : 민병일
치과질환으로 원인되는 두부와 경부의 경련현상 : Dr. Edmund wong

4월 27일
Practical Orthodontics for the Gentral practitioner : Jarabak
일반개업의를 위주로한 예방교정의 한 방법으로서의 연속발치방법 (Serial Extraction) : Macapanpan
Treatment Class Ill Malocclusion and Mandibular Prognathism : Young H. Kim
치수의 조직화학과 초미구조물 : 한성수
치아의 pit과 Fissure Resin 접착제를 이용하는 충진 예. : Mitsuharu Takeuchi
충치예방과 불화 제1석 (Stannous Fluoride) : Dr. Kyes
20~27세 한국남자 10977명에 대한 개개치아의 건강도와 치아 우식증의 이환율 : 박기철
외배약성 발육이상(Ectodermal Dysplasia) : 김호원[41]

1962년 10월 11일 정관의 개정으로 대한치과의사협회는 대한치과의학회와 합하여 회의 운영을 일원화 하여 회의 동력을 강화시켰다. 협회의 학술이사는 분과학회장 중에서 선출되었고, 『대

41) 편찬위원회, 『대한치과의사협회사』 1980. pp. 115-116.

한치과의학회지』는 『대한치과의사협회지』로 제호를 변경하였다.[42] 그리고 학술지는 분과학회 별로 발행되었는데,[43] 1960년 12월 1일 발행된 『대한치과의학사연구회지』는 세계 최초의 치과의 사학회지로 기록되고 있다[44].

종합학술대회 특별 강연과 테이블 크리닉 개최은 최신지식과 기술전수의 장으로 현대 치의학 발전에 공헌하였다.[45] 연자는 미군 치과군의관과 그 계통의 권위 있는 교수 등이었다. 이것을 과별로 분류하여 보았다.

1962년 (보존학) Silicate Preparations Lingual Approach : Ronald Cohen[46]
1968년 (근관치료학) 최근에 있어서 보존치료학의 진보
(1) 치수처치에 대해서, (2) 근관처치에 대해서 : 關根永滋[47]
1968년 (근관치료학) 유수만, Occlusal Opening for Root Canal Treatment,[48]

1947년 (보철학) 신세딕 레진과 안면 성형(특히 안구) 응용에 관하여 : G. N. 슐디[49]
1948년 (보철학) 보철학적 안면형성에 관하여 : Elmerhioman[50]
1952년 (보철학) Immediate Full Dentures : Iruing Mender[51]
1959년 (보철학) Controlled Tooth Division : Cecil. W. Vance[52]
(보철학) Esthetic Temporary Anterior Abutment Coverage
: Williams A Jennings[53]
(보철학) Preparation and use of Tinker 3/4 Gold Crown in Anterior Bridge : Ronaldk. Miller[54]
(보철학) 총의치의 중심교합과 도치배열법

42) 편찬위원회, 『대한치과의사협회사』 1980, pp. 289.
43) 최진환, 한국치과잡지사, 치원 3호, 1968. pp. 47.
60년대 발간된 분과별 학술지는 1960년 대한치과의사학연구회지, 1961년 대한치과보철학회보, 1964년 구강해부학회지, 1966년 치과기재학회지, 1967년 대한구강보건학회지가 있다.
44) 이병태 , 『치의학 역사산책』, 도서출판 정상, 2001. pp. 161,
45) 편찬위원회, 『대한치과의사협회사』 1980, pp. 79.
46) (보존) 62-테-120. Silicate Preparations Lingual Approach : Ronald Cohen
47) (근치) 68-특-3. 최근에 있어서 보존치료학의 진보
(1) 치수처치에 대해서 : (2) 근관처치에 대해서 : 關根永滋
48) (근치) 68-82 : 유수만, Occlusal Opening for Root Canal Treatment, 치계 2 : 9.
49) (보철,0) 47-특-23. 신세딕 레진과 안면 성형(특히 안구) 응용에 관하여 : G. N. 슐디
50) (보철,총) 48-학-23. 보철학적 안면형성에 관하여(환등설명) : Elmerhioman
51) (보철,총) 52-특-14. Immediate Full Dentures : Iruing Mender
52) (보철,0) 59-특-70. Controlled Tooth Division : Cecil. w. Vance
53) (보철,금) 59-테-75. Esthetic Temporary Anterior Abutment Coverage: Williams A Jennings

: Royl. Bodine Jr.Chang Hyung Kyoo[55)]
(보철학) Esthetics in Full Denture Construction : R. A. Smith.[56)]
(보철학) Bite Block : Myron Martin[57)]
1962년 (보철학) Prosthetic Procedures : Dean H. Stewart[58)]
1963년 (보철학) The mouth preparation for removable partial dentures
: Allyn G. Wagner[59)]
1968년 (보철학) Attachment에 의한 2.3 치험례 : 金田義夫[60)]

1961년 (치주병학) Diagnosis in periodontia: Har LDS. Elli Dtt[61)]
1962년 (치주병학) Muco-Periosteal Flaps & Suture Technique
: Frank Mathews.[62)]

1961년 (방사선학) Radiolucencies and Radiopacities. Hubert W. Nerchant[63)]
1969년 (방사선학) Strahlenexposition und Strahlenschutz bei ber
Rontgen - Diagnostik in der Zahn-Mund, und Kieferheilkunde
: Eberhard Sonnabend[64)]

1958년 (치아교정학) Orthodontic Treated Cases : S. Wallace Bell[65)]

1947년 (구강외과학) 구강외과 문제에 관하여 : H. M. 테일러[66)]
1948년 (구강외과학) 구강외과 문제에 관하여 : Iloward Maylor[67)]

---

54) (보철.금) 59-테-77. Preparation and use of Tinker 3/4 Gold Crown in Anterior Bridge : Ronaldk. Miller
55) (보철.총) 59-특-26. 총의치의 중심교합과 도치배열법 : Royl. Bodine Jr. .Chang Hyung Kyoo
56) (보철.총) 59-특-71. Esthetics in Full Denture Construction : R. A. Smith.
57) (보철.부) 59-테-76. Bite Block : Myron Martin
58) (보철.0) 62-테-119. Prosthetic Procedures : Dean H. Stewart
59) (보철.부) 63-테-141. The mouth preparation for removable partial dentures : Allyn G. Wagner
60) (보철.0) 68-특-2. Attachment에 의한 2.3 치험례 : 金田義夫
61) (치주) 61-특-38. Diagnosis in periodontia. Har LDS. Elli Dtt
62) (치주) 62-테-121. Muco-Periosteal Flaps & Suture Technique : Frank Mathews.
63) (방사선학) 61-특-37. Radiolucencies and Radiopacities. Hubert W. Nerchant
64) (방사선학) 69-특-1. Strahlenexposition und Strahlenschutz bei ber Rontgen - Diagnostik in der Zahn-Mund, und Kieferheilkunde : Eberhard Sonnabend
65) (교정학) 58-테-31. Orthodontic Treated Cases : S. Wallace Bell

1952년 (구강외과학) Exodontia : William Begelowr[68]
1954년 (구강외과학) Oral and maxilla facial Surgery : Rabut. M. Booth[69]
1959년 (구강외과학) Method of Reducing Fractures of the Mandible and Maxilla : Justing E. McNelly[70]
1959년 (구강외과학) Temporomandibular Joint disturbance due to clossed bite :kenneths Masumoto[71]
1959년 (구강외과학) Surgical Flap in Oral Surgery : Dwicht A. Burgan[72]
1961년 (구강외과학) T. M. J. Disturbances : Benjamikn Ammen Werth[73]
1962년 (구강외과학) Bilateral Vertical Osteotomy for Correction, of prognathism : Paul. H. Mofarland.[74]
1966년 (구강외과학) 구순 및 구개파열수술에 관하여 : 永井嚴[75]
1968년 (구강외과학) 발치와 관련된 제 문제 : 大井清[76]

1959년 (Implant) The subosteal Implant Denture : Roy, L. Bodine Jr,, Chang Hung Kyoo[77]
1959년 (Implant) The Implant Denture : Roy, L, Bodine[78]

1954년 (국소마취학)Outline of Oral Surgery with Local Anesthesia : William H, Bigelow[79]

---

66) (구강외과학) 47-특-24. 구강외과 문제에 관하여 : H. M. 테일러
67) (구강외과학) 48-특-21. 구강외과 문제에 관하여 : Iloward Maylor
68) (구강외과학) 52-특-13. Exodontia : William Begelowr
69) (구강외과학) 54-특-17. Oral and maxilla facial Surgery : Rabut. M. Booth
70) (구강외과학) 59-테-86. Method of Reducing Fractures of the Mandible and Maxilla : Justing E. McNelly
71) (구강외과학) 59-특-44. Temporomandibular Joint disturbance due to clossed bite : kenneths Masumoto
72) (구강외과학) 59-특-70. Surgical Flap in Oral Surgery : Dwicht A. Burgan
73) (구강외과학) 61-특-30. T. M. J. Disturbances : Benjamikn Ammen Werth
74) (구강외과학) 62-특-15. Bilateral Vertical Osteotomy for Correction, of prognathism : Paul. H. Mofarland.
75) (구강외과학) 66-학-3. 구순 및 구개파열수술에 관하여 : 永井嚴
76) (구강외과학) 68-특-4. 발치와 관련된 제 문제 : 大井清
77) (구강외과학) 59-특-45.The subosteal Implant Denture. Roy, L. Bodine Jr, Chang Hung Kyoo
78) (구강외과학) 59-테-74. The Implant Denture : Roy, L, Bodine
79) (마취학) 54-43 : William H, Bigelow : Outline of Oral Surgery with Local Anesthesia, 대한치과의학회지 1 : 1.

1959년 (예방치의학) The Effectiveness of Topical application of Stennous Fluoride in caries Reduction : Shewwood F. Benhart[80)]

1967년 (구강조직학) 최신 구강조직학에 관하어 : 白數美輝雄[81)]

1947년 (치과약리학) 항독성 물질 특히「페니실린」과「스트렙토 마이신」에 관하여 : 허 규[82)]
(치과약리학) 페니실린의 치과응용에 관하여 : R. H. 슈멜[83)]

1947년 (치과재료학) 치과기재에 대하여 : M. A. 패튼[84)]

1964년 (경영관리학) 일본의 의업경영사정과 한국과의 비교 : 木下隆治[85)]

『치학(齒學)』을 중심으로 한 외국문헌의 번역은 새로운 지식으로 현대 치의학의 발전에 기여하였다.

1955년 (진단) 변종수 역, 왜 환자들이 잘 낫지 않는가,[86)]
1961년 (보존) 서영광 역, 우식증의 관리과정,[87)]
(보존) 편집부 역, 깊은 치아우식증의 임상적 처리,[88)]
1967년 (보존) 윤풍길 역, 아말감 치료 후에 발생한 간'질성 기종,[89)]
1966년 (보존) 윤풍길 역, 깊은 우식부에 있어서 Ca(OH)2의 영향,[90)]
1959년 (근관치료) 김주태 역, 파절된 치아에 대한 근관치료법,[91)]
1961년 (근관치료) 변종수 역, 제2차 국제보존학회, 근관치료의 원칙,[92)]

---

80) (예방치의학) 59-특-72. The Effectiveness of Topical application of Stennous Fluoride in caries Reduction : Shewwood F. Benhart
81) (조직학) 67-특-5. 최신구강조직학에 관하여 : 白數美輝雄
82) (약리학) 47-특-13. 항독성 물질 특히「페니실린」과「스트렙토 마이신」에 관하여 : 허 규
83) (약리학) 47-특-22. 페니실린의 치과응용에 관하여 : R. H. 슈멜
84) (치과재료학) 47-특-25. 치과기재에 대하여 : M. A. 패튼
85) (경영관리학) 64-특-4. 일본의 의업경영사정과 한국과의 비교 : 木下隆治
86) (진단) 55-16 : Kaneth. M. Scott. 변종수 역. 왜 환자들이 잘 낫지 않는가. 치학 2 : 9.
87) (보존) 61-36 : 서영광 역. 우식증의 관리과정. 치학 8 : 6.
88) (보존) 65-4 : 편집부 역. 깊은 치아우식증의 임상적 처리. 치학 12 : 3.
89) (보존) 67-29 : 윤풍길 역. 아말감 치료 후에 발생한 간질성 기종. 치학 14 : 9.
90) (보존) 66-17 : 윤풍길 역. 깊은 우식부에 있어서 Ca(OH)2의 영향. 치학 13 : 5.
91) (근치) 59-85 : 김주태 역. 파절된 치아에 대한 근관치료법. 치학 6 : 8.
92) (근치) 61-18 : 변종수 역. 제2차 국제보존학회. 근관치료의 원칙. 치학 8 : 2.

1964년 (근관치료) 서진관 역, 근단주위병상의 임상적 광선사진 및 조직병리적인 평가,[93)]
1958년 (보철,금) 김주태 역, 스틸 전장도치(Steel's Facings) 보호,[94)]
1959년 (보철,금) 김주태 역, 전방 Pontic의 즉석 수리법,[95)]
(보철,금) 김주태 역, Jacket Crown을 위한 인상지도,[96)]
(보철,금) 김주태 역, 완전 고정 Jacket Crown을 위한 준비,[97)]
(보철,금) 김주태 역, 고정가공의치제작에서 지대치 병행을 위한 주조내 금관제작법,[98)]
(보철,금) 김주태 역, 완전고정 Jacket Crown을 위한 치아준비[99)]
1958년 (보철,부) 김주태 역, 가공의치를 위한 전방지대,[100)]
1959년 (보철,부) 김주태 역, 부러진 의치 치아의 회복[101)]
1954년 (보철,총) 진용환 역, Iruivg Mender의 Immediate Full Dentures 보철법,[102)]
1961년 (소아치과) 이의숙 역, 괴혈병(유아형),[103)]
1966년 (교정학) 안춘길 역, Prevalance of Malocclusion in Seventh Grade Children in Two North Carolina Cities,[104)]
1954년 (구강외과) 안형규 역, Autoplasty of Enucleated Prefunctional Third Molars,[105)]
1955년 (구강외과) 편집자 역, The Dental Treatment of Maxillo-Facial Injures 초록, 악골 골절형에 대하여,[106)]
1963년 (구강외과) 서진관 역, 치아자가이식술의 임상적 응용,[107)]
1955년 (Implant) Leonardl Linkow, 김동익 역, The unilateral implant,[108)]

---

93) (근치) 64-32 : 서진관 역, 근단주위병상의 임상적 광선사진 및 조직병리적인 평가, 치학 11 : 6.
94) (보철,금) 58-11 : 김주태 역, Steel' s Facings(스틸 전장도치) 보호, 치학 5 : 7.
95) (보철,금) 59-97 : 김주태 역, 전방 Pontic의 즉석 수리법, 치학 6 : 11.
96) (보철,금) 59-96 : 김주태 역, Jacket Crown을 위한 인상지도, 치학 6 : 11.
97) (보철,금) 59-89 : 김주태 역, 완전 고정 Jacket Crown을 위한 준비, 치학 6 : 9.
98) (보철,금) 59-88 : 김주태 역, 고정가공의치 제작에서 지대치 병행을 위한 주조내 금관제작법, 치학 6 : 9.
99) (보철,금) 59-89 : 김주태 역, 완전고정 Jacket Crown을 위한 치아준비, 치학 6 : 9.
100) (보철,부) 58-15 : 김주태 역, 가공의치를 위한 전방지대, 치학 5 : 9
101) (보철,부) 59-66 : 김주태 역, 부러진 의치 치아의 회복(1)-(2), 치학 6 : 3, 4.
102) (보철,총) 54-42 : Iruivg Mender 진용환 역 : Immediate Full Denture Prosthesis, 대한치과의학회지 1 : 1.
103) (소아치과) 61-19 : 이의숙 역, 괴혈병(유아형), 치학 8 : 2.
104) (치아교정학) 66-27 : 안춘길 역, Prevalance of Malocclusion in Seventh Grade Children in Two North Carolina Citics, 치학 13 : 8.
105) (구강외과) 54-44 : Harland 멜디, 안형규 역 Autoplasty of Enucleated Prefunctional third Molars, J. of Oral Surgery 1 : 4, 대한치과의학회지 1 : 1.
106) (구강외과) 55-26 : 편집자, The Dental Treatment of Maxillo -Facial Injures 에서 초록, 악골 골절형에 대하여, 치학 2 : 11.
107) (구강외과) 63-23 : 서진관 역, 치아자가이식술의 임상적 응용, 치학, 10 : 1.
108) (Implant) 55-5 : Leonardl Linkow, 김동익 역, The unilateral implant(일방식입) (1)-(2).

1956년 (국소마취학) 김동익 역, 푸로카인 민감성의 2 환자에 관한 보고,[109]

1958년 (국소마취학) Hillard R, Nevin, 박래영 역, Mastering the Mandibular a Correspondence on Injection Technique,[110]

1961년 (국소마취학) 서영광 역, 폐구 하악 전주 마취법,[111]

1955년 (구강병리학) 박래영 역, 치과의에 필요한 피부질환의 지식,[112]

1961년 (구강병리학) 이의숙 역, 비열대성아구창,[113]

(구강병리학) 이의숙 역, 영양부족의 증후와 구강증상,[114]

(구강병리학) 이의숙 역, 흑설증(Black Tongue),[115]

1962년 (구강병리학) 이상일 역, 내장다발식육을 동반한 구강 흑색소 침착증의 증후,[116]

(구강병리학) 이상일 역, 낭성활액증(囊性滑液症),[117]

1963년 (구강병리학) 서진관 역, 혈액질환에 있어서의 구강증상[118]

(구강병리학) 서진관 역, 혈관 신경성 부종의 증례보고,[119]

1964년 (구강병리학) 서진관 역, Hurler-Pfaundler 및 Pierre-Robin씨 증후군에 있어서의 구강증상 발현,[120]

1966년 (구강병리학) 윤풍길 역, 근긴장증의 근육 영양장애에 있는 구강상태,[121]

(구강병리학) 윤풍길 역, 다발성으로 매복, 붕출된 과잉치,[122]

(구강병리학) 안춘길 역, 정중구개 낭종과 관련되어 나타난 우측전비공에의 과잉치,[123]

(구강병리학) 안춘길 역, 다발성 과잉치 환자에 있어서 하악 과잉견치,[124]

(Dental Digest 1954. 6), 치학 2 : 3, 4.

109) (마취학) 56-9 : 김동익 역, 푸로카인 민감성의 2 환자에 관한 보고, 치학 3 : 3.

110) (마취학) 58-14 : Hillard R, Nevin, 박래영 역, Mastering the Mandibular a Correspondence on Injection Technique, 치학 5 : 9.

111) (마취학) 61-38 : 서영광 역, 폐구 하악 전주 마취법, 치학 8 : 7.

112) (병리학) 55-28 : 박래영 역, 치과의에 필요한 피부질환의 지식, 치학 2 : 11.

113) (병리학) 61-28 : 이의숙 역, 비열대성아구창, 치학 8 : 4.

114) (병리학) 61-13 : 이의숙 역, 영양부족의 증후와 구강증상, 치학 8 : 1.

115) (병리학) 61-24 : 이의숙 역, 흑설증(Black Tongue), 치학 8 : 3.

116) (병리학) 62-17 : 이상일 역, 내장다발식육(이종증)을 동반한 구강흑색소침착증의 증후, 치학 9 : 6.

117) (병리학) 62-32 : 이상일 역, 낭성활액증(囊性滑液症), 치학 9 : 12.

118) (병리학) 63-25 : 서진관 역, 혈액질환에 있어서의 구강증상(1)-(2), 치학 10. 2, 3.

119) (병리학) 63-39 : 서진관 역, 혈관 신경성 부종의 증례보고, 치학 10 : 6.

120) (병리학) 64-33 : 서진관 역, Hurler-Pfaundler 및 Pierre-Robin씨 증후군에 있어서의 구강증상 발현, 치학 11 : 6.

121) (병리학) 66-29 : 윤풍길 역, 근긴장증의 근육 영양장애에 있는 구강상태, 치학 13 : 9.

122) (병리학) 66-14 : 윤풍길 역, 다발성으로 매복, 붕출된 과잉치, 치학 13 : 4.

123) (병리학) 66-18 : 안춘길 역, 정중구개 낭종과 관련되어 나타난 우측 전비공에의 과잉치, 치학 13 : 5.

124) (병리학) 66-21 : 안춘길 역, 다발성 과잉치 환자에 있어서 하악 과잉견치, 치학 13 : 6.

1962년 (구강조직학) 이상일 역 , 구강조직학,[125)]
1963년 (치과약리학) 이상일 역, Oral Medicine,[126)]
1968년 (치과약리학) 서진관 역, 화학요법제의 구강응용,[127)]
1962년 (구강생리학) 이상일 역, 생리학,[128)]
1966년 (구강세균학) 윤풍길 역, 구강양묘균증,[129)]
1954년 (예방치의학) 박원수 역, 충치의 이야기,[130)]
1956년 (예방치의학) 변종수 역, 미국치과의사회에서 결정한 치과 공중위생의 대상과 활동범위,[131)]
1959년 (예방치의학) 김주태 역 , 구강위생 문답,[132)]
1955년 (예방치의학) 김주태 역, 왁스 빠다의 취급법(1)-(2),[133)]
1962년 (치과재료학) 김용선 역, 세계에 있어서의 치과대학에서 사용되고 있는 Ultra High Speed Cutting Equipment를 개술함과 아울러 사견을 논함,[134)]

---

125) (조직학) 62-16 : 이상일 역, 구강조직학, 치학 9 : 4.
126) (약리학) 63-22 : 이상일 역, Oral Medicine, 치학, 1 : 1.
127) (약리학) 68-8 : 서진관 역, 화학요법제의 구강응용, 치학 15 : 4.
128) (생리학) 62-13 : 이상일 역, 생리학(1)-(2), 치학 9 : 3, 5.
129) (세균학) 66-26 : 윤풍길 역, 구강양묘균증, 치학 13 : 8.
130) (예방치의학) 54-53 : 石川純, 박원수 역, 충치의 이야기, 치학 1 : 11.
131) (예방치의학) 56-1 : 변종수 역, 미국치과의사회에서 결정한 치과공중위생의 대상과 활동범위 (일본의사신보 1626호), 치학 3 : 1.
132) (예방치의학) 59-78 : 김주태 역 , 구강위생 문답, 치학 6 : 6.
133) (치과재료학) 55-36 : 岡田泰紀, 김주태 역, 왁스 빠다의 취급법(1)-(2), 치학 2 : 12, 3 : 1.
134) (치과재료학) 62-18 : 김용선 역, 세계에 있어서의 치과대학에서 사용되고 있는 Ultra High Speed Cutting Equipment를 개술함과 아울러 사견을 논함, 치학 9 : 6.

3. 1946-1969년 현대 치의학의 발전

한국 현대 치의학의 발진과정을 살펴보기 위하여 대한치과의사협회 학술대회 연제와 논문, 증례, 종설 등의 제목을 이용하였다.

1945-1969년 한국 치과의사의 학술활동을 본고에서는 편의상 임상치의학과 기초치의학을 합하여, 구강진단학, 보존학, 근관치료학, 보철학, 금관계속가공의치학, 총의치학, 국소의치학, 소아치과학, 치주병학, 방사선학, 치아교정학, 구강외과학, 국소마취학, 종양학, 구강병리학, 예방치의학, 치과재료학, 구강해부학, 구강발생학, 구강조직학, 치과약리학, 구강생리학, 구강생화학, 구강세균학, 경영관리학, 치과의사학으로 구분하였고, 주제별로 분류하였다.[135]

도표는 기록으로 남아 있는 학술강연회 연제와 논문, 증례 및 종설을 참조하여 1946-1969년 한국 치과의사의 학술 활동을 분류한 도표이다.[136]

사용된 항목은 모두 3224로 논문, 증례 및 종설이 1989, 학술강연회 연제가 1235이었다. 비교한다면 학술강연회 연제는 논문, 증례 및 종설 연제 보다 임상적이었다고 할 수 있다. 이러한 사실은 1956년 4월 22일 제8회 대한치과의학회 학술강연회 이후 임상가에게 필요한 테블크리닉 등을 개최하여, 임상 부분을 강화한 경향 때문이었다.[137]

구강외과학, 국소마취학, 종양학, 구강병리학의 항목이 1198으로 전체 항목의 1/3에 해당된다. 이것은 1946-1969년 현대 치의학 발전과정에서 이러한 부분의 학술활동이 활발하였다고 볼 수 있다. 보철학, 금관계속가공의치학, 총의치학, 국소의치학의 항목은 312으로 약 1/10 이고, 치의학의 대표적인 질환 충치를 치료하는 치과보존학, 근관치료학의 항목은 246로 약 7.5%에 그친다. 치주병학의 항목은 193으로 약 6%이고, 치아교정학의 항목은 75로 약 2.3%이나 학술강연회 연제가 논문, 증례, 종설보다 많다는 것은 임상가들의 요구가 컸다는 것을 보여준다.

---

135) 논문 등과 학술강연회 연제를 구분하기 위하여
논문 등은 과별구분, 년도 수, 개별번호, 저자 이름, 논문제목, 게재지명, 권호 수의 순서로 하였고, 학술강연회 연제는 과별구분, 년도 수, 학술대회, 개별번호, 논문제목, 연자 이름 순서로 하였다.
(진단) 62-149 : 김종원, 한국인 노인치과에 관한 연구, Medical Digest 4 : 10.
(진단) 62-학-2, 한국인 노인의 치과질환에 대한 고찰 : 김종원

136) 구분하기 쉽지 않은 일이었다. 그러하기에 많은 자료가 있는 부분은 종양학이나 발생학과 같이 따로 항목을 만들었고, 보철을 위한 교정치료 같은 두 곳에 속하는 것은 편의에 따라 한 곳으로 구분 하였다. 임상치의학과 기초 치의학이 겹칠 때는 임상 치의학으로 구분한 경향이었고, 저자에 처한 위치에 따라 구분하기도 했다. 학술강연회의 경우 완전한 기록이 남아 있지 않은 현실에서 과별 분류는 물론 무리가 따랐던 것을 이야기 한다.

137) 편찬위원회, 『대한치과의사협회사』 1980, pp. 79.

○ 1946-1969년 한국 치과의사 학술 활동 분류 도표

치의학	논문, 증례, 종설	학술강연회 연제	합계
구강진단학	35	15	50
보존학	62	26	88
근관치료학	104	42	146
보철학	43	57	100
금관계속가공의치학	58	50	108
총의치학	34	29	63
국소의치학	29	12	41
소아치과학	44	30	74
치주병학	113	80	193
방사선학	39	24	63
치아교정학	32	43	75
구강외과학	310	224	534
국소마취학	43	13	56
종양학	164	127	291
구강병리학	211	106	317
예방치의학	182	120	302
치과재료학	92	27	119
구강해부학	112	77	189
구강발생학	42	25	67
구강조직학	43	41	84
치과약리학	88	42	130
구강생리학	15	1	16
구강생화학	3	1	4
구강세균학	9	6	15
경영관리학	17	11	28
치과의사학	65	6	71
합 계	1989	1235	3224

예방치의학의 항목이 302로 9.4%인 것은 치의학의 대표적인 질환 충치의 검사와 예방에 관한 140 항목이었다. 구강해부학, 구강발생학, 구강조직학이 340로 약 11%인 것은 대학원 교육과 연관된 활발한 학술활동을 볼 수 있다. 치과약리학이 130 항목으로 약 4%인 것은 일제 강점기부터 이어온 연구의 결과라 할 수 있다. 치과재료학이 119 항목으로 약 3.7%인 것은 현대 치의학에서 재료의 중요성을 말해준다. 치과의사학이 71 항목으로 약 2.2%인 것은 인문학의 필요성을 증명하는 것이라 할 수 있다.

다음은 과별, 주제별로 그 내용을 요약 정리한 것이다.

1. 구강진단학

구강진단학에서 대표적인 초기 종설은 "1955년 박재암, 오진 문제에 대하여,"이었다.[138)]

구강진단학은 치료학의 처음이었다. 진단과 치료 계획, 오진과 왜 환자들이 잘 낫지 않는가?에 대하여 관심을 가졌다. 노인은 노인의 기준으로 진단을 하여야 하였고, 진단은 책임이 동반하였다. 구강진단학에서 탈락세포와 박리세포와 치아 및 골의 대사 연구는 중요한 가치가 있었다.

2. 보존학

보존학에서 대표적인 초기 종설은 "1947년 박유신, 충전학에서 관찰한 치아의 조성,"이었다.[139)]

선사시대에 대표적인 치과질환은 치아 교모이었으나, 현대 치의학의 대표적인 질환은 치아 우식증이었다. 치과보존학 총론은 치아 보존을 위한 이론과 실제이었고, 치아 조성, 갈바니 전류, Aerodontia, 치아의 색에 관한 연구가 치과보존학에서 관심의 대상이었다.

Amalgam은 널리 사용되는 충전제이었고, Inlay는 또 하나의 충전 방법이었다. 또한 충전 방법으로 Cement, Resin과 금박충전 등이 있었고, 충전 보조방법으로 이장재와 가봉제가 상아질과 치수와 지각과민에 관한 연구로 발전되었다.

3. 근관치료학

근관치료학에서 대표적인 초기 종설은 "1946년 이유경, 치아근관치료에 역사적 고찰,"이었다.[140)]

---

138) (진단) 55-11 : 박재암, 오진 문제에 대하여, 치학 2 : 6.
139) (보존) 47-8 : 박유신, 충전학에서 관찰한 치아의 조성, 조선치과의보 1 : 1.
140) (근치) 46-2 : 이유경, 치아근관치료에 역사적 고찰, 조선치계 1 : 1.

근관치료학은 역사적 산물이며, 치아 보존을 위한 또 하나의 이론과 실제이었다. 근관치료의 대상은 손상된 치아이었고, 생활치수절단술과 치근단절제술의 총론, 증례, 연구가 행하여졌다.

근관치료를 위하여 X-Ray 감식법, 현미경적 조사, 조직학적 소견으로 조치세포층의 염증, 치수의 혈액순환, 근단부 회복, 치유과정, 제2상아질 침착 시기, 치수관 석회화, 근관충전의 시기, 근관확대, 실패 원인으로 발수 후의 우발증 등을 연구하였다.

근관치료 약제에 항생물질, 아비산, 초산은, Organogen, Phenol(carboric acid), "N2", Steroid hormone, Formocresol과 Zinc Oxide 등의 약제가 사용되었다.

4. 보철학

보철학에서 대표적인 초기 연제는 "1947년 자가 고안한 도치배열 구면 기준판에 관하여 : 정보라"이었다.[141]

악골 손상의 보철은 외과 수술과 관련하여 안면정형 보철을 하게 되었고, 그것은 치과의사의 지평을 넓히는 일이었다.

치아상실과 회복을 위한 치료계획, 지대치 형성, 인상채득, 교합인기와 조각법, 매복과 주조, 가공치 조제, 통계와 전망을 하였다.

교합에 관한 이론과 실제로 한국인의 교합력에 관한 연구가 되었다. 총의치, 국부의치, 보철물 장착환자, 치주질환자, 부정교합 환자, 원아와 소년의 교합력이 측정되었고, 저작능률에 관한 연구로 하악 접촉운동과 중심교합에서 교합면 접촉점수와 교합기 구성에 관계되는 하악골의 계측을 하였다. 한국인에서의 Free-Way Space 측정 등의 연구를 하여 교합(Occlusion)의 개념을 정의하였다.

보철물 제작에서 Hanau Articulator 임상적 가치와 납(Paraffin Wax)교합에 의한 과로 측정 결과, 조절만곡 등이 보고되었다.

정밀한 주조물을 얻기 위하여 재료와 구강내 상태에 따른 응용물리학을 이용한 기능인상, 근 형성 인상 등이 사용되었다.

치아 배열을 위하여 한국인의 전치부 경사도, 염전도, 치열만곡 등을 연구하였다.

5. 금관계속가공의치학

금관계속가공의치학에서 대표적인 초기 연구는 "1946년 정보라, 의치용 재료인 애크리릭 레진

141) (보철,0) 47-학-16. 자가 고안한 도치배열 구면 기준판에 관하여 : 정보라

(Acrylic Resin) 임상적 응용으로 치관과 도치 제작에 관한 연구,"이었다.[142)]

금관 제작의 여러 가지 방법이 소개되었다. Morison Crown, Pontic form and Bridge design, Flxed Bridge의 적응증과 금기증, Complate Veneer Metal Crowns과 gold crown, Dowel crown(Pivot post crown), Lingual pin을 이용한 Cast gold restoration, Temporary Crown과 S, P, Crown 등이 보고되었다.

심미적인 보철을 위하여 Acrylic Resin의 치관과 도치 제작, Steel's Facings, Jacket Crown, 3/4 Gold Crown, Porcelain Fused to Metal Technique이 개발되었다.

금관의 원심주조법에 관한 금관 풍륭기, 금관 뇌륭기, Casting ring 소환법, 스푸루선 세우기와 매몰법과 전기납착과 납착용 연결(Joint)의 기공법에 대하여 보고되었다.

모형의 표면경도, 주조금관과 Resin의 접착성, 연장가공의치의 X-선학적 관찰, 주조물 접착후의 Cement층 후경, 가공의치 정밀도, 부적합한 금관가공의치(Crown and Bridge)의 철거와 치조골이 재생에 관한 연구가 되었다.

인상재 Alginate와 Rubber-Base 사용법과 individual tray 제작을 설명하였다.

6. 총의치학

총의치학에서 대표적인 초기 연제는 "1947년 전부 의치상의 접착력에 대한 1고찰 : 정용국"이었다.[143)]

Acrylic Resin 상 의치와 즉시총의치(Immediate Full Dentures)가 보고되었다. 총의치는 접착력과 의치상 유지가 중요하였다. 이를 위하여, 구개형과 의치, 도치 배열법, 무교두 도치 사용의 적응증, 전치부 심한 이동성 조직상에서 총의치 제작 주의사항이 보고되었다. 접착력을 높이기 위한 인상법으로 기능인상과 교좌인상법과 복제(Duplication), 구강 내 온도에 녹는 Wax 인상재가 사용이 보고되었다. 의치상의 유지 방법으로 Skin-folded pocket 법, 자석 매식법, 구개 완형강 사용법, 구강의 외과적 처치와 추후 처치가 추천되었다. 안면회복을 위하여 교합과 안면 고경을 연구하여야 했다. 총의치의 실패 원인으로 의치상연에 의한 궤양, 치조골의 흡수와 의치상을 장착하였을 때의 발음변화와 연하역치에 관한 연구가 되었다.

---

142) (보철.금) 46-1 : 정보라, 『애크리릭』 수지 의치용재의 임상응용에 관한 연구, 기1 「인레-」 치관 「뿌리지」 도치제작에 대하야, 조선치계 1 : 1.

143) (보철.총) 47-학-31, 전부 의치상의 접착력에 대한 1고찰 : 정용국

7. 국소의치학

국소의치학에서 대표적인 초기 종설은 "1955년 김영해, 국부의치의 설계이론,"이었다.[144)]

국소의치의 설계와 계획, 국부의치를 위한 생리학적 개념이 제시되었음에도 불구하고, 국소의치에 관한 이론은 계속적인 과제였다. 일체조(One Piece Casting)과 Acrylic상 연합 국부의치 조제 순서에 관한 상담이 되었다. 국소의치의 유지 장치으로 Direct Retainers, Clasp, 정밀부착철(Precision Attachment), 전방지대치가 고안되었다. 국소의치 유지를 측정하기 위한 Ney Under Gauges가 사용되었고, 도치와 레진치아의 저작능률이 비교되기도 하였다.

국소의치를 위한 인상채득법으로 기능인상과 납저작법(Wax chewing method)가 소개되었다. 국부의치의 수리로 부러진 의치 치아의 회복, 지대치에 Caries가 생겼을 때와 Partial denture에 의한 동통과 그의 처치가 문제점이었다. 기타 보철물로 교합제(Bite Block)와 구강보호장치(Mouth Protector)가 보고되었다.

8. 소아치과학

소아치과학에서 대표적인 초기 연제는 "1956년 생활치수절단 : 차문호"이었다.[145)]

소아치과학은 유치의 맹출, 흡수 등의 연구와 유치에 대한 조기 발치와 간격 유지, 제2급아말감충전(Class Ⅱ Amalgam Filling), 생활치수절단 등의 치료와 함께 발전하였다. 소아치과에 대한 총론을 비롯하여 영구치 발육, 치아 건강지수, 아동의 교합형, 아동의 부정교합, 상악중절치 치간이개증, 유치 치관에 관한 형태, 기형치, 교합력, 소아 저작근의 근전도 분석, 우식 이환의 진행경로, 우식증과 치은염에 관한 고찰, 유전치의 심미적 회복, 소아의 심리적 성장, 전신질환과의 관계 등을 연구하였다.

9. 치주병학

치주병학에서 대표적인 초기 연제는 "1947년 치조 농루증의 성인과 그 대책 : 배진극"이었다.[146)]

---

144) (보철,부) 55-7 : 김영해, 국부의치의 설계이론, 치학 2 : 6.
145) (소아치과) 56-학-14. 생활치수절단 : 차문호
146) (치주) 47-학-30. 치조 농루증의 성인과 그 대책 : 배진극
(치주) 48-1 : 배진극, 치조농루증의 성인과 그 대책(그1), 조선의보 2 : 1, 3.

치아주위조직에 대한 연구로는 실험동물에서 치아주위조직과 치은조직 세포분열에 대한 견해가 제시되었다. 또한 치주조직 염증 시에 치은과, 치근막, 변연점채(Mariginal stippling)와 각화도, 혈액의 생화학적 연구, 당뇨병과 내분비장애와 생식선 기능이상에서의 치아주위조직 연구가 되었다.

치주병학에서 X-선상 연구는 치조농루증에서 치조골 흡수, 보철시에 치주 문제, 골하방(Infrabony) Pocket의 처치 후에 치조골과 치근막의 변화에 관한 연구가 행하여졌다.

치조농루증(Alveolar Pyorrhea)에 대한 치료법으로 수술과 치은연하 소파술이 적용되었고, Vitamin-K가 사용되기도 하였다. 치조농루증에서 분리한 포도상구균의 성상이 보고되었고, 치조농루와 부담과중교합과의 관계가 규명되었다. 치은염(Gingivitis)에 대한 진단과 치료, 약물요법, 증례보고와 통계, 역학적 연구를 하였다.

치아주위조직질환의 통계는 치아주위조직질환 치료의 방향을 제시하였고, 개업의를 위한 임상에 필요한 치주병학이 별도로 소개되었다.

치아주위조직병의 분류가 되었고, 치료를 위한 개념이 정리되었다. 문헌적 고찰과 최신지견으로 진단되고 치료계획이 수립되었다. 치주질환 치료는 치주병에서의 발치, 악골 성형, 보철물과 부정교합과의 관계, 외상성 교합과의 관계, 계속 붕출이 치주에 미치는 영향, 치료에 대한 환자의 책임 등이 고려되어 안전한 예후가 되도록 하였다.

치아주위조직질환 치료 방법으로 치주조직의 재부착, 치은절제술(Gingivectomy), 소파술(curettage), 치육박리소파술(Flap Operation), 교합조정, 골 이식이 제시 되었다. 치주병 치료를 위한 고정장치는 치아의 동요를 막는 장치였고, 치아주위조직질환에 약물요법이 제시되었다.

치주질환에서 치석의 역할을 규명하였다. 치석 침착기전이 관찰되고, 치석제거의 임상적 고찰이 이루어졌다. 치은 비대는 치주질환의 한 부분이었고, 구취는 구내염의 한 부분이었다.

10. 방사선학

방사선학에서 대표적인 초기 연구는 "1954년 김주환, X-선상으로 본 한국인 하악지치 출은 상태,"이었다.[147]

방사선학은 하악 수평지치와 같이 볼 수 없었던 새로운 영역의 개척이었다. 방사선학의 새로운 강좌가 개설 되었고, 방사선 심부 치료가 방사선이 인체 조직에 미치는 영향을 고려하며 수행되었다. 방사선학 이 무엇보다도 치의학의 발전에 도움이 되도록 임상 각과의 진단과 치료에 응

147) (방사선학) 54-20 : 김주환, X-선상으로 본 한국인 하악지치 출은 상태, 대한치과의학회지 1.

용되었다.

11. 치아교정학

치아교정학에서 대표적인 초기 증례는 "1947년 Angel 분류 부정교합 classⅢ(하악 전치 돌출)에 속하는 case 1험례 : 이유경"이었다.[148)]

부정교합에 대한 진단과 이환율과 교정 장치의 선택과 증례가 보고되었다. 한국인에 대한 Roentgenographic Cephalometry에 의한 기준치가 작성되어 교정치료에 이용하게 되었다. Spring 제작, Adam's clasp 제작 등의 Removal Appliance의 설계 및 제작법과 Activator 와 Mershon's lingual arch의 구조와 그 작용, Jarabak의 Light Wire Arch Technique 등이 소개되었다.

교정 증례분석과 임상가를 위한 교정학 강좌와 부정교합 환자를 위한 교정 상담이 되었다. 부정교합에 관한 통계가 보고되었다. 부정교합자의 조직, 해부, 생리, 재료, 외과적인 연구가 시작되었다. 임상으로 예방교정 술식과 함께 Light Wire 법, Twin Wire Arch의 제작법, Labio-lingual Arch 제작법, Begg's Light Force Technique, Tweed Method에 의한 교정법 등이 제시되었다.

12. 구강외과학

구강외과학에서 대표적인 초기 종설은 "1946년 박유신, 치아우식에 대한 치통론,"이었다.[149)]

사람들은 치통에서 벗어나려 하였다. 치의학의 역사에서 치통은 진단과 치료에서 중요하였다. 치과의사는 치통을 제거 또는 감소시키면서, 치통의 무통적 치료뿐만 아니라 응급처치를 시도하기도 하였나.

구강외과학은 안면 및 구강의 발육과 그 변이, 최신지견, 통계적 관찰 등의 기초 지식을 바탕으로 발전하였다. 임상가를 위한 구강외과학에서는 치과 보철, 소아를 위한 증례가 소개되었다.

치과 진료 시에 응급처치로 악안면 창상에 의한 구강출혈 처치, Shock의 생리와 치료, 인공호흡에 의한 구급법이 소개되었다.

발치는 전후 검사와 적응증과 금기증 확인이 필요하였고, 발치로 인한 감염, 발치와 절개, 발

148) (교정학) 47-학-28. Angel 분류 부정교합 classⅢ에(상악 전치 돌출) 속하는 case 1험례 : 이유경
149) (구강외과학) 46-4 : 박유신. 치아우식에 대한 치통론. 조선치계 1 : 1.

치시에 가해지는 역량에 관한 연구, 발치기구 Elevator에 대한 사용법, 최근요법 등이 보고되었다. 발치 후 동통의 진단과 처치와 발치로 인한 출혈과 혈액상의 변화 등이 보고되었다. 발치창의 치유기전으로 발치와내의 혈액 응고수축을 관찰하였고, 발치창의 처치에 대하여, 정맥혈액으로 발치와내 출혈병 형성을 도모한 증례와 Dry socket 치료법에 Ward's pack 사 용법 등이 보고되었다. 매복치의 발치, 성인의 매복치와 발치에 대한 통계가 보고되었다. 특히 지치에 대하여 발육, 맹출, 경사방향, 위치, 만성 지치주위염, 매복 관련통, 주위염으로 인한 안면마취, 수평 맹출로 인한 제2대구치 치근흡수, 발거 시에 생기는 출혈량, 상악 제3대구치의 맹출률과 치아우식, 상악동 내에 맹출한 지치 등이 보고되었다.

악골에 관한 병소, 절제수술, 골체 골절선, 지식, 색인 장치 등이 보고되었고, 구강외과의사의 시체 상 외과실습이 보고되었다.

수술전후 처치와 Dressing method을 비롯하여, 경부절제를 비롯하여 편도선 절제수술, 하악간 농양의 절개수술, 치근단 절제술의 절개선, 치성안면피부누공에 근치수술, 치은색소침착증의 외과적 처치, 가셀씨 신경절 부위 수술의 변법이 보고되었다.

골수염은 급성과 만성 골수염의 원인과 치료, 결핵증으로 인한 만성골수염, Garre's Osteomyelitis, Sclerosing Osteitis, 골수염을 수반한 하악골 골절, 상악골 종양과 혼돈된 상악골 골수염, 신생아 하악골 골수염의 증례와 치료에 Squestrectomy와 Saucerization 술식이 보고되었다.

악골 골절에 대한 고정법의 역사적 고찰, 악골 골절형, 과학적 치료법이 보고되었고, 악골골절의 통계적 관찰이 이루어졌다.

악골 골절 고정의 방법으로 부목 고정법, 구강 내외 장치로 circumferential wiring 적용법, Resin 등을 이용한 술식, Stou의 Intermaxillary Multiple Loop Wiring, Anderson Pins 고정법, Obwegester의 고정법, 관골궁 골절에 대한 Gilies 수술법 등이 보고되었다.

상악골 골절, 하악골 골절, 무치 하악골 골절, 관절돌기 골절에 대한 증례 등이 보고되었다. 상악동염과 아관긴급과 하악관절 이상과 3차신경통과 안면신경마비에 관한 증례와 혀의 질환과 타액선 질환에 관한 증례가 보고되었다.

악안면 창상, 악안면외과, 악안면성형외과에 관한 증례가 보고되었다. 성형을 위한 봉합술과 피부이식과 피부사절개법이 고안되었다. 반흔조직형성 억제 방법에 의한 성형술과 Sulcus의 성형술의 임상적 연구가 보고 되었다.

골 이식은 골 결손 환자의 성형술에서 필요하였다. 늑골이식에 의한 하악골결손의 치료 증례가 보고되고, Bone Bank(뼈 은행)이 설립되었다.

치아재식술이 실시되었고, 지치를 이용한 치아 이식법을 할 수도 있었다.

Implant는 합성수지의 조직 내 사용을 비롯하여 unilateral implant, Implant Denture가 보고되었다.

구개파열의 치료는 비익 및 구순 결손부 성형술로 결손으로 인한 언어 발음 치료의 실제를 포함하였다.

교정을 위한 골절단술은 선천적 및 후천적 하악 전돌 환자의 성형수술이었다.

13. 국소마취학

국소마취학에서 대표적인 초기 연제는 "1952년 염산프로카인 국소마취시 맥박과 마취력과의 관계에 대한 임상적 고찰 : 김용관"이었다.[150]

마취학과 국소마취에 대하여 소개하였고, 마취 방법을 설명하였다. 국소마취 효과와 혈압 및 맥박의 변동에 대한 연구와 부작용 shock, 알레르기, 접촉성 피부염의 예방과 처치에 노력하였다.

여러 가지 국소마취제에 따른 임상적 소견을 보고하였다. 전신마취에 대하여 원리와 방법과 합병증과 환자 관리를 소개하였다.

최면에 대하여 치의학에서의 최면 이론과 증례를 보고하였다.

14. 종양학

종양학에서 대표적인 초기 증례는 "1947년 법랑종의 2증례 : 오재인."이었다.[151]

종양학 도입으로 불량 가공치에 인하여 발생한 구강암의 증례와 악성종양환자 보고, 화학요법, 임상 및 병리조직학적 연구를 하며, 치과의사로써 조기발견과 최신지견을 갖도록 노력하였다.

구강영역에서의 양성종양과 악성종양은 치아종(Odontoma), 백아질종(Cementoma), 법랑아세포종(Ameloblastoma), 치은종(Epulis), 낭종(Cyst), 점액종(Myxoma), 흑색종(Melanoma), 골종(Osteoma), 육종(Granuloma), 섬유종(Fibroma), 하마종(Ranula), 지방종(Lipoma), 백혈 병(Leukemia), 혈관종(Hemangioma), 수암(Noma), 설암(Tongue cancer)과 하순암(Lower lip cancer), 상피암(Epithelioma), 육종(Sarcoma)과 암종(carcinoma), 혼합종 기타 절단신경종, 상순임파선종, 유두종 등을 보고하였다.

15. 구강병리학

구강병리학에서 대표적인 초기 종설은 "1946년 이춘근, 악구강 범위의 급성염증에 관하야,"

---

150) (국소마취학) 52-학-9. 염산프로카인 국소마취 시 맥박과 마취력과의 관계에 대한 임상적 고찰 : 김용관
151) (종양) 47-학-15. 법랑종의 2증례 : 오재인

이었다.[152)]

총론으로 구강병리학의 개념과 전망과 최신경향이 보고되었고, 그 실제로 보철물에 의한 병리조직학적 문제가 제시되었다. 연구 방법으로 세포배양과 생체조직검사(Biopsy)과 동물실험이 보고되었다.

염증의 개론과 치아 감염의 확산이 보고되었으며, 중심감염설로 따른 치아중심감염증의 증례가 보고되었다. 악 및 구강에 발생하는 염증인 구내염, Cellulitis, Stomatitis, phlegmon, 구각미란증(angular cheilosis) 등이 보고되었다.

전신질환으로서 구강내 Lesion을 일으키는 것과 구강질환이 전신에 미치는 질환과 이비인후과 질환, 산부인과적 문제로 임신, 피부 질환, 당뇨병, 순환기 질환, 혈액질환, 결핵, 나병, 안질환, 신경정신질환, 근육 장애, 내분비 장애, 갑상선 기능이상, 영양 부족, Allergic 장애, 각종 Syndromes과의 관계가 보고되었다. 그리고 방사선과 창상치유, 지속적인 외력에 의한 구강상태의 변화가 보고되었다.

구강에 발생하는 색소 병변, 치은 상피병, 치은 상피의 각화, 구개골 변형과 언어장애, 치아동요의 원인에 대한 임상 및 병리조직학적 관찰이 되었다.

치아의 이상으로 이상교두 결절(Abnormal Cusp Tubercle), 발육부전(Hypoplasia), 기형치(Malformed Tooth), 조기출은, 선천성 치아, Anodontia, 치아위치 이상, 유합치(Fused Teeth), 쌍생치(Geminated Teeth), 과잉치아(Supernumerary Teeth), 거대치 (Megalodontia), 정중과잉치(Mesiodens), 반상치(Mottled Teeth), 치수결석(Pulp Stone), 치내치(Dens in dente) 등이 보고되었다.

16. 예방치의학

예방치의학에서 대표적인 초기 종설은 "1946년 이은순, 가정에 대한 아동의 구강위생"이었다.[153)]

치과의사는 보다 넓은 영역과 먼 시야를 갖기 위해 세계 여러 나라의 치의학의 새로운 경향과 소식을 들었다. 미국, 일본, 서독, 동유럽의 여러 나라와의 교류, 세계보건기구(WHO)와 미8군 치과군의관 모임인 38선치과학회 그리고 국제 치과회의 참가하여 세계 치의학의 흐름을 알 수 있었다.

한국 치의학의 새로운 지견을 얻으며 치의학 교육에 관심을 가지며, 무의촌에서 질병 상태를 보며 구강위생학적인 치과건강관리법을 제시하였다. 구강위생 문답과 구강위생에 관한 연구는 공중

152) (구강병리학) 46-5 : 이춘근, 악구강 범위의 급성염증에 관하야, 조선치계 1 : 1.
153) (예방치의학) 46-6 : 이은순, 가정에 대한 아동의 구강위생, 조선치계 1 : 1.

보건치과의 개념과 교육으로 예방치의학을 발전하였다.

구강위생은 가정에서 학교로 영역을 넓히었다. 학교보건법안 통과를 보고 학교치과보건사업을 하게 되었다. 구강보건 행사와 업무는 계몽에 초점이 맞춰져 구강보건이 구연 되며 구강검사의 이론과 실제가 치과의사 단체, 치무행정, 국군 치무업무에 의하여 진행되었다. 지역별, 직업별 구강위생에 대하여 조사 보고하였다.

치아우식증(Dental Caries), 그 끝이 보이지 않는 연구는 계속되어, 통계가 작성 보고되었고, 원인에 접근하였다. 치아우식의 원인은 타액의 수소이온 농도, 타액 점도, 타액 내 유산균 수에 관한 연구 등으로 규명하였다. 그리하여 치아우식의 예방대책이 제시되었다. 치아우식 예방에 불소가 사용되었고, 그 가치가 인정되었다.

예방치의학의 발전에 타액과 타액선의 연구도 일정한 역할을 하였다. 타액 내 효소와 무기 질량에 관한 우식증 및 치석과의 관계가 연구되었다.

17. 치과재료학

치과재료학에서 대표적인 초기 연제는 "1947년 애크리릭 수지 치용재의 임상응용에 관하여 : 정보라"이었다.[154)]

임상에서 치과 기자재에 관심은 치과 재료에 대한 연구를 하게 하였다. 치아절단 기구의 연구는 고속도 엔진의 합리적 사용법을 연구하게 하였다. 치과용 압인기의 사용에서 원심주조기의 개발은 획기적인 보철 술식의 발전을 가져왔다. 치과용 합금에 관한 연구는 많은 사람에게 보철을 가능하게 하였다. 재생능력이 우수한 인상재 Alginate와 Rubber Base와 Acrylic Resin의 치과용 재료의 발달은 불편이 적은 보철물 제작하게 하였다.

Amalgam은 충전에, 석고와 매몰재는 보철 기공에, 시멘트는 합착에, 교정재료는 교정치료에 적용하도록 개발되었다.

18. 구강해부학

구강해부학에서 대표적인 초기 연제는 "1948년 인류 치아의 형태학적 및 축학적 고찰 : 송재형"이었다.[155)]

구강과 안면의 해부학은 임상을 위한 해부학으로 발전되었다. 인류학적 연구로 치아의 신장, 안

154) (치과재료학) 47-학-18. 애크리릭 수지 치용재의 임상응용에 관하여 : 정보라
155) (구강해부학) 48-학-10. 인류 치아의 형태학적 및 축학적 고찰 : 송재형

모, 치궁과의 관계가 연구되었고, 치아의 치관, 치근, 법랑질과 상아질 후경, 치아의 배열, 하악 절치절단에 대한 연구가 되었다.

구강에서 크기의 관계로 유치와 영구치의 근원심적 거리, 치은의 후경, 법랑상아경계와 치근 분기점간의 거리, 구순과 치아와의 관계, 하악 제1대구치와 중절치의 하악골에 대한 위치적 관계 등이 연구되었다.

하악골에 관한 연구로 하악골, 하악관절, 하악 악제, 치조와의 장경, 폭경, 치밀골과 해면골, 하악각, 악두위치 등이 연구되었다.

치궁과 구개에 관한 연구로 안모와의 관계, 형태와 혈액형, 연령적 변화, 교합형, 혼혈아의 치궁, 치아와 상호유사성, 치아와 상악동과의 거리 등이 연구되었다.

타액선으로 이하선, 악하선과 설하선 등에 대한 해부학적인 연구가 되었다.

상하악골의 공(Foramen)의 연구로 안와하공(infraorbital foramen), 하악공(foramen mandibulae), 절치공(incisive foramen), 대구개공(Greater Palatine Foramen), 소구개공 (Lesser Palatine Foramen), 후상치조공(Posterior Superior Alveolar Foramen), 와 (Fossa)의 연구로 익구개와(Pterygopalatine Fossa), 구개소와(Palatine Fovea) 등이 연구되었다.

치과영역에서 근전도 연구와 그 외 대뇌, 하수체와, 구강과 안면에 분포하는 신경의 연구가 되었다.

19. 구강발생학

구강발생학에서 대표적인 초기 연제는 "1948년 쌍생아 14예에 있어서 발육상황 및 구강소견을 주로 한 유사성 : 박부영, 김문조"이었다.[156)]

쌍생아의 발육과 안면 및 악골의 발생학적 이상이 보고되었고, 발생학 총론으로 치아의 발생, 발육, 태아의 화골점과 치배 및 악제가 연구되었다.

하악골, 하악치배, 악관절, 상악동, 상악골, 두개, 상악악제, 치소낭 및 치배의 발육에 관한 연구가 되었다. 치아 발육에 따른 치아의 형태학적 연구와 영구치 발육에 관한 X-선학적 연구, 기계적 자극, 치경부 절제, 전치 근단배 이식이 치아발육에 미치는 영향에 관한 연구 등을 하였다.

치궁, 태아에 소화기의 점액선, 설골, 타액선, 협지방체(Corpus Adiposum Buccae), 갑상선, 안면동맥의 발육에 관한 연구를 하였다.

---

156) (구강발생학) 48-학-28. 쌍생아 14예에 있어서 발육상황 및 구강소견을 주로 한 유사성 : 박부영, 김문조

20. 구강조직학

구강조직학에서 대표적인 초기 연제는 "1952년 "틴달"현상에 의한 은 입자 함유혈액 및 요의 광전적 연구 : 김영창"이었다.[157]

구강조직학은 치아 및 치주위조직의 조직화학적 연구로 시작되었고, 기초학으로 최신지견을 보고되었다. 연구는 구성성분, 석회화, PH, 치아경도, 법랑 및 상아질 형성 과정에서 Alkaline phosphatase 등 각종 enzymes이 석회화 대사에 미치는 영향, 유지방과 당단백에 관한 조직화학적 연구, 우식치에서의 enamel lamella의 구조적인 변화, 법랑질 용해도 등이 연구되었다.

구강점막에서 핵 변화, Hormone과 화학제품이 구강점막 세포에 미치는 영향 등이 연구되었다. 치수와 치은에서 M-Nadi Oxidase에 대한 연구와 Electrophoresis에 의한 치수의 은호성 섬유에 관한 연구와 치은 조직에 있어 연령이 증가함에 따른 결합조직섬유의 조직학적 관찰 등이 연구되었다.

21. 치과약리학

치과약리학에서 대표적인 초기 연제는 "1947년 금속제의 중독 증상이 구강내 여러 기관에 출현함에 대한 실험적 고찰 : 박명진"이었다.[158]

구강내 기관에 대한 연구로 금, 은, 동, 창연, 아연, 철, Aluminum 등이 각 장기에 미치는 영향이 보고되었다. 고추가 치아에 미치는 영향과 인삼이 니코틴 중독에 대한 저항력이 연구되었다. 총론으로 치과진료에 유용한 약물과 최신지견이 소개되었다.

치과임상에서 염증 치료에 대한 약물로 항생제와 Hormone과 비타민이 소개되었다. 원인균 을 박멸하는 페니실린의 치과치료에 응용은 새로운 치료였으나 Penicillin Shock을 일으키는 문제가 있었다. 이어서 스트렙토 마이신, Erythromycin과 Pen Duomycin 등의 항생제가 개 발되었다. 또한 항히스타인제, 부신피질 Hormone, 화학요법제, 진정제와 진통제의 치과영역 에서 임상적 가치가 보고되었다.

약리작용에 관한 연구가 되었다. 혈액 Alcohol농도에 미치는 약물, alkaloids의 혈액응고 촉진, 치아경조직의 약물침투, 타액의 모세혈관 투과성 항진효과에 미치는 약물, Vitamin과 치아와 구강질환과의 관계 등이었다.

---

157) (구강조직학) 52-학-28. "틴달" 현상에 의한 은 입자 함유혈액 및 요의 광전적 연구 : 김영창
158) (치과약리학) 47-학-40. 금속제의 중독증상이 구강내 여러 기관에 출현함에 대한 실험적 고찰 : 박명진

22. 구강생리학

구강생리학에서 대표적인 초기 연구는 "1959년 김 철, 김창욱, 해마를 떼어버린 백서의 Stress에 대한 반응,"이었다.[159)]

생리학 총론이 소개되었고, 실험동물의 stress에 대한 반응, 갑상선기능, 저작운동, 연하역 치 등의 연구가 수행되었다.

23. 구강생화학

구강생화학에서 대표적인 초기 연구는 "1962년 김기영 · 이동수, 편호상반세포의 생화학적 고찰,"이었다.[160)]

세포의 생화학적 고찰와 치아의 생화학에 대하여 연구되었다.

24. 구강세균학

구강세균학에서 대표적인 초기 증례는 "1952년 체강X선에 의한 경안면 방사상 균증의 근접 X선 조사에 의한 1치료 례 : 김용관"이었다.[161)]

악안면 방선균증(Actinomycosis)과 구강내 세균이 연구되었다. 그리고 아메바(amoeba), 포 도상구균(staphylococcus), 원충류(protozoa), Amylase 생산균, 구강양묘균증 등이 보고되었다.

25. 경영관리학

경영관리학에서 대표적인 초기 기록은 "1958년 나의 구강진사, 치료계획 및 치료비 계산방법 : 이유경"이었다.[162)]

---

159) (구강생리학) 59-53 : 김 철, 김창욱, 해마를 떼어버린 백서의 Stress에 대한 반응, 논문집 제9집.
160) (구강생화학) 62-35 : 김기영 · 이동수, 편호상반세포의 생화학적 고찰, 치과회보 4 : 1.
161) (구강세균학) 52-학-33. 체강X선에 의한 경안면 방사상 균증의 근접 X선 조사에 의한 1치료 례 : 김용관
162) (경영관리학) 58-학-9. 나의 구강진사, 치료계획 및 치료비 계산방법 : 이유경

치의학과 치과의료의 대부분은 치과의사의 개업 즉 임상에 의해 이루어졌다. 그러하기에 치과의원 경영에서 구강진사와 함께 치료계획 및 치료비가 문제점이 대두되었다.

치과의원의 인사관리로 치과환자에 대한 개념, 환자와 최초의 면접과 대화, 환자교육과 관리, 환자의 통계적 고찰을 하여야 하였다.

치과 치료실 실내장식은 진료실 및 대합실을 갖추고 색채조절까지 고려한 기능적이어야 하였다.

26. 치과의사학

치과의사학에서 대표적인 초기기록은 "1959년 안종서, 우리나라 치과계의 금석담,"이었다.[163)]

치과의사는 오늘의 사정에 원인이 된 지난 일을 되돌아보기도 하였다. 근대 치의학의 회고는 현대 치의학의 발달 과정과 미래의 방향성을 제시해 주는 일이었다.

의사학과 치과의사학의 관계가 기술되었고, 역사 속에서 발굴된 치과의 기록은 치과질환을 알려주는 좋은 자료였다. 서양 치과의사학으로 성서에 나타난 치과 이야기, 뻬에르 · 포샤르의 생애와 업적과 미국 치의학의 발달이 보고되었다. 동양의 의학 사상과 불교의 의학관이 소개되었고, 중국의사 이야기, 중국치과의술의 특이성과 동서의학의 교류가 연구되었다.

한국 치과의학사로 고조선, 삼국, 고려, 조선왕조의 치과의학사, 최고의 의서 향약구급방에 관한 치과의사학적 고찰과 우리나라에서의 치통에 관한 의사학적 연구가 되었다. 한국 근대치과의학사 발달과정의 고찰로 연혁, 개관, 회고와 반성 등이 이루어졌다. 한국치과의학사 연표와 연구자료 모여지고, 연대 구분이 되고, 용어가 통일에 관심을 갖게 되었다.

4. 맺음말

치의학의 역사는 치과의사가 어떻게 살아야 왔으며, 그가 누구이며, 어떻게 살아 나아갈 것인가를 알아서 올바른 길을 걷게 하는 것이다. 광복과 한국전쟁을 치르면서 한국의 현대 치의학은 환희와 격동으로 시작되었다. 광복과 함께 치과의사는 그 사명을 새롭게 진료영역을 확장하였다.

현대 치의학 발전 요인은 미국 치의학의 도입과 군진 치의학의 발전과 대한치과의사협회의 일원화된 학술활동과 치과의사제도와 교육의 후원이었다.

1954년 5월 이후 현대 치의학 발전 요인은 서울대학교 치과대학 교수들의 미국 등 해외유학이

---

163) (치과의사학) 59-137 : 안종서, 우리나라 치과계의 금석담, 최신의학 2 : 2.
(치과의사학) 60-99 : 안종서, 우리나라 치과계의 금석담, 대한치과의학사연구회지 1.

었다. 유학 교수들은 임상과목과 치과교육제도를 미국식으로 개선을 하였다. 유학 교수들은 서울대학교 치과대학 부속병원을 기존의 보존과, 구강외과, 보철과 3개과에서 8개의 진료과로 늘렸다. 진료 과목의 분과는 분과학회의 설립을 가져오게 하였다. 1959년 5월 28일 대한치과교정학회 설립을 시작으로, 1959년에 7개의 학회가 생겨, 1959년 10월 30-31일 추계 학술강연회는 분과학회를 중심으로 진행되었다. 1960년 10월 7일 대한치과의사학회가 설립되는 등 1960년대 9개의 학회가 더 설립되었다. 1961-1970년대 서울대학교 대학원 과정에서 연구 인력과 학술활동이 증가했다. 1960년대 서울대학교 치과대학은 기초 치의학 분야의 전임 교수를 확보하고, 기초 의학과 임상 치의학에 이르는 종합적인 치의학에 이르게 되었다.

한국전쟁은 모든 부문의 철저한 파괴를 가져왔으나 파괴는 새로운 발전의 계기가 되었다.

1954년 1월 군에서는 치과의사의 미국 유학을 도입하였다. 미국의 병원에서 일정한 치의학과정을 이수하였고, 또한 미8군 병원에 치과의사를 파견하여 치과 과정의 실무수련(On the Job Training)을 받아 선진 치의학을 배우게 하였다. 또한 1957년 군에서 치과의사는 질적 향상을 위하여 학술집담회를 개최하였고, 1959년 주한미군의 38th Parallel Dental Society 와 교류하여 최신 의술을 도입하였다. 전쟁 시에는 진료 내용에서 악안면 부상자가 많았고, 치과의사는 치아 및 악골의 기능회복에 정통하였다. 그러므로 치과의사 구강외과 진료 영역을 악안면 성형까지 확장시킬 수 있었고, 1962년 11월 이러한 일에 참가했던 치과의사는 대한악 안면성형외과학회를 설립하기도 하였다. 전문 군의관 양성과 획득을 위하여 치과의사의 인턴 과 레지던트 교육을 일반화 하였다.

광복 후 치과의사제도와 교육은 치과의사 면허 및 등록위원회를 두었으나, 제도를 정비하는 수준이었다. 1955년 4월 23일 대한치과의사회 총회 결의에 의해 1955년 5월 9일 대한치과의사회 회장은 문교부와 보건사회부에 치과의사제도와 교육에 관한 진정서를 제출하였다. 이것은 교수가 부족하고 시설이 불충분 상태에서 1955년 학년 초 경북대학교 의과대학과 전남대학교 의과대학에서 치의학부 학생을 모집하였기 때문이었다.

이러한 결과로 치과의사는 교육을 받은 치과의사로 일원화되었다. 1957년 3월 경북대학교 의과대학과 전남대학교 의과대학 치의학부는 폐쇄되었다. 1959년 1월 치과의사 교육에서 교양과목과 전공과목을 이수하도록 교육연한이 6년으로 연장되었다. 1964년 치과의사(검정) 시험제도가 폐지되었고, 한지치과의사 면허교부가 각하되었다.

1947년 이후 대한치과의학회 학술강연회와 특별 강연과 테이블크리닉은 최신 지식과 기술의 전수의 장으로 현대 치의학 발전에 공헌하였다. 1955년 이후『치학(齒學)』을 중심으로 한 외국문헌의 번역은 현대 치의학의 발전에 기여하였다. 1958년 이후 국제회의 참가와 1967년 4월 아세아태평양치과회의 개최는 대한치과의사협회가 시야를 넓히고, 또한 세계의 치과계와 소통할 수 있는 계기를 마련하였다. 1962년 10월 11일 대한치과의사협회 정관의 개정으로 대한치과의학회는 해산되고, 대한치과의사협회에 합류하여 회의 운영이 일원화되었고, 회의 일원화는 회의 동력을 강화시키었다.

1946-1969년 한국 현대 치의학의 발전 과정을 증명하기 위하여 논문, 증례, 종설 등의 제목과 대한치과의사협회 학술대회 연제를 분석하였다. 임상과 기초치의학을 합하여, 각과를 분류하였다. 구강진단학, 보존학, 근관치료학, 보철학, 금관계속가공의치학, 총의치학, 국소의치학, 소아치과학, 치주병학, 방사선학, 치아교정학, 구강외과학, 국소마취학, 종양학, 구강병리학, 예방치의학, 치과재료학, 구강해부학, 구강발생학, 구강조직학, 치과약리학, 구강생리학, 구강생화학, 구강세균학, 경영관리학, 치과의사학으로 구분하여 주제별로 분류하였다.

참 고 문 헌

『동아일보』, 『朝鮮齒科醫學會雜誌』, 『치대학술지』,
『서울대학교 논문집(의약계)』, 『부산의대학보』, 『대한치과의학회지』,
『대한치과의사협회지』, 『대한치과의사학회지』, 『대한치과보철학회지』,
『대한치과학회구강외과분과학회회보』, 『치과기재학회지』,
『대한구강보건학회지』, 『조선치계』, 『치학』,
『한국치과공론』, 『치계』, 『치과계』,
『치원』, 『치의계』, 『치과회보』,
『군진치과』, 『군진의학』, 『종합의학』,
『한국의약』, 『의학다이제스트』, 『최신의학』,
『임상의학』, 『중앙의학』, 『현대의학』,

편찬위원회,『대한치과의사협회사』, 대한치과의사협회, 1982.

편찬위원회,『서울대학교치과대학사』 제2권, 2002.

치의병과,『대한민국 육군 치의병과 50년사』, 육군본부, 1999.

奇昌德,『韓國齒科醫學史』, 아카데미아, 1995.

金斗鍾,『韓國醫學史 全』, 探究堂, 1966.

신재의,『한국근대치의학사』, 참윤, 2004.

『한국근대치의학교육사』,참윤, 2005.

『한국치의학사 연구』,참윤, 2005.

『한국치과기자재의 역사』,참윤, 2012.

윤계찬,「한국치과의학발달과정의 고찰」1.2. 3,『치계』2-9.10.12, 1968.

李萬烈, 金亨錫, 金承台, 趙英烈,『韓末 西洋醫學受容史』,國史編纂委員會, 1989.

이주연,『한국 근현대 치과의료체계의 형성과 발전』, 혜안, 2006.

이병태,『치의학 역사산책』, 도서출판 정상, 2001.
임경빈,「한국 치의학의 서양식 변화과정에 대한 일착」,「대한치과의사학회지」7, 1986.
李漢水,『韓國齒學史』, 서울대학교 출판부, 1988.
최진환,「한국치과계개관」,『대한치과의학사연구회지』1, 1960.

| 부록 |

1945-1969년 논문, 증례보고,
종설 및 학술강연회 연제의 과별, 주제별 분류

1. 원저, 종설, 증례보고는 저자이름을 연제의 앞에 기록하였다.
2. 학술대회의 연제는 저자이름을 연제의 뒤에 기록하였다.
3. 괄호 안에 과별 분류를 표시하였다.
4. 과별분류 뒤에 1946부터 1969년까지의 년도를 표시하였다.
5. 년도 뒤에 그 해의 연제의 번호를 표시하였다.
6. 학은 학술대회, 특은 특별강연, 테는 테이블 클리닉을 표시하였다.

1. 구강진단학

진단과 치료 계획, 오진

1955년 박재암, 오진 문제에 대하여,[164)]
변종수 역, 왜 환자들이 잘 낫지 않는가 ,[165)]
1957년 변종수, 구강진단치료학 질의문답[166)]
1961년 이재철, Diagnosis and Treatment Planing,[167)]
권학주, 구강질환의 진단[168)]

노인의 진단기준

1962년 김종원, 한국인 노인치과에 관한 연구,[169)]
한국인 노인의 치과질환에 대한 고찰 : 김종원[170)]
홍사일, 노인에 있어서의 치수 급 상아질에 대한 병리조직학적 관찰,[171)]
1964년 이춘근, 노년기에 있어서 치과영역의 질환,[172)]
1965년 변석두, 노화현상을 중심으로,[173)]
유동수, 최근 국제 노인학 연구별견,[174)]
유동수, 치주조직 노화방지책,[175)]

---

164) (진단) 55-11 : 박재암, 오진 문제에 대하여, 치학 2 : 6.
165) (진단) 55-16 : Kaneth, M, Scott, 변종수 역, 왜 환자들이 잘 낫지 않는가, 치학 2 : 9.
166) (진단) 57-27 : 변종수, 구강진단치료학 질의문답(1)(2), 치학 4 : 12, 5 : 1.
167) (진단) 61-47 : 이재철, Diagnosis and Treatment Planing, 치학 8 : 11.
168) (진단) 64-27 : 권학주, 구강질환의 진단(1)-(4), 치학 11 : 4, 5, 7, 10.
169) (진단) 62-149 : 김종원, 한국인 노인치과에 관한 연구, Medical Digest 4 : 10.
170) (진단) 62-학-2, 한국인 노인의 치과질환에 대한 고찰 : 김종원
171) (진단) 62-128 : 홍사일, 노인에 있어서의 치수 급 상아질에 대한 병리조직학적 관찰, 종합의학 7 : 11.
(진단) 62-학-58, 노인에 있어서의 치수 및 상아질 변화에 대한 병리조직학적 관찰 : 홍사일
172) (진단) 64-84 : 이춘근, 노년기에 있어서 치과영역의 질환, 종합의학 9 : 2.
173) (진단) 65-57 : 변석두, 노화현상을 중심으로, 한국치과공론 1 : 3.
174) (진단) 65-145 : 유동수, 최근 국제 노인학 연구별견, 치과회보 7 : 3.
175) (진단) 65-88 : 유동수, 치주조직 노화방지책, 한국치과공론 1 : 6.

진단과 책임

1965년 김주환, 구강질환의 진단서작성요령,[176]
연령 감정을 의뢰한 15세 소년의 하악구치의 X-선 해부학적 소견에 대하여 : 이열희, 백명석, 강영진[177]
1967년 서진관, 상해진단서에 대한 소고,[178]
1968년 서진관, 상해진단서에 대한 석금의 시비,[179]
김종문, 의료법 해설,[180]이 되고,
홍준균, 법의학에 있어서 치의학의 중요성,[181]

구강진단학에서 탈락세포와 박리세포

1961년 김용관, 구강영역에 있어서 탈락세포의 진단학적 가치,[182]
구강영역에 있어서 탈락세포의 진단학적 가치 : 김용관, 이동수, 김기영, 조영필[183]
1962년 구강영역에 있어서의 탈락세포의 진단학적 가치(제2회) : 김용관[184]
1963년 양동규, 한국인 치은 상피세포의 성적차이에 관하여,[185]
한국인 구강 상피의 탈락세포에 관한 연구 : 김주환, 이승우, 김종배[186]
1964년 이승우, 김대영, 김주환, 한국인의 치궤박리세포에 관한 연구,[187]
1965년 곽원배, 구강영역에 있어서의 욕창성 궤양의 박리세포학적 소견,[188]
1966년 임동우, 박리세포의 구강진단학적 가치에 관한 연구,[189]

---

176) (진단) 65-140 : 김주환, 구강질환의 진단서작성요령, -특히 치과개업의를 중심으로- 치과회보 7 : 2.
177) (진단) 65-학-99. 연령 감정을 의뢰한 15세 소년의 하악구치의 X-선 해부학적 소견에 대하여 : 이열희, 백명석, 강영진
178) (진단) 67-17 : 서진관, 상해진단서에 대한 소고, 치학 14 : 4.
179) (진단) 68-17 : 서진관, 상해진단서에 대한 석금의 시비, 치학 15 : 10.
180) (진단) 68-20 : 김종문, 의료법 해설, 치학 15 : 12.
181) (진단) 68-59 : 홍준균, 법의학에 있어서 치의학의 중요성, 치계 2 : 1.
182) (진단) 61-97 : 김용관, 구강영역에 있어서 탈락세포의 진단학적 가치, 의학다이제스트3 : 12.
(진단) 66-110 : 김용관, 구강영역에 있어서 탈락세포의 진단학적 연구, 연구업적개요 제1집.
183) (진단) 61-학-20. 구강영역에 있어서 탈락세포의 진단학적 가치 : 김용관, 이동수, 김기영, 조영필
184) (진단) 62-학-80. 구강영역에 있어서의 탈락세포의 진단학전 가치(제2회) : 김용관
185) (진단) 63-103 : 양동규, 한국인 치은 상피세포의 성적차이에 관하여, 치과회보 5 : 4.
186) (진단) 63-학-9. 한국인 구강 상피의 탈락세포에 관한 연구 : 김주환, 이승우, 김종배
187) (진단) 64-143 : 이승우 · 김대영 · 김주환, 한국인의 치궤박리세포에 관한 연구, 중앙의학 6 : 4.
188) (진단) 65-72 : 곽원배, 구강영역에서의 욕창성 궤양의 박리세포학적 소견, 한국치과공론 1 : 5.
189) (진단) 66-154 : 임동우, 박리세포의 구강진단학적 가치에 관한 연구, 종합의학 11 : 12.
(진단) 66-학-97. 박리세포의 구강진단학적 가치에 대한 연구 : 김주환, 임동우

이창부, 한국인 구강점막의 각화도에 관한 세포학적 관찰,[190]
끽연자와 비끽연자의 구강점막 각화도에 관한 연구 : 최유진, 김남규[191]
구강점막의 각화도에 관한 관찰 : 이창부[192]
정상소아의 구강 내 박리세포에 대한 연구 : 이승우, 김종열[193]

1967년 김종열, 김남규, 김영훈, 한국인 정상소아의 구강점막각화도 및 만성 증식성 치수염의 각화도에 관한 박리세포학적 연구,[194]
임광수, 성주기, 폐경기에 있어서 치은 및 구개점막의 각화도에 관한 관찰,[195]
김길연, 보철물 장착환자의 구강점막 각화도에 관한 박리세포학적 연구,[196]
임동우 · 유광희 · 김영훈, 구강점막의 백반증에 관한 박리세포학적 연구,[197]

1968년 김충건, 치은 상피의 세포 조밀도에 관한 관찰,[198]
이창부, 조근옥, 이주봉, 김행원, 안병관, 최호영, 구강생리요법에 의한 치은 massage가 치은 상피 각화도에 미치는 영향,[199]
이창부, 오성용, 이주봉, 김행원, 안병관, 최호영, 정상 및 염증치은의 각화도에 대한 조직학적 관찰,[200]

치아 및 골의 대사 연구

1962년 김주환, 치아 및 골의 인 대사 연구 백서의 각 장기 내 P32 섭취률에 관한 연구,[201]
김주환, 치아 및 골에서의 방사성 인과 Calcium섭취에 관한 연구,
-Cyanocobalamin, Testosterone 및 Cortisone이 인과 Calcium

(진단) 68-110 : 임동우, 박리세포의 구강진단학적 가치에 관한 연구, 종합의학 13 : 9.
190) (진단) 66-200 : 이창부, 한국인 구강점막의 각화도에 관한 세포학적 관찰, 현대의학 5 : 6.
191) (진단) 66-학-82. 끽연자와 비끽연자의 구강점막 각화도에 관한 연구 : 최유진, 김남규
192) (진단) 66-학-73. 구강점막의 각화도에 관한 관찰 : 이창부
193) (진단) 66-학-80. 정상소아의 구강 내 박리세포에 대한 연구 : 이승우, 김종열
194) (진단) 67-100 : 김종열 · 김남규 · 김영훈, 한국인 정상소아의 구강점막 각화도 및 만성 증식성 치수염의 각화도에 관한 박리세포학적 연구, 대한구강보건학회지 1 : 1.
195) (진단) 67-219 : 임광수, 성주기, 폐경기에 있어서 치은 및 구개점막의 각화도에 관한 관찰, 현대의학 7 : 6.
196) (진단) 67-186 : 김길연, 보철물 장착환자의 구강점막 각화도에 관한 박리세포학적 연구, 종합의학 12 : 11.
197) (진단) 67-106 : 임동우 · 유광희 · 김영훈, 구강점막의 백반증에 관한 박리세포학적 연구, 대한구강보건학회지 1 : 2.
198) (진단) 68-141 : 김충건, 치은 상피의 세포 조밀도에 관한 관찰, 현대의학 8 : 1.
199) (진단) 68-121 : 이창부 · 조근옥 · 이주봉 · 김행원 · 안병관 · 최호영, 구강생리요법에 의한 치은 massage가 치은 상피 각화도에 미치는 영향, 최신의학 11 : 3.
200) (진단) 68-122 : 이창부 · 오성용 · 이주봉 · 김행원 · 안병관 · 최호영, 정상 및 염증치은의 각화도에 대한 조직학적 관찰, 최신의학 11 : 3.
201) (진단) 62-109 : 김주환, 치아 및 골의 인 대사 연구 백서의 각 장기 내 P32 섭취률에 관한 연구, 최신의학 5 : 6.

대사에 미치는 영향에 관하여,[202]

1963년 박기철, 김대영, 김주환, 김영창, 방사성 인(P32)이 치아 및 치주조직에 미치는 영향,[203]

방사선 동위원소를 이용한 치아경조직의 무기염대사에 관한 연구 : 김주환, 김대영, 박기철[204]

S35를 사용한 골성장 및 치유에 관한 연강 : 김영창, 김주환, 김대영, 박기철[205]

1964년 이승우. 김조항. 김주환, 방사성 유황(S35)을 이용한 사골의 대사에 관한 연구,[206]

1965년 치아경조직 및 치아주위조직에 있어서 방사성 동위원소 I131 및 S35의 분포상에 관한 연구 : 김주환, 박기철, 박광진[207]

1966년 유양석, 박기철, 방사선 인(P32)을 이용한 구강내 악성질환의 조기진단에 대한 연구,[208]

방사성 유황(S35)을 이용한 치아경조직 형성 시 유화염의 역할에 대한 실험적 연구 :김주환, 박광진[209]

---

202) (진단) 62-110 : 김주환, 치아 및 골에서의 방사성 인과 Calcium섭취에 관한 연구, -Cyanocobalamin, Testosterone 및 Cortisone이 인과 Calcium 대사에 미치는 영향에 관하여, 최신의학 5 : 7.
(진단) 62-학-81. 치아 및 골에서의 방사성 인과 Calcium 섭취에 관한 연구 : 김주환

203) (진단) 63-83 : 박기철 · 김대영 · 김주환 · 김영창, 방사성 인(P32)이 치아 및 치주조직에 미치는 영향, 원자력병원 연구논문집 제3집.

204) (진단) 63-학-4. 방사선 동위원소를 이용한 치아경조직의 무기염대사에 관한 연구 : 김주환, 김대영, 박기철

205) (진단) 63-학-42. S35를 사용한 골성장 및 치유에 관한 연강 : 김영창, 김주환, 김대영, 박기철

206) (진단) 64-155 : 이승우 · 김조항 · 김주환, 방사성 유황(S35)을 이용한 사골의 대사에 관한 연구, 현대의학 1 : 2. 사골(두개골(頭蓋骨)에 딸린 뼈의 하나. 비강(鼻腔)과 앞 두개와(頭蓋窩) 및 양안과(兩眼窠)와의 사이에 있어, 벌집처럼 구멍이 많이 뚫리어 있는 뼈)

207) (진단) 65-학-35. 치아경조직 및 치아주위조직에 있어서 방사성 동위원소 I131 및 S35의 분포상에 관한 연구 : 김주환, 박기철, 박광진

208) (진단) 66-67 : 유양석 · 박기철, 방사선 인(P32)을 이용한 구강 내 악성질환의 조기진단에 대한 연구, 군진치과 3 : 2.

209) (진단) 66-학-95. 방사성 유황(S35)을 이용한 치아경조직 형성 시 유화염의 역할에 대한 실험적 연구 : 김주환, 박광진

2. 보존학

보존학 총론

1956년 박원수, 임상보존치료학 각론,[210]
1957년 박유신, 임상치과보존환자 치험례,[211]
1960년 김의주, 보존학총론,[212]
김만수, 구강보존 영역의 치료,[213]
1961년 서진관, 치과보존학편,[214]
임운경, 보존 치료의 임상적 도움,[215]
1962년 김수철, 개업의를 위한 보존학 지침,[216]
1965년 김만수, 보존치료영역에서 준수할 몇 가지,[217]
1966년 서진관, 치과임상의가를 위한 치과보존치료학,[218]
1967년 박유신, 임상의를 위한 보존학,[219]

치아 조성, 인레이, 아말감, 갈바니 전류, Aerodontia

1947년 박유신, 충전학에서 관찰한 치아의 조성,[220]
Anterior teeth form에 통계학적 연구와 상악전치 M.O.D Inlay restoration 에 관하여(제1회 보고) : 이유경[221]

---

210) (보존) 56-14 : 박원수, 임상보존치료학 각론, 치학(11) 3 : 6, 7, 8, 9, 10, 11, 12. 4 : 1, 2, 3, 4.
211) (보존) 57-7 : 박유신, 임상치과보존환자 치험례(9), 치학 4 : 2, 4, 6, 7, 8, 9, 11, 12, 5 : 1.
212) (보존) 60-24 : 김의주, 보존학총론(5), 치학 7 : 1, 2, 3, 4, 6.
213) (보존) 60-54 : 김만수, 구강보존 영역의 치료, 치학 7 : 11.
(보존) 60-104 : 김만수, 구강보존 영역의 치료, 최신의학 3 : 10.
214) (보존) 61-27 : 서진관, 치과보존학편, 치학 8 : 4.
215) (보존) 61-46 : 임운경, 보존 치료의 임상적 도움(3), 치학 8 : 11, 9 : 4, 10 : 2.
216) (보존) 62-43 : 김수철, 개업의를 위한 보존학 지침(2), 치과회보 4 : 1, 3.
217) (보존) 65-127 : 김만수, 보존치료영역에서 준수할 몇 가지, 치과회보 7 : 1.
218) (보존) 66-12 : 서진관, 치과임상의가를 위한 치과보존치료학, 치학 13 : 4.
219) (보존) 67-76 : 박유신, 임상의를 위한 보존학 (2), 치계 1 : 6, 7.
220) (보존) 47-8 : 박유신, 충전학에서 관찰한 치아의 조성, 조선치과의보 1 : 1.
221) (보존) 47-학-36. Anterior teeth form에 통계학적 연구와 상악전치 M.O.D Inlay restoration에 관하여 (제1회 보고) : 이유경

이종금속 간에 갈바니 전류의 실험적 연구 : 김영창[222]
1948년 간접 인레이 간이조제법(정보라 고안)에 관하여 : 김조환[223]
반간접 인레이 조제법 : 김수철[224]
아말감 충전법에 관하여 : William J. Hunt[225]
이종금속에 갈바니 전류의 실험적 연구(그 2) : 김영창[226]
1954년 김영창, 이종금속간의 Galvani 전류에 관한 실험적 연구(2),[227]
박유신, 문헌을 기초로 한 Aerodontia의 보존 치료학적 가치의 사견,[228]

치의학의 대표적인 질환, 치아우식증

1957년 김해곤, 심부 Caries의 보존적 요법,[229]
1960년 김수철, 충치의 처치법,[230]
1961년 서영광 역, 우식증의 관리과정,[231]
1962년 김영해, 한국인 치아우식 활동성에 관한 실험,[232]
1965년 박기철, 우식과 관련된 치아의 화학적 구성성분,[233]
C. P. Candy, 편집부 역, 깊은 치아우식증의 임상적 처리,[234]

치아 교모

1969년 이점식, 한국인에 있어서 치아 교모도에 관한 연구,[235]

---

222) (보존) 47-학-20. 이종금속 간에 〈갈바니〉 전류의 실험적 연구 : 김영창
223) (보존) 48-학-7. 간접 인레이 간이조제법(정보라 고안)에 관하여 : 김조환
224) (보존) 48-학-12. 반간접 인레이 조제법 : 김수철
225) (보존) 48-특-22. 아말감 충전법에 관하여 : William J. Hunt
226) (보존) 48-학-24. 이종 금속에 갈바니 전류의 실험적 연구(그 2) : 김영창
227) (보존) 54-9 : 김영창, 이종금속간의 Galvani 전류에 관한 실험적 연구(기1), 대한치과의학회지 1 : 1.
(보존) 54-10 : 김영창, 이종금속간의 Galvani 전류에 관한 실험적 연구(기2), 대한치과의학회지 1 : 1.
228) (보존) 54-12 : 박유신, 문헌을 기초로 한 Aerodontia(항공치의학)의 보존치료학적 가치의 사견, 대한치과의학회지 1 : 1.
(보존) 54-학-20. 문헌을 기초로 한 Aeredontia의 보존 치료학적 가치의 사견 : 박유신
229) (보존) 57-26 : 김해곤, 심부 Caries의 보존적 요법, 치학 4 : 12.
230) (보존) 60-111 : 김수철, 충치의 처치법, 임상의학 2 : 11.
231) (보존) 61-36 : 서영광 역, 우식증의 관리과정, 치학 8 : 6.
232) (보존) 62-47 : 김영해, 한국인 치아우식 활동성에 관한 실험(2), 치과회보 4 : 2, 4.
233) (보존) 65-119 : 박기철, 우식과 관련된 치아의 화학적 구성성분(제3편), 군진치과 2 : 2.
234) (보존) 65-4 : C. P. Candy, 편집부 역, 깊은 치아우식증의 임상적 처리, 치학 12 : 3.
235) (보존) 69-113 : 이점식, 한국인에 있어서 치아 교모도에 관한 연구, 중앙의학 17 : 5.

치아우식증 치료 과정에서 상아질과 치수의 보호

1960년 김창순, 연화 상아질 내의 세균에 관하여,[236)]
1962년 지치균, 치수와 그의 보호,[237)]
1963년 진용환, 제2상아질형성에 관한 연구,[238)]
1965년 김죽순, 연화 상아질과 치수의 보호,[239)]

Amalgam 충전제

1958년 How to Polish the Amalgam Filling : 이정석[240)]
1959년 신명순, Amalgam에 대하여,[241)]
유종덕, Amalgam 기초와 회복의 유지 및 Pin 보강,[242)]
Amalgam filling시 Matrix Band 조작법 : 이동섭, 이춘우[243)]
1963년 서진관, Amalgam filling에 대한 소고,[244)]
1965년 Individual Matrix Band 및 치아의 Immobilization : 김수철, 김영해[245)]
1966년 Matrix Band에 대하여 : 보존과[246)]
1967년 윤풍길 역, 아말감 치료 후에 발생한 간질성 기종,[247)]
1969년 허태운, Amalgam 충전의 실제,[248)]

또 하나의 충전 방법, Inlay

1959년 임운경, Alginate 인상에 의한 Inlay 간접법,[249)]

---

236) (보존) 60-76 : 김창순, 연화 상아질 내의 세균에 관하여, 치의계 4 : 3.
237) (보존) 62-75 : 지치균, 치수와 그의 보호, 치의계 6 : 1.
238) (보존) 63-112 : 진용환, 제2상아질형성에 관한 연구, 치과회보 5 : 4.
239) (보존) 65-134 : 김죽순, 연화 상아질과 치수의 보호, 치과회보 7 : 2.
240) (보존) 58-테-36, How to Polish the Amalgam Filling : 이정석
241) (보존) 59-25 : 신명순, Amalgam에 대하여, 치대학술지 1 : 2.
242) (보존) 59-118 : 유종덕, Amalgam 기초와 회복의 유지 및 Pin 보강, 치과회보 1 : 1.
243) (보존) 59-테-89, Amalgam filling시 Matrix Band 조작법 : 이동섭, 이춘우
244) (보존) 63-59 : 서진관, Amalgam filling에 대한 소고, 치학 10 : 12.
245) (보존) 65-테-148, Individual Matrix Band 및 치아의 Immobilization : 김수철, 김영해
246) (보존) 66-테-119, Matrix Band에 대하여 : 보존과
247) (보존) 67-29 : 윤풍길 역, 아말감 치료 후에 발생한 간질성 기종, 치학 14 : 9.
248) (보존) 69-21 : 허태운, Amalgam 충전의 실제, 치의계 10 : 1.
249) (보존) 59-42 : 임운경, Alginate 인상에 의한 Inlay 간접법, 치대학술지 1 : 6.

박성호, 탄력성인레이 인상재의 사용법,[250]
1962년 본인이 고찰한 Inlay용 Tray에 대하여 (Handmade tray for inlay) : 손규정[251]
1963년 Ring Type Inlay에 대하여 : 김수철[252]
1966년 한택선, Inlay의 와동형성을 논함,[253]

Cement, Resin과 금박 충전

1958년 김해곤, Silicate Cement와 direct Filling Resin의 비교를 논함,[254]
Silicate Preparations Lingual Approach : Ronald Cohen[255]
1959년 최재경, Direct resinous filling에 대한 고찰과 임상적 응용,[256]
1963년 이상일, Filling(충전)에 대한 소고,[257]
김죽순, 산화아연 유지놀 세멘트의 경화촉진제에 관한 실험적 연구,[258]
1964년 금박충전의 실연 : 김수철[259]
1968년 김만수, 시멘트 합착 시의 문제점,[260]
1969년 이선국, 치과용 Cement의 용해도에 관한 실험적 연구,[261]

충전 보조방법, 이장재와 가봉제

1956년 정순경, 봉합재료에 대하여,[262]
1959년 박원수, 가봉제 사용의 재고,[263]
1963년 임창윤, 이장을 통한 전기자극이 치수반응에 미치는 효과에 관한 임상적 연구,[264]

---

250) (보존) 59-107 : 박성호, 탄력성인레이 인상재의 사용법, 치의계 3 : 1.
251) (보존) 62-테-123, 본인이 고찰한 Inlay용 Tray에 대하여 (Handmade tray for inlay) : 손규정
252) (보존) 63-학-71, Ring Type Inlay에 대하여 : 김수철
253) (보존) 66-107 : 한택선, Inlay의 와동형성을 논함, 치과보철 6 : 1.
254) (보존) 58-13 : 김해곤, Silicate Cement와 direct Filling Resin의 비교를 논함, 치학 5 : 9.
255) (보존) 62-테-120, Silicate Preparations Lingual Approach : Ronald Cohen
256) (보존) 59-125 : 최재경, Direct resinous filling에 대한 고찰과 임상적 응용, 치과회보,1 : 9.
257) (보존) 63-19 : 이상일, Filling(충전)에 대한 소고, 치학, 1963. 1.
258) (보존) 63-158 : 김죽순, 산화아연 유지놀 세멘트의 경화촉진제에 관한 실험적연구, 종합의학 8 : 11.
259) (보존) 64-테-113, 금박충전의 실연 : 김수철
260) (보존) 68-139 : 김만수, 시멘트 합착 시의 문제점, 중앙의학 15 : 3.
261) (보존) 69-39 : 이선국, 치과용 Cement의 용해도에 관한 실험적 연구, 대한치과보철학회지 9 : 1.
262) (보존) 56-5 : 정순경, 봉합재료에 대하여, 치학 3 : 2.
263) (보존) 59-79 : 박원수, 가봉제 사용의 재고, 치학 6 : 6.
264) (보존) 63-159 : 임창윤, 이장을 통한 전기자극이 치수반응에 미치는 효과에 관한 임상적 연구, 종합의학 8 : 11.

이장을 통한 전기 자극이 치수반응에 미치는 효과에 관한 임상적 연구 : 임창윤, 변종수, 서진관, 이상일, 권학주[265)]

1964년 김수철 · 김만수 · 김희경, 이장효과에서 본 와동형태에 관한 연구,[266)]
임성삼, 각종 가봉 충전재료의 변연 폐쇄에 관한 실험적 연구,[267)]
각종 가봉 충전재료의 변연 누출에 관한 실험적 연구 : 임성삼[268)]

1966년 윤풍길 역, 깊은 우식부에 있어서 Ca(OH)2의 영향,[269)]

1968년 양원식 · 김영수, 치과용 Cement 하에서의 Liner의 작용에 관한 실험적 연구,[270)]

지각과민에 관한 치료

1959년 하순희, 상아질 지각과민에 대한 소고,[271)]

1964년 상아질 지각과민증의 처치 : 조희원, 정옥균[272)]

1965년 김명철, 상아질 지각과민에 대하여,[273)]
이재현, 치근노출 시 지각과민증의 처치법,[274)]

치료 시의 치수의 반응

1959년 홍기근, 와동형성 시의 동통,[275)]

1961년 윤수한, Full Crown 형성시 치수의 반응,[276)]

1962년 지치균, Full Crown Preparation 시의 조기치수반응,[277)]
금속충전이 제2상아질 형성에 미치는 영향에 관한 연구 : 김수철[278)]

---

265) (보존) 63-학-56. 이장을 통한 전기 자극이 치수반응에 미치는 효과에 관한 임상적 연구 : 임창윤, 변종수, 서진관, 이상일, 권학주
266) (보존) 64-86 : 김수철 · 김만수 · 김희경, 이장효과에서 본 와동형태에 관한 연구, 종합의학 9 : 4.
267) (보존) 64-137 : 임성삼, 각종 가봉 충전재료의 변연 폐쇄에 관한 실험적 연구, 최신의학 7 : 12.
268) (보존) 64-학-67. 각종 가봉 충전재료의 변연 누출에 관한 실험적 연구 : 임성삼
269) (보존) 66-17 : 윤풍길 역, 깊은 우식부에 있어서 Ca(OH)2의 영향, 치학 13 : 5.
270) (보존) 68-34 : 양원식 · 김영수, 치과용 Cement 하에서의 Liner의 작용에 관한 실험적 연구, 대한치과보철학회지 8 : 1.
271) (보존) 59-6 : 하순희, 상아질 지각과민에 대한 소고, 치대학술지 1 : 1. 47.
272) (보존) 64-학-79. 상아질 지각과민증의 처치 : 조희원, 정옥균
273) (보존) 65-116 : 김명철, 상아질 지각과민에 대하여, 군진치과 2 : 2.
274) (보존) 65-54 : 이재현, 치근노출 시 지각과민증의 처치법, 한국치과공론 1 : 3.
275) (보존) 59-130 : 홍기근, 와동형성 시의 동통, 전남치의 1 : 1.
276) (보존) 61-41 : 윤수한, Full Crown 형성시 치수의 반응, 치학 8 : 9.
277) (보존) 62-89 : 지치균, Full Crown Preparation 시의 조기치수반응, 치의계 6 ; 2.
278) (보존) 62-학-45. 금속충전이 제2상아질 형성에 미치는 영향에 관한 연구 : 김수철

고회전에 의한 온도 반응 : 박형기[279)]

1965년 이웅순, 심하게 파손된 치아에 충전하는 방법,[280)]

치아와 색조

1957년 김옥선, Bleaching of Discolored Pulpless Teeth,[281)]
1961년 이재철, 무수치아탈색,[282)]
1962년 변색치의 표백 : 박형기[283)]
1963년 한국인 치아색조 : 이한수[284)]
1964년 이한수, 한국인 치아 색택에 관한 연구,[285)]
변색된 치아의 표백 : 김영훈[286)]
이승우 · 김주환, 치질과 충전재료에 대한 광학적 연구,[287)]
치질 및 충전재료에 대한 광학적 연구 : 이승우, 김대영[288)]
1966년 남기택, 한국인의 혼혈아에서 치은 색조 연구,[289)]
김홍석, 상아질 투과성에 관한 실험적 연구,[290)]
이윤상, Addent(상품명)의 변연 누출과 색조화에 관한 실험적 연구,[291)]
Addent의 색조에 관한 실험 : 이윤상[292)]

279) (보존) 62-학-109. 고회전에 의한 온도 반응 : 박형기
280) (보존) 65-118 : 이웅순, 심하게 파손된 치아에 충전하는 방법, 군진치과 2 : 2.
281) (보존) 57-1 : 김옥선, Bleaehing(이산화염소 ClO2) of Discolored Pulpless Teeth, 치학 4 : 1.
(보존) 57-56 : 김옥선, Bleaching of Discolored Pulpless Teeth, 육군의무장교단잡지 4 : 2.
282) (보존) 61-53 : 이재철, 무수치아탈색, 치학 8 : 12.
283) (보존) 62-학-32. 변색치의 표백 : 박형기
284) (보존) 63-학-38. 한국인 치아색조 : 이한수
285) (보존) 64-130 : 이한수, 한국인 치아 색택에 관한 연구, 최신의학 7 : 5.
286) (보존) 64-학-44. 변색된 치아의 표백 : 김영훈
287) (보존) 64-4 : 이승우 · 김주환, 치질과 충전재료에 대한 광학적 연구, 대한치과의사협회지 5 : 1.
288) (보존) 64-학-32. 치질 및 충전재료에 대한 광학적 연구 : 이승우, 김대영
289) (보존) 66-206 : 남기택, 한국인의 혼혈아에 있어 치은 색조에 관한 연구, 중앙의학 10 : 6.
290) (보존) 66-193 : 김홍석, 상아질 투과성에 관한 실험적 연구, 현대의학 5 : 5.
(보존) 66-학-113. 상아질 투과성에 관한 실험 : 김홍석
291) (보존) 66-195 : 이윤상, Addent의 변연 누출과 색조화에 관한 실험적 연구, 현대의학 5 : 5.
292) (보존) 66-학-114. Addet의 색조에 관한 실험 : 이윤상

3. 근관치료학

치아 보존을 위한 또 하나의 이론과 실제, 근관치료학

1946년 이유경, 치아근관치료에 역사적 고찰,[293)]
1957년 김만수, Endodontia에 대한 소견,[294)]
1959년 김해곤, 근관치료에서 근관충전까지,[295)]
근관치료 및 간접 Inlay : 이학수, 전문익[296)]
1960년 오문갑, A Precision and Biologic Root Canal Filling Technic,[297)]
1961년 변종수 역, 제2차 국제보존학회, 근관치료의 원칙,[298)]
임운경, 근관치료,[299)]
외과적 근관치료 : 임운경[300)]
1962년 김수철, 보존학 영역에 있어서의 최신지견-간단한 신 근관치료방법-[301)]
박진환, 근관치료의 Key Point,[302)]
근관충전에 대하여 : 김영숙[303)]
1963년 급성치근단 농양치아의 재식술 : 김영해, 김진완[304)]
1964년 김종문, 감염근관치료의 이론과 실제[305)]
1965년 김수철, 근관치료법의 경향,[306)]
박유신, Endodontic Therapy의 개요,[307)]

---

293) (근치) 46-2 : 이유경, 치아근관치료에 역사적 고찰, 조선치계 1 : 1.
294) (근치) 57-49 : 김만수, Endodontia에 대한 소견, 종합의학 2 : 5.
295) (근치) 59-84 : 김해곤, 근관치료에서 근관충전까지(1)-(2), 치학 6 : 7, 8.
296) (근치) 59-테-88, 근관치료 및 간접 Inlay : 이학수, 전문익
297) (근치) 60-65 : 오문갑, A Precision and Biologic Root Canal Filling Technic, 치의계 4 : 1.
298) (근치) 61-18 : 변종수 역, 제2차 국제보존학회, 근관치료의 원칙, 치학 8 : 2.
299) (근치) 61-26 : 임운경, 근관치료(1)-(8), 치학 8 : 4, 5, 6, 7, 8, 9, 10, 11.
300) (근치) 61-학-42, 외과적 근관치료 : 임운경
301) (근치) 62-168 : 김수철, 보존학 영역에서의 최신지견(간단한 신 근관치료방법), 임상의학 4 : 11.
302) (근치) 62-80 : 박진환, 근관치료의 Key Point, 치의계 6 ; 2.
303) (근치) 62-학-33, 근관충전에 대하여 : 김영숙
304) (근치) 63-학-93, 급성치근단 농양치아의 재식술 : 김영해, 김진완
305) (근치) 64-31 : 김종문, 감염근관치료의 이론과 실제(12), 치학 11 : 5, 6, 7, 8, 9, 10, 11, 12, 12 : 2, 3, 4, 5.
306) (근치) 65-38 : 김수철, 근관치료법의 경향, 한국치과공론 1 : 1.
307) (근치) 65-44 : 박유신, Endodontic Therapy의 개요, 한국치과공론 1 : 2.

김영숙, 손쉬운 근관 치료법 몇 가지, [308]
강규찬, 감염근관의 치료, [309]
1966년 근단병소부 치아의 임상근관치료 : 최욱환[310]
1967년 Periradicular Surgery in Endodontics : 최욱환[311]
1968년 최근에 있어서 보존치료학의 진보
(1) 치수처치에 대해서, (2) 근관처치에 대해서 : 關根永滋[312]

근관치료를 위한 현미경적 조사, X-Ray 감식법, 근관충전의 시기, 근관확대, 근단부 회복, 치수의 혈액순환, 조치세포층의 염증, 발수 후의 우발증

1959년 김해곤, 근관직경의 현미경적 조사, [313]
김해곤, 조치세포층의 염증에 대하여, [314]
김영해, Reaction of odontoblast to medicatments placed in Cavity preparations in rat incisors, [315]
김명기, 근관충전의 시기, [316]
김영창, 곽원배, X-Ray 상으로 본 근관충전 후에 치근단 병변에 대한 고찰, [317]
1960년 김동욱, 감염근관의 X-Ray 감식법에 대하여, [318]
1961년 윤수한, 치수의 혈액순환, [319]
윤수한, 근관치료 후 섬유양 결합조직에 의한 근단부 회복, [320]

---

308) (근치) 65-135 : 김영숙, 손쉬운 근관 치료법 몇 가지, 치과회보 7 : 2.
309) (근치) 65-143 : 강규찬, 감염근관의 치료, 치과회보 7 : 3.
310) (근치) 66-학-15, 근단병소부 치아의 임상근관치료 : 최욱환
311) (근치) 67-테-20, Periradicular Surgery in Endodontics : 최욱환
312) (근치) 68-특-3, 최근에 있어서 보존치료학의 진보
(1) 치수처치에 대해서 : (2) 근관처치에 대해서 : 關根永滋
313) (근치) 59-92 : 김해곤, 근관직경의 현미경적 조사, 치학 6 : 10.
314) (근치) 59-102 : 김해곤, 조치세포층의 염증에 대하여, 치학 6 : 12.
315) (근치) 59-41 : 김영해, Reaction of odontoblast to medicatments placed in Cavity preparations in rat incisors, 치대학술지 1 : 6.
316) (근치) 59-131 : 김명기, 근관충전의 시기, 전남치의 1 : 1.
317) (근치) 59-16 : 김영창, 곽원배, X-Ray 상으로 본 근관충전 후에 치근단 병변에 대한 고찰, 치대학술지 1 : 5.
(근치) 59-56 : 곽원배, X-Ray 상에서 본 근관충전 후 나타나는 치근단 병소에 관한 고찰, 서울대학교 대학원 석사논문집.
318) (근치) 60-25 : 김동욱, 감염근관의 X-Ray 감식법에 대하여, 치학 7 : 1.
319) (근치) 61-34 : 윤수한, 치수의 혈액순환, 치학 8 : 6.
320) (근치) 61-29 : 윤수한, 근관치료 후 섬유양 결합조직에 의한 근단부 회복, 치학 8 : 5.

1962년 유종덕, Endodontic Cavity anatomy,[321]
기창덕, 근염성치아주위조직염의 조기발견과 충분한 근관확대,[322]
1964년 서진관 역, 근단주위병상의 임상적 광선사진 및 조직병리적인 평가,[323]
한택선, 낭종으로 인하여 발치를 요하게 된 치아의 보존술,[324]
1965년 한택선, 치근단보존술 – 치근단을 절제하지 않는 새로운 수술 –[325]
조근옥, 소구치 이상 교두결절로 인한 치근단 주위 농양을 일으킨 임상증례,[326]
Dysbolism이 치수에 미치는 영향에 대한 실험적 연구 : 김주환, 이승우, 박광진[327]
1966년 치근(단) 보존술 : 한택선[328]
1967년 김종문, 발수 후의 우발증,[329]
윤창근, 치근단 병소에 대한 임상적 X–선학적 병리조직학적 및 조직화학적 연구,[330]
이정식, 전기 자극에 대한 치수의 반응에 관한 임상적 연구,[331]
박가명, 감미의 치수 자극에 관한 실험적 연구,[332]
1968년 유수만, Occlusal Opening for Root Canal Treatment,[333]
조신명, 치수의 온도 불감지 영역에 관한 임상적 연구,[334]
1969년 근단 병소요법 : 한택선[335]

근관치료의 대상 치수질환, 무수치, Trauma, 파절된 치아

1955년 김의주, 산후에 온 상행성 치수염 치료례,[336]

---

321) (근치) 62–65 : 유종덕, Endodontic Cavity anatomy, 치과회보 4 : 6.
322) (근치) 62–151 : 기창덕, 근염성치아주위조직염의 조기발견과 충분한 근관확대, 중앙의학 2 : 2.
323) (근치) 64–32 : 서진관 역, 근단주위병상의 임상적 광선사진 및 조직병리적인 평가, 치학 11 : 6.
324) (근치) 64–146 : 한택선, 낭종으로 인하여 발치를 요하게 된 치아의 보존술, 중앙의학 7 : 1.
325) (근치) 65–223 : 한택선, 치근단보존술 – 치근단을 절제하지 않는 새로운 수술 – 중앙의학 9 : 1.
326) (근치) 65–190 : 조근옥, 소구치 이상 교두결절로 인한 치근단 주위 농양을 일으킨 임상증례, 현대의학 3 : 5.
327) (근치) 65–학–26. Dysbolism(代謝異常)이 치수에 미치는 영향에 대한 실험적 연구 : 김주환, 이승우, 박광진
328) (근치) 66–학–117. 치근(단) 보존술 : 한택선
329) (근치) 67–8 : 김종문, 발수 후의 우발증, 치학 14 : 1.
330) (근치) 67–174 : 윤창근, 치근단 병소에 대한 임상적, X–선학적, 병리조직학적 및 조직화학적 연구, 종합의학 12 : 6.
331) (근치) 67–220 : 이정식, 전기 자극에 대한 치수의 반응에 관한 임상적 연구, 현대의학 7 : 6.
332) (근치) 67–223 : 박가명, 감미의 치수 자극에 관한 실험적 연구, 현대의학 7 : 6.
333) (근치) 68–82 : 유수만, Occlusal Opening for Root Canal Treatment, 치계 2 : 9.
334) (근치) 68–149 : 조신명, 치수의 온도 불감지 영역에 관한 임상적 연구, 현대의학 8 : 4.
335) (근치) 69–심포–3. 근단 병소요법 : 한택선
336) (근치) 55–22 : 김의주, 산후에 온 상행성 치수염 치료례, 치학 2 : 11.

1959년 김만수, 치수질환자의 치료법,[337)]
유종덕, 효과적으로 치료된 무수치의 회복,[338)]
신지열, 부패성 치수염에 대하여,[339)]
한성일, Pulp Mummification에 대하여,[340)]
김주태 역, 파절된 치아에 대한 근관치료법,[341)]
Traumatism : 김영해[342)]

1961년 Root canal Isolation Traumatic occlusion on model
: 윤수한, 임운경, 정인석[343)]

1962년 서정희, 각 출은한 영구치가 치수까지 침범되었을 때의 치료방법에 대하여,[344)]
치근에 이르는 치관파절 시에 회복 방법 : 김수철[345)]

1963년 김원우, 치수염의 진단 및 예후,[346)]

1966년 임창윤, 한국인 치수의 퇴행성 병변에 관한 연구,[347)]

생활치수절단술, 총론과 Technique과 임상적, 조직학적 소견, 치유과정, 제2상아질 침착 시기, 치수관 석회화, 치수절단과 치아발육, 실패 원인

1957년 한태열, Vital Pulpotomy의 임상적 Technic,[348)]
1958년 방성, 생활치수절단 치아의 조직적 소견,[349)]
1959년 정달수, The Manual of Pulpototmy에 대하여,[350)]
1960년 한태희, Therapeutic Pulptomy에 대하여,[351)]

---

337) (근치) 59-120 : 김만수, 치수질환자의 치료법, 치과회보 1 : 2.
338) (근치) 59-104 : 유종덕, 효과적으로 치료된 무수치의 회복, 치대학술지 1 : 1.
339) (근치) 59-114 : 신지열, 부패성 치수염에 대하여, 치의계 3 : 2.
340) (근치) 59-34 : 한성일, Pulp Mummification에 대하여, 치대학술지 1 : 4.
341) (근치) 59-85 : 김주태 역, 파절된 치아에 대한 근관치료법, 치학 6 : 8.
342) (근치) 59-학-31. Traumatism : 김영해
343) (근치) 61-테-77. Root canal Isolation Traumatic occlusion on model : 윤수한, 임운경, 정인석
344) (근치) 62-79 : 서정희, 각 출은한 영구치가 치수까지 침범되었을 때의 치료방법에 대하여, 치의계 6 : 2.
345) (근치) 62-학-107. 치근에 이르는 치관파절 시에 회복 방법 : 김수철
346) (근치) 63-66 : 김원우, 치수염의 진단 및 예후, 치의계 7 : 1.
347) (근치) 66-179 : 임창윤, 한국인 치수의 퇴행성 병변에 관한 연구, 현대의학 4 : 6.
348) (근치) 57-28 : 한태열, Vital Pulpotomy의 임상적 Technic, 치의계 1 : 1.
349) (근치) 58-35 : 방성, 생활치수절단 치아의 조직적 소견, 서울대학교 대학원 석사논문집
(근치) 59-13 : 방성, 생활치수절단 치아의 조직적 소견, 치대학술지 1 : 2.
(근치) 58-학-15. Vital Pulpotomy의 조직학적 소견 : 방 성
350) (근치) 59-129 : 정달수, The Manual of Pulpototmy에 대하여, 전남치의 1 : 1.
351) (근치) 60-66 : 한태희, Therapeutic Pulptomy에 대하여, 치의계 4 : 1.

Pulpotomy에 대하여 : 목영준[352]

1962년 서진관, 생활치수절단술,[353]

박진환, 실활치수절단법에 대한 소고,[354]

1963년 김수철 · 김영해 · 윤수한, 생활치수절단술 시행 후의 합병증과 제2상아질침착 시기,[355]

생활치수 절단 후의 임상적 소견 : 윤수한[356]

1964년 강영진, 치수절제술,[357]

김경수, 성인에 있어서의 치수절제술,[358]

성인치수절단 : 김영해, 이정식[359]

1965년 김사현, 생활지수절단술 예후에 관한 통계학적 고찰,[360]

정옥균, 성인 Vital Pulpotomy 후 실패 원인에 관한 임상관찰,[361]

이정식 · 정옥균, 성인생활치수절단술 후 실패원인에 관한 임상관찰,[362]

Pulpotomy 실패 예의 초기증상 : 이정식[363]

Pulpotomy Technique에 대하여 : 김영해, 이명종[364]

1966년 윤수한, 생활치수절단 후 치수치유에 미치는 효소의 영향에 관한 실험적 연구,[365]

Pulpotomy Technique에 대하여 : 보존과[366]

1967년 생활치수질환의 처치 : 김영해[367]

1968년 고영택, 치수절제후 치수관석회화,[368]

---

352) (근치) 60-학-30. Pulpotomy에 대하여 : 목영준
353) (근치) 62-3 : 서진관, 생활치수절단술, 치학 9 : 1.
354) (근치) 62-76 : 박진환, 실활치수절단법에 대한 소고, 치의계 6 : 1.
355) (근치) 63-161 : 김수철 · 김영해 · 윤수한, 생활치수절단술 시행 후의 합병증과 제2상아질 침착 시기, 종합의학 8 : 11.
356) (근치) 63-학-83. 생활치수 절단 후의 임상적 소견 : 윤수한
357) (근치) 64-25 : 강영진, 치수절제술, 치학 11 : 2.
358) (근치) 64-138 : 김경수, 성인에 있어서의 치수절제술, 최신의학 7 : 12.
359) (근치) 64-학-77. 성인치수절단 : 김영해, 이정식
360) (근치) 65-187 : 김사현, 생활지수절단술 예후에 관한 통계학적 고찰, 현대의학 3 : 5.
(근치) 65-학-124. 치수절단술 시행환자의 예후에 관한 통계학적 고찰 : 김사현
361) (근치) 65-25 : 정옥균, 성인 Vital Pulpotomy 후 실패 원인에 관한 임상관찰, 치의계 8 : 1.
362) (근치) 65-220 : 이정식, 정옥균, 성인생활치수절단술후 실패원인에 관한 임상관찰, 중앙의학 8 : 4.
363) (근치) 65-학-122. Pulpotomy 실패 예의 초기증상 : 이정식
364) (근치) 65-테-144. Pulpotomy Technique에 대하여 : 김영해, 이명종
365) (근치) 66-198 : 윤수한, 생활치수절단 후 치수치유에 미치는 효소의 영향에 관한 실험적 연구, 현대의학 5 : 6.
366) (근치) 66-테-120. Pulpotomy Technique에 대하여 : 보존과
367) (근치) 67-특-12. 생활치수질환의 처치 : 김영해
368) (근치) 68-2 : 고영택, 치수절제후 치수관석회화, 치학 15 : 1.

김영기, 치관절제 및 치수절단이 치아발육에 미치는 영향에 관한 실험적 연구,[369)]
1969년 임성삼 · 송영호 · 윤수한, 치수절제술후의 치유결과에 대한 통계학적 고찰,[370)]
임성삼, 당류가 손상치수조직의 치유과정에 미치는 영향에 관한 실험적 연구,[371)]
영구치의 치수치료 : 김영해[372)]

치근단절제술의 총론, 증례, 연구

1956년 치근단 병변의 사상 및 병리조직적 소견 : 김창욱[373)]
하악 전치부 3개 치아에 행하여진 치근단 절제술의 1치험례 : 오재인[374)]
1958년 X선상으로 본 근관충전 후에 오는 치근단 병소에 관한 고찰 : 곽원배[375)]
1959년 박래영, 치근단절제술,[376)]
서진관, 치근단 주위조직과 근관 치료,[377)]
치근단절제술의 증례보고 : 변종수, 박옥련[378)]
치근단절제술의 증례보고 : 박래영[379)]
1960년 박형기, 치근단절제술,[380)]
박진환, Immediat Root Resection에 대하여,[381)]
신상철, apicoectomy에 대하여,[382)]
김준식, 치근단절제술의 2례 보고,[383)]
가토 치근단 이식에 관한 실험적 연구 : 조영필[384)]
1962년 임운경, 대구치(치근농루)의 외과적 근단 치료의 1례,[385)]

---

369) (근치) 68-155 : 김영기, 치관절제 및 치수절단이 치아발육에 미치는 영향에 관한 실험적 연구, 현대의학 8 : 6.
370) (근치) 69-73 : 임성삼 · 송영호 · 윤수한, 치수절제술후의 치유결과에 대한 통계학적 고찰, 종합의학 14 : 10.
371) (근치) 69-93 : 임성삼, 당류가 손상치수조직의 치유과정에 미치는 영향에 관한 실험적 연구, 최신의학 12 : 11.
372) (근치) 69-심포-1. 영구치의 치수치료 : 김영해
373) (근치) 56-테-30. 치근단 병변의 사상 및 병리조직적 소견 : 김창욱
374) (근치) 56-학-43. 하악 전치부 3개 치아에 행하여진 치근단 절제술의 1치험례 : 오재인
375) (근치) 58-학-2. X선상으로 본 근관충전 후에 오는 치근단 병소에 관한 고찰 : 곽원배
376) (근치) 59-70 : 박래영, 치근단절제술, 치학 6 : 4.
377) (근치) 59-77 : 서진관, 치근단 주위조직과 근관 치료, 치학 6 : 6.
378) (근치) 59-학-13. 치근단절제술의 증례보고 : 변종수, 박옥련
379) (근치) 59-학-14. 치근단절제술의 증례보고 : 박래영
380) (근치) 60-12 : 박형기, 치근단절제술, 치대학술지 2 : 1.
381) (근치) 60-67 : 박진환, Immediat Root Resection에 대하여, 치의계 4 : 1.
382) (근치) 60-71 : 신상철, apicoectomy에 대하여, 치의계 4 : 2.
383) (근치) 61-57 : 김준식, 치근단절제술의 2례 보고, 치의계 5 : 1.
384) (근치) 60-학-40. 가토 치근단 이식에 관한 실험적 연구 : 조영필
385) (근치) 62-19 : 임운경, 대구치(치근농루)의 외과적 근단 치료의 1례, 치학 9 : 7.

이상일, 변종수 · 박래영 · 서진관, 치근단 절제술에 있어 Gross씨 절개법에 대한 소고,[386)]

치근단 절제술을 위한 그로스씨 절개법의 평가 : 변종수, 박래영, 서진관, 이상일[387)]

1963년 정옥균, 치근절제술과 Pack에 대하여,[388)]

김영해, 치근단절제술 예후에 관한 임상적 관찰,[389)]

치근단 절제술 예후의 임상소견 : 윤수한, 김영해[390)]

1964년 김영해, 치근단절제술,[391)]

조영필, 상악전치의 외과적 치근단 절제술,[392)]

조영필, 가토 치근단 이식에 관한 실험적 연구,[393)]

1965년 가토 전치 근단 절제가 치아발육의 영향에 관한 실험적 연구 : 박시우[394)]

1966년 남일우 · 임채균, 근단 절제술 시에 있어서 몇 가지 치은 절개법,[395)]

신상철, 근단절제술을 시행하여 치료한 양측성 치근낭종,[396)]

민병택, 치근단절제술 후의 치유과정에 관한 X-선학적인 관찰,[397)]

X-선상으로 본 치근단 절제 후 치유과정 : 민병순[398)]

치근단 병소의 병리조직학적 및 조직화학적 연구 : 윤창근[399)]

1967년 오성용 · 이주봉 · 유기섭 · 이종수 · 이재현, 치근절제수술후의 치유과정에 관한 관찰,[400)]

1969년 박희철, Apicoectomy for a Dental practice,[401)]

---

386) (근치) 62-28 : 이상일, 변종수 · 박래영 · 서진관 · 치근단 절제술에 있어 Gross씨 절개법에 대한 소고, 치학 9 : 11.

387) (근치) 62-학-102. 치근단 절제술을 위한 "그로스" 씨 절개법의 평가 : 변종수, 박래영, 서진관, 이상일

388) (근치) 63-65 : 정옥균, 치근절제술과 Pack에 대하여, 치의계 7 : 1.

389) (근치) 63-137 : 김영해, 치근단절제술 예후에 관한 임상적 관찰, 종합의학 8 : 9.

390) (근치) 63-학-77. 치근단 절제술 예후의 임상소견 : 윤수한, 김영해

391) (근치) 64-147 : 김영해, 치근단절제술, 중앙의학 7 : 1.

392) (근치) 64-60 : 조영필, 상악전치의 외과적 치근단 절제술, 군진치과 1 : 1.

393) (근치) 64-68 : 조영필, 가토 치근단 이식에 관한 실험적 연구, 군진치과 1 : 2.

394) (근치) 65-학-71. 가토 전치 근단 절제가 치아발육의 영향에 관한 실험적 연구 : 박시우
(근치) 66-학-49. 가토 전치 근단 절제가 치아발육에 미치는 영향에 관한 실험적 연구 : 박시우

395) (근치) 66-135 : 남일우 · 임채균, 근단 절제술 시에 있어서 몇가지 치은 절개법, 종합의학 11 : 7.
(근치) 66-학-65. 치근단 절제술에 있어서 몇 가지 절개법 : 남일우, 임채균

396) (근치) 66-140 : 신상철, 근단절제술을 시행하여 치료한 양측성 치근낭종, 종합의학 11 : 10.

397) (근치) 66-190 : 민병택, 치근단절제술 후의 치유과정에 관한 X-선학적인 관찰, 현대의학 5 : 5.

398) (근치) 66-학-115. X-선상으로 본 치근단 절제 후 치유과정 : 민병순

399) (근치) 66-학-19. 치근단 병소의 병리조직학적 및 조직화학적 연구 : 윤창근

400) (근치) 67-200 :오성용 · 이주봉 · 유기섭 · 이종수 · 이재현, 치근절제수술 후의 치유과정에 관한 관찰, 현대의학 6 : 1.

401) (근치) 69-24 : 박희철, Apicoectomy for a Dental practice, 치의계 10 : 1.

근관치료 약제, 항생물질, 아비산, 초산은, Organogen, Phenol(carboric acid), "N2", Steroid hormone, Formocresol과 Zinc Oxide

1954년 신명순, 생활치수 복조법에 Penicillin 근육 내 주사병용의 임상병리학적 연구,[402)]
1957년 박유신, 치수근관, 타액 내 균형 결정 및 각종 항생물질에 대한 감수성의 실험적 연구,[403)]
1959년 임운경, 감염근관치료와 항생물질의 응용,[404)]
임태홍, 감염근관치료제로 항생물질을 사용함에 관하여,[405)]
1961년 Endodontic treatment에 있어서 항생물질의 Sensitivity test와 균배양의 증례보고 : 이동섭, 지헌택, 김낙희, 윤중호, 김해곤, 유현호[406)]
1962년 김현호 · 김낙희 · 지헌택 · 이동섭, 근관치료에 있어서 근관 내 세균검사와 Sensitivity Test에 대한 증례보고,[407)]
강정규, Cavity의 medication에 대하여,[408)]
1963년 윤수한, 치과보존용 약물의 살균효과에 관한 실험적 고찰,[409)]
1964년 김종문, 임상상 응용되는 감염근관치료와 항생물질,[410)]

1954년 김동순, 아비산호제에 대한 치수 태도,[411)]
1966년 아비산 첩포에 의한 골괴사의 1례 : 이완수[412)]
1968년 이학수 · 오계석, 아비산 첩포에 의한 치조골 양사증의 1례,[413)]

---

402) (근치) 54-17 : 신명순, 생활치수 복조법에 Penicillin 근육 내 주사병용의 임상병리학적 연구, 대한치과의학회지 1 : 1.
403) (근치) 57-43 : 박유신, 치수근관, 타액내 균형 결정 및 각종 항생물질에 대한 감수성의 실험적 연구, 치의계 1 : 2.
404) (근치) 59-39 : 임운경, 감염근관치료와 항생물질의 응용, 치대학술지 1 : 5.
405) (근치) 59-31 : 임태홍, 감염근관치료제로 항생물질을 사용함에 관하여, 치대학술지 1 : 3.
406) (근치) 61-학-56. Endodontic treatment에 있어서 항생물질의 Sensitivity test와 균배양의 증례보고 : 이동섭, 지헌택, 김낙희, 윤중호, 김해곤, 유현호
407) (근치) 62-153 : 김현호 · 김낙희 · 지헌택 · 이동섭, 근관치료에 있어서 근관 내 세균검사와 Sensitivity Test에 대한 증례보고, 중앙의학 2 : 2.
408) (근치) 62-74 : 강정규, Cavity의 medication에 대하여, 치의계 6 ; 1.
409) (근치) 62-학-116. 보존치료용 약물의 살균효과에 관한 실험적 고찰 : 윤수한
(근치) 63-102 : 윤수한, 치과보존용 약물의 살균효과에 관한 실험적 고찰, 치과회보 통권 23호.
410) (근치) 64-30 : 김종문, 임상상 응용되는 감염근관치료와 항생물질, 치학 11 : 4.
411) (근치) 54-4 : 김동순, 아비산호제에 대한 치수태도, 대한치과의학회지 1 : 1.
412) (근치) 66-학-63. 아비산 첩포에 의한 골괴사의 1례 : 이완수
413) (근치) 68-168 : 이학수 · 오계석, 아비산 첩포에 의한 치조골 양사증의 1례, 현대의학 9 : 5.

1959년 김해곤, 상아질과 치수에 대한 초산은의 조직학적 영향,[414)]

1961년 임운경, Organogen에 의한 복수법,[415)]

1962년 윤수한, Phenol(carboric acid)에 대하여,[416)]
윤수한, Thymol & Eugenol에 대하여,[417)]

1962년 신명순, "N2"에 의한 근관충전의 임상실험,[418)]
N2에 의한 근관충전의 임상성적 : 신명순, 김영수[419)]

1963년 박유신, N2의 사용법,[420)]

1965년 정소영, "N2" 근관충전재,[421)]

1964년 성인 치수절단에 있어서 Corticosteroid의 효과 : 김경수[422)]
산화아연과 Corticosteroid를 사용한 근관충전 : 이명종, 김창윤[423)]

1965년 김동수, Corticosteroid에 의한 치수염 치료,[424)]
이명종, Corticosteroids hormone 가산화아연을 사용한 근관충전제의 임상적 효과에 대하여,[425)]
"Corticosteroid Hormone 가수산화칼슘" 을 이용한 치수절단 후의 임상학적 연구 : 김수철, 김영해, 이명종[426)]

1967년 이명종, 생활치수절단수술 Steroid 호르몬이 치수치유에 미치는 영향에 관한 실험적 연구,[427)]

---

414) (근치) 59-87 : 김해곤, 상아질과 치수에 대한 초산은의 조직학적 영향(3), 치학 6 : 9, 10, 11.
415) (근치) 61-21 : 임운경, Organogen에 의한 복수법, 치학 8 : 3.
416) (근치) 62-5 : 윤수한, Phenol(carboric acid)에 대하여, 치학 9 : 1.
417) (근치) 62-12 : 윤수한, Thymol & Eugenol에 대하여, 치학 9 : 3.
418) (근치) 62-61 : 신명순, "N2" 에 의한 근관충전의 임상실험, 치과회보 4 : 4.
419) (근치) 62-학-118. N2에 의한 근관충전의 임상성적 : 신명순, 김영수
420) (근치) 63-91 : 박유신, N2의 사용법, 치과회보 5 : 2.
421) (근치) 65-28 : 정소영, "N2" 근관충전재, 치과계 8 : 1.
422) (근치) 64-학-66. 성인 치수절단에 있어서 Cortico steroid의 효과 : 김경수
423) (근치) 64-학-74. 산화아연과 Cortico Steroid를 사용한 근관충전 : 이명종, 김창윤
424) (근치) 65-131 : 김동수, Corticosteroid에 의한 치수염 치료, 치과회보 7 : 2.
425) (근치) 65-229 : 이명종, Corticosteroids hormone 가산화아연을 사용한 근관충전제의 임상적 효과에 대하여, 중앙의학 9 : 6.
426) (근치) 65-학-123. "Corticosteroid Hormone 가수산화칼슘" 을 이용한 치수절단 후의 임상학적 연구 : 김수철, 김영해, 이명종
427) (근치) 67-221 : 이명종, 생활치수절단수술 Steroid 호르몬이 치수치유에 미치는 영향에 관한 실험적 연구, 현대의학 7 : 6.

1968년 조신명, 생활치수절단수술 Steroid 호르몬이 치수치유에 미치는 영향에 관한 병리조직학적 연구,[428]

1968년 최욱환, 임상적으로 유리한 근관충전 호제,[429]

1969년 김광선, Formocresol과 Zinc Oxide의 Paste를 사용한 생활치수절단술의 임상적 및 X- 선학적 연구,[430]

김 무, Formocresol를 사용한 2종 생활치수절단술의 임상적 및 X-선학적 연구,[431]

---

428) (근치) 68-150 : 조신명, 생활치수절단수술 Steroid 호르몬이 치수치유에 미치는 영향에 관한 병리조직학적 연구, 현대의학 8 : 4.

429) (근치) 68-45 : 최욱환, 임상적으로 유리한 근관충전 호제, 대한치과기재학회지 3 : 1 · 2.

430) (근치) 69-7 : 김광선, Formocresol과 Zinc Oxide의 Paste를 사용한 생활치수절단술의 임상적 및 X- 선학적 연구, 대한치과의사협회지 7 : 2.

431) (근치) 69-8 : 김 무, Formocresol를 사용한 2종 생활치수절단술의 임상적 및 X-선학적 연구, 대한치과의사협회지 7 : 2.

4. 보철학

악골 손상의 보철(의안)은 그것은 치과의사의 지평을 넓히는 일이었다.

치아상실과 회복을 위한 치료계획, 지대치 형성, 인상채득, 교합인기와 조각법, 매복과 주 조, 가공치 조제, 통계와 전망

1947년 흥미 있는 악골 손상의 보철 : 조태용[432)]
신세딕 레진과 안면 성형(특히 안구) 응용에 관하여 : G. N. 숄디[433)]
1953년 「메틸. 애크리릭」 의안 제작법에 대하여 : 우수형[434)]
합성수지의 착색에 관한 연구 : 심태석[435)]
1954년 우수형, Acrylic Resin으로서의 의안제작법,[436)]
의안 의이 안면 보철 의수 : 우수형, 김경환[437)]
융비술에 레진 사용에 대하여 : 오재인[438)]
Vinil Resin을 사용한 안면정형보철 : 김병환[439)]
Acrylic Resin의 착색 법 : 김병환[440)]
1956년 상구분수와 외부결손부의 형성치료 : 이유경[441)]
상악골 암종 적출 수술 및 안면정형 보철의 1례 : 김유환. 김창욱[442)]
풀펜두라 착색법 : 진용환[443)]
1958년 상악골 편측 적출 수술 후 정형보철에 관한 임상 례 : 김창욱, 김유환[444)]
의안의 새로운 조제법 : 우수형[445)]

---

432) (보철.0) 47-학-6. 흥미 있는 악골 손상의 보철 : 조태용
433) (보철.0) 47-특-23. 신세딕 레진과 안면 성형(특히 안구) 응용에 관하여 : G. N. 숄디
434) (보철.0) 53-학-12. 「메틸. 애크리릭」 의안 제작법에 대하여 : 우수형
435) (보철.0) 53-학-6. 합성수지의 착색에 관한 연구 : 심태석
436) (보철.0) 54-16 : 우수형, Acrylic Resin으로서의 의안 제작법, 대한치과의학회지 1 : 1.
(보철.0) 54-학-16. Acrylic Resin으로서의 의안 제작법 : 우수형
437) (보철.0) 54-테-39. 의안 의이 안면 보철 의수 : 우수형, 김경환
438) (보철.0) 54-학-26. 융비술에 레진 사용에 대하여 : 오재인
439) (보철.0) 54-학-38. Vinil Resin을 사용한 안면정형 보철 : 김병환
440) (보철.0) 54-테-40. Acrylic Resin의 착색 법 : 김병환
441) (보철.0) 56-테-33. 상구분수와 외부결손부의 형성치료 : 이유경
442) (보철.0) 56-학-42. 상악골 암종 적출 수술 및 안면정형 보철의 1례 : 김유환. 김창욱
443) (보철.0) 56-테-20. 풀펜두라 착색법 : 진용환
444) (보철.0) 58-학-22. 상악골 편측 적출 수술 후 정형보철에 관한 임상 례 : 김창욱, 김유환
445) (보철.0) 58-테-35. 의안의 새로운 조제법 : 우수형

1959년 Acrylic Resin, Viny1 Resin을 병용 제작한 구강 파열보전 장치의 1례 : 우수형[446)]
유양석, 치아결손환자에 대한 치료계획,[447)]
과도한 교악증 환자에(보존 및 보철학적) 안모회복처치 례 : 이유경[448)]

1960년 이영옥, 치과보철에 대하여,[449)]

1962년 서진관, 보철학(Prosthetic Dentistry),[450)]
Prosthetic Procedures : Dean H. Stewart[451)]

1964년 성형보철의 1례 : 우수형[452)]

1965년 이영옥, 한국 치과 보철의 전망,[453)]
구개파열의 보철 적응증에 대하여 : 정순경[454)]
김영철, 김영수, 구개파열에 대한 치과보철학,[455)]

1966년 외과수술로 인한 상악골 결손의 보철증례 : 한덕우[456)]

1967년 김인철, 치아보철시술의 평가,[457)]

1968년 Attachment에 의한 2,3 치험례 : 金田義夫[458)]
Design(설계) : 이영옥[459)]
Preparation(지대치 형성) : 지헌택[460)]
Impression(인상채득) : 김인철[461)]
Bite Registration and Waxing Up(교합인기와 조각법) : 심태석[462)]
Investing and Casting(매복과 주조) : 김인근[463)]

---

446) (보철,0) 59-학-67. Acrylic Resin, Viny1 Resin을 병용 제작한 구강 파열보전 장치의 1례 : 우수형
447) (보철,0) 59-117 : 유양석, 치아결손환자에 대한 치료계획, 치의계 3 : 2.
448) (보철,0) 59-학-68. 과도한 교악증 환자에(보존 및 보철학적) 안모회복처치 례 : 이유경
449) (보철,0) 60-55 : 이영옥, 치과보철에 대하여, 치학 7 : 11.
(보철,0) 60-105 : 이영옥, 치과보철에 대하여, 최신의학 3 : 10.
450) (보철,0) 62-20 : 서진관, Prosthetic Dentistry, 치학 9 : 7.
451) (보철,0) 62-테-119. Prosthetic Procedures : Dean H. Stewart
452) (보철,0) 64-테-115. 성형 보철의 1례 : 우수형
453) (보철,0) 65-102 : 이영옥, 한국 치과 보철의 전망, 군진치과 2 : 1.
454) (보철,0) 65-학-85. 구개파열의 보철 적응증에 대하여 : 정순경
455) (보철,0) 65-123 : 김영철 · 김영수, 구개파열에 대한 치과보철학, 해군군의단지, 10 : 1
456) (보철,0) 66-학-101. 외과수술로 인한 상악골 결손의 보철증례 : 한덕우
457) (보철,0) 67-62 : 김인철, 치아보철시술의 평가, 치계 1 : 3.
458) (보철,0) 68-특-2. Attachment에 의한 2,3 치험례 : 金田義夫
459) (보철,0) 68-심포-1. Design(설계) : 이영옥
460) (보철,0) 68-심포-2. Preparation(지대치 형성) : 지헌택
461) (보철,0) 68-심포-3. Impression(인상채득) : 김인철
462) (보철,0) 68-심포-4. Bite Registration and Waxing Up(교합인기와 조각법) : 심태석

Anatomical Pontic Form(가공치 조제) : 장완식[464)]
김명동, 한국인의 치아상실과 회복에 관한 통계학적 고찰,[465)]
1969년 남일우, 치과보철을 위한 임상 구강외과학,[466)]

교합, 교합에 관한 이론과 실제, 교합(Occlusion)의 개념과 교합력

1960년 구창수, 교합력,[467)]
1961년 교합형태로 인한 저작기능 : 최동률[468)]
1962년 김명수, 교합의 이론과 그 실제 응용,[469)]
1962년 도치와 Acrylic치의 저작능률에 대한 실험적 연구 : 김영수[470)]
1963년 김인철, 한국인의 교합력에 관한 연구 제1편 교합력 측정 기구,[471)]
제2편 교합력에 통계학적 연구,[472)]
1964년 김지수, 한국인에서의 Free-Way Space 측정,[473)]
오진석, 경사평면이 하악접촉운동에 미치는 영향,[474)]
치주질환 환자의 교합력에 대한 연구 : 조근옥[475)]
1965년 이철훈, 총의치 장착환자의 최대 교합력에 관한 연구,[476)]
조근옥, 서울시내 보육원 원아의 교합압에 관한 고찰,[477)]
부삼환, 국부의치의 교합력에 관한 연구,[478)]

463) (보철,0) 68-심포-5. Investing and Casting(매복과 주조) : 김인근
464) (보철,0) 68-심포-6. Anatomical Pontic Form(가공치 조제) : 장완식
465) (보철,0) 68-21 : 김명동, 한국인의 치아상실과 회복에 관한 통계학적 고찰, 대한치과보철학회지 8 : 1.
466) (보철,0) 69-47 : 남일우, 치과보철을 위한 임상 구강외과학, 대한치과보철학회지 9 : 1.
467) (보철,0) 60-80 : 구창수, 교합력, 치의계 4 : 3.
468) (보철,0) 61-학-48. 교합형태로 인한 저작기능 : 최동률
469) (보철,0) 62-99 : 김명수, 교합의 이론과 그 실제면서의 응용, 대한치과보철학회지 2 : 1.
470) (보철,0) 62-학-61. 도치와 Acrylic치의 저작능률에 대한 실험적 연구 : 김영수
471) (보철,0) 63-150 : 김인철, 한국인의 교합력에 관한 연구, 제1편 교합력 측정 기구에 관한 연구, 종합의학 8 : 11.
(보철,0) 63-학-124. 교합력에 관한 연구1) 교합력 측정 기구 : 김인철
472) (보철,0) 63-151 : 김인철, 한국인의 교합력에 관한 연구, 제2편 교합력에 관한 통계학적 연구, 종합의학 8 : 11.
(보철,0) 63-학-124. 교합력에 관한 연구 2) 한국인의 교합력 : 김인철
473) (보철,0) 64-125 : 김지수, 한국인에 있어서의 Free-Way Space 측정, 최신의학 7 : 1.
(보철,0) 63-학-103. 한국인에 있어서의 Free-way space 측정 : 김지수
474) (보철,0) 68-85 : 오진석, 경사평면이 하악접촉운동에 미치는 영향, 치계 2 : 10.
475) (보철,0) 64-학-95. 치주질환 환자의 교합력에 대한 연구 : 조근옥
476) (보철,0) 65-210 : 이철훈, 총의치 장착환자의 최대 교합력에 관한 연구, 최신의학 8 : 12.
477) (보철,0) 65-186 : 조근옥, 서울시내 보육원 원아의 교합압에 관한 고찰, 현대의학 3 : 5.
(보철,0) 65-학-129. 서울시내 보육원 원아의 교합압에 관한 관찰 : 조근옥
478) (보철,0) 65-170 : 부삼환, 국부의치의 교합력에 관한 연구, 종합의학 10 : 12.

국부의치 환자에 있어서의 최대 교합력에 관한 실험적 연구 : 부삼환[479)]
총의치 장착 환자의 최대 교합력에 관한 연구 : 이철훈[480)]
1966년 조근옥, 치주질환 환자의 교합력에 관한 연구,[481)]
성영환, 한국인 청년층에 있어서 부정교합의 교합력에 관한 연구,[482)]
김학대, 한국인의 교합기 구성에 관계되는 하악골의 계측학적 연구,[483)]
한국인 청년층에 있어서 부정교합의 교합력에 관한 연구 : 성영환[484)]
한국소년층 교합력의 가령적 변화에 관한 연구 : 이호용[485)]
1967년 서정훈, 치과보철물의 저작능률측정에 관하여,[486)]
1968년 이병태, 중심교합에서 교합면 접촉점수에 관한 임상적 연구,[487)]
1969년 이영옥, 최경명, 김영수의 인공 저작압에 관한 실험적 연구,[488)]
김영수, 교합압과 저작능률에 관한 실험적 연구,[489)]
이영옥, 장익태, 교합(Occlusion)의 최신생리학적 개념,[490)]

교합기, Hanau Articulator 임상적 가치와 과로 측정,

1948년 임상상 한인의 과로경사도 40례에 관하여(하노교합기에 의한) : 이유경[491)]
1952년 과거 20년간 내가 경험한「하노」교합기의 임상상 가치 및 사용에 관하여 : 이유경[492)]
「하노」교합기에 의한 임상 상 한인의 과로경사도 20예 : 이유경[493)]
1956년 임상상 한국인의 악로경사도 26례 하노교합기에 의하여 제3회 보고 : 이유경[494)]

479) (보철,0) 65-학-103. 국부의치환자에 있어서의 최대 교합력에 관한 실험적 연구 : 부삼환
480) (보철,0) 65-학-115. 총의치 장착 환자의 최대 교합력에 관한 연구 : 이철훈
481) (보철,0) 66-130 : 조근옥, 치주질환 환자의 교합력에 관한 연구, 최신의학 11 : 5.
482) (보철,0) 66-203 : 성영환, 한국인 청년층에서 부정교합의 교합력에 관한 연구, 현대의학 5 : 6.
483) (보철,0) 66-204 : 김학대, 한국인의 교합기 구성에 관계되는 하악골의 계측학적 연구, 현대의학 5 : 6.
(보철,0) 66-학-104. 한국인에 있어서 교합기 구성에 관련한 하악골 연구 : 김학대
484) (보철,0) 66-학-105. 한국인 청년층에 있어서 부정교합의 교합력에 관한 연구 : 성영환
485) (보철,0) 66-학-67. 한국소년층 교합력의 가령적 변화에 관한 연구 : 이호용
486) (보철,0) 67-207 : 서정훈, 치과보철물의 저작능률측정에 관하여, 현대의학 6 : 5.
487) (보철,0) 68-25 : 이병태, 중심교합에 있어서 교합면 접촉점수에 관한 임상적 연구, 대한치과보철학회지 8 : 1.
488) (보철,0) 69-43 : 이영옥 · 최경명 · 김영수, 인공 저작압에 관한 실험적 연구, 대한치과보철학회지 9 : 1
489) (보철,0) 69-94 : 김영수, 교합압과 저작능률에 관한 실험적 연구, 최신의학 12 : 11.
490) (보철,0) 69-45 : 이영옥 · 장익태, 교합(Occlusion)의 최신생리학적 개념, 대한치과보철학회지 9 : 1.
491) (보철,0) 48-학-16. 임상상 한인의 과로경사도 40례에 관하여(하노교합기에 의한) : 이유경
492) (보철,0) 52-학-20. 과거 20년간 내가 경험한「하노」교합기의 임상상 가치 및 그 사용에 관하여 : 이유경
493) (보철,0) 52-학-26.「하노」교합기에 의한 임상 상 한인의 과로경사도 20예 : 이유경
494) (보철,0) 56-학-18. 임상상 한국인의 악로경사도 26례 하노교합기에 의하여 제3회 보고 : 이유경

코디렉로미에 있어서 Wax의 사용과 간단한 교합정상유지 장치의 1례 : 이유경[495)]

1958년 Surveyor의 사용법 : 진용환[496)]

1959년 신범철, Face-bow에 관한 소고,[497)]

이원용, Hanau's articulator의 사용법,[498)]

1962년 진용환, Hight Tracer에 의한 과로 측정,[499)]

1963년 Hight Tracer에 의한 과로측정 : 심태석, 진용환[500)]

교합 간 납 압교에 대한 한국인 정상인의 과로측정 : 김영수[501)]

총의치 제작에 있어서 Hanau Articulator의 임상적 가치 : 심태석[502)]

1964년 진용환, 김영수, Paraffin Wax(납)교합에 의한 한국에 있어서의 과로 측정,[503)]

1965년 심태석, 총의치 환자에 있어서 '하-노씨 교합기'의 임상적 가치,[504)]

1967년 정용환, Hanau 교합기와 조절 만곡,[505)]

인상, 정밀한 주조물을 얻기 위한 응용물리학을 이용한 기능인상, 근 형성 인상

1947년 앨지네일 인상재 코로이드 인상법에 대하여 : 이영옥[506)]

하악 기능인상법 : 김정규, 선덕영[507)]

1954년 Zine Oxyd Euginol Paste의 인상 채득에 관하여 : 신범철, 선우양국[508)]

1956년 근형성인상 채득법 : 전문익[509)]

1967년 신범철, 정밀한 주조물을 얻기 위한 alginate 인상 간접채득법,[510)]

---

495) (보철,0) 56-테-34. 코디렉로미에 있어서 Wax의 사용과 간단한 교합정상유지 장치의 1례 : 이유경
496) (보철,금) 58-테-39. Surveyor의 사용법 : 진용환
497) (보철,0) 59-8 : 신범철, Face-bow에 관한 소고, 치대학술지 1 : 1.
498) (보철,0) 59-110 : 이원용, Hanau' s articulator의 사용법, 치의계 3 : 1.
499) (보철,0) 62-111 : 진용환, Hight Tracer에 의한 과로측정, 최신의학 5 : 8.
500) (보철,0) 63-학-127. Hight Tracer에 의한 과로측정 : 심태석, 진용환
501) (보철,0) 63-학-135. 교합 간 납 압교에 대한 한국인 정상인의 과로측정 : 김영수
502) (보철,0) 63-특-121. 총의치 제작에 있어서 Hanau Articulator의 임상적 가치 : 심태석
503) (보철,0) 64-124 : 진용환, 김영수, 납(Paraffin Wax)교합에 의한 한국에 있어서의 과로 측정, 최신의학 7 : 1.
504) (보철,0) 65-136 : 심태석, 총의치 환자에 있어서 '하-노씨 교합기' 의 임상적 가치, 치과회보 7 : 2.
505) (보철,0) 67-67 : 정용환, Hanau 교합기와 조절 만곡, 치계 1 : 4.
506) (보철,0) 47-학-34. 앨지네일 인상재 코로이드 인상법에 대하여 : 이영옥
507) (보철,0) 47-학-37. 하악 기능인상법(환등설명) : 김정규, 선덕영
508) (보철,0) 54-학-32. Zine Oxyd Euginol Paste의 인상 채득에 관하여 : 신범철, 선우양국
509) (보철,0) 56-테-25. 근 형성 인상 채득법 : 전문익
510) (보철,0) 68-38 : 신범철, 정밀한 주조물을 얻기 위한 alginate 인상간접채득법, 대한치과보철학회지 8 : 1.

오진석, 부가역성 수호질 "젤트렛" 및 "아이보이시일"을 이용한 동적 인상채득법,[511]
1968년 유수만, 협측대상물의 12가지 응용,[512]
서규원, 전치부에서 Pyroplast의 사용법,[513]
1969년 김영수, 의치인상 채득에 관련되는 응용물리학,[514]

치아 배열을 위한 한국인의 전치부 경사도, 염전도, 치열만곡

1947년 자가 고안한 도치배열 구면 기준판에 관하여 : 정보라[515]
1959년 Controlled Tooth Division : Cecil. W. Vance[516]
1964년 이창희, 한국인에서의 전치부 경사도,[517]
1965년 이창희, 김지수, 한국인 상악중절치 배열,[518]
이창희, 한국인 하악전치부 경사도,[519]
이창희, 한국인 상악전치부 치열만곡에 관한 연구,[520]
이창희, 한국인 상악전치부 염전도에 관한 연구,[521]
한국인에 있어서의 전치부 염전도에 관한 연구 : 이창희[522]

511) (보철,0) 68-68 : 오진석, 부가역성 수호질 "젤트렛" 및 "아이보이시일" 을 이용한 동적 인상채득법, 치계 2 : 4.
512) (보철,0) 68-83 : 유수만, 협측대상물의 12가지 응용, 치계 2 : 9.
513) (보철,0) 68-42 : 서규원, 전치부에 있어서 Pyroplast의 사용법, 대한치과보철학회지 8 : 1.
514) (보철,0) 69-46 : 김영수, 의치인상 채득에 관련되는 응용물리학, 대한치과보철학회지 9 : 1.
515) (보철,0) 47-학-16, 자가 고안한 도치배열 구면 기준판에 관하여 : 정보라
516) (보철,0) 59-특-70, Controlled Tooth Division : Cecil. w. Vance
517) (보철,0) 64-135 : 이창희, 한국인에 있어서의 전치부 경사도에 관한 연구, 최신의학 7 : 12.
(보철,0) 64-학-31, 한국인의 전치부 경사도에 관한 연구 : 이창희
518) (보철,0) 65-183 : 이창희 · 김지수, 한국인 상악중절치 배열에 관하여, 현대의학 3 : 4.
519) (보철,0) 65-211 : 이창희, 한국인 하악전치부 경사도에 관한 연구, 최신의학 8 : 12.
(보철,0) 65-학-137, 한국인에 있어서 하악전치부 경사도에 관한 연구 : 이창희
520) (보철,0) 65-212 : 이창희, 한국인 상악전치부 치열만곡에 관한 연구, 최신의학 8 : 12.
521) (보철,0) 65-213 : 이창희, 한국인 상악전치부 염전도에 관한 연구, 최신의학 8 : 12.
522) (보철,0) 65-학-104, 한국인에 있어서의 전치부 염전도에 관한 연구 : 이창희

5. 금관계속가공의치학

금관 제작의 각종 방법의 소개. Morison Crown, Pontic form and Bridge design, Flxed Bridge의 적응증, 금기증과 Complate Veneer Metal Crowns과 gold crown, Dowel crown(Pivot post crown), Lingual pin을 이용한 Cast gold restoration, Temporary Crown과 S. P. Crown

1947년 임에되엘뿌리지 조제법에 관하여 : 정보라 · 심태석[523]
소구치 이상결절의 악화예방 목적으로 나의 간단한 금관조제법 : 김조환, 이유경[524]
1948년 신세틱 포세렌의 코크 크라운폼의 사용에 관하여 : 김만수[525]
1957년 추옥엽, Morison Crown의 간이조제법,[526]
1958년 Two Appointment Bridge Work : 장완식[527]
1959년 김주태 역, Reinforcement of Anterior Restoration,[528]
장완식, Pontic form and Bridge design,[529]
Gold crown 조제 시의 풍융부 형성법 : 이동섭, 이정석[530]
1960년 이영옥, Flxed Bridge의 적응증(Indication)과 금기증(Contra-indication),[531]
이동섭, Preparation and Construction of Complate Veneer Metal Crowns,[532]
Complete metal veneer crown의 제작법 : 이동섭[533]
Direct-Indirect technic for Individual gold crown : 조희원[534]
1961년 교합조정의 실례와 술식 : 김낙희[535]

---

523) (보철.금) 47-학-17. 임에되엘뿌리지 조제법에 관하여 : 정보라 · 심태석
524) (보철.금) 47-학-38. 소구치이상결절의 악화 예방 목적으로 나의 간단한 금관조제법 : 김조환.이유경
525) (보철.금) 48-학-30. 신세틱 포세렌의 코크 크라운폼의 사용에 관하여 : 김만수
526) (보철.금) 57-41 : 추옥엽. Morison Crown의 간이조제법. 치의계 1 : 2.
527) (보철.금) 58-테-38. Two Appointment Bridge Work : 장완식
528) (보철.금) 59-60 : Harrison L Berg 김주태 역. Reinforcement of Anterior Restoration. 치학 6 : 1.
529) (보철.금) 59-9 : 장완식. Pontic form and Bridge design. 치대학술지 1 : 1.
530) (보철.금) 59-테-80. Gold crown 조제 시의 풍융부 형성법 : 이동섭. 이정석
531) (보철.금) 60-49 : 이영옥. Flxed Bridge의 Indication과 Contra-indication. 치학 7 : 10.
532) (보철.금) 60-50 : 이동섭. Preparation and Construction of Complate Veneer Metal Crowns. 치학 7 : 10.
533) (보철.금) 60-테-68. Complete metal veneer crown의 제작법 : 이동섭
534) (보철.금) 60-테-69. Direct-Indirect technic for Individual gold crown : 조희원
535) (보철.금) 61-학-36. 교합조정의 실례와 술식 : 김낙희

1963년 강정규, Dowel crown(Pivot post crown),[536)]
문상인, 완압형 계가공 의치,[537)]
1964년 김일경, Lingual pin을 이용한 Cast gold restoration에 대하여,[538)]
지헌택, Crown and Bridge Prosthesis 교수법과 영향과 그 평가[539)]
1967년 Temporary Crown : 지헌택[540)]
박충호, 성공적인 S. P. Crown 제작법,[541)]
이호용, 이돈형, 김인철, Occlusal Rehabilitation의 증례,[542)]
장완식, 경사가 심한 지대치의 Bridge 제작법,[543)]
장완식, 가공치 조제,[544)]
장익태, Oral Rehabilitation as Related to the Deep Overbites,[545)]
1969년 지헌택, Crown and Bridge를 위한 Series[546)]

심미적인 금관 제작을 위한 애크리릭 레진(Acrylic Resin)의 치관과 도치 제작에 관한 연구, 스틸 전장도치(Steel's Facings), Jacket Crown, 3/4 Gold Crown, Porcelain Fused to Metal Technique

1946년 정보라, 의치용 재료인 애크리릭 레진(Acrylic Resin) 임상적 응용으로 치관과 도치 제작에 관한 연구,[547)]
1948년 애크리릭 자켓트 크라운 조제법에 관하여 : 심태석[548)]

---

536) (보철,금) 63-64 : 강정규, Dowel crown(Pivot post crown), 치의계 7 : 1.
537) (보철,금) 63-61 : 문상인, 완압형 계가공 의치, 치의계 7 : 1.
538) (보철,금) 64-63 : 김일경, Lingual pin을 이용한 Cast gold restoration에 대하여, 군진치과 1 : 1.
539) (보철,금) 65-176 : 지헌택, Crown and Bridge Prosthesis 교수법이 치과학도에게 미치는 영향과 그 평가, 현대의학 2 : 3.
540) (보철,금) 67-특-8. Temporary Crown : 지헌택
541) (보철,금) 68-91 : 박충호, 성공적인 S. P. Crown 제작법, 치계 2 : 11.
(보철,금) 69-20 : 박충호, 성공적인 S. P Crown 제작법, 치학 16 : 6.
(보철,금) 68-심포-7. 성공적인 S. P. Crown 제작법 : 박충호
542) (보철,금) 68-36 : 이호용 · 이돈형 · 김인철, Occlusal Rehabilitation의 증례, 대한치과보철학회지 8 : 1.
543) (보철,금) 68-37 : 장완식, 경사가 심한 지대치의 Bridge 제작법, 대한치과보철학회지 8 : 1.
544) (보철,금) 68-90 : 장완식, 가공치 조제, 치계 2 : 11.
545) (보철,금) 68-79 : 장익태, Oral Rehabilitation as Related to the Deep Overbites, 치계 2 : 8.
546) (보철,금) 69-50 : 지헌택, Crown and Bridge를 위한 Series, 대한치과기재학회지 4 : 1 · 2
547) (보철,금) 46-1 : 정보라, 『애크리릭』 수지 의치용재의 임상응용에 관한 연구, 기1 「인레-」 치관 「뿌리지」 도치제작에 대하야, 조선치계 1 : 1.
548) (보철,금) 48-학-9. 애크리릭 자켓트 크라운 조제법에 관하여 : 심태석

1952년 애크리릭 레진 내부기포에 관하여 : 심태석[549)]
1955년 조신명, 레진으로 만들어진 계속치.[550)]
1956년 나의 프라스틱 브리지의 조제법 : 이유경, 홍승훈[551)]
김의주, 전치 가공치(Dummy) 조제법.[552)]
1957년 허태운, Acrylic Resin치를 사용한 전치 Dummy.[553)]
1958년 김주태 역, 스틸 전장도치(Steel's Facings) 보호.[554)]
1959년 이영옥, 3/4금관.[555)]
김주태 역, 전방 Pontic의 즉석 수리법.[556)]
김주태 역, Jacket Crown을 위한 인상지도.[557)]
김주태 역, 완선 고정 Jacket Crown을 위한 준비.[558)]
Bridge work에 있어서 pontic에 응용되는 porcelain window
: 이동섭, 조정운[559)]
Esthetic Temporary Anterior Abutment Coverage
: Williams A Jennings[560)]
Preparation and use of Tinker 3/4 Gold Crown in Anterior Bridge
: Ronaldk. Miller[561)]
Cast core for Jacket crown : 장완식[562)]
1962년 Jacket crown 및 도치 전 장금이장 주조금관의 제작법 : 김수철[563)]
Porcelain-baking : 최상열, 김영숙[564)]

---

549) (보철.금) 52-학-34. 애크리릭 레진 내부기포에 관하여 : 심태석
550) (보철.금) 55-4 : 조신명. 레진으로 만들어진 계속치에 대하여. 치학 2 : 3.
551) (보철.금) 56-테-27. 나의 프라스틱 브리지의 조제법 : 이유경. 홍승훈
552) (보철.금) 56-21 : 김의주. 전치 가공치(Dummy) 조제법. 치학 3 : 12.
553) (보철.금) 57-32 : 허태운. Acrylic Resin치를 사용한 전치 Dummy에 대하야. 치의계 1 : 1.
554) (보철.금) 58-11 : 김주태 역. Steel' s Facings(스틸 전장도치) 보호. 치학 5 : 7.
555) (보철.금) 59-46 : 이영옥. 3/4금관. 치대학술지 1 : 10~12 7.
556) (보철.금) 59-97 : 김주태 역. 전방 Pontic의 즉석 수리법. 치학 6 : 11.
557) (보철.금) 59-96 : 김주태 역. Jacket Crown을 위한 인상지도. 치학 6 : 11.
558) (보철.금) 59-89 : 김주태 역. 완전 고정 Jacket Crown을 위한 준비. 치학 6 : 9.
559) (보철.금) 59-테-81. Bridge work에서 pontic에 응용되는 porcelain window : 이동섭. 조정운
560) (보철.금) 59-테-75. Esthetic Temporary Anterior Abutment Coverage: Williams A Jennings
561) (보철.금) 59-테-77. Preparation and use of Tinker 3/4 Gold Crown in Anterior Bridge : Ronaldk. Miller
562) (보철.금) 59-테-78. Cast core for Jacket crown : 장완식
563) (보철.금) 62-학-36. Jacket crown 및 도치 전 장금이장 주조금관의 제작법 : 김수철
564) (보철.금) 62-테-122. Porcelain-baking : 최상열. 김영숙

1965년 Porcelain Jacket Crown 제작과정 : 이학수[565)]

1966년 신범철, Jacket Crown의 임상보철학적 가치,[566)]

1967년 안춘길, 상악전치에 있어서의 3/4 금관 지대치 형성법,[567)]

강신형, 도재 소성 금속관의 술식,[568)]과

김정묵, 각종의 Porceline Jacket Crown 제작법과 본법의 특징,[569)]

김인근, 금속 소착 Porcelain에 대한 고려,[570)]

금속소착 Porcelain에 사용하는 기구 : 김인근[571)]

Porcelain Fused to Metal Technique : 장완식[572)]

1968년 김인근, 금속 소착 Porcelain의 지대치 형성법,[573)]

1969년 지헌택, Aluminous Porcelain Jacket Crown에 대하여,[574)]

정소영, Post crown 제작법의 1례,[575)]

Aluminous Porcelain Bridge Work and High Fusing Full Baking : 변도엽[576)]

주조법으로 원심조제법, 금관 풍륭기, 금관 뇌륭기, Casting ring 소환법, 스푸루선 세우기와 매몰법, 전기납착과 납착용 Joint

1948년 원피스 주조의치 조제법에 관하여 : 이영옥, 정보라[577)]

1952년 주조금관의 개량제작법 : 김수철[578)]

자가 개량한 금관 풍륭기의 사용법 및 그 이점 : 김조환[579)]

1953년 나의 주조관 개량 제작법의 추가 : 김수철[580)]

---

565) (보철,금) 65-테-141. Porcelain Jacket Crown 제작과정 : 이학수
566) (보철,금) 66-106 : 신범철, Jacket Crown의 임상보철학적 가치, 치과보철 6 : 1.
567) (보철,금) 67-14 : 안춘길, 상악전치에 있어서의 3/4 금관 지대치 형성법, 치학 14 : 2.
568) (보철,금) 67-16 : 강신형, 도재 소성 금속관의 술식, 치학 14 : 3
569) (보철,금) 67-49 : 김정묵, 각종의 Porceline Jacket Crown 제작법과 본법의 특징, 치의계 9 : 1.
570) (보철,금) 67-68 : 김인근, 금속 소 Porcelain에 대한 고려(1)-(2) 치계 1 : 4, 5.
571) (보철,금) 67-테-16. 금속소착 Porcelain에 사용하는 기구 : 김인근
572) (보철,금) 67-특-13. Porcelain Fused to Metal Technique : 장완식
573) (보철,금) 68-62 : 김인근, 금속소착 Porcelain의 지대치 형성법, 치계 2 : 2.
574) (보철,금) 69-44 : 지헌택, Aluminous Porcelain Jacket Crown에 대하여, 대한치과보철학회지 9 : 1.
575) (보철,금) 69-28 : 정소영, Post crown 제작법의 1례, 치의계 10 : 1.
576) (보철,금) 69-테-3. Aluminous Porcelain Bridge Work and High Fusing Full Baking: 변도엽
577) (보철,금) 48-학-27. 원피스 주조의치 조제법에 관하여 : 이영옥, 정보라
578) (보철,금) 52-학-32. 주조금관의 개량제작법 : 김수철
579) (보철,금) 52-학-6. 자가 개량한 금관 풍륭기의 사용법 및 그 이점 : 김조환
580) (보철,금) 53-학-18. 나의 주조관 개량제작법의 추가 : 김수철

1954년 김수철, 주조금관 교합면 개량 제조법,[581]

1956년 신길수, 무봉관 제작법,[582]

내가 사용하는 금관 뇌륭기 : 이학수[583]

1957년 박성호, 주조법의 개념,[584]

유기형, 주조체의 산처리,[585]

1958년 김병환, Casting에 관하여,[586]

유시복, 원심조제법의 사용법,[587]

김동익, 계속치관기공,[588]

1959년 김영선, 이상적인 Casting ring 소환법,[589]

김의주, 이상적인 금관극조제법,[590]

김주태 역, 고정가공의치 제작에서 지대치 병행을 위한 주조내 금관제작법,[591]

김주태 역, 완전고정 Jacket Crown을 위한 치아준비[592]

유양석, 전기납착에 대하여,[593]

1965년 김영선, Casting Procedures,[594]

새로운 납착용 Joint에 대하여 : 지헌택, 김정수[595]

치아 세편절단기제작에 관한 이영옥, 김인철, 김동우[596]

1966년 지헌택, 스프루선 세우기와 매몰법,[597]

1967년 정옥균, 정확한 주조체를 얻기까지,[598]

---

581) (보철,금) 54-29 : 김수철, 여의 고안인 교합면 주조금관 개량 제조법, 대한치과의학회지 1 : 1.
582) (보철,금) 56-2 : 신길수, 무봉관 제작법, 치학 3 : 1.
583) (보철,금) 56-테-22, 내가 사용하는 금관 뇌륭기 : 이학수
584) (보철,금) 57-31 : 박성호, 주조법의 개념, 치의계 1 : 1.
585) (보철,금) 57-38 : 유기형, 주조체의 산처리, 치의계 1 : 2.
586) (보철,금) 58-22 : 김병환, Casting에 관하여, 치의계 2 : 1.
587) (보철,금) 58-3 : 유시복, 원심조제법의 사용법, 치학 5 : 3.
588) (보철,금) 58-7 : 김동익, 계속치관기공(1)-(9), 치학 5 : 5, 7, 9, 11, 6 : 1, 3, 4, 6, 8.
589) (보철,금) 59-108 : 김영선, 이상적인 Casting ring 소환법, 치의계 3 : 1.
590) (보철,금) 59-59 : 김의주, 이상적인 금관극조제법에 대하여, 치학 6 : 1.
591) (보철,금) 59-88 : 김주태 역, 고정가공의치 제작에서 지대치 병행을 위한 주조내 금관제작법, 치학 6 : 9.
592) (보철,금) 59-89 : 김주태 역, 완전고정 Jacket Crown을 위한 치아준비, 치학 6 : 9.
593) (보철,금) 59-106 : 유양석, 전기납착에 대하여, 치의계 3 : 1.
594) (보철,금) 65-41 : 김영선, Casting Procedures, 한국치과공론 1 : 1.
595) (보철,금) 65-테-143, 새로운 납착용 Joint에 대하여 : 지헌택, 김정수
596) (보철,금) 65-학-105, 치아 세편절단기제작에 관한 이영옥, 김인철, 김동우
597) (보철,금) 66-61 : 지헌택, 스프루선 세우기와 매몰법, 군진치과 3 : 1.
598) (보철,금) 67-43 : 정옥균, 정확한 주조체를 얻기까지, 치의계 9 : 1.

금관 제작 연구, 모형의 표면경도, 주조금관과 Resin의 접착성, 치과보철물 시행, 연장가공의치의 X-선학적 관찰, 주조물 접착 후의 Cement층 후경, 가공의치 정밀도

1963년 치과용 경석고 모형의 표면경도에 관한 실험적 연구 : 이영옥, 김인철, 장익태[599)]

1964년 방사성 동위원소를 이용한 치과용 주조금관과 Veneering Resin의 접착성에 관한 연구 : 임화식[600)]

1965년 김기혁, 김철위, 한국장병 치과보철물 시행에 관한 연구(금관 및 가공의치를 중심)[601)]
유동수, 연장가공의치의 X-선학적 관찰,[602)]

1967년 박의원, 주조물 접착 후의 Cement층 후경측정에 관한 실험적 연구,[603)]

1968년 김병기, 각종 납착법에 의한 가공의치 정밀도에 관한 실험적 연구,[604)]

금속가공의치의 인상재 Alginate와 Rubber-Base 사용법과 individual tray 제작

1952년 Hydro-Collidal Alginate를 사용하는 Crown Bridge 조제법 : 차문호[605)]

1954년 차문호, 새로운 인상재인 Hydrocolloid을 사용한 Crown Bridge의 조제법,[606)]

1956년 간단한 인디비듀얼 트레이 및 제작법 : 조희원[607)]

1965년 계속가공치에 있어서 Rubber-Base인상법에 대하여 : 지헌택[608)]

부적합한 Crown and Bridge의 철거와 제거 후의 치조골이 재생, 가공치가 치은점막에 미치는 영향, Crown and Bridge을 위한 Roentgenological Analysis

1960년 왜? 보철물을 철거 해야만 되었나? : 이영옥, 김낙희[609)]

---

599) (보철,금) 63-학-136. 치과용 경석고 모형의 표면경도에 관한 실험적 연구: 이영옥, 김인철, 장익태

600) (보철,금) 64-학-92. 방사성 동위원소를 이용한 치과용 주조금관과 Veneoring Resin의 접착성에 관한 연구 : 임화식

601) (보철,금) 65-92 : 김기혁 · 김철위, 한국장병의 치과보철물 시행에 관한 연구. 1. 금관 및 가공의치를 중심으로, 군진치과 2 : 1.

602) (보철,금) 65-182 : 유동수, 연장가공의치의 X-선학적 관찰, 현대의학 3 : 4.

603) (보철,금) 68-23 : 박의원, 주조물 접착 후의 Cement층 후경측정에 관한 실험적 연구, 대한치과보철학회지 8 : 1.

604) (보철,금) 68-22 : 김병기, 각종 납착법에 의한 가공의치 정밀도에 관한 실험적 연구, 대한치과보철학회지 8 : 1.

605) (보철,금) 52-학-1. Hydro-Collidal Alginate를 사용하는 크라운 브리지 조제법 : 차문호

606) (보철,금) 54-26 : 차문호, Hydrocolloid을 사용하여 Crown Bridge의 조제법, 대한치과의학회지 1 : 1.

607) (보철,금) 56-테-23. 간단한 인디비듀얼트레이 및 제작법 : 조희원

608) (보철,금) 65-학-125. 계속가공치에 있어서 Rubber-Base인상법에 대하여 : 지헌택

1961년 임상례 : 부적합한 보철물 제거 후의 치조골이 신생 : 이영옥[610)]

1962년 부적한 Pontics하의 연조직에 대한 임상적 조직학적 연구 : 김형희[611)]

Problems in fixed Crown and bridge prosthetic

: Andrew Christopher[612)]

1963년 박진환, Dummy와 치은과의 관계,[613)]

1964년 이선형, 가공치가 치은점막에 미치는 영향,[614)]

1965년 정기근, 계속치의 치경부 접촉면에 관한 소고,[615)]

1966년 김현겸, Full Cast Veneer Crowns를 위한 Tissue Management,[616)]

1967년 Crown and Bridge Failure : Quince Davis[617)]

1968년 이영주, 각종 금속치관이 치은에 미치는 영향에 관한 실험적 연구[618)]

Crown and Bridge 와 치주질환과의 관계 : 문동선[619)]

Roentgenological Analysis for Crown and Bridge : 안형규[620)]

1969년 이준호, 최경명, 전치부 치은 공극의 처치법,[621)]

---

609) (보철,금) 60-특-17. 왜? 보철물을 철거 해야만 되었나? : 이영옥, 김낙희
610) (보철,금) 61-학-59. 임상례 : 부적합한 보철물 제거 후의 치조골이 신생 : 이영옥
611) (보철,금) 62-학-48. 부적한 Pontics하의 연조직에 대한 임상적 조직학적 연구 : 김형희
612) (보철,금) 62-특-14. Problems in fixed Crown and bridge prosthetic : Andrew Christopher
613) (보철,금) 63-73 : 박진환, Dummy와 치은과의 관계, 치의계 7 : 2.
614) (보철,금) 64-127 : 이선형, 가공치가 치은점막에 미치는 영향, 최신의학 7 : 1.
(보철,금) 63-학-129. 가공치가 치은점막에 미치는 영향(Papanicolaou 염색법에 의한 세포학적 고찰) : 이선형
615) (보철,금) 65-138 : 정기근, 계속치의 치경부 접촉면에 관한 소고, 치과회보 7 : 2.
616) (보철,금) 66-95 : 김현겸, Full Cast Veneer Crowns를 위한 Tissue Management, 군진치과 3 : 2.
617) (보철,금) 67-테-3. Crown and Bridge Failure : Quince Davis
618) (보철,금) 68-26 : 이영주, 각종 금속치관이 치은에 미치는 영향에 관한 실험적 연구, 대한치과보철학회지 8 : 1.
619) (보철,금) 68-심포-8. Crown and Bridge 와 치주질환과의 관계 : 문동선
620) (보철,금) 68-심포-9. Roentgenological Analysis for Crown and Bridge : 안형규
621) (보철,금) 69-48 : 이준호 · 최경명, 전치부 치은 공극의 처치법, 대한치과보철학회지 9 : 1.

6. 총의치

「애크리릭 레진」상 의치와 Immediate Full Dentures의 보고, 총의치는 접착력, 의치상 유지를 위한 구개형, Duplication, 도치 배열법, 무교두 도치 사용의 적응증, 전치부 심한 이동성 조직상에서 총의치 제작

1947년 전부 의치상의 접착력에 대한 1고찰 : 정용국[622)]
1948년 구강계대와 의치상 유지와의 관계에 관하여 : 허운태 · 정남희[623)]
1952년 「애크리릭 레진」 상의치에 관한 고찰 : 이영옥[624)]
Immediate Full Dentures : Iruing Mender[625)]
1954년 진용환 역, Iruivg Mender의 Immediate Full Dentures 보철법,[626)]
1958년 의치의 구개 Form 조제법 : 신범철[627)]
허태운, Duplication의 해설,[628)]
1959년 Centric Relation and Arrangement of the Artificial Teeth in the Full Denture Construction : Paul chung[629)]
총의치의 중심교합과 도치배열법 : Royl. Bodine Jr., Chang Hyung Kyoo[630)]
Esthetics in Full Denture Construction : R. A. Smith.[631)]
유양석, Vinyl resin을 일부 사용한 Full Denture,[632)]
박재관, Full Denture에 Plicae Palatal Transversa를 표현시키는 방법[633)]
Immediate Denture construction : 신범철[634)]

622) (보철,총) 47-학-31. 전부 의치상의 접착력에 대한 1고찰 : 정용국
623) (보철,총) 48-학-18. 구강계대와 의치상 유지와의 관계에 관하여 : 허운태 · 정남희
624) (보철,총) 52-학-19. 「애크리릭 레진」 상의치에 관한 고찰 : 이영옥
625) (보철,총) 52-특-14. Immediate Full Dentures : Iruing Mender
626) (보철,총) 54-42 : Iruivg Mender 진용환 역 : Immediate Full Denture Prosthesis. 대한치과의학회지 1 : 1.
627) (보철,총) 58-테-41. 의치의 구개 Form 조제법 : 신범철
628) (보철,총) 58-30 : 허태운. Duplication의 해설. 치의계 2 : 2.
629) (보철,총) 59-특-25. Centric Relation and Arrangement of the Artificial Teeth in the Full Denture Construction : Paul chung
630) (보철,총) 59-특-26. 총의치의 중심교합과 도치배열법 : Royl. Bodine Jr. ,Chang Hyung Kyoo
631) (보철,총) 59-특-71. Esthetics in Full Denture Construction : R. A. Smith.
632) (보철,총) 59-40 : 유양석. Vinyl resin을 일부 사용한 Full Denture의례. 군진의학 10.
633) (보철,총) 59-132 : 박재관. Full Denture에 Plicae Palatal Transversa를 표현시키는 방법에 대하여. 전남치의 1 : 1.
634) (보철,총) 59-테-79. Immediate Denture construction : 신범철

1960년 서진관, 총의치 분야가 주는 금일의 개념,[635)]
도치 배열법 : 진용환[636)]
1961년 총의치 제작에 있어서 무교두 도치 사용의 적응증과 배열법에 관하여 : 심태석[637)]
1962년 심태석, 전치부위에 심한 이동성 조직상에 있어서 총의치 제작에 관하여,[638)]
전치부위에 심한 이동성 조직상에 있어서 총의치 제작에 관하여 : 심태석[639)]
1965년 Full Denture 제작 시 몇 가지 주의사항 : 김명수[640)]

총의치 인상으로 기능인상과 교좌인상법, 구강 내 온도에 녹는 Wax 인상재의 사용 방법

1948년 무치악 기능인상법(정보라 고안)에 관하여 : 장완식[641)]
1957년 박성호, 총의치 조제법에서 인상,[642)]
1961년 심태석, 구강 내 온도 인상재(Wax)를 사용한 무치조악에 총의치 제작 2례,[643)]
김영선, Duplication에 대하여,[644)]
1962년 김학준, 총의치 제작에서 편리하고 간소한 기능인상 채득법,[645)]
김명수, 총의치 제작 과정에서의 오류(Processing Error)에 대하여,[646)]
1965년 이재철, 의치 제작준비에 관하여,[647)]
최상열, 총의치 제작시의 인상비와 인상채득,[648)]
심태석, 유동수, 무치악 환자에 있어서 Flabby Tissue의 인상법과 안면고경에 관한 증례,[649)]

---

635) (보철.총) 60-47 : 서진관. 총의치 분야가 주는 금일의 개념. 치학 7 : 9.
636) (보철.총) 60-학-20. 도치 배열법 : 진용환
637) (보철.총) 61-학-7. 총의치 제작에 있어서 무교두 도치 사용의 적응증과 배열법에 관하여 : 심태석
638) (보철.총) 63-78 : 심태석. 전치부위에 심한 이동성 조직상에 있어서 총의치 제작에 관하여. 대한치과보철학회지. 3 : 3.
639) (보철.총) 62-학-35. 전치부위에 심한 이동성 조직상에 있어서 총의치 제작에 관하여 : 심태석
640) (보철.총) 65-테-147. Full Denture 제작 시 몇 가지 주의사항 : 김명수
641) (보철.총) 48-학-33. 무치악 기능인상법(정보라 고안)에 관하여 : 장완식
642) (보철.총) 57-39 : 박성호. 총의치 조제법에 대한 재고 인상편. 치의계 1 : 2.
643) (보철.총) 61-4 : 심태석. 구강 내 온도 인상재(Wax)를 사용한 무치조악에 총의치 제작 2례. 대한치과의학회지 제3권.
644) (보철.총) 61-67 : 김영선. Duplication에 대하여. 치과회보 3 : 2.
645) (보철.총) 62-42 : 김학준. 총의치 제작에 있어 편리하고 간소한 기능인상 채득법. 치과회보 4 : 1.
646) (보철.총) 63-79 : 김명수. 총의치 제작상의 Processing Error에 대하여. 대한치과보철학회지. 3 : 3.
647) (보철.총) 65-11 : 이재철. 의치 제작준비에 관하여. 치학 12 : 7.
648) (보철.총) 65-45 : 최상열. 총의치 시의 인상비와 인상채득. 한국치과공론 1 : 2.
649) (보철.총) 68-153 : 심태석 · 유동수. 무치악 환자에 있어서 Flabby Tissue의 인상법과 안면고경에 관한 증례. 현대의학 8 : 5.

정용환, 교좌인상법에 의한 총의치 제작 2례.[650]

교합과 안면고경

1948년 상하악 교합상 결정법 및 중심위교합 결정법에 관하여 : 정보라[651]
보철학적 안면형성에 관하여 : Elmerhioman[652]
1959년 조근옥, 안변 고경(Vertical dimension).[653]
1963년 추옥엽, 총의치 조제 시에 교합고경(악간거리)결정에 대하여.[654]
1964년 악간거리에 관한 연구 : 김만수, 김광현, 기창덕[655]
1965년 김현겸, 총의치에서 안면고경에 대하여[656]
1967년 안상규, 한국인 안면고경에 관한 연구.[657]
1968년 조근옥, 안면고경에 대한 소고.[658]
1969년 원도수, 정상인의 안면고경에 대한 계측학적 연구.[659]가 있었다.
1968년 이영옥, 양원식, Camper line의 보철학적 의의에 관한 두부X-선학적 고찰.[660]
1969년 장익태, 두부 X-선 규격사진법에 의한 한국인 안면고경에 관한 연구.[661]

총의치의 실패 원인으로 압흔, 궤양, 치조골의 흡수, 발음변화와 연하역치

1962년 신범철, 의치상연으로 인한 압흔의 현미경적 소견.[662]
1963년 의치상을 장착하였을 때의 발음에 있어서 특히 모음변화에 대한 연구 : 진용환[663]
총의치 장착 후에 발생하는 궤양의 시발부위 : 구자전[664]

---

650) (보철,총) 68-160 : 정용환, 교좌인상법에 의한 총의치 제작 2례, 현대의학 9 : 4.
651) (보철,총) 48-학-13. 상하악 교합상 결정법 및 중심위교합 결정법에 관하여 : 정보라
652) (보철,총) 48-학-23. 보철학적 안면형성에 관하여(환등설명) : Elmerhioman
653) (보철,총) 59-33 : 조근옥, 안면 고경(Vertical dimension)에 대하여, 치대학술지 1 : 3.
654) (보철,총) 63-63 : 추옥엽, 종의치 조제 시에서의 교합고경(악간거리)결정에 대하여, 치의계 7 : 1.
655) (보철,총) 64-학-73. 악간거리에 관한 연구 : 김만수, 김광현, 기창덕
656) (보철,총) 65-112 : 김현겸, Vertical Dimension에 대하여, 군진치과 2 : 2.
657) (보철,총) 67-185 : 안상규, 한국인 안면고경에 관한 연구, 종합의학 12 : 11.
658) (보철,총) 68-39 : 조근옥, 안면고경에 대한 소고, 대한치과보철학회지 8 : 1.
659) (보철,총) 69-38 : 원도수, 정상인의 안면고경에 대한 계측학적 연구, 대한치과보철학회지 9 : 1.
660) (보철,총) 68-30 : 이영옥 · 양원식, Camper line의 보철학적 의의에 관한 두부X-선학적 고찰.
661) (보철,총) 69-75 : 장익태, 두부 X-선 규격사진법에 의한 한국인 안면고경에 관한 연구, 최신의학 12 : 3.
662) (보철,총) 62-127 : 신범철, 의치상연으로 인한 압흔의 현미경적 소견, 종합의학 7 : 10.
663) (보철,총) 63-학-109. 의치상을 장착하였을 때의 발음에서 특히 모음변화에 대한 연구 : 진용환
664) (보철,총) 63-학-106. 총의치 장착 후에 발생하는 궤양의 시발부위 : 구자전

1964년 구자전, 총의치 장착 후에 발생하는 궤양의 호발부위,[665]
1966년 김현겸, 의치 장착 시에 치조골의 흡수,[666]
김광현, 총의치 제작 중에 일어나는 실패의 원인 몇 가지,[667]
1968년 심태석, 진용환, 김영수, 김현구, 총의치 장착환자의 연하역치에 관한 실험적 연구,[668]

총의치의 유지 방법

1967년 김선일, Skin-folded pocket에 의한 총의치의 유지,[669]
양원식, 총의치 유지를 위한 자석 매식법에 대하여,[670]
정소영, 즉시 제작 총의치 환자에 대한 추후 처치,[671]
1968년 정용환과 안상규, 총의치의 유지(Retention)와 안정성(Stability)에 관하여,[672]
김창회, 즉시 의치제작을 위한 구강의 외과적 처치,[673]
1969년 정보라, 구개 완형강과 총의치 유지,[674]

---

665) (보철,총) 64-126 : 구자전, 총의치 장착 후에 발생하는 궤양의 호발부위, 최신의학 7 : 1.
666) (보철,총) 66-64 : 김현겸, 의치장착 시에 있어서 치조골의 흡수, 군진치과 3 : 1.
667) (보철,총) 66-105 : 김광현, 총의치 제작 중에 일어나는 실패의 원인 몇 가지, 치과보철 6 : 1.
668) (보철,총) 68-31 : 심태석 · 진용환 · 김영수 · 김현구, 총의치 장착환자의 연하역치에 관한 실험적 연구, 대한치과보철학회지 8 : 1.
669) (보철,총) 67-44 : 김선일, Skin-folded pocket에 의한 총의치의 유지, 치의계 9 : 1.
670) (보철,총) 67-98 : 양원식, 총의치유지를 위한 자석 매식법에 대하여, 치과보철 7 : 1.
671) (보철,총) 67-47 : 정소영, 즉시 제작 총의치 환자에 대한 추후처치, 치의계 9 : 1.
672) (보철,총) 68-40 : 정용환 · 안상규, 총의치의 유지(Retention)와 안정성(Stability)에 관하여, 대한치과보철학회지 8 : 1.
673) (보철,총) 68-41 : 김창회, 즉시 의치제작을 위한 구강의 외과적 처치, 대한치과보철학회지 8 : 1.
674) (보철,총) 69-4 : 정보라, 구개 완형강과 총의치 유지, 대한치과의사협회지 7 : 1.

7. 국소의치

국소의치의 설계 이론과 계획, 원피스캐스팅과 애크리릭상 연합 국소의치 조제 순서, 국소 의치의 유지 장치으로 Direct Retainers, Clasp, Precision Attachment, 전방지대치, 유지를 측정하기 위한 Ney Under Gauges가 사용법, 도치와 레진치아의 저작능률

1955년 김영해, 국부의치의 설계이론,[675)]
1956년 원피스캐스팅과 애크리릭상 연합 국부의치 조제법에 관한 상담 : 이유경[676)]
1957년 서진무, 국부의치의 설계 계획,[677)]
1958년 Orthodontic Prepartion of March for Fixed and Removable Partial Dentures : S. Wallace Bell[678)]
김주태 역, 가공의치를 위한 전방지대,[679)]
Akeris Case의 외형선 설정에서부터 Cast까지 : 이유경[680)]
Partial Denture Clasp : 김학준[681)]
Partial Denture 조제 순서 : 김인철[682)]
1959년 김준환, 소아의 Removable Denture,[683)]
To the preparation and Laboratory procedure of the precision Attachment for full Mouth Rehabilitation : Paul chung[684)]
1960년 김의주, Ney Under Gauges의 사용법,[685)]
서진관, 고정성 국부 의치학,[686)]
합금판 응용 국부의치 제작 : 김규택[687)]

---

675) (보철,부) 55-7 : 김영해, 국부의지의 실게이론, 치학 2 . 6.
676) (보철,부) 56-테-29. 원피스캐스팅과 애크리릭상 연합 국부의치 조제법에 관한 상담 : 이유경
677) (보철,부) 57-6 : 서진무, Planned and Constraction of the Partial Denture(1)-(4), 치학 4 : 1, 2, 3, 6.
678) (보철,부) 58-특-16. Orthodontic Prepartion of March for Fixed and Removable Partial Dentures : S. Wallace Bell
679) (보철,부) 58-15 : 김주태 역, 가공의치를 위한 전방지대, 치학 5 : 9
680) (보철,부) 58-테-34. Akeris Case의 외형선 설정에서부터 Cast까지 : 이유경
681) (보철,부) 58-테-37. Partial Denture Clasp : 김학준
682) (보철,부) 58-테-40. Partial Denture 조제 순서 : 김인철
683) (보철,부) 59-10 : 김준환, 소아의 Removable Denture, 치대학술지 1 : 1.
684) (보철,부) 59-특-71. To the preparation and Laboratory procedure of the precision Attachment for full Mouth Rehabilitation : Paul chung
685) (보철,부) 60-26 : 김의주, Ney Under Gauges의 사용법, 치학 7 : 1.
686) (보철,부) 60-30 : 서진관, 고정성 국부 의치학(1)-(8), 치학 7 : 2, 3, 4, 6, 7, 9, 10, 11.

1962년 김인철, 국소의치의 유지법,[688]
이영옥, 보철학 영역에 있어서의 최신지견(국소의치설계에 대해서)[689]
김영수, 도치와 Acrylic치의 저작능률,[690]
1963년 김인철, 국부의치의 설계를 위한 생리학적 개념,[691]
권학주, 주조 국부의치,[692]
The mouth preparation for removable partial dentures
: Allyn G. Wagner[693]
1964년 박재중, 국소의치의 대량제작을 위한 간소법,[694]
국소의치 선택에 관한 이론 : 이영옥[695]
1965년, 1966년 김병철, 후방연방 국부의치의 설계,[696]
1965년 김철위, 지대장치의 운동과 유지형태에 관하여,[697]
문상인, Measuring retention,[698]
김영철, 김영수, 구개파열에 대한 치과보철학,[699]
1966년 김기혁, 김철위, 한국 육군 장병의 치과보철물 시행에 관한 고찰 (국부의치 및 총의치를 중심으로)[700]
문상인, Direct Retainers,[701]
1967년 이영옥, Removable partial denture design에 관한 고찰,[702]
이운영, 국소의치학의 총괄적 재고,[703]

---

687) (보철,부) 60-테-67. 합금판 응용 국부의치 제작 : 김규택
688) (보철,부) 62-55 : 김인철, 국소의치의 유지법, 치과회보 4 : 4.
689) (보철,부) 62-165 : 이영옥, 보철학 영역에 있어서의 최신지견-국소의치설계에 대해서- 임상의학 4 : 11.
690) (보철,부) 62-136 : 김영수, 도치와 Acrylic치의 저작능률에 대한 실험적 연구, 종합의학 7 : 12.
691) (보철,부) 63-60 : 김인철, 국부치의설계를 위한 생리학적 개념, 치의계 7 : 1.
692) (보철,부) 63-38 : 권학주, 주조 국부의치(1)-(3), 치학 10 : 6, 7, 8.
693) (보철,부) 63-테-141. The mouth preparation for removable partial dentures : Allyn G. Wagner
694) (보철,부) 64-58 : 박재중, 국소의치의 대량제작을 위한 간소법, 군진치과 1 : 1.
695) (보철,부) 64-특-1. 국소의치 선택에 관한 이론 : 이영옥
696) (보철,부) 65-24 : 김병철, 후방연방 국부의치의 설계, 치학 12 : 12.
(보철,부) 66-94 : 김병철, 후방연장 국부의치의 설계, 군진치과 3 : 2.
697) (보철,부) 65-98 : 김철위, 지대장치의 운동과 유지형태에 관하여, 군진치과 2 : 1.
698) (보철,부) 65-22 : 문상인, Measuring retention, 치학 12 : 11.
699) (보철,부) 65-123 : 김영철 · 김영수, 구개파열에 대한 치과보철학, 해군군의단지, 10 : 1
700) (보철,부) 66-54 : 김기혁 · 김철위, 한국 육군 장병의 치과보철물 시행에 관한 고찰(2), -국부의치 및 총의치를 중심으로- 군진치과 3 : 1.
701) (보철,부) 66-3 : 문상인, Direct Retainers, 치학 13 : 1.
702) (보철,부) 67-163 : 이영옥, Removable partial denture design에 관한 고찰, 해군군의단지 12 : 1.
703) (보철,부) 67-48 : 이운영, 국소의치학의 총괄적 재고, 치의계 9 : 1.

김왕국, Mouth Preparation for Removal Partial dentures,[704]
1968년 김인철, 국소의치의 유지법,[705]
1968년 구자국, Partial Denture Design and Planning,[706]

국소의치를 위한 인상채득법, 기능인상과 Wax chewing method

1960년 Partial denture에서 functional impression과 Wax chewing method
: 심태석[707]
1962년 김영해, 국부의치를 위한 인상채득법,[708]
1963년 Functional Impression for Free-end partial Dentures : 이영옥[709]

국소의치의 수리로 부러진 의치 치아의 회복, 지대치에 Caries가 생겼을 때와 Partial denture에 의한 동통과 그의 처치가 문제점.

1959년 김주태 역, 부러진 의치 치아의 회복[710]
김인철, Partial denture에 의한 동통과 그의 처치,[711]
1963년 정소영, 국부의치의 수리에 대하여,[712]
1965년 정소영, 국부의치 Clasp 지대치 Caries가 생겼을 때의 보철방법,[713]

기타 보철물

1959년 Bite Block : Myron Martin[714]
1967년 이병태, Mouth Protectors[715]

704) (보철,부) 67-41 : 김왕국, Mouth Preparation for Removal Partial dentures, 치의계 9 : 1.
705) (보철,부) 68-78 : 김인철, 국소의치의 유지법, 치계 2 :8.
706) (보철,부) 68-75 : 구자욱, Partial Denture Design and Planning, 치계 2 : 7.
707) (보철,부) 60-학-26. Partial denture에 있어서 functional impression과 Wax chewing method : 심태석
708) (보철,부) 62-39 : 김영해, 국부의치를 위한 인상채득법, 치과회보 4 : 1.
709) (보철,부) 63-특-115. Functional Impression for Free-end partial Dentures : 이영옥
710) (보철,부) 59-66 : 김주태 역, 부러진 의치 치아의 회복(1)-(2), 치학 6 : 3, 4.
711) (보철,부) 59-49 : 김인철, Partial denture에 의한 동통과 그의 처치, 치대학술지 1:10~12.
712) (보철,부) 63-62 : 정소영, 국부의치의 수리에 대하여, 치의계 7 : 1.
713) (보철,부) 65-33 : 정소영, 국부의치 Clasp지태치 caries(우식)가 생겼을 때의 보철방법, 치과계 8 : 1.
714) (보철,부) 59-테-76. Bite Block : Myron Martin
715) (보철,부) 67-69 : 이병태, Mouth Protectors, 치계 1 : 4.

8. 소아치과학

유치의 맹출, 흡수 등의 연구와 유치에 대한 조기 발치와 간격 유지, ClassⅡ Amalgam Filling, 생활치수절단

1954년 한인 유치 맹출 상태 관찰 : 기창덕[716)]
1956년 생활치수절단 : 차문호[717)]
스페스 메인테인너 : 차문호, 방 성[718)]
1957년 차문호, 생활치수절단 수술에 관하여[719)]
한태희, 유치에 대한 Pulpectomy의 임상적 Technic,[720)]
1958년 ClassⅡ Amalgam Filling on Primary Molars : 차문호[721)]
유치 흡수에 관한 조직학적 연구 : 박복남[722)]
1959년 박복남, 유치흡수에 관한 임상 및 병리조직학적 연구,[723)]
목영준, 유치조기발치[724)], 김동익, 유치의 치수처치[725)],
김준환, 소아의 Removable Denture,[726)]
한국인 영구치 맹출 시기에 관한 연구(1차보고) : 차문호, 박한중, 박복남[727)]
한국인 유치 맹출 시기에 관한 연구(1차보고) : 차문호, 장세만, 김준환[728)]
국민학교 아동 구강진사 결과 Caries 및 기타 질환에 대하여(1차보고)

---

716) (소아치과) 54-학-6. 한인 유치 맹출 상태 관찰 : 기창덕
717) (소아치과) 56-학-14. 생활치수절단 : 차문호
718) (소아치과) 56-테-24. 스페스 메인테인너 : 차문호, 방 성
719) (소아치과) 57-45 : 차문호, 생활치수절단 수술에 관하여, 종합의학 2 : 2.
(소아치과) 57-8 : 차문호, 생활치수절단 수술에 관하여, 치학 4 : 4.
720) (소아치과) 57-36 : 한태희, 유치에 대한 Pulpectomy의 임상적 Technic, 치의계 1 : 2.
721) (소아치과) 58-학-5. ClassⅡ Amalgam Filling on Primary Molars : 차문호
722) (소아치과) 58-학-19. 유치 흡수에 관한 조직학적 연구 : 박복남
723) (소아치과) 59-14 : 박복남, 유치흡수에 관한 임상 및 병리조직학적 연구, 치대학술지 1 : 2.
(소아치과) 59-121 : 박복남, 유치흡수에 관한 임상 및 병리조직학적 연구, 치과회보 1 : 2.
(소아치과) 59-학-69. 유치흡수에 관한 임상 및 병리조직학적 연구 : 박복남
724) (소아치과) 59-40 : 목영준, 유치조기발치에 대하여, 치대학술지 1 : 5.
725) (소아치과) 59-62 : 김동익, 유치의 치수처치, 치학 6 : 3.
726) (소아치과) 59-10 : 김준환, 소아의 Removable Denture, 치대학술지 1 : 1.
727) (소아치과) 59-학-37. 한국인 영구치 맹출 시기에 관한 연구(1차보고) : 차문호, 박한중, 박복남
728) (소아치과) 59-학-38. 한국인 유치 맹출 시기에 관한 연구(1차보고) : 차문호, 장세만, 김준환

: 차문호, 박한중, 박복남[729)]
Pulp currettage of Deciduous Tooth : 김귀선, 이영애[730)]
Removable type spacemaintainer : 목영준[731)]
Fixed type spacemaintainer : 김준환[732)]

소아치과에 대한 총론, 영구치발육, 치아건강지수, 아동의 교합형, 아동의 부정교합, 상악중절치 치간이개증, 유치 치관에 관한 형태, 기형치, 교합력, 소아 저작근의 근전도 분석, 우식 이환의 진행경로, 우식증과 치은염에 관한 고찰, 유전치의 심미적 회복, 소아의 심리적 성장, 전신질환과의 관계

1960년 차문호, 소아치과에 대하여,[733)]
차문호, 생활치수절단법[734)]
차문호, 소아를 위한 보철,[735)]
김희경, 소아치과의 재고,[736)]
정옥균, 소아치과의 이모저모,[737)]
오문갑, 치아발육,[738)]
유치 Cavity preparation에 대하여 : 차문호[739)]
인공 유치 조제법 : 김진태[740)]
1961년 이의숙 역, 괴혈병(유아형),[741)]
1962년 차문호, 소아환자의 처치에 대하여[742)],
차문호, 유전치의 심미적 회복과 Jacket crown에 대하여,[743)]

---

729) (소아치과) 59-학-46. 국민학교 아동 구강진사결과 Caries 및 기타 질환에 대하여(1차보고) : 차문호, 박한중, 박복남
730) (소아치과) 59-테-90. Pulp currettage of Deciduous Tooth : 김귀선, 이영애
731) (소아치과) 59-테-91. Removable type spacemaintainer : 목영준
732) (소아치과) 59-테-92. Fixed type spacemaintainer : 김준환
733) (소아치과) 60-58 : 차문호, 소아치과에 대하여, 치학 7 : 11.
734) (소아치과) 60-113 : 차문호, 생활치수절단법, 임상의학 2 : 11.
735) (소아치과) 60-108 : 차문호, 소아를 위한 보철, 최신의학, 3 : 11.
736) (소아치과) 60-82 : 김희경, 소아치과의 재고, 치의계 4 : 3.
(소아치과) 61-61 : 김희경, 소아치과의 재고, 치의계 5 : 1.
737) (소아치과) 60-72 : 정옥균, 소아치과의 이모저모, 치의계 4 : 2.
738) (소아치과) 60-77 : 오문갑, The development of the tooth, 치의계 4 : 3.
739) (소아치과) 60-학-32. 유치 Cavity preparation에 대하여 : 차문호
740) (소아치과) 60-테-66. 인공 유치 조제법 : 김진태
741) (소아치과) 61-19 : 이의숙 역, 괴혈병(유아형), 치학 8 : 2.
742) (소아치과) 62-36 : 차문호, 소아환자의 처치에 대하여, 치과회보 4 : 1.

이 억, 소아의 심리적 성장,[744)]

1963년 기창덕, 한국유아유치 맹출 상황,[745)]

이상일, 차문호 교수 소아치과 특강 방청기[746)]

1964년 김희경, 김진태, 이현재, 한국 농어촌아동의 제1대구치 치아건강지수,[747)]

김희경, 김진태, 정광현, 한국 아동의 지역별 제1대구치 Dental Health Index에 관한 통계학적 고찰,[748)]

1964년 한국농어촌 아동의 상악중절치 치간이개증에 대한 통계학적 고찰 : 이종갑, 소진문, 손동수, 김희경[749)]

한국인 하악 제2소구치 발육과 하악 제2유구치 흡수와의 관계에 관한 X선학적 연구 : 김병욱[750)]

한국 농어촌 아동의 기형치에 대한 통계학적 고찰 : 소진문[751)]

제주도 국민학교 아동의 우식증과 치은염에 관한 통계학적 고찰 : 손동수[752)]

1965년 백홍진, 임상에서 느낀 소아치과,[753)]

김희경, 소아치과 임상에서 느끼고 생각하여야 할 여러 문제[754)]

차문호, Form Cresol을 사용한 유치의 Pulpotomy[755)]

이광국, Space Maintainers에 대하여,[756)]

차문호, 김희경, 이종갑, 정광현, 소진문, 손동수, 한국인 아동의 치아우식에 관한 조사[757)]

---

743) (소아치과) 62-170 : 차문호, 유전치의 심미적 회복과 Jacket crown에 대하여, 임상의학 4 : 12.

744) (소아치과) 62-67 : 이 억, 소아의 심리적 성장, 치과회보 4 : 6.

745) (소아치과) 63-2 : 기창덕, 한국유아유치 맹출 상황, 대한치과의사협회지 4 : 1.

746) (소아치과) 63-34 : 이상일, 차문호 교수 소아치과 특강 방청기(1)-(2), 치학, 1963. 5. 6.

747) (소아치과) 64-120 : 김희경 · 김진태 · 이현재, 한국 농어촌아동의 제1대구치 치아건강지수, 종합의학 9 : 12.

748) (소아치과) 64-122 : 김희경 · 김진태 · 정광현, 한국아동의 지역별 제1대구치 Dental Health Index에 관한 통계학적 고찰, 종합의학 9 : 12.

749) (소아치과) 64-학-96. 한국농어촌 아동의 상악중절치 치간이개증에 대한 통계학적 고찰 : 이종갑, 소진문, 손동수, 김희경

750) (소아치과) 64-학-97. 한국인 하악 제2소구치 발육과 하악 제2유구치 흡수와의 관계에 관한 X선학적 연구 : 김병욱

751) (소아치과) 64-학-98. 한국 농어촌 아동의 기형치에 대한 통계학적 고찰 : 소진문

752) (소아치과) 64-학-99. 제주도 국민학교 아동의 우식증과 치은염에 관한 통계학적 고찰 : 손동수

753) (소아치과) 65-29 : 백홍진, 임상에서 느낀 소아치과, 치과계 8 : 1.

754) (소아치과) 65-34 : 김희경, 소아치과의 임상 상 생각하여야 할 여러 문제, 치과계 8 : 1.

755) (소아치과) 65-7 : 차문호, Form Cresol을 사용한 유치의 Pulpotomy, 치학 12 : 6.
(소아치과) 65-40 : 차문호, Form Cresol을 사용한 유치의 Pulpotomy, 한국치과공론 1 : 1.

756) (소아치과) 65-37 : 이광국, Space Maintainers에 대하여, 치과계 8 : 1.

757) (소아치과) 65-155 : 차문호 · 김희경 · 이종갑 · 정광현 · 소진문 · 손동수, 한국인아동의 치아우식에 관한 Survey, 종합의학 10 : 3.

소진문 · 손동수 · 정평구, 한국인 아동의 상악중절치 치간이개증에 대한 통계학적 연구,[758]
유치 치관에 관한 형태학적 고찰 : 김진태[759]
한국인 하악 영구치발육에 관한 X-선학적 연구 : 김진태[760]
한국인 상악 영구치 발육에 관한 X-선학적 연구 : 김희경[761]
한국인 초등학교 아동의 교합형에 관한 연구 : 손동수[762]
Formcresol Technique on Primary Dentition : 차문호[763]

1966년 오응서 · 장세만 · 손동수, 한국인아동의 부정교합에 관한 연구,[764]
이긍호 · 소아에 있어서 우식이환의 진행경로에 관한 연구,[765]
우원섭, 소아에 있어서 우식이환의 진행경로에 관한 연구,[766]
이호용, 한국 소년 소녀 최대 교합력의 가령적 변화에 대한 연구[767]
남기택, 한, 미혼혈유아의 Tuberculum Carabelli에 관한 인종해부학적 연구,[768]
유치 치수치료에 관하여 : 차문호[769]
한국인 하악 유치치근 흡수에 관한 X-선 해부학적 연구 : 정광현[770]
유치탈락시기에 관한 연구 : 오응서[771]

1967년 김희경, 유치의 문제점,[772]
오응서, 유치 치관에 관한 형태학적 고찰,[773]

---

758) (소아치과) 65-156 : 소진문 · 손동수 · 정평구, 한국인 아동의 상악중절치 치간이개증에 대한 통계학적 연구, 종합의학 10 : 3.
759) (소아치과) 65-학-57. 유치 치관에 관한 형태학적 고찰 : 김진태
760) (소아치과) 65-학-98. 한국인 하악 영구치발육에 관한 X-선학적 연구 : 김진태
761) (소아치과) 65-학-101. 한국인 상악 영구치 발육에 관한 X-선학적 연구 : 김희경
762) (소아치과) 65-학-100. 한국인 초등학교 아동의 교합형에 관한 연구 : 손동수
763) (소아치과) 65-데-145. Formcresol Technique on Primary Dentition : 차문호
764) (소아치과) 66-123 : 오응서 · 장세만 · 손동수, 한국인아동의 부정교합에 관한 연구, 종합의학 11 : 3.
765) (소아치과) 66-201 : 이긍호, 소아에 있어서 우식이환의 진행경로에 관한 연구, 현대의학 5 : 6.
(소아치과) 66-학-58. 상악 치아우식의 진행경로에 관한 연구 : 이긍호
766) (소아치과) 66-202 : 우원섭, 소아에 있어서 우식이환의 진행경로에 관한 연구, 현대의학 5 : 6.
(소아치과) 66-학-57. 하악 치아우식의 진행경로에 관한 연구 : 우원섭
767) (소아치과) 66-146 : 이호용, 한국 소년 소녀 최대 교합력의 가령적 변화에 관한 연구, 종합의학 11 : 11.
768) (소아치과) 66-139 : 남기택, 한미혼혈유아의 Tuberculum Carabelli에 관한 인종해부학적 연구, 종합의학 11 : 10.
769) (소아치과) 66-학-11. 유치 치수치료에 관하여 : 차문호
770) (소아치과) 66-학-56. 한국인 하악 유치치근 흡수에 관한 X-선 해부학적 연구 : 정광현
771) (소아치과) 66-학-59. 유치탈락시기에 관한 연구 : 오응서
772) (소아치과) 67-45 : 김희경, 유치의 문제점, 치의계 9 : 1.
773) (소아치과) 66-138 : 오응서, 유치 치관에 관한 형태학적 고찰, 종합의학 11 : 10.

박병덕, 한국인 유치치관 치경부 계측에 의한 통계학적 고찰,[774)]
최동률, 김일경, 한태희, 한, 미 혼혈아동의 치관에 관한 인종해부학적 연구,[775)]
최동률, 한, 미 혼혈아의 영구치맹출 시기에 관한 인종해부학적연구,[776)]
정광현, 한국인 하악유치 흡수에 관한 X-선 해부학적 연구,[777)]
Prevalence of Dental Caries in Korean Primary School Children, Age 6 to 12 year old : 차문호[778)]

1968년 손동수, 한국인 하악영구치 치조와 발육에 관한 X-선학적 연구,[779)]
이혜련, 정상교합소아와 하악전돌소아 저작근의 근전도 분석,[780)]

1969년 유치의 치수치료 : 차문호[781)]
김희경, 소아우식증의 치료,[782)]

---

774) (소아치과) 67-193 : 박병덕, 한국인 유치치관 치경부 계측에 의한 통계학적 고찰, 종합의학 12 : 12.
775) (소아치과) 67-201 : 최동률 · 김일경 · 한태희, 한 · 미 혼혈아동의 치관에 관한 인종해부학적 연구, 현대의학 6 : 2.
776) (소아치과) 67-171 : 최동률, 한 · 미 혼혈아의 영구치맹출 시기에 관한 인종해부학적연구, 종합의학 12 : 5.
777) (소아치과) 67-168 : 정광현, 한국인 하악유치 흡수에 관한 X-선 해부학적 연구, 종합의학 12 : 2.
778) (소아치과) 67-특-11, Prevalence of Dental Caries in Korean Primary School Children, Age 6 to 12 year old : 차문호
779) (소아치과) 68-107 : 손동수, 한국인 하악영구치 치조와 발육에 관한 X-선학적 연구, 종합의학 13 : 8.
780) (소아치과) 68-43 : 이혜련, 정상교합소아와 하악전돌소아 저작근의 근전도 분석, 대한치과기재학회지 3 : 1 · 2.
781) (소아치과) 69-심포-2, 유치의 치수치료 : 차문호
782) (소아치과) 69-22 : 김희경, 소아우식증의 치료, 치의계 10 : 1.

9. 치주병학

치아주위조직에 대한 연구로 실험동물에서 치아주위조직에 관한 연구와 치주조직 염증과 치은조직 세포분열에 대한 견해, 치주질환 시에 치은과, 치근막, Mariginal stippling과 각화도, 혈액 생화학적 연구, 당뇨병과 내분비장애와 생식선 기능이상에서의 치아주위조직 연구

1947년 경부 교감신경 절단 집토끼의 치아 및 그 주위 조직에 미치는 영향 : 문동선[783)]

1948년 치주조직염증에 대한 생물학적 내지 병리학적 사견 : 배진극[784)]

1958년 연령적 차이에 의한 치은조직세포의 간접분열에 관하여 : 양동규[785)]

1961년 치아주위조직 질환과 전신질환 당뇨병과의 관계 : 문동선[786)]

1962년 문동선, 당뇨병에 있어서의 치주조직 변화에 대한 임상 및 실험적 연구,[787)]

1963년 생식선 기능이 치주조직에 미치는 영향에 관한 실험적 연구(제1보) : 이재현[788)]

치주질환 치아에 있어서 치수 상아질 및 백아질에 대한 병리조직학적 관찰 : 이재현[789)]

1964년 백서에 가한 기계적 손상이 치수 및 치주조직에 미치는 영향에 관한 실험적 연구 : 조한국, 박시우[790)]

치아주위염의 병리학적 및 생화학적 연구(제1보) : 김광현, 기창덕, 김만수[791)]

선에 의한 근막 폭경에 대한 연구 : 이재현[792)]

치주질환시에 Mariginal stippling과 각화도에 관한 병리조직학적 관찰 : 이재현[793)]

1965년 이재현, 김원식, Gingival Stippling과 각화도의 상호관계에 관한 병리조직학적 관찰,[794)]

---

783) (치주) 47-학-2. 경부 교감신경 절단 집토끼의 치아 및 그 주위 조직에 미치는 영향 : 문동선

784) (치주) 48-학-14. 치주조직염증에 대한 생물학적 내지 병리학적 사견 : 배진극

785) (치주) 58-학-1 연령적 차이에 의한 치은조직세포의 간접분열에 관하여 : 양동규

786) (치주) 61-학-67. 치아주위조직 질환과 전신질환 당뇨병과의 관계 : 문동선

787) (치주) 62-132 : 문동선, 당뇨병에 있어서의 치주조직변화에 대한 임상 및 실험적 연구, 〈제1편〉 한국인 당뇨병의 치주조직 및 설 조직 변화에 대한 임상적 연구, 종합의학 7 : 12.

(치주) 62-133 : 문동선, 당뇨병에 있어서의 치주조직변화에 대한 임상 및 실험적 연구, 〈제2편〉 당뇨병 가토의 치주조직변화에 대한 연구, 종합의학 7 : 11.

(치주) 62-학-39. 당뇨병에 있어서 치주조직 변화에 대한 임상적 및 실험적 연구 : 문동선

788) (치주) 63-학-116. 생식선 기능이 치주조직에 미치는 영향에 관한 실험적 연구(제1보) : 이재현

789) (치주) 63-학-88. 치주질환 치아에서 치수 상아질 및 백아질에 대한 병리조직학적 관찰 : 이재현

790) (치주) 64-학-69. 백서에 가한 기계적 손상이 치수 및 치주조직에 미치는 영향에 관한 실험적 연구 : 조한국, 박시우

791) (치주) 64-학-86. 치아주위염의 병리학적 및 생화학적 연구(제1보) : 김광현, 기창덕, 김만수

792) (치주) 64-학-110. 선에 의한 근막 폭경에 대한 연구 : 이재현

793) (치주) 64-학-111. 치주질환시에 Mariginal stippling과 각화도에 관한 병리조직학적 관찰 : 이재현

Lysine, Histidine 투여로 인한 가토 치주조직의 조직화학적 연구 : 김조환[795)]
내분비장애와 치주병과의 관계 : 임학술[796)]
치근막 후경에 관한 X-선학적 연구 : 이재현[797)]

1966년 기창덕, 한국인의 치주질환에 관한 한국문헌상 고찰,[798)]
이재현, 손성희, 김원식, 황오현, 치주질환 시에 있어서 치수의 병리조직학적 관찰,[799)]
임창윤, 김원식, 박시우, 황오현, 치주질환 시 치은 상피의 각화도와 다당류대사에 대한 병리조직학적 및 조직화학적 연구,[800)]
가토의 타액선 및 치은에 미치는 영향에 관한 병리조직학적 및 조직화학적 연구 : 손성희[801)]
치주병 환자와 정상인의 타액 내 백혈구에 대한 관찰 : 이승우, 고진수[802)]

1967년 손성희, 국소적 상해 Steriod Hormones 및 난소 적출이 집토끼 치은에 미치는 영향에 관한 조직화학적 연구,[803)]

1968년 박경서, 한국인 치은퇴축의 원인 및 발생빈도에 관한 연구,[804)]

1969년 한광헌, 치주질환 시의 혈 생화학적 연구,[805)]
치주질환의 생화학적 연구 : 이재현[806)]

---

794) (치주) 65-179 : 이재현 · 김원식, Gingival Stippling과 각화도의 상호관계에 관한 병리조직학적 관찰, 현대의학 2 : 6.
(치주) 65-학-111. Gingival Stippling과 각화도의 상호관계에 관한 병리조직학적 관찰 : 이재현, 김원식, 윤흥열
795) (치주) 65-학-30. Lysine, Histidine 투여로 인한 가토 치주조직의 조직화학적 연구 : 김조환
796) (치주) 65-학-107. 내분비장애와 치주병과의 관계 : 임학술
797) (치주) 65-학-118. 치근막 후경에 관한 X-선학적 연구 : 이재현
798) (치주) 66-121 : 기창덕, 한국인의 치주질환에 관한 한국문헌상 고찰, 종합의학 11 : 2.
799) (치주) 66-116 : 이재현 · 손성희 · 김원식 · 황오현, 치주질환 시에 있어서 치수의 병리조직학적 관찰, 종합의학 11 : 1.
800) (치주) 66-118 : 임창윤 · 김원식 · 박시우 · 황오현, 치주질환 시 치은 상피의 각화도와 다당류대사에 대한 병리조직학적 및 조직화학적 연구, 종합의학 11 : 1.
801) (치주) 66-학-107. 가토의 타액선 및 치은에 미치는 영향에 관한 병리조직학적 및 조직화학적 연구 : 손성희
802) (치주) 66-학-96. 치주병 환자와 정상인의 타액 내 백혈구에 대한 관찰 : 이승우, 고진수
803) (치주) 67-210 : 손성희, 국소적 상해 Steriod Hormones 및 난소 적출이 집토끼 치은에 미치는 영향에 관한 조직화학적 연구, 현대의학 6 : 6.
804) (치주) 68-86 : 박경서, 한국인 치은퇴축의 원인 및 발생빈도에 관한 연구, 치계 2 : 10.
805) (치주) 69-42 : 한광헌, 치주질환 시의 혈 생화학적 연구, 대한치과보철학회지 9 : 1.
806) (치주) 69-학-2. 치주질환의 생화학적 연구 : 이재현

X-선상 연구로 치조농루증에서 치조골 흡수, 보철시에 치주문제, Infrabony Pocket의 처치 후에 치조골과 치근막의 변화에 관한 연구

1960년 김철호, 소위 치조농루증에 있어서 치조골 흡수에 관한 X-선상의 통계적 관찰,[807)]

1962년 정인석, 한국인 여성의 치아주위조직 질환에 관한 X선학적 연구,[808)]
치주질환 시의 X-선상의 관찰 : 정인석[809)]
Detection of Perio-Prosthodontic Problems Through Study model & X-ray : 강준설[810)]

1963년 손성희, 치아주위조직질환에 있어서 치조골흡수에 관한 X선학적 고찰,[811)]
김낙희, X-선상으로 본 한국인 치조골의 파괴상태에 관한 통계학적 고찰,[812)]

1965년 Infrabony Pocket의 처치 후에 치조골재생에 대한 X-선적 고찰 : 이재현, 정효수, 이주봉[813)]

1966년 이재현, 치근막 후경에 관한 X선학적 연구,[814)]
정상인에 있어서 최대교합 시 치근막의 X-선학적 연구(제1보) : 이완수[815)]

1968년 이학수, 교합시 치근막 후경의 X-선학적 연구,[816)]

1969년 이재희, 보철물 장착 시 치근막과 치조골의 변화에 관한 X선학적 연구,[817)]

치조농루증(Alveolar Pyorrhea)의 성인과 그 대책, 치료법으로 수술과 치은연하 소파술 Vitamin-K의 사용, 치조농루증에서 분리한 포도상구균의 성상의 보고, 치조농루와 부담과중 교합과의 관계

1947년 치조 농루증의 성인과 그 대책 : 배진극[818)]

---

807) (치주) 60-15 : 김철호, 소위 치조농루증에 있어서 치조골 흡수에 관한 X-선상의 통계적 관찰, 서울대학교 대학원 석사논문집.
808) (치주) 62-131 : 정인석, 한국인 여성의 치아주위조직 질환에 관한 X선학적 연구, 종합의학 7 : 11.
809) (치주) 62-학-57. 치주질환 시의 X-선상의 관찰 : 정인석
810) (치주) 62-테-124. Detection of Perio-Prosthodontic Problems Through Study model & X-ray : 강준설
811) (치주) 63-107 : 손성희, 상아주위조직질환에 있어서 치조골흡수에 관한 X선학적 고찰, 치과회보 5 : 4.
(치주) 63-학-113. 치아주위조직 질환에 있어서 치조골 흡수에 관한 X-선학적 고찰 : 손성희
812) (치주) 63-173 : 김낙희, X-선상으로 본 한국인 치조골의 파괴상태에 관한 통계학적 고찰, 최신의학 6 : 7.
813) (치주) 65-학-133. Infrabony Pocket의 처치 후에 치조골재생에 대한 X-선적 고찰 : 이재현, 정효수, 이주봉
814) (치주) 66-112 : 이재현, 치근막 후경에 관한 X선학적 연구, 종합의학 11 : 1.
815) (치주) 66-학-48. 정상인에 있어서 최대교합 시 치근막의 X-선학적 연구(제1보) : 이완수
816) (치주) 68-129 : 이학수, 교합시 치근막 후경의 X-선학적 연구, 최신의학 11 : 11.
817) (치주) 69-35 : 이재희, 보철물 장착 시 치근막과 치조골의 변화에 관한 X선학적 연구, 대한치과보철학회지 9 : 1.
818) (치주) 47-학-30. 치조 농루증의 성인과 그 대책 : 배진극

치조농루의 순설적 고찰 : 최준경[819)]

1948년 소위 치조 농루병에 대한 노이만 수술법에 대한 고찰 : 배진극[820)]

1957년 김동순, 진행된 치아주위 조직병(치조농루증과 치은연하 소파술),[821)]

박재중, 치조농루(Alveolar Pyorrhea)의 일반적 치료방법과 결정,[822)]

1958년 김원배, 치조농루 치료에 대한 고찰,[823)]

이재현, 한국청년의 치조농루증에 관한 통계적 관찰,[824)]

1959년 김동명, 하계자, 이열희, 치조농루증에서 분리한 포도상구균의 성상에 관한 연구,[825)]

1961년 이한수, 1961년 현재의 치조농루증의 개념과 분류개관,[826)]

박진환, 치조농루와 부담과중교합과의 관계,[827)]

1962년 박흥수, 치조 농루증에 Vitamin-K 사용에 대하여,[828)]

치은염(Gingivitis)에 대한 아이오다인(Iodine) 요법, 치은염에 대한 진단과 치료, 약물요법, 증례보고와 통계, 역학적 연구

1956년 치은염에 대한 아이오다인(Iodine) 요법 : 김영창[829)]

1957년 박재중, 치은염(Gingivitis) 진단에 대한 소고,[830)]

최재함, 괴저성 치은염의 약물요법의 효과,[831)]

1961년 Desquamative gingivosis의 1례보고 : 이동섭, 지헌택, 김낙희, 이상철[832)]

(치주) 48-1 : 배진극, 치조농루증의 성인과 그 대책(그1), 조선의보 2 : 1, 3.

819) (치주) 47-학-12. 치조농루의 순설적 고찰 : 최준경

820) (치주) 48-학-15. 소위 치조 농루병에 대한 노이만 수술법에 대한 고찰 : 배진극

821) (치주) 57-44 : 김동순, 진행된 치아주위 조직병(치조농루증과 치은연하 소파술), 종합의학 2 : 1.

822) (치주) 57-29 : 박재중, 치조농루(Alveolar Pyorrhea)의 일반적 치료방법과 결정, 치의계 1 : 1.

823) (치주) 58-27 : 김원배, 치조농루치료에 대한 고찰, 치의계 2 : 2.

824) (치주) 58-32 : 이재현, 한국청년의 치조농루증에 관한 통계적 관찰, 치의계 2 : 2.

(치주) 58-학-26. 한국청년의 치조 농루증에 관한 임상통계적 관찰 : 이재현

825) (치주) 59-55 : 김동명 · 하계자 · 이열희, 치조농루증에서 분리한 포도상구균의 성상에 관한 연구, 대구의학잡지 2 : 1.

826) (치주) 61-82 : 이한수, 1961년 현재의 치조농루증의 개념과 분류개관, 최신의학, 4 : 12.

827) (치주) 61-60 : 박진환, 치조농루와 부담과중교합과의 관계, 치의계 5 : 1.

828) (치주) 62-87 : 박흥수, 치조 농루증에 있어 Vitamin-K 사용에 대하여, 치의계 6 : 2.

829) (치주) 56-학-10. 치은염에 대한 아이오다인 요법 : 김영창

830) (치주) 57-35 : 박재중, 치은염(Gingivitis) 진단에 대한 소고, 치의계 1 : 2.

831) (치주) 57-33 : 최재함, 괴저성 치은염의 약물요법의 효과, 치의계 1 : 1.

832) (치주) 61-학-30. Desquamative(박리하는) gingivosis(치은증)의 1례보고 : 이동섭, 지헌택, 김낙희, 이상철

1964년 박기철, P-M-A(치은유두, 치은연, 부착치은)지수를 이용한 치은염의 역학적 연구,[833)]
1965년 급성괴저성치은염의 증례보고 : 황오현, 이창부[834)]
1966년 이한수, 치은연 출혈의 치료,[835)]
이재현 · 조근옥 · 김원식 · 황오현, 급성 괴저성 치은염의 증례보고,[836)]
치주병 환자에 있어서 Entameba-Gingivitis : 이승우, 김종배[837)]
1967년 김종배, 김병철, 치은염의 부위별 발생률에 관한 통계학적 연구,[838)]
윤풍길, 치은근내염,[839)]
윤풍길, 괴양 괴저성 치은구내염[840)]
1968년 김수남, 한국아동의 치은염에 관한 통계학적 고찰,[841)]
이수인, 임신성 치은염에 관한 조직화학적 관찰,[842)]

치아주위조직질환의 통계

1962년 치주병 질환통계에서 사용되는 Russell's Index에 대한 비판 및 고찰 : 김낙희[843)]
1963년 최상묵, 치아주위조직질환의 통계적 관찰,[844)]
강준설, A, L, Russell씨의 Index를 사용한 한국육군의 치주병 이환율에 대한 통계적 고찰,[845)]
강준설, 지역별로 본 한국인 성인남자의 치주병 이환률에 대한 통계적 고찰,[846)]
치아주위 조직질환의 통계적 고찰 : 최상묵[847)]

---

833) (치주) 64-5 : 박기철, P-M-A(치은유두, 치은연, 부착치은) 지수를 이용한 치은염의 역학적 연구, 대한치과의사협회지 5 : 1.
834) (치주) 65-학-109. 급성괴저성치은염의 증례보고 : 황오현, 이창부
835) (치주) 66-214 : 이한수, 치은연 출혈의 치료, 중앙의학 10 : 6.
836) (치주) 66-161 : 이재현 · 조근옥 · 김원식 · 황오현, 급성 괴저성 치은염의 증례보고, 종합의학 11 : 12.
837) (치주) 66-학-94. 치주병 환자에 있어서 Entameba-Gingivitis : 이승우, 김종배
838) (치주) 67-104 : 김종배 · 김병철, 치은염의 부위별 발생률에 관한 통계학적 연구, 대한구강보건학회지 1 : 2.
839) (치주) 67-20 : 윤풍길, 치은근내염, 치학 14 : 5.
840) (치주) 67-22 : 윤풍길, 괴양 괴저성 치은구내염, 치학 14 : 6.
841) (치주) 68-131 : 김수남, 한국아동의 치은염에 관한 통계학적 고찰, 최신의학 11 : 11.
842) (치주) 68-165 : 이수인, 임신성 치은염에 관한 조직화학적 관찰, 현대의학 9 : 5.
843) (치주) 62-학-108. 치주병 질환통계에서 사용되는 Russell' s Index에 대한 비판 및 고찰 : 김낙희
844) (치주) 63-105 : 최상묵, 치아주위조직질환의 통계적 관찰, 치과회보 5 : 4.
845) (치주) 62-학-117. Russell의 Index를 사용한 한국육군의 치주병 이환율의 통계적 고찰 : 강준설
(치주) 64-50 : 강준설, A, L, Russell씨의 Index를 사용한 한국육군의 치주병 이환율에 대한 통계적 고찰, 군진치과 1 : 1.
846) (치주) 64-65 : 강준설, 지역별로 본 한국인 성인남자의 치주병 이환률에 대한 통계적 고찰, 군진치과 1 : 2.
847) (치주) 63-학-104. 치아주위 조직질환의 통계적 고찰 : 최상묵

지역별로 본 한국인 성인 남녀의 치주병 이환율에 대한 통계적 고찰 : 강준설[848)]
계룡산 원주민에 대한 치주병 이환율의 통계적 고찰 : 박복남, 김명철, 강준설[849)]
청소년에 있어서의 치아주위조직질환에 대한 통계적 고찰,
　1. 치은염과 국소원인과의 관련성 : 이명구[850)]
청소년에 있어서의 치아주위조직질환에 대한 통계적 고찰
　2. 치은염의 시발부위와 원인과의 관련성에 대하여 : 정인석[851)]
X-선으로 본 한국인 치조골의 파괴상태에 관한 통계적 고찰 : 김낙희, 이상철[852)]
국립농아학교 학생의 치주질환의 연령에 따른 발생빈도에 대한 역학적 고찰
　: 박기철[853)]
한국청소년에 대한 치아주위조직 질환에 대한 통계학적 연구(1차보고) : 김낙희[854)]
1964년도 Olympic 후보 선수에 대한 치주질환의 통계학적 고찰(Rusell Index)
　: 이만섭, 김낙희[855)]
1965년 치주염의 부위별 발생율에 관한 통계학적 연구 : 김주환, 김종배, 김남규, 김창현[856)]
1967년 이현만, X-선상에 의한 제2대구치의 맹출과 치주질환의 통계적 관찰,[857)]

개업의를 위한 치주병학

1960년 백승호, 일반 개업의를 위한 Periodontology,[858)]
1962년 문동선, 치아주위조직질환의 임상적 고찰,[859)]
정옥균, Perio.와 개업의,[860)]

---

848) (치주) 63-학-110. 지역별로 본 한국인 성인 남녀의 치주병 이환율에 대한 통계적 고찰 : 강준설
849) (치주) 63-학-107. 계룡산 원주민에 대한 치주병 이환율의 통계적 고찰 : 박복남, 김명철, 강준설
850) (치주) 63-학-119. 청소년에 있어서의 치아주위조직질환에 대한 통계적 고찰
1. 치은염과 국소원인과의 관련성 : 이명구
851) (치주) 63-학-122. 청소년에 있어서의 치아주위조직질환에 대한 통계적 고찰
2. 치은염의 시발부위와 원인과의 관련성에 대하여 : 정인석
852) (치주) 63-학-125. X-선으로 본 한국인 치조골의 파괴상태에 관한 통계적 고찰 : 김낙희, 이상철
853) (치주) 63-학-128. 국립농아학교 학생의 치주질환의 연령에 따른 발생빈도에 대한 역학적 고찰 : 박기철
854) (치주) 63-학-130. 한국청소년에 대한 치아주위조직 질환에 대한 통계학적 연구(1차보고) : 김낙희
855) (치주) 63-학-137. 1964년도 Olympic 후보 선수에 대한 치주질환의 통계학적 고찰(Rusell Index) :
이만섭, 김낙희
856) (치주) 65-학-36. 치주염의 부위별 발생율에 관한 통계학적 연구 : 김주환, 김종배, 김남규, 김창현
857) (치주) 67-213 : 이현만, X-선상에 의한 제2대구치의 맹출과 치주질환의 통계적 관찰, 현대의학 7 : 4.
858) (치주) 60-70 : 백승호, 일반 개업의를 위한 Poriodontology, 치의계 4 : 2.
859) (치주) 62-139 : 문동선, 치아주위조직질환의 임상적 고찰, 한국의약 5 : 1.
860) (치주) 62-90 : 정옥균, Perio.와 개업의, 치의계 6 ; 2.

1963년 정옥균, 임상가에 필요한 Perio.의 개념,[861)]
1965년 문동선, 임상가를 위한 치주병학강좌,[862)]
1966년 이재현, 임상의를 위한 치주질환의 분류,[863)]
1967년 강준설, G, P가 알아둘 치주병 치료의 일반개념,[864)]
1969년 정옥균, 개업의의 보존적 Perio. 치료,[865)]

치아주위조직병의 치료를 위한 치아주위조직병의 분류, 개요, 개념의 정리, 문헌적 고찰과 최신지견으로 진단과 치료계획의 수립, 치주병에서의 발치, 악골 성형, 보철물과 부정교합과의 관계, 계속 봉출이 치주에 미치는 영향, 치료에 대한 환자의 책임, 안전한 예후

1959년 서진관, 만성치조농양,[866)]
서진관, 치주증(Periodontosis)와 치주염(Periodontitis),[867)]
1960년 백승호, 치주질환 평가,[868)]
김낙희, 치아주위조직질환에 대한 새로운 치료,[869)]
박진환, Periodontal Disease의 개요와 비교,[870)]
김준식, 치아주위조직질환의 진단학적 증상,[871)]
치주조직 질환에 대한 새로운 개념 : 김낙희[872)]
1961년 Management of periodontal disease : 이동섭, 지헌택, 김낙희, 유병도[873)]
치주 및 근관치료법 : 김낙희, 임운경, 백승호[874)]
Diagnosis in periodontia. Har LDS. Elli Dtt[875)]

---

861) (치주) 63-75 : 정옥균, 임상가에 필요한 Perio.의 개념, 치의계 7 : 2.
862) (치주) 65-87 : 문동선, 임상가를 위한 치주병학강좌(1), 한국치과공론 1 : 6.
863) (치주) 66-175 : 이재현, 임상의를 위한 치주병학, I, 치주질환의 분류, 현대의학 4 : 3.
864) (치주) 67-59 : 강준설, G, P가 알아둘 치주병 치료의 일반개념, 치계 1 : 2.
865) (치주) 69-33 : 정옥균, 개업의의 보존적 Perio. 치료, 치의계 10 : 1.
866) (치주) 59-86 : 서진관, 만성치조농양, 치학 6 : 8.
867) (치주) 59-93 : 서진관, Periodontosis와 Periodontitis, 치학 6 : 10.
868) (치주) 60-41 : 백승호, The Evaluation of Periodontology (1)-(14), 치학 7 : 8, 9, 10, 11, 8 : 1 · 2 · 5 · 6 · 7 · 8 · 9 · 11, 9 : 1 . 4.
869) (치주) 60-112 : 김낙희, 치아주위조직질환에 대한 새로운 치료, 임상의학 2 : 11.
870) (치주) 60-84 : 박진환, Periodontal Disease의 개요와 비교, 치의계 4 : 3.
871) (치주) 60-85 : 김준식, 치아주위조직질환의 진단학적 증상, 치의계 4 : 3.
872) (치주) 60-특-23. 치주조직 질환에 대한 새로운 개념 : 김낙희
873) (치주) 61-학-15. Management of periodontal disease : 이동섭, 지헌택, 김낙희, 유병도
874) (치주) 61-학-17. 치주 및 근관치료법 : 김낙희, 임운경, 백승호
875) (치주) 61-특-38. Diagnosis in periodontia. Har LDS. Elli Dtt

백승호, 치주병 치료시 긴급한 점,[876]
김낙희, 치주병과학 영역에 있어서의 최신지견,[877]
Periodontitis에 관한 문헌적 고찰 : 백승호[878]
치주과에 있어서의 영양의 역할 : 김호준[879]
치주질환 치료에 있어서 악골 성형 및 그 증례 보고 : 문동선, 최상묵[880]
Some Examples of prosthodontic failure from periodontists point of view : 양진석, 강준설[881]

1964년 김명철, 치주염(Periodontitis)와 치주증(Periodontosis)[882]

1965년 이운영, 치주질환(Periodontal disease)의 소고,[883]
문동선, 치주병 치료의 최신경향,[884]
강준설, 치주병의 치료계획에 대한 소고,[885]
변석두, 주관철, 치주질환의 치료를 위한 환자의 책임,[886]
변석두, 이청정, 치주질환에 대한 예방,[887]
백승호, 곽원배, 역행하는 치주염(Retrograde Periodontitis)의 1례,[888]
Retrograde Periodontitis의 1례 : 백승호[889]
Conservative Therapy in Periodontal Disease : R. J. Maloney[890]
부정교합과 치주병과의 관계 : 강준설[891]

1966년 김종은, 계속붕출이 치주에 미치는 영향,[892]
김광하, 치주병에 있어서의 발치의 한계,[893]

---

876) (치주) 62-4 : 백승호, 치주병 치료시 긴급한 점, 치학 9 : 1.
877) (치주) 62-167 : 김낙희, 치주병과학 영역에 있어서의 최신지견, 임상의학 4 : 11.
878) (치주) 62-학-51. Periodontitis에 관한 문헌적 고찰 : 백승호
879) (치주) 62-학-110. 치주과에 있어서의 영양의 역할 : 김호준
880) (치주) 62-학-111. 치주질환 치료에 있어서 악골 성형 및 그 증례 보고 : 문동선, 최상묵
881) (치주) 62-테-125. Some Examples of prosthodontic failure from periodontists point of view : 양진석, 강준설
882) (치주) 64-36 : 김명철, 치주염(Periodontitis)와 치주증(Periodontosis), 치학 11 : 7.
883) (치주) 65-36 : 이운영, 치주질환(Periodontal disease)의 소고, 치과계 8 : 1.
884) (치주) 65-120 : 문동선, 치주병 치료의 최신경향, 군진치과 2 : 2.
885) (치주) 65-100 : 강준설, 치주병의 치료계획에 대한 소고, 군진치과 2 : 1.
886) (치주) 65-75 : 변석두 · 주관철, 치주질환의 치료를 위한 환자의 책임, 한국치과공론 1 : 5.
887) (치주) 65-114 : 변석두 · 이청정, 치주질환에 대한 예방, -임상적인 면에서- 군진치과 2 : 2.
888) (치주) 65-173 : 백승호 · 곽원배, 역행하는 치주염(Retrograde Periodontitis)의 1례, 종합의학 10 : 12.
889) (치주) 65-학-128. Retrograde Periodontitis의 1례 : 백승호
890) (치주) 65-특-108. Conservative Therapy in Periodontal Disease : R. J. Maloney
891) (치주) 65-학-119. 부정교합과 치주병과의 관계 : 강준설
892) (치주) 66-63 : 김종은, 계속붕출이 치주에 미치는 영향, 군진치과 3 : 1.
893) (치주) 66-91 : 김광하, 치주병에 있어서의 발치의 한계, 군진치과 3 : 2.

Relationship of Periodontitis to the practice of Generel Dentistry
: J. R. Shepherd[894)]

1967년 고영택, 치주조직질환,[895)]
이재현, 이창부, 치주질환의 진단,[896)]
손성희, 임광수, 치주질환의 원인,[897)]
문동선, 윤흥열, 김준건, 치료계획과 예후,[898)]
박기철, 치주질환의 예방법,[899)]

1968년 이용오, 치주질환과 상악동,[900)]

치주질환에서 치석의 역할, 치석 침착 및 Oral Hygiene Index와 타액 수소이온 농도에 관한 관찰, 초음속 치석제거의 임상적 고찰

1962년 치석침착의 위치적 변화에 대한 관찰 : 조영필[901)]

1963년 박기철, 치석기전에 대한 문헌상 고찰,[902)]

1966년 치주질환 환자에 있어서 치석침착 및 Oral Hygiene Index와 타액 수소이온 농도에 관한 관찰 : 윤흥열[903)]

1967년 백승호, 초음속 치석제거의 임상적 고찰,[904)]

1968년 김규식, 치석,[905)]

1969년 박진환, 타액성상과 치석에 대하여,[906)]

---

894) (치주) 66-학-8. Relationship of Periodontitis to the practice of Generel Dentistry : Jhon R. Shepherd

895) (치주) 67-38 : 고영택, 치주조직질환, 치학 14 : 11.

896) (치주) 67-57 : 이재현 · 이창부, 치주질환의 진단, 치계 1 : 2.

897) (치주) 67-58 : 손성희 · 임광수, 치주질환의 원인, 치계 1 : 2.

898) (치주) 67-60 : 문동선 · 윤흥열 · 김준건, 치료계획과 예후, 치계 1 : 2.

899) (치주) 67-3 : 박기철, 치주질환의 예방법, 대한치과의사협회지 6 : 1.

900) (치주) 68-14 : 이용오, 치주질환과 상악동, 치학 15 : 8.

901) (치주) 62-학-63. 치석침착의 위치적 변화에 대한 관찰 : 조영필

902) (치주) 63-96 : 박기철, 치석기전에 대한 문헌상 고찰〈2〉, 치과회보 5 : 3.

903) (치주) 66-학-74. 치주질환 환자에 있어서 치석침착 및 Oral Hygiene Index와 타액 수소이온 농도에 관한 관찰 : 윤흥열

(치주) 67-166 : 윤흥렬, 치주질환 환자에 있어서 치석침착 및 oral Hygiene Index와 타액의 수소이온 농도에 관한 관찰, 종합의학 12 : 1.

904) (치주) 67-2 : 백승호, 초음속 치석제거의 임상적 고찰, 대한치과의사협회지 6 : 1.

905) (치주) 68-106 : 김규식, 치석, 종합의학 13 : 7.

906) (치주) 69-27 : 박진환, 타액성상과 치석에 대하여, 치의계 10 : 1.

외상성 교합

1962년 문동선, 외상성 교합의 호발부위에 대한 고찰,[907]
강정규, 외상성 교합과 그 처치에 대하여,[908]
치주과에 있어서의 교합 : 박창한[909]
1964년 조용명, 외상교합과 치주질환,[910]
1965년 문동선, 외상교합(Traumatic Occlusion)의 고찰,[911]
외상성 교합 시에 치주조직 및 악 관절의 병리조직학적 변화에 관한 실험적 연구 : 문동선, 김원식, 유치린[912]
1966년 김원식, 외상성교합에 관한 실험적 연구,[913]
외상성 교합에 관한 실험적 연구 : 김원식, 이재현[914]
1967년 외상성교합 원인에 대하여 : 이재현[915]
1969년 김우성, 실험적 외상성교합 시 치근막섬유의 조직화학적 관찰,[916]
김기효, 실험적 외상성 교합이 치주조직의 혈관에 미치는 영향에 관한 연구,[917]

치은 비대

1967년 최영수, 치은 비대,[918]
1969년 최상묵, 한수부, 유지섭, 사춘기성 치은 비대증의 1례,[919]

---

907) (치주) 62-141 : 문동선, 외상성 교합의 호발부위에 대한 고찰, 한국의약 5 : 1.
908) (치주) 62-84 : 강정규, 외상성 교합과 그 처치에 대하여, 치의계 6 : 2.
909) (치주) 62-학-114. 치주과에 있어서의 교합 : 박창한
910) (치주) 64-75 : 조용명, 외상교합과 치주질환, 군진치과 1 : 2.
911) (치주) 65-47 : 문동선, 외상교합(Traumatic Occlusion)의 고찰, 한국치과공론 1 : 2.
912) (치주) 65-학-126. 외상성 교합 시에 치주조직 및 악 관절의 병리조직학적 변화에 관한 실험적 연구 : 문동선, 김원식, 유치린
913) (치주) 66-187 : 김원식, 외상성교합에 관한 실험적 연구, 현대의학 5 : 4.
914) (치주) 66-학-77. 외상성 교합에 관한 실험적 연구 : 김원식, 이재현
915) (치주) 67-특-9. 외상성교합 원인에 대하여 : 이재현
916) (치주) 69-37 : 김우성, 실험적 외상성교합 시 치근막섬유의 조직화학적 관찰, 대한치과보철학회지 9 : 1.
917) (치주) 69-41 : 김기효, 실험적 외상성 교합이 치주조직의 혈관에 미치는 영향에 관한 연구, 대한치과보철학회지 9 : 1.
918) (치주) 67-21 : 최영수, 치은 비대, 치학 14 : 5.
919) (치주) 69-101 : 최상묵 · 한수부 · 유지섭, 사춘기성 치은 비대증의 1례, 현대의학 10 : 3.

구취

1954년 호기압이 구강조직에 미치는 영향에 관한 연구(제1보) : 오재인[920]
1957년 이열희, 호기 악취에 대하여,[921]
1959년 오재인, 호기압이 구강조직에 미치는 영향,[922]
1960년 김용선, 구취에 관하여,[923]
1963년 이상일, 치은성 구내염과 구취,[924]
1965년 최기채, 치은염 및 호기악취,[925]
1969년 최상묵, 구취,[926]

치아주위조직질환 치료 방법으로 치주조직의 재부착, 치은절제술(Gingivectomy), 소파술(curettage), 치육박리소파술(Flap Operation), 교합조정, 골 이식

1959년 김낙희, 치주조직의 재 부착에 대한 재평가,[927]
1960년 김낙희, 치은절제술(Gingivectomy)에 대한 재고,[928]
백승호, 치은절제술에 대하여,[929]
치은절제술의 임상 및 병리조직학적 고찰 : 백승호[930]
1961년 치은절제술의 임상적 고찰 : 백승호[931]
1962년 최상묵, 치은절제술에 대하여,[932]
백승호, 치은낭 소파술(curettage)과 Gracey Curet,[933]

---

920) (치주) 54-학-15. 호기압이 구강조직에 미치는 영향에 관한 연구(제1보) : 오재인
921) (치주) 57-25 : 이열희, 호기 악취에 대하여, 치학 4 : 11.
922) (치주) 59-123 : 오재인, 호기압이 구강조직에 미치는 영향, 치과회보 1 : 5.
923) (치주) 60-40 : 김용선, 구취에 관하여, 치학 7 : 7.
924) (치주) 63-26 : 이상일, 치은성 구내염과 구취, 치학, 10 : 2.
925) (치주) 65-21 : 최기채, 치은염 및 호기악취(1)-(3), 치학 12 : 11, 13 : 1, 2.
926) (치주) 69-107 : 최상묵, 구취, 한국의 현대의학 1 : 4.
927) (치주) 59-35 : 김낙희, 치주조직의 재 부착에 대한 재평가, 치대학술지 1 : 4.
928) (치주) 60-11 : 김낙희, 치은절제술(Gingivectomy)에 대한 재고, 치대학술지 2 : 1.
(치주) 60-23 : 김낙희, 치은절제술(Gingivectomy)에 대한 재고, 치학 7 : 1.
929) (치주) 60-83 : 백승호, 치은절제술에 대하여, 치의계 4 : 3.
930) (치주) 60-학-24. 치은절제술의 임상 및 병리조직학적 고찰 : 백승호
931) (치주) 61-학-5. 치은절제술의 임상적 고찰 : 백승호
932) (치주) 62-22 : 최상묵, 치은절제술에 대하여, 치학 9 : 9.
933) (치주) 61-62 : 백승호, 치은낭소파술과 Gracey Curet, 치의계 5 : 1.

Muco-Periosteal Flaps & Suture Technique : Frank Mathews.[934)]
치은절개술의 치험례, 보고 : 문동선, 정인석, 손성희[935)]
1963년 원용호, Routine of Gingivectomy,[936)]
1964년 김광하, 치은절제술에 관한 소고,[937)]
1965년 정효수, 치은연하 소파술에 대한 임상적 고찰,[938)]
이재현, 치은절제수술의 실제,[939)]
1966년 이재현, 절제수술,[940)]
김호준, Gingivectomy의 Technique에 대한 재고,[941)]
치은절제수술 후의 치유에 관한 관찰 : 문동선, 이주봉, 오성용, 이창부, 임광수[942)]
교합조정에 대하여 : 이재현[943)]
1967년 이재현, 교합조정에 대하여,[944)]
1968년 윤용호, 치육박리소파술(Flap Operation),[945)]
손성희, 치주질환의 외과적 처치,[946)]
오성용, 유지섭, 최호영, 손성희, 자가골 이식에 의한 치조골하맹낭 처치의 증례,[947)]
1969년 최상묵, 치은의 부착상피 및 결체조직 재부착에 관한 실험적 연구,[948)]

치주병 치료를 위한 고정장치

1960년 Periodontal splinting : 장흥수[949)]

---

934) (치주) 62-테-121. Muco-Periosteal Flaps & Suture Technique : Frank Mathews.
935) (치주) 62-학-115. 치은절개술의 치험례. 보고 : 문동선. 정인석. 손성희
936) (치주) 63-67 : 원용호. Routine of Gingivectomy. 치의계 7 : 1.
937) (치주) 64-76 : 김광하. 치은절제술에 관한 소고. 군진치과 1 : 2.
938) (치주) 65-139 : 정효수. 치은연하 소파술에 대한 임상적 고찰. 치과회보 7 : 2.
939) (치주) 65-148 : 이재현. 치은절제수술의 실제. 경남치의회지 창간호.
940) (치주) 66-43 : 이재현. 치은절제수술(Gingivectomy)의 실제. 치과회보 8 : 1.
941) (치주) 66-92 : 김호준. Gingivectomy의 Technique에 대한 재고. 군진치과 3 : 2.
942) (치주) 66-학-106. 치은절제수술 후의 치유에 관한 관찰 : 문동선. 이주봉. 오성용. 이창부. 임광수
943) (치주) 66-학-9. 교합조정에 대하여 : 이재현
944) (치주) 67-97 : 이재현. 교합조정에 대하여. 치과보철 7 : 1.
945) (치주) 68-67 : 윤용호. Flap Operation. 치계 2 : 4.
946) (치주) 68-80 : 손성희. 치주질환의 외과적 처치. 치계 2 : 8.
947) (치주) 68-159 : 오성용 · 유지섭 · 최호영 · 손성희. 자가골 이식에 의한 치조골하맹낭 처치의 증례. 현대의학 9 : 4.
948) (치주) 69-83 : 최상묵. 치은의 부착상피 및 결체조직 재부착에 관한 실험적 연구. 최신의학 12 : 6.
949) (치주) 60-테-70. Periodontal splinting : 장흥수

1961년 이영옥, 심한 치아주위조직질환에 이환된 하악 6전치에 대한 고정 장치 시술 후의 결과,[950)]

1962년 장흥수, 치주병 치료를 위한 고정장치,[951)]

1963년 Amalgam periodontal splinting : 조용명[952)]

Cast gold alloy periodontal splinting : 김호준[953)]

Ligature wire periodontal splinting : 박창한[954)]

1965년 윤용호, 치주질환의 고정 장치에 대하여,[955)]

1966년 Splint 장착 후 치주조직 치유에 관한 X-선학적 관찰 : 문동선, 이주봉, 정효수[956)]

Splinting[957)]

치아주위조직질환 약물요법

1960년 Periodontal pack의 사용법 : 최영희[958)]

1961년 이열희 역, 치아주위조직의 효소요법,[959)]

치주 포대의 사용법 : 권성용, 백승호[960)]

1965년 김종은, 치주질환에 있어서의 약물학적 도움,[961)]

1966년 김명철, 외과용 팩(Surgical Pack),[962)]

---

950) (치주) 61-103 : 이영옥, 심한 치아주위조직질환에 이환된 하악 6전치에 대한 고정장치 시술 후의 결과, 임상의약 3 : 8.
(치주) 61-학-19. 임상례, 심한 치아주위조직 질환에 이환된 하악 6전치에 대한 고정장치 시술 후의 결과 : 이영옥

951) (치주) 62-66 : 장흥수, 치주병치료를 위한 고정장치, 치과회보 4 : 6.

952) (치주) 63-테-138. Amalgam periodontal splinting : 조용명

953) (치주) 63-테-139. Cast gold alloy periodontal splinting : 김호준

954) (치주) 63-테-140. Ligature wire periodontal splinting : 박창한

955) (치주) 65-115 : 윤용호, 치주질환의 고정 장치에 대하여, 군진치과 2 : 2.

956) (치주) 66-학-110. Splint 장착 후 치주조직 치유에 관한 X-선학적 관찰 : 문동선, 이주봉, 정효수

957) (치주) 66-테-121. Splinting : 치주과

958) (치주) 60-테-71. Periodontal pack의 사용법 : 최영희

959) (치주) 61-50 : 이열희 역, 치아주위조직의 효소요법, 치학 8 : 11.

960) (치주) 61-테-74. 치주 포대의 사용법 : 권성용, 백승호

961) (치주) 65-117 : 김종은, 치주질환에 있어서의 약물학적 도움, 군진치과 2 : 2.

962) (치주) 66-10 : 김명철, Surgical Pack(1)-(2), 치학 13 : 3.

10. 방사선학

방사선학은 볼 수 없었던 새로운 영역의 개척

1954년 김주환, X-선상으로 본 한국인 하악지치 출은 상태.[963)]
1956년 정순경, 우치 진단에 X선 응용의 의의.[964)]
홍만식 · 임방주, 방사선 질병 급 손상.[965)]
병적 X선상 몇 가지 : 안형규[966)]
악관절의 X선학적 연구 : 이춘근, 김규식[967)]
한국인과 서구인의 제2상아질 형성의 차이(X선 사진제공) : 이유경[968)]
X선상으로 본 한국인 하악수평지치에 대한 관찰 : 오재인[969)]

방사선학의 새로운 강좌

1958년 정옥균, 치과 X-Ray 강좌.[970)]
방사선과 치아와의 관계 : 정옥균[971)]
1960년 안형규, 치과방사선학강좌.[972)]
박학수, X-Ray 촬영술.[973)]
Interpretation of Radiograms : 안형규[974)]
1961년 Radiolucencies and Radiopacities. Hubert W. Nerchant[975)]
치과영역에 있어서 방사능 동위원소의 사용 : 윤신현[976)]

---

963) (방사선학) 54-20 : 김주환. X-선상으로 본 한국인 하악지치 출은 상태. 대한치과의학회지 1.
964) (방사선학) 56-15 : 정순경. 우치 진단에 X선 응용의 의의. 치학 3 : 6.
965) (방사선학) 56-25 : 홍만식 · 임방주. 방사선 질병 급 손상(치과편). 육군의무장교단잡지 3 : 2.
966) (방사선학) 56-테-21. 병적 X선상 몇 가지 : 안형규
967) (방사선학) 56-학-4. 악관절의 X선학적 연구 : 이춘근. 김규식
968) (방사선학) 56-테-35. 한국인과 서구인의 제2상아질 형성의 차이(X선 사진제공) : 이유경
969) (방사선학) 56-학-00. 오재인. X선상으로 본 한국인 하악수평지치에 대한 관찰.
970) (방사선학) 58-29 : 정옥균. 치과 X-Ray 강좌(1). 치의계 2 : 2.
971) (방사선학) 58-학-3. 방사선과 치아와의 관계 : 정옥균
972) (방사선학) 60-92 : 안형규. 치과방사선학강좌. 치과회보 2 : 4.
973) (방사선학) 60-86 : 박학수. X-Ray 촬영술. 치의계 4 : 3.
974) (방사선학) 60-테-58. Interpretation of Radiograms : 안형규
975) (방사선학) 61-특-37. Radiolucencies and Radiopacities. Hubert W. Nerchant
976) (방사선학) 61-학-69. 치과영역에 있어서 방사능 동위원소의 사용 : 윤신현

1962년 서진관, Radiology,[977]
치과영역에 있어서 Radio-isotope의 이용 : 김주환[978]
방사선과 우주과학 : 권영대[979]
1963년 김주환, 박기철, 치과영역에 있어 Radioisotope의 이용,[980]
방사선 심부 치료 : 김정진[981]
1965년 구내 X-선 촬영법 : 안형규[982]
유동수, Panoramic Dental Radiography에 대하여,[983]
1969년 치과 X-선 사진검사란 무엇인가? 이것을 어떻게 일상임상에 이용할 것인가 ? : 藤木芳成[984]
인스턴트 필름의 현상법 : 藤木芳成[985]

방사선이 인체 조직에 미치는 영향

1961년 박흥수, 방사선에 의하여 조직에 미치는 영향,[986]
1962년 박태원, X선이 인체에 미치는 영향,[987]
방사성 동위원소가 구강조직에 미치는 영향 ; 박기철[988]
1963년 박기철, 방사성 동위원소의 내부 및 외부조사가 구강조직에 미치는 영향[989]
1964년 Radiation이 생체성장에 미치는 영향 : 이승우, 김주환[990]
1967년 해외문헌 역, X선 기계의 사용에 요주의,[991]

---

977) (방사선학) 62-21 : 서진관, Radiology, 치학 9 : 8.
978) (방사선학) 62-학-41. 치과영역에 있어서 Radio-isotope의 이용 : 김주환
979) (방사선학) 62-특-7. 방사선과 우주과학 : 권영대
980) (방사선학) 63-9 : 김주환 · 박기철, 치과영역에 있어 Radioisotope의 이용, 대한치과의사협회지 4 : 1.
981) (방사선학) 63-학-3. 방사선 심부 치료 : 김정진
982) (방사선학) 65-테-146. 구내 X-선 촬영법 : 안형규
983) (방사선학) 65-111 : 유동수, Panoramic Dental Radiography에 대하여, 군진치과 2 : 2.
984) (방사선학) 69-특-2. 치과 X-선 사진검사란 무엇인가?
이것을 어떻게 일상임상에 이용할 것인가 ? : 藤木芳成
985) (방사선학) 69-테-1. 인스턴트 필름의 현상법 : 藤木芳成
986) (방사선학) 61-64 : 박흥수, 방사선에 의하여 조직에 미치는 영향, 치의계 5 : 1.
987) (방사선학) 62-68 : 박태원, X선이 인체에 미치는 영향, 치과회보 4 : 6.
988) (방사선학) 62-학-37. 방사성 동위원소가 구강조직에 미치는 영향 ; 박기철
989) (방사선학) 63-10 : 박기철, 방사성 동위원소의 내부 및 외부조사가 구강조직에 미치는 영향
(제1보 문헌상 고찰), 대한치과의사협회지 4 : 1.
990) (방사선학) 64-학-29. Radiation이 생체성장에 미치는 영향 : 이승우, 김주환
991) (방사선학) 67-33 : 해외문헌 역, X선 기계의 사용에 요주의, 치학 14 : 9.

유동수, 방사선 방어,[992)]
1968년 안형규, 치과방사선 위생에 대한 F.D.I.의 권고,[993)]

치의학의 발전에 도움이 되도록 구강외과, 교정, 보철의 진단 등에 사용

1961년 안형규, 편측성 개구부전의 1치험례 및 그 X선상,[994)]
1962년 안형규, 수술 후 X선 검사에 대하여,[995)]
1963년 안형규, 하악 제3대구치의 X선상 판독법,[996)]
양정강, 한국인 하악 제3대구치의 X-선에 의한 연구,[997)]
윤중호, X-선상에 의한 한국인 하악 지치분류의 통계적 고찰,[998)]
한국인 하악 3대구치의 X선학적 연구 : 안형규, 양정강[999)]
1964년 유동수, 하악골 및 치조부의 X-선 해부학적 연구,[1000)]
하악 관절 이상에 관한 X선학적 연구 : 박태원, 이민재[1001)]
1965년 박태원, 하악관절 이상에 관한 임상, X-선학적 고찰,[1002)]
1966년 안형규, 정상 구내 X-선상적 해부학,[1003)]
1969년 박기호, 치수강의 X-선 해부학적 연구,[1004)]과
박태원, 최희섭, 박기호, 악골절의 X-선학적 연구,[1005)]

1961년 안형규, Roentgenographic Cephalometry에 의한 한국인의 기준치에 관하여,[1006)]

---

992) (방사선학) 67-73 : 유동수, 방사선 방어, 치계 1 : 5.
993) (방사선학) 68-65 : 안형규, 치과방사선 위생에 대한 F.D.I.의 권고, 치계 2 : 3.
994) (방사선학) 61-95 : 안형규, 편측성 개구부전의 1치험례 및 그 X선상, 의학다이제스트 3 : 12.
995) (방사선학) 62-58 : 안형규, 수술 후 X선 검사에 대하여, 치과회보 4 : 4.
996) (방사선학) 63-89 : 안형규, 하악 제3대구치의 X선상 판독법, 치과회보 5 : 2.
997) (방사선학) 63-111 : 양정강, 한국인 하악 제3대구치의 X-선에 의한 연구, 치과회보 5 : 4.
998) (방사선학) 63-179 : 윤중호, X-선상에 의한 한국인 하악 지치 분류의 통계적 고찰, 중앙의학 4 : 3.
999) (방사선학) 63-학-62. 한국인 하악 3대구치의 X선학적 연구 : 안형규, 양정강
1000) (방사선학) 64-1 : 유동수, 하악골 및 치조부의 X-선 해부학적 연구 1. 하악관, 대한치과의사협회지 5 : 1.
1001) (방사선학) 64-학-58. 하악 관절 이상에 관한 X선학적 연구 : 박태원, 이민재
1002) (방사선학) 65-122 : 박태원, 하악관절 이상에 관한 임상, X-선학적 고찰, 해군군의단지 10 : 1.
1003) (방사선학) 66-60 : 안형규, 정상 구내 X-선상적 해부학, 군진치과 3 : 1.
1004) (방사선학) 69-104 : 박기호, 치수강의 X-선 해부학적 연구, 한국의 현대의학 1 : 4.
1005) (방사선학) 69-105 : 박태원 · 최희섭 · 박기호, 악골절의 X-선학적 연구, 한국의 현대의학 1 : 4.
1006) (방사선학) 61-94 : 안형규, Roentgenographic Cephalometry에 의한 한국인의 기준치에 관하여, 의학다이제스트 3 : 12.
(방사선학) 61-학-21. Cephalometric X-Ray에 의한 한국인의 기준치에 대하여 : 안형규

1963년 안형규, X-선 두개 계측법에 의한 증례분석법 및 그 이용,[1007]
1965년 엄기택, 건치미인의 악안면 X-선상,[1008]
1966년 악안면 성장에 관한 X-선학적 연구 : 안형규[1009]
1968년 안형규, 악안면 성장에 관한 X선학적 연구,[1010]
안형규, 악안면 외모에 관한 X-선학적 연구,[1011]
이병윤, X선 규격촬영법에 의한 악안면 외모에 관한 연구,[1012]
1968년 김광현,Roentgenocephalometry에 의한 한국인두개골 및 악골의 통계적 연구,[1013]
김광현, 두부 X-선 규격사진계측법에 의한 한국인 Ricketts Line의 통계적 관찰,[1014]
1969년 양원식, 한국인 두개, 안모, 치아의 상호관계에 관한 두부방사선계측학적 연구,[1015]

1962년 안형규, X선은 금관계속의치제작에 널리 이용되어야 한다,[1016]
1965년 연장가공의치의 X-선학적 관찰 : 유동수[1017]
1962년 안형규, 치근흡수에 대하여,[1018]
1963년 박태원, 치근단 병소의 X-선학적 연구,[1019]
1966년 임성균, 하악대구치 치근이상에 관한 X-선학적 연구,[1020]
1967년 이수웅, 하악 대구치 치근중격의 형태에 관한 X선 통계학적 연구,[1021]
1968년 박태원, 이병윤, X-선상에 의한 치근단 흡수에 관하여,[1022]

1007) (방사선학) 63-183 : 안형규, X-선 두개 계측법에 의한 증례분석법 및 그 이용, 중앙의학 5 : 1.
1008) (방사선학) 65-224 : 엄기택, 건치미인의 악안면 X-선상, 중앙의학 9 : 1.
1009) (방사선학) 66-학-7. 악 안면 성장에 관한 X-선학적 연구 : 안형규
1010) (방사선학) 68-99 : 안형규, 악안면 성장에 관한 X선학적 연구, 해군군의단지 13 : 1.
1011) (방사선학) 68-161 : 안형규, 악안면 외모에 관한 X-선학적 연구, 현대의학 9 : 5.
1012) (방사선학) 69-80 : 이병윤, X선 규격촬영법에 의한 악안면 외모에 관한 연구, 최신의학 12 : 5.
1013) (방사선학) 68-97 : 김광현, Roentgenocephalometry에 의한 한국인 두개골 및 악골의 통계적 연구, 가톨릭 대학 의학부논문집 제14집
1014) (방사선학) 68-123 : 김광현, 두부 X-선 규격사진계측법에 의한 한국인 Ricketts Line의 통계적 관찰, 최신의학 11 : 4.
1015) (방사선학) 69-82 : 양원식, 한국인 두개, 안모, 치아의 상호관계에 관한 두부방사선계측학적 연구, 최신의학 12 : 6.
1016) (방사선학) 62-37 : 안형규, X선은 금관계속의치제작에 널리 이용되어야 한다, 치과회보 4 : 1.
1017) (방사선학) 65-학-69. 연장가공의치의 X-선학적 관찰 : 유동수
1018) (방사선학) 62-169 : 안형규, 치근흡수에 대하여, 임상의학 4 : 11.
1019) (방사선학) 63-109 : 박태원, 치근단 병소의 X-선학적 연구, 치과회보 5 : 4.
(방사선학) 63-학-50. 치근단 병소의 X선학적 연구 : 박태원
1020) (방사선학) 66-191 : 임성균, 하악대구치 치근이상에 관한 X-선학적 연구, 현대의학 5 : 5.
1021) (방사선학) 67-225 : 이수웅, 하악 대구치 치근중격의 형태에 관한 X선 통계학적 연구, 현대의학 7 : 6.
1022) (방사선학) 68-72 : 박태원 · 이병윤, X-선상에 의한 치근단 흡수에 관하여, 치계 2 : 6.

1969년 Strahlenexposition und Strahlenschutz bei ber Rontgen - Diagnostik in der Zahn-, Mund, und Kieferheilkunde : Eberhard Sonnabend[1023]

1023) (방사선학) 69-특-1. Strahlenexposition und Strahlenschutz bei ber Rontgen - Diagnostik in der Zahn-, Mund, und Kieferheilkunde : Eberhard Sonnabend

11. 치아교정학

치아교정학 증례 소개, 기형적인 교합을 가진 증례 보고

1947년 Angel 분류 부정교합 classⅢ(하악 전치 돌출)에 속하는 case 1험례 : 이유경[1024)]
1948년 하악 돌출 교정 환자의 1치료례 : 이유경[1025)]
1954년 김영창, 희유한 부정교합의 1례,[1026)]

부정교합에 대한 진단과 교정 장치의 선택과 증례와 부정교합 이환율에 대한 통계가 보고. 한국인에 대한 Roentgenographic Cephalometry에 의한 기준치와 교정치료에 이용, Spring 제작, Adam's clasp 등의 구체적인 Removal Appliance 제작법과 Activator와 Mershon's lingual arch의 구조와 그 작용, Jarabak의 Light Wire Arch Technique 등의 소개

1958년 교정치료에 따르는 교정 장치 수개와 그 결과 : 김귀선[1027)]
한국인 부정교합 이환율(제1차보고) : 김귀선. 조정운[1028)]
Orthodontic Treated Cases : S. Wallace Bell[1029)]
1959년 부정교합을 방지하기 위한 유치의 취급 : 김귀선[1030)]
수개의 교정 장치 : 김귀선[1031)]
수개의 교정 증례 : 김귀선[1032)]
김주태 역, 상악전치의 경사 교정,[1033)]
1960년 김귀선, 치과교정에 대하여,[1034)]
하악전돌에 있어서 기능적 악 교정법의 적응증, 그 기능에 관하여 : 김귀선[1035)]

1024) (교정학) 47-하-28. Angel 분류 부정교합 classⅢ에 속하는 case 1험례 : 이유경
1025) (교정학) 48-학-8. 하악 돌출 교정 환자의 1치료례 : 이유경(교정학)
1026) (교정학) 54-41 : 김영창, 희유한 부정교합의 1례, 대한치과의학회지 1 : 1.
1027) (교정학) 58-학-10. 교정치료에 따르는 교정 장치 수개와 그 결과 : 김귀선
1028) (교정학) 58-학-17. 한국인 부정교합 이환율(제1차보고) : 김귀선. 조정운
1029) (교정학) 58-테-31. Orthodontic Treated Cases : S. Wallace Bell
1030) (교정학) 59-학-61. 부정교합을 방지하기 위한 유치의 취급 : 김귀선
1031) (교정학) 59-테-82. 수개의 교정 장치 : 김귀선
1032) (교정학) 59-테-83. 수개의 교정 증례 : 김귀선
1033) (교정학) 59-76 : Morris E. Scharf 김주태 역, 상악전치의 경사 교정, 치학 6 : 6.
1034) (교정학) 60-56 : 김귀선, 치과교정에 대하여, 치학 7 : 11.
(교정학) 60-106 : 김귀선, 치과교정에 대하여, 최신의학 3 : 10.
1035) (교정학) 60-특-13. 하악전돌에 있어서 기능적 악 교정법의 적응증, 그 기능에 관하여 : 김귀선

Bite opening의 임상례, 보고 : 이호곤[1036)]
Ortho 장치에 Spring 제작법 : 무명[1037)]
Adam's clasp : 오응서[1038)]
Activator의 구조 및 기능 : 이춘우[1039)]
악습관이 치열에 미치는 영향과 그 교정법 : 오상숙[1040)]
Mershon's lingual arch의 구조와 그 작용 : 강준설[1041)]
Bite plane : 장세만[1042)]
Space regainer : 정수예[1043)]
남강현, 교정용 대환과 이의 조제법,[1044)]

1961년 구강성형과 교정 : 정순경, 김귀선[1045)]
한국인 부정교합의 통계적 관찰 : 김귀선, 이동섭, 지헌택, 김낙희, 이만섭[1046)]
서진관, 교정학편[1047)]
안형규, Roentgenographic Cephalometry에 의한 한국인의 기준치에 관하여,[1048)]

1962년 이유경, 렌트겐 쎄팔로메터와 교정,[1049)]
양원식, 한국인 치아 경도측정에 관한 실험적 연구,[1050)]
남강현, 교정 장치의 특징과 그 종류,[1051)]
남강현, 현대교정학의 특수성과 연령관계,[1052)]
남강현, 교정 장치의 조제법,[1053)]

1036) (교정학) 60-학-38. Bite opening의 임상례, 보고 : 이호곤
1037) (교정학) 60-테-56. Ortho 장치에 Spring 제작법 : 무명
1038) (교정학) 60-테-57. Adam' s clasp : 오응서
1039) (교정학) 60-테-61. Activator의 구조 및 기능 : 이춘우
1040) (교정학) 60-테-62. 악습관이 치열에 미치는 영향과 그 교정법 : 오상숙
1041) (교정학) 60-테-63. Mershon' s lingual arch의 구조와 그 작용 : 강준설
1042) (교정학) 60-테-64. Bite plane : 장세만
1043) (교정학) 60-테-65. Space regainer : 정수예
1044) (교정학) 60-81 : 남강현, 교정용 대환과 이의 조제법, 치의계 4 : 3.
1045) (교정학) 61-학-18. 구강성형과 교정 : 정순경, 김귀선
1046) (교정학) 61-학-62. 한국인 부정교합의 통계적 관찰 : 김귀선, 이동섭, 지헌택, 김낙희, 이만섭
1047) (교정학) 61-31 : 서진관, 교정학편, 치학 8 : 5.
1048) (교정학) 61-94 : 안형규, Roentgenographic Cephalometry에 의한 한국인의 기준치에 관하여, 의학다이제스트 3 : 12.
1049) (교정학) 62-171 : 이유경, 렌트겐 쎄팔로메터와 교정, 임상의학 4 : 12.
1050) (교정학) 62-137 : 양원식, 한국인치아 경도측정에 관한 실험적 연구, 종합의학 7 : 12.
1051) (교정학) 62-71 : 남강현, 교정 장치의 특징과 그 종류, 치의계 6 : 1.
1052) (교정학) 62-77 : 남강현, 현대교정학의 특수성과 연령관계, 치의계 6 ; 1.
1053) (교정학) 62-82 : 남강현, 교정 장치의 조제법, 치의계 6 ; 2.

김부철, 기능적 악교정에 대하여,[1054]

1963년 남강현, 적당한 교정력,[1055]

예방교정학 : 무명[1056]

교정치료 시기선택에 대한 검토 : 김귀선[1057]

Some orthodontic Cases : 이춘우[1058]

인천 "C" 초등학교 아동에 있어서 Angle씨 분류법에 의한 교합상태와 구강이상 분포에 관한 고찰 : 김병욱[1059]

1964년 강준설, 부정교합의 진단과 교정 장치의 선택,[1060]

1965년 강준설, Lingual Arch Orthodontic Appliance에 대한 소고,[1061]

박광진, 교정치료와 발치,[1062],

박금태, 적기 교정시술에 대한 소고,[1063]

Jarabak의 Light Wire Arch Technique : 김귀선[1064]

1966년 안춘길 역, Prevalance of Malocclusion in Seventh Grade Children in Two North Carolina Cities,[1065]

교정 증례분석과 임상가를 위한 교정학 강좌와 부정교합 환자를 위한 교정 상담, 부정교합 에 관한 통계, Roentgenocephalomtery에 의한 한국인 표준치 보고, 부정교합자의 조직, 해부, 생리, 재료, 외과적인 연구, 임상으로 예방교정 술식과 함께 가철 교정 장치의 설계 및 제 작법, Light Wire법, Twin Wire Arch의 제작법, Labiolingual Arch 제작법, Begg's Light Force Technique, Tweed Method에 의한 교정법

1966년 조희원, 교정 증례분석,[1066]

1054) (교정학) 59-109 : 김부철, 기능적 악교정에 대하여, 치의계 3 : 1.
1055) (교정학) 63-71 : 남강현, 적당한 교정력, 치의계 7 : 1.
1056) (교정학) 63-학-2. 예방교정학 : 무명
1057) (교정학) 63-특-134. 교정치료 시기선택에 대한 검토 : 김귀선
1058) (교정학) 63-테-142. Some orthodontic Cases : 이춘우
1059) (교정학) 63-학-123. 인천 "C" 초등학교 아동에서 Angle씨 분류법에 의한 교합상태와 구강이상분포에 관한 고찰 : 김병욱
1060) (교정학) 64-73 : 강준설, 부정교합의 진단과 교정 장치의 선택, 군진치과 1 : 2.
1061) (교정학) 65-110 : 강준설, Lingual Arch Orthodontic Appliance에 대한 소고, 군진치과 2 : 2.
1062) (교정학) 65-56 : 박광진, 교정치료와 발치, 한국치과공론 1 : 3.
1063) (교정학) 65-137 : 박금태, 적기 교정시술에 대한 소고, 치과회보 7 : 2.
1064) (교정학) 65-테-140. Jarabak의 Light Wire Arch Technique : 김귀선
1065) (교정학) 66-27 : 안춘길 역, Prevalance of Malocclusion in Seventh Grade Children in Two North Carolina Cities, 치학 13 : 8.

조희원, 보철 임상가를 위한 교정학 강좌,[1067]

조희원, 부정교합 환자를 위한 교정상담,[1068]

임상가를 위한 교정학 : 조희원[1069]

한국인청소년의 부정교합에 관한 통계학적 고찰

: 조희원, 서정훈, 이관영, 이범춘, 남동석[1070]

Steiner 분석법에 의한 한국인 표준치에 관하여 : 서정훈[1071]

두부 X-선 규격사진에 의한 부정교합환자의 설골 위치에 관한 연구 : 이범춘[1072]

Light Wire법에 의한 Class Div. 2 부정교합 환자의 치병 : 조희원, 이관영[1073]

전위치의 1 치험례 : 서정훈, 이범춘[1074]

Roentgenocephalomtery에 의한 한국인 두개 및 악골의 계측학적 연구 : 김광현[1075]

하악전돌증의 1치험례 : 서정훈, 남동석[1076]

치과보철을 위한 교정치료 : 조희원, 이범춘[1077]

가철 교정 장치의 설계 및 제작법 : 조희원, 이관영[1078]

Twin Wire Arch의 제작법 : 서정훈, 남동석[1079]

교정시술에 있어서의 X-선 규격사진의 이용법 : 이범춘, 남동석[1080]

가철 교정 장치에 의한 치궁 확대법 : 김일봉, 정기근[1081]

Chin Cap의 제작법 : 우형식[1082]

이한수, 한국치과교정계에의 Activator의 도입,[1083]

1066) (교정학) 66-49 : 조희원, 교정 증례분석, 치과회보 8 : 2.
1067) (교정학) 66-108 : 조희원, 보철임상가를 위한 교정학 강좌, 치과보철 6 : 1.
1068) (교정학) 67-78 : 조희원, 부정교합 환자를 위한 교정상담, 치계 1 : 6.
1069) (교정학) 66-학-4. 임상가를 위한 교정학 : 조희원
1070) (교정학) 66-학-34. 한국인청소년의 부정교합에 관한 통계학적 고찰 : 조희원, 서정훈, 이관영, 이범춘, 남동석
1071) (교정학) 66-학-35. Steiner 분석법에 의한 한국인 표준치에 관하여 : 서정훈
1072) (교정학) 66-학-36. 두부 X-선 규격사진에 의한 부정교합환자의 설골 위치에 관한 연구 : 이범춘
1073) (교정학) 66-학-37. Light Wire법에 의한 Class Div. 2 부정교합 환자의 치병 : 조희원, 이관영
1074) (교정학) 66-학-38. 전위치의 1 치험례 : 서정훈, 이범춘
1075) (교정학) 66-학-39. Roentgenocephalomtery에 의한 한국인 두개 및 악골의 계측학적 연구(1) : 김광현
1076) (교정학) 66-학-40. 하악전돌증의 1치험례 : 서정훈, 남동석
1077) (교정학) 66-학-41. 치과보철을 위한 교정치료 : 조희원, 이범춘
1078) (교정학) 66-테-122. 가철 교정 장치의 설계 및 제작법 : 조희원, 이관영
1079) (교정학) 66-테-123. Twin Wire Arch의 제작법 : 서정훈, 남동석
1080) (교정학) 66-테-124. 교정시술에 있어서의 X-선 규격사진의 이용법 : 이범춘, 남동석
1081) (교정학) 66-테-125. 가철 교정 장치에 의한 치궁 확대법 : 김일봉, 정기근
1082) (교정학) 66-테-126. Chin Cap의 제작법 : 우형식
1083) (교정학) 66-210 : 이한수, 한국치과교정계에의 Activator의 도입, 중앙의학 10 : 1.

오응서, 장세만, 손동수에 의해 부정교합의 연구,[1084)]

1967년 서정훈, Steiner 씨 분석법에 의한 한국인 Roentgenographic Cephalometry의 기준치에 관하여,[1085)]

이범춘, 두부 X-선 규격사진에 의한 부정교합환자의 설골 위치에 관한 연구,[1086)]

최영수, 하악 견치의 전이,[1087)]

서정훈, 치열부정을 야기한 매복과잉치 1례,[1088)]

예방교정술식 : 조희원[1089)]

Labiolingual Arch 제작법 : 서울치대 교정학교실[1090)]

Twin Wire Arch 제작법 : 서울치대 교정학교실[1091)]

교정 장치의 Removal Appliance의 설계법 : 가톨릭의대 치과학교실[1092)]

1968년 배 창, His 선과 상하 안모 관계에 관한 두부방사선계측학적 연구,[1093)]

김동규, 실험적 치아이동시 백서치근막의 Oxytalan섬유에 대한 조직화학적 연구,[1094)]

임철중, 구개도에 의한 부정교합자의 마찰음에 관한 연구,[1095)]

Begg's Light Force Technique에 대하여 : 김태준[1096)]

1969년 구옥경, 한국인 치아의 근원심폭경 및 치열궁에 관한 통계학적 연구,[1097)]

김중기, Angle 1급 및 2급1류 부정교합 환자에 있어서 측두근 및 교근에 관한 근전도학적 연구,[1098)],

강홍구, 교정용 고무링의 효용도에 관한 실험적 연구,[1099)]

1084) (교정학) 66-123 : 오응서 · 장세만 · 손동수, 한국인아동의 부정교합에 관한 연구, 종합의학 11 : 3.

1085) (교정학) 67-205 : 서정훈, Steiner 씨 분석법에 의한 한국인 Roentgenographic Cephalometry의 기준치에 관하여, 현대의학 6 : 5.

1086) (교정학) 67-196 : 이범춘, 두부 X-선 규격사진에 의한 부정교합환자의 설골 위치에 관한 연구, 현대의학 6 : 1.

1087) (교정학) 67-28 : 최영수, 하악 견치의 전이, 치학 14 :8.

1088) (교정학) 67-209 : 서정훈, 치열부정을 야기한 매복과잉치 1례, 현대의학 6 : 5.

1089) (교정학) 67 특 10, 예방교정술식 : 조희원

1090) (교정학) 67-테-17, Labiolingual Arch 제작법 : 서울치대 교정학교실

1091) (교정학) 67-테-18, Twin Wire Arch 제작법 : 서울치대 교정학교실

1092) (교정학) 67-테-19, 교정 장치의 Removal Appliance의 설계법 : 가톨릭의대 치과학교실

1093) (교정학) 68-29 : 배 창, His 선과 상하안모 관계에 관한 두부방사선계측학적 연구, 대한치과보철학회지 8 : 1.

1094) (교정학) 68-27 : 김동규, 실험적 치아이동시 백서치근막의 Oxytalan 섬유에 대한 조직화학적 연구, 대한치과보철학회지 8 : 1.

1095) (교정학) 68-28 : 임철중, 구개도에 의한 부정교합자의 마찰음에 관한 연구, 대한치과보철학회지 8 : 1.

1096) (교정학) 68-특-1, Begg' s Light Force Technique에 대하여 : 김태준

1097) (교정학) 69-98 : 구옥경, 한국인 치아의 근원심폭경 및 치열궁에 관한 통계학적 연구, 최신의학 12 : 12.

1098) (교정학) 69-100 : 김중기, Angle 1급 및 2급 1류 부정교합환자에 있어서 측두근 및 교근에 관한 근전도학적 연구, 최신의학 12 : 12.

1099) (교정학) 69-99 : 강홍구, 교정용 고무링의 효용도에 관한 실험적 연구, 최신의학 12 : 12.

구창수, 상악 전돌 시의 기능적 교정장치,[1100)]
이원용, 하악전돌증 환자의 외과적 교정 3례,[1101)]
Orthodontics through the use of Removable Appliances
: 김찬숙, 차혜영, 김남일[1102)]
Tweed Method에 의한 교정시술 : 배 창, 강홍구[1103)]
Set-up Model 제작법 : 서울대치대 교정학교실[1104)]
Space Regainer의 종류 및 제작법 : 서울대치대 교정학교실[1105)]

1100) (교정학) 69-25 : 구창수, 상악 전돌 시의 기능적 교정장치, 치의계 10 : 1.
1101) (교정학) 69-26 : 이원용, 하악전돌증 환자의 외과적 교정 3례, 치의계 10 : 1.
1102) (교정학) 69-테-2. Orthodontics through the use of Removable Appliances : 김찬숙, 차혜영, 김남일
1103) (교정학) 69-테-4. Tweed Method에 의한 교정시술 : 배 창, 강홍구
1104) (교정학) 69-테-5. Set-up Model 제작법 : 서울대치대 교정학교실
1105) (교정학) 69-테-6. Space Regainer의 종류 및 제작법 : 서울대치대 교정학교실

12. 구강외과학

치의학의 역사, 치과의사, 치통

1946년 박유신, 치아우식에 대한 치통론,[1106]
1947년 유시학, 이물의 개재로 인한 동통의 1례,[1107]
1960년 김해곤, 청각에 의한 무통적 치료에 대하여,[1108]
김병칠, 수술 후 동통의 서지,[1109]
1961년 변종수, Tic Douloureux(有痛性) in Oral Surgery,[1110]
1963년 김동욱, 치성으로 인한 동통,[1111]
기창덕, 치통의 응급처치,[1112]
1969년 이춘근, 치과 특히 구강외과진단에 있어서 동통의 중요성,[1113]

구강외과학 총론으로 안면 및 구강의 발육형성과 그 변이에 관한 내용과 그 영역에서의 연혁, 치료의 진보, 최신지견, 통계적 관찰, 임상을 위한 증례

1947년 구강외과 문제에 관하여 : H. M. 테일러[1114]
1948년 구강외과 문제에 관하여 : Iloward Maylor[1115]
1954년 Oral and maxilla facial Surgery : Rabut. M. Booth[1116]
1957년 변종수, 구강외과 문답,[1117]
변종수, 구강외과반 수강 내용(미국에서),[1118]
오재인, 구강외과환자 치험례,[1119]

1106) (구강외과학) 46-4 : 박유신, 치아우식에 대한 치통론, 조선치계 1 : 1.
1107) (구강외과학) 47-5 : 유시학, 이물의 개재로 인한 동통의 1례, 조선치과의보 1 : 1.
1108) (구강외과학) 60-43 : 김해곤, 청각에 의한 무통적 치료에 대하여, 치학 7 : 8.
1109) (구강외과학) 60-69 : 김병철, 수술 후 동통의 처치, 치의계 4 : 2.
1110) (구강외과학) 61-42 : 변종수, Tic Douloureux(유통성(有痛性) in Oral Surgery, 치학 8 : 10.
1111) (구강외과학) 63-45 : 김동욱, 치성으로 인한 동통, 치학 10 : 8.
1112) (구강외과학) 63-178 : 기창덕, 치통의 응급처치, 중앙의학 4 : 1.
1113) (구강외과학) 69-10 : 이춘근, 치과 특히 구강외과 진단에서 동통의 중요성, 대한치과의사협회지 7 : 2.
1114) (구강외과학) 47-특-24. 구강외과 문제에 관하여 : H. M. 테일러
1115) (구강외과학) 48-특-21. 구강외과 문제에 관하여 : Iloward Maylor
1116) (구강외과학) 54-특-17. Oral and maxilla facial Surgery : Rabut. M. Booth
1117) (구강외과학) 57-12 : 변종수, 구강외과 문답(1)-(2), 치학 4 : 6. 7.
1118) (구강외과학) 57-13 : 변종수, 구강외과반 수강 내용(미국에서), 치학 4 : 6.
1119) (구강외과학) 57-16 : 오재인, 구강외과환자 치험례(1)-(5), 치학 4 : 8. 9. 11. 12. 5 : 1.

1958년 변종수, 구강외과의 현상,[1120]
정순경, 악안면외과에 필요한 기본지식,[1121]
1959년 정순경, 악안면외과(구강외과학) 의 발달,[1122]
김규식, 안면 및 구강의 발육형성과 그 변이에 관하여,[1123]
1960년 김용관, 구강외과, 1960,[1124]
치과 보철을 위한 외과적 처치 : 이춘근[1125]
김용관, 구강외과치료의 최근동향,[1126]
김용관, 구강외과영역에 있어서 치료의 진보,[1127]
이재현, 최근 구강외과의 발달,[1128]
1962년 오재인, 대한구강외과학계의 연혁소고,[1129]
김용관, 구강외과 치료의 최근 동향,[1130]
김용관, 구강외과학 영역에 있어서의 최신지견,[1131]
김용관, 범태평양아시아지구 치과학회에 참석하고,[1132]
정순경, 치과외과학의 근황,[1133]
윤응구, 구강외과 질환의 통계적 관찰,[1134]
1963년 이상일, 변종수 박사 구강외과 특강 방청기,[1135]
권학주, 소아를 위한 구강외과,[1136]
보철을 위한 구강외과 : 이춘근[1137]

1120) (구강외과학) 58-1 : 변종수, 구강외과의 현상(1)-(3), 치학 5 : 2, 4, 9.
1121) (구강외과학) 58-9 : 정순경, 악안면외과에 필요한 기본지식, 치학 5 : 7.
1122) (구강외과학) 59-141 : 정순경, 악안면외과(구강외과학) 의 발달, 임상의약 1 : 4, 5.
1123) (구강외과학) 59-3 : 김규식, 안면 및 구강의 발육형성과 그 변이에 관하여, 치대학술지 1 : 1.
1124) (구강외과학) 60-57 : 김용관, 구강외과, 1960, 치학 7 : 11.
1125) (구강외과학) 60-특-12, 치과 보철을 위한 외과적 처치 : 이춘근
1126) (구강외과학) 60-102 : 김용관, 구강외과치료의 최근동향, 최신의학 3 : 6.
1127) (구강외과학) 60-107 : 김용관, 구강외과영역에 있어서 치료의 진보, 최신의학 3 : 10.
1128) (구강외과학) 60-89 : 이재현, 최근 구강외과의 발달, 치과회보 2 : 2.
1129) (구강외과학) 62-92 : 오재인, 대한구강외과학계의 연혁소고, 대한치과의학사학회지 3.
1130) (구강외과학) 62-103 : 김용관, 구강외과 치료의 최근 동향, 군진의학 9 : 2.
1131) (구강외과학) 62-164 : 김용관, 구강외과학 영역에 있어서의 최신지견, 임상의학 4 : 11.
1132) (구강외과학) 62-161 : 김용관, 범태평양아시아지구 치과학회에 참석하고, 임상의학 4 : 2.
1133) (구강외과학) 62-38 : 정순경, 치과외과학의 근황, 치과회보 4 : 1.
1134) (구강외과학) 62-148 : 윤응구, 구강외과 질환의 통계적 관찰, Medical Digest 4 : 10.
(구강외과학) 62-학-4, 구강외과 질환의 통계학적 관찰 : 윤응구
1135) (구강외과학) 63-35 : 이상일, 변종수 박사 구강외과 특강 방청기, 치학, 1963, 5.
1136) (구강외과학) 63-56 : 권학주, 소아를 위한 구강외과(1)-(6), 치학 10 : 11, 12, 11 : 1, 2, 3, 4.
1137) (구강외과학) 63-학-1, 보철을 위한 구강외과 : 이춘근

1964년 최기채, 병원 내에서의 구강외과,[1138)]
1965년 변종수, 임상구강외과강좌,[1139)]
변종수, 임상가를 위한 구강외과 수제,[1140)]
이춘근, 구강외과의 최근동향,[1141)]
민병일, 대구에 계시는 회원들에게,[1142)]
1966년 The Treatments of Abused issue : Kenneh L. Miller[1143)]
변종수, 임상구강외과 감염편,[1144)]
1967년 정순경, 임상가를 위한 구강외과,[1145)]
1968년 서진관, 임상가를 위한 구강외과영역에 대한 질의응답,[1146)]

응급처치로 악안면 창상에 의한 구강출혈, Shock의 생리와 치료, 인공호흡에 의한 구급법, 지치주위염과 악관절 탈구의 처치

1956년 정순경, 악안면 손상의 응급처치법과 조직의 결손을 병반한 악안면 창상 치료의 원칙과 개요,[1147)]
1959년 변종수, 구강외과에 필요한 응급처치,[1148)]
이장규, 구강외과에 있어서 출혈상태와 처치,[1149)]
1960년 김해곤, 치과의원에서 응급환자 처치,[1150)]
Physiology and treatment on the shock : 이의식, 김성구[1151)]
1962년 변종수, 구강외과분야의 응급처치 문제,[1152)]

1138) (구강외과학) 64-28 : 최기채, 병원 내에서의 구강외과(1)-(2), 치학 11 : 4. 5.
1139) (구강외과학) 65-1 : 변종수, 임상구강외과강좌(1)-(9), 치학 12 : 1, 2, 3, 4, 5, 6, 7, 8, 12.
1140) (구강외과학) 65-39 : 변종수, 임상가를 위한 구강외과 수제(1)-(5), 한국치과공론 1 : 1, 2, 3, 4, 5.
1141) (구강외과학) 65-103 : 이춘근, 구강외과의 최근동향, 규진치과 2 : 1
1142) (구강외과학) 65-12 : 민병일, 대구에 계시는 회원들에게, 치학 12 : 7.
1143) (구강외과학) 66-학-2. The Treatments of Abused issue : Kenneh L. Miller
1144) (구강외과학) 66-11 : 변종수, 임상구강외과 감염편(1)-(3), 치학 13 : 4, 5.
1145) (구강외과학) 67-65 : 정순경, 임상가를 위한 구강외과(Ⅰ)-(8), 치계 1 : 4, 5, 6, 7, 2 : 1, 2, 3, 4.
1146) (구강외과학) 68-4 : 서진관, 임상가를 위한 구강외과 영역에 대한 질의 응답(1)-(3), 치학 15 : 3, 4, 6.
1147) (구강외과학) 56-11 : 정순경, 악안면 손상의 응급처치법과 조직의 결손을 병반한 악안면 창상 치료의 원칙과 개요, 치학 3 : 4.
1148) (구강외과학) 59-95 : 변종수, 구강외과에 필요한 응급처치, 치학 6 : 11.
1149) (구강외과학) 59-83 : 이장규, 구강외과에 있어서 출혈상태와 처치, 치학 6 : 7.
1150) (구강외과학) 60-44 : 김해곤, 치과의원에서 응급환자 처치, 치학 7 : 8.
1151) (구강외과학) 60-학-55. Physiology and treatment on the shock : 이의식, 김성구
1152) (구강외과학) 62-14 : 변종수, 구강외과분야의 응급처치 문제(1)-(3), 치학 9 : 4. 6. 8.
(구강외과학) 62-46 : 변종수, 구강외과분야의 응급처치 문제(1)-(3), 치과회보 4 : 2, 3, 4.

1963년 기창덕, 치과영역 Shock의 응급처치,[1153)]
강덕인, 인공호흡에 의한 구급법,[1154)]
1964년 기창덕, 지치주위염과 그 응급처치,[1155)]
1965년 김홍기, 외과의 응급처치,[1156)]
기창덕, 악관절손상의 응급처치, 그 1 : 악관절 탈구,[1157)]
1966년 구강출혈에 관한 응급처치 : 김홍기[1158)]
1967년 구강외과 진료시에 있어서 Shock : 이춘근[1159)]

발치

1952년 Exodontia : William Begelowr[1160)]
1955년 변종수, 발치 임상론,[1161)]
1961년 서진관, 발치술 및 구강외과학편,[1162)]
1966년 발치와 관련된 임상적 제 문제 : 변종수[1163)]
발치 시에 미치는 역량에 관한 연구(제1보) : 변종수[1164)]
치주병에 있어서 발치의 한계 : 김광하[1165)]
1968년 발치와 관련된 제 문제 : 大井清[1166)]
1969년 발치
발치를 위한 마취 : 김용관[1167)]
발치 시 일반적 주의사항 : 이열희[1168)]

1153) (구강외과학) 63-182 : 기창덕, 치과영역 Shock의 응급처치, 중앙의학 5 : 1.
1154) (구강외과학) 63-74 : 강덕인, 인공호흡에 의한 구급법, 치의계 7 : 2.
1155) (구강외과학) 64-150 : 기창덕, 지치주위염과 그 응급처치, 중앙의학 7 : 3.
1156) (구강외과학) 65-46 : 김홍기, 외과의 응급처치(1)-(2), 한국치과공론 1 : 2, 3.
1157) (구강외과학) 65-218 : 기창덕, 악관절손상의 응급처치, 그 1 : 악관절 탈구, 중앙의학 8 : 3.
1158) (구강외과학) 66-학-5. 구강출혈에 관한 응급처치 : 김홍기
1159) (구강외과학) 67-테-4. 구강외과 진료시에 있어서 Shock : 이춘근
1160) (구강외과학) 52-특-13. Exodontia : William Begelowr
1161) (구강외과학) 55-17 : 변종수, 발치 임상론(1)-(7), 치학, 2 : 10, 11, 12, 3 : 1, 2, 3, 4.
1162) (구강외과학) 61-12 : 서진관, 발치술 및 구강외과학편(1)-(2), 치학 8 : 1, 2.
1163) (구강외과학) 66-학-6. 발치와 관련된 임상적 제 문제 : 변종수
1164) (구강외과학) 66-학-47. 발치 시에 미치는 역량에 관한 연구(제1보) : 변종수
1165) (구강외과학) 66-학-10. 치주병에 있어서 발치의 한계 : 김광하
1166) (구강외과학) 68-특-4. 발치와 관련된 제 문제 : 大井清
1167) (구강외과학) 69-심포-1. 발치를 위한 마취 : 김용관
1168) (구강외과학) 69-심포-2. 발치 시 일반적 주의사항 : 이열희

일반적 발치 : 김규식[1169)]
특수 발치 : 변종수[1170)]
발치 후 병발증 : 이춘근[1171)]

발치에 대한 통계

1953년 본원 환자 발치험례의 통계적 관찰 : 변종수 · 박원수[1172)]
1954년 박원수, 대구동산기독치과병원 내원 환자의 근 3년간의 발치통계.[1173)]
1962년 김재철, 발치의 통계적 관찰.[1174)]
1963년 권학주, 본원 발치 증례의 통계적 고찰.[1175)]
본원 발치 증례의 통계적 고찰(2년간) : 권학주, 변종수, 서진관, 이상일[1176)]

발치 전후 검사

1956년 김희경, 발치에 필요한 전 검사.[1177)]
1965년 박연수, 발치수술에 필요한 전 검사.[1178)]
이덕희, 발치 전후에 따르는 문제.[1179)]

발치와 감염

1960년 발치수술에 있어서 호산구의 변동에 대하여 : 이재현, 정동균[1180)]
1962년 이춘근, 발치 시의 감염을 어떻게 예방할까.[1181)]

1169) (구강외과학) 69-심포-3. 일반적 발치 : 김규식
1170) (구강외과학) 69-심포-4. 특수발치 : 변종수
1171) (구강외과학) 69-심포-5. 발치 후 병발증 : 이춘근
1172) (구강외과학) 53-학-5. 본원 환자 발치험례의 통계적 관찰 : 변종수 · 박원수
1173) (구강외과학) 54-25 : 박원수, 대구동산기독치과병원 내원 환자의 근 3년간의 발치통계. 대한치과의학회지 1 : 1.
1174) (구강외과학) 62-147 : 김재철, 발치의 통계적 관찰, Medical Digest 4 : 10.
(구강외과학) 62-학-1. 발치의 통계학적 관찰 : 김재철
1175) (구강외과학) 63-52 : 권학주, 본원 발치 증례의 통계적 고찰, 치학 10 : 9.
1176) (구강외과학) 63-학-92. 본원 발치 증례의 통계적 고찰(2년간) : 권학주, 변종수, 서진관, 이상일
1177) (구강외과학) 56-26 : 김희경, 발치에 필요한 전 검사, 육군의무장교단잡지 3 : 2.
1178) (구강외과학) 65-150 : 박연수, 발치수술에 필요한 전 검사, 경남치의회지 창간호.
1179) (구강외과학) 65-126 : 이덕희, 발치 전후에 따르는 문제, 치과회보 7 : 1.
1180) (구강외과학) 60-학-35. 발치수술에 있어서 호산구의 변동에 대하여 : 이재현, 정동균

이재현, 발치수술시에 있어서 호산구의 변동에 대하여,[1182]
1966년 발치로 인한 파상풍의 1례보고 : 김종배[1183]
1967년 김종배 · 고진수 · 김신규, 발치로 인한 파상풍의 1례보고,[1184]
1969년 강호경, 치아발치로 인한 일반적인 합병증,[1185]

발치의 적응증과 금기증

1958년 김성래, 급성염증 시의 발치에 대하여,[1186]
1960년 변종수, 급성염증 시의 발치문제,[1187]
김용관, 급성염증 시의 발치의 시비,[1188]
1962년 서진관, "Sheehan's syndrome으로 인하여 다수치아발치를 하려다 못한 증례"[1189]
1964년 김규문, 발치와 구강종양과의 관계에 대한 연구,[1190]
1965년 남일우, 치수염과 치주염의 감별진단 및 발치시기의 결정,[1191]
김용관, 발치술에 대하여, -특히 Kontraindikation 및 주의사항-[1192]

발치 방법

1962년 변종수, 발치와 절개,[1193]
1964년 최기채, The Use of Elevator in Oral Surgery,[1194]

1181) (구강외과학) 62-44 : 이춘근, 발치 시의 감염을 어떻게 예방할까, 치과회보 4 : 2.
1182) (구강외과학) 62-63 : 이재현, 발치수술시에 있어서 호산구의 변동에 대하여, 치과회보 4 : 4.
1183) (구강외과학) 66-학-98, 발치로 인한 파상풍의 1례보고 : 김종배
1184) (구강외과학) 67-110 : 김종배 · 고진수 · 김신규, 발치로 인한 파상풍의 1례보고, 대한구강보건학회지 1 : 2.
1185) (구강외과학) 69-29 : 강호경, 치아발치로 인한 일반적인 합병증, 치의계 10 : 1.
1186) (구강외과학) 58-23 : 김성래, 급성염증 시의 발치에 대하여, 치의계 2 : 1.
1187) (구강외과학) 60-36 : 변종수, 급성염증 시의 발치문제, 치학 7 : 6.
1188) (구강외과학) 60-91 : 김용관, 급성염증 시의 발치의 시비, 치과회보 2 : 3.
1189) (구강외과학) 62-30 : 서진관, "Sheehan' s syndrome(쉬-한 증후군)으로 인하여 다수치아발치를 하려다 못한 증례" 치학 9 : 12.
1190) (구강외과학) 64-2 : 김규문, 발치와 구강종양과의 관계에 대한 연구, 대한치과의사협회지 5 : 1.
(구강외과학) 64-학-65, 발치와 구강종양과의 관계 : 김규문
1191) (구강외과학) 65-128 : 남일우, 치수염과 치주염의 감별진단 및 발치시기의 결정, 치과회보 7 : 1.
1192) (구강외과학) 65-147 : 김용관, 발치술에 대하여, -특히 Kontraindikation 및 주의사항- 경남치의회지 창간호.
1193) (구강외과학) 62-31 : 변종수, 발치와 절개, 치학 9 : 12.
1194) (구강외과학) 64-39 : 최기채, The Use of Elevator in Oral Surgery, 치학 11 : 8.

1967년 임채군, 발치현상에 관한 실험적 연구,[1195)]
변종수, 발치 시에 가해지는 역량에 관한 연구,[1196)]

매복치

1947년 변형 매복치의 1례 : 방경손[1197)]
1959년 김해수, 특이한 매몰치아 발치례,[1198)]
박래영, Removal of Impacted Teeth,[1199)]
1963년 한국인 성인 남자에 있어서의 매복치에 대한 통계적 고찰: 강준설, 조영필, 이기완[1200)]
1964년 이기완 · 강준설 · 조영필, 한국인 성인의 매복치에 대한 통계적 고찰,(기1 남자 편),[1201)]
이기완 · 강준설 · 조영필, 한국인 성인의 매복치에 대한 통계적 고찰,(기2 여자 편),[1202)]
한국인 성인의 매복치에 관한 통계학적 고찰 : 이기완, 강준설, 조영필[1203)]
1965년 김수경 · 신상철, 상악 구개측에 발생한 다발성매복치의 치료례,[1204)]
1967년 이현만, 희유한 매복 왜소치의 1치료례,[1205)]

발치 후 동통

1961년 김용관, 발치 후 동통증에 대하여,[1206)]
이재현, 발치 후 동통의 진단과 처치,[1207)]
1962년 김용관, 소위 발치 후 동통증에 대한 최근요법,[1208)]

1195) (구강외과학) 67-189 : 임채군, 발치현상에 관한 실험적 연구, 종합의학 12 : 12.
1196) (구강외과학) 67-218 : 변종수, 발치 시에 가해지는 역량에 관한 연구, 현대의학 7 : 6.
1197) (구강외과학) 47-학-1. 변형 매복치의 1례 : 방경손
1198) (구강외과학) 59-73 : 김해수, 특이한 매몰치아 발치례, 치학 6 : 6.
1199) (구강외과학) 59-94 : 박래영, Removal of Impacted Teeth, 치학 6 : 11.
1200) (구강외과학) 63-학-81. 한국인 성인 남자에 있어서의 매복치에 대한 통계적 고찰 : 강준설, 조영필, 이기완
1201) (구강외과학) 64-48 : 이기완 · 강준설 · 조영필, 한국인 성인의 매복치에 대한 통계적 고찰, (기1 남자 편), 군진치과 1 : 1.
1202) (구강외과학) 64-49 : 이기완 · 강준설 · 조영필, 한국인 성인의 매복치에 대한 통계적 고찰, (기2 여자 편), 군진치과 1 : 2.
1203) (구강외과학) 64-학-45. 한국인 성인의 매복치에 관한 통계학적 고찰 : 이기완, 강준설, 조영필
1204) (구강외과학) 65-185 : 김수경 · 신상철, 상악 구개측에 발생한 다발성매복치의 치료례, 현대의학 3 : 4.
(구강외과학) 65-학-44. 상악에 발생한 희유한 3개의 미맹출 매복치의 증례 : 김수경, 신상철
1205) (구강외과학) 67-215 : 이현만, 희유한 매복 왜소치의 1치료례, 현대의학 7 : 5.
1206) (구강외과학) 61-66 : 김용관, 발치 후 동통증에 대하여, 치과회보 3 : 2.
1207) (구강외과학) 61-102 : 이재현, 발치 후 동통의 진단과 처치, 임상의학 3 : 6.
1208) (구강외과학) 62-57 : 김용관, 소위 발치 후 동통증에 대한 최근요법, 치과회보 4 : 4.

1967년 김용관 · 정건용, 발치 후 동통증에 대하여,[1209)]

발치로 인한 출혈과 혈액상의 변화

1962년 사람의 치아발치 후 혈액 상에 관하여 : 기창덕[1210)]
발치 후 혈액응고와 타액선, 간장, 비장의 병리조직학적 연구 : 기창덕[1211)]
발치 후 생체변화에 관한 연구 : 기창덕[1212)]
발치시술에 따르는 생리적 반응에 대한 관찰 : 김규식, 강효식, 윤창근[1213)]
1963년 서진관, 발치로 인한 이상 출혈의 1증례,[1214)]
민병순, 발치수술 시에 있어서 혈액상의 변화에 대한 실험적 연구,[1215)]
1964년 기창덕, 발치 후 출혈,[1216)]
양희일, 비장을 적출한 환자에 있어서 발치 후 출혈증의 1증례,[1217)]
1966년 한택선, 발치 후의 atypical hemorrage에 대한 emergency mouth guard splint,[1218)]
1967년 김기혁, 발치수술 시의 혈압 및 맥박에 관한 연구,[1219)]

발치창의 치유기전

1953년 정맥혈액으로 발치부 육혈을 도모한 1치험례 : 변종수[1220)]
1954년 변종수, 정맥혈액으로 발치와내 출혈병 형성을 도모한 1 치험례,[1221)]
1956년 신의철, 발치와 발치와내의 변화,[1222)]

1209) (구강외과학) 67-77 : 김용관 · 정건용, 발치 후 동통증에 대하여, 치계 1 : 6.
1210) (구강외과학) 62-학-74. 사람의 치아발치 후 혈액 상에 관하여 : 기창덕
1211) (구강외과학) 62-학-43. 발치 후 혈액응고와 타액선, 간장, 비장의 병리조직학적 연구 : 기창덕
1212) (구강외과학) 62-학-46. 발치 후 생체변화에 관한 연구 : 기창덕
1213) (구강외과학) 62-학-50. 발치시술에 따르는 생리적 반응에 대한 관찰 : 김규식, 강효식, 윤창근
1214) (구강외과학) 63-50 : 서진관, 발치로 인한 이상 출혈의 1증례, 치학, 1963. 9.
(구강외과학) 63-학-79. 발치로 인한 이상출혈의 증례보고 : 서진관, 변종수, 이상일, 권학주
1215) (구강외과학) 63-171 : 민병순, 발치수술 시에 있어서 혈액상의 변화에 대한 실험적 연구, 최신의학 6 : 2.
1216) (구강외과학) 64-142 : 기창덕, 발치 후 출혈, 중앙의학 6 : 4.
1217) (구강외과학) 64-69 : 양희일, 비장을 적출한 환자에 있어서 발치 후 출혈증의 1증례, 군진치과 1 : 2.
1218) (구강외과학) 66-213 : 한택선, 발치 후의 atypical hemorrage에 대한 emergency mouth guard splint, 중앙의학 10 : 3.
1219) (구강외과학) 67-192 : 김기혁, 발치수술 시의 혈압 및 맥박에 관한 연구, 종합의학 12 : 12.
1220) (구강외과학) 53-학-25. 정맥혈액으로 발치부 육혈을 도모한 1치험례 : 변종수
1221) (구강외과학) 54-28 : 변종수, 정맥혈액으로 발치와내 출혈병 형성을 도모한 1 치험례, 대한치과의학회지 1 : 1.
1222) (구강외과학) 56-12 : 신의철, 발치와 발치와내의 변화, 치학 3 : 5.

1959년 Dry socket 치료법에 Ward's pack 사용법 : 이동섭, 윤중호[1223]
1960년 서정희, 발치창의 처치에 대하여,[1224]
1962년 김규식, 발치창의 치유과정,[1225]
1963년 기창덕, 발치 후 혈액응고와 생체 각 장기 특히 부신의 조직화학적 연구,[1226]
1964년 기창덕, 발치 후 혈액응고와 생체 각 장기 특히 부신의 조직화학적 연구,
제3보 치아 발치후 생체 각장기의 변화와 부신의 조직화학적 연구,[1227]
Dry Socket에 대한 소고 : 이춘근[1228]
1965년 유양석 · 양희일, 발치와의 치유기전에 대하여,[1229]
1966년 김정균, 발치창의 치유 특히 수축에 관한 임상적 관찰,[1230]
1967년 김동순, 발치 창 치유의 특징,[1231]
1969년 김동순, 발치창은 왜 Primary Healing하는가?[1232]

지치(제3대구치)에 대하여 발육, 맹출, 경사방향, 위치, 만성 지치주위염, 매복 관련통, 주위염으로 인한 안면마취, 수평 맹출로 인한 제2대구치 치근흡수, 발치, 발거 시에 생기는 출혈량 과 상악 제3대구치의 맹출률과 치아우식, 상악동 내에 맹출한 지치

1952년 오재인, 한국인 지치 출은의 통계적 관찰,[1233]
1953년 오재인, 한국인 지치 발치의 통계적 관찰,[1234]
한국청년 남녀의 지치 맹출률 및 경사방향 위치에 대한 통계(제1회보고) : 김용관[1235]

1223) (구강외과학) 59-테-84. Dry socket 치료법에 Ward' s pack 사용법 : 이동섭, 윤중호
1224) (구강외과학) 60-79 : 서정희, 발치창의 처치에 대하여, 치의계 4 : 3.
1225) (구강외과학) 62-41 : 김규식, 발치창의 치유과정, 치과회보 4 : 1.
1226) (구강외과학) 63-82 : 기창덕, 발치후 혈액응고와 생체 각장기 특히 부신의 조직화학적 연구, 가톨릭대학의학부논문집 제7집.
1227) (구강외과학) 64-17 : 기창덕, 발치 후 혈액응고와 생체 각 장기 특히 부신의 조직화학적 연구, 제3보 치아 발치후 생체 각장기의 변화와 부신의 조직화학적 연구, 가톨릭대학의학부 논문집 제8집.
1228) (구강외과학) 64-특-2. Dry Socket에 대한 소고 : 이춘근
1229) (구강외과학) 65-55 : 유양석 · 양희일, 발치와의 치유기전에 대하여, 한국치과공론 1 : 3.
1230) (구강외과학) 66-194 : 김정균, 발치창의 치유 특히 수축에 관한 임상적 관찰, 현대의학 5 : 5.
(구강외과학) 66-학-16. 발치창 치유 특히 수축에 관한 임상적 관찰 : 김정균
1231) (구강외과학) 67-161 : 김동순, 발치 창 치유의 특징, 해군군의단지 12 : 1.
1232) (구강외과학) 69-6 : 김동순, 발치창은 왜 Primary Healing하는가? 대한치과의사협회지 7 : 1.
1233) (구강외과학) 52-1 : 오재인, 한국인 지치 출은의 통계적 관찰, 항공의학 1 : 1.
(구강외과학) 52-학-4. 한국인의 지치 출은에 관한 통계적 관찰 : 오재인
1234) (구강외과학) 53-1 : 오재인, 한국인 지치발치의 통계적 관찰, 항공의학 1 : 2.
(구강외과학) 52-학-10. 한국인의 지치 발치에 관한 통계적 관찰 : 오재인
1235) (구강외과학) 53-학-21. 한국청년 남녀의 지치 맹출률 및 경사방향 위치에 대한 통계(제1회보고) : 김용관

1954년 X선상으로 본 한국인 하악 지치 출은 상태 : 김주환[1236)]

1956년 한국인지치에 관한 연구(제3보)[1237)]

1) X선상으로 본 한국인 하악수직지치에 대한 관찰 : 오재인

2) X선상으로 본 한국인 지치에 대한 관찰 : 오재인

1962년 이동섭, 만성 지치주위염을 수반한 협부 새성농양 및 누공,[1238)]

X-선상에 나타난 한국인 하악 지치 맹출 상태의 통계적 관찰 : 윤중호[1239)]

1963년 김봉환, 한국인 지치 맹출의 통계학적 고찰,[1240)]

윤중호, 지치주위염, 편도선주위염,[1241)]

X선상에 의한 한국인 하악 지치분류의 통계적 고찰 ; 윤중호[1242)]

1964년 양동규, 하악 제3대구치(지치)의 수평 맹출로 인한 제2대구치 치근흡수의 조직학적 소견 및 고찰,[1243)]

상악동 내에 맹출한 지치 1례 보고 : 남일우. 이민재[1244)]

1965년 남일우 · 신상철, 상악동에 맹출한 지치 1례,[1245)]

고진수, 한국인 상악 제3대구치의 맹출률과 치아우식 경험도에 관한 통계학적 관찰,[1246)]

최완선, 한국인 하악 지치발치의 통계적 관찰,[1247)]

1966년 하악 지치 발거시에 생기는 출혈량의 측정 : 김영철, 김규문[1248)]

1968년 명동성, 한국인 하악 제3대구치 발육에 관한 X-선학적 연구,[1249)]

1236) (구강외과학) 54-학-21. X선상으로 본 한국인 하악 지치 출은 상태 : 김주환

1237) (구강외과학) 56-학-44. 한국인지치에 관한 연구(제3보)
1) X선상으로 본 한국인 하악수직지치에 대한 관찰 : 오재인
2) X선상으로 본 한국인 지치에 대한 관찰 : 오재인

1238) (구강외과학) 62-155 : 이동섭, 만성 지치주위염을 수반한 협부 새성농양 및 누공, 중앙의학 2 : 4.

1239) (구강외과학) 62-학-92. X-선상에 나타난 한국인 하악 지치 맹출 상태의 통계적 관찰 : 윤중호

1240) (구강외과학) 63-149 : 김봉환, 한국인 지치 맹출의 통계학적 고찰, 종합의학 8 : 11.
(구강외과학) 63-학-51. 한국인 지치 맹출의 통계학적 고찰 : 김봉환

1241) (구강외과학) 63-181 : 윤중호, 지치주위염, 편도선주위염, 중앙의학 4 : 3.

1242) (구강외과학) 63-학-91. X선상에 의한 한국인 하악 지치분류의 통계적 고찰 ; 윤중호

1243) (구강외과학) 64-85 : 양동규, 하악 제3대구치(지치)의 수평 맹출로 인한 제2대구치 치근흡수의 조직학적 소견 및 고찰, 종합의학 9 : 3.

1244) (구강외과학) 64-학-48. 상악동 내에 맹출한 지치 1례 보고 : 남일우, 이민재

1245) (구강외과학) 65-167 : 남일우 · 신상철, 상악동에 맹출한 지치 1례, 종합의학 10 : 10.

1246) (구강외과학) 65-207 : 고진수, 한국인 상악 제3대구치의 맹출률과 치아우식 경험도에 관한 통계학적 관찰, 최신의학 8 : 10.

1247) (구강외과학) 65-125 : 최완선, 한국인 하악 지치발치의 통계적 관찰, 치과회보 7 : 1.

1248) (구강외과학) 66-학-93. 하악 지치 발거시에 생기는 출혈량의 측정 : 김영철, 김규문

1249) (구강외과학) 68-130: 명동성, 한국인 하악 제3대구치 발육에 관한 X-선학적 연구, 최신의학 11 : 11.

이형주, 한국인 하악 지치출은의 통계적 관찰,[1250)]
최영수, 무징후성인 하악 제3대구치 매복으로 인한 관련통,[1251)]
1969년 김준식 · 상기중 · 이종홍, 하악 제3대구치의 매복위치에 관한 관찰,[1252)]
이병윤, 하악 제3대구치 치관 주위염으로 인한 안면마취의 1례,[1253)]

악골

1959년 박래영, 하악골의 습득,[1254)]
오재인, 하악골 절제수술과 그 전후처치에 대하여,[1255)]
악골 색인 장치 : 이열희[1256)]
1960년 악골 색인 장치 : 이열희, 김동욱[1257)]
1964년 이열희, Lesions Peculiar to the Jawbones,[1258)]
1965년 엄기택, 하악골체 골절선에 관한 X-선학적 연구,[1259)]

시체 상 외과실습

1962년 변종수, Cadaver Surgery for the Oral Surgeon,[1260)]
변종수, 구강외과의사의 시체 상 외과실습,[1261)]

1250) (구강외과학) 68-136 : 이형주, 한국인 하아 지치출은의 통계적 관찰, 중앙의학 14 : 6.
1251) (구강외과학) 68-13 : 최영수, 무징후성인 하악 제3대구치 매복으로 인한 관련통, 치학 15 : 8.
1252) (구강외과학) 69-67 : 김준식 · 상기중 · 이종홍, 하악 제3대구치의 매복위치에 관한 관찰, 종합의학 14 : 4.
1253) (구강외과학) 69-81 : 이병윤, 하악 제3대구치 치관 주위염으로 인한 안면마취의 1례, 최신의학 12 : 5.
1254) (구강외과학) 59-65 : 박래영, 하악골의 습득(1)-(4), 치학 6 : 3, 6, 9, 10.
1255) (구강외과학) 59-122 : 오재인, 하악골 절제수술과 그 전후처치에 대하여, 치과회보 1 : 4.
1256) (구강외과학) 59-테-85. 악골 색인 장치 : 이열희
1257) (구강외과학) 60-테-60. 악골 색인 장치 : 이열희, 김동욱
1258) (구강외과학) 64-40 : 이열희, Losions Peculiar to the Jawbones(1)-(4), 11 : 9, 10, 11, 12 : 1.
1259) (구강외과학) 65-181 : 엄기택, 하악골체 골절선에 관한 X-선학적 연구, 현대의학 3 : 2.
1260) (구강외과학) 62-2 : 변종수, Cadaver Surgery for the Oral Surgeon(1)-(14),
치학 9 : 1, 2, 4, 5, 6, 7, 8, 10, 11, 12. 10 : 1, 2, 3, 5.
1261) (구강외과학) 62-91 : 변종수, 구강외과의사의 시체 상 외과실습, 치의계 6 : 1-12.

절제수술 전후 처치와 Dressing method, 경부절제법, 편도선 절제수술, 하악간 농양의 절개수술, 치근단 절제술의 절개선, 치성안면피부누공에 근치수술, 치은색소침착증의 외과적 처치, 가셀씨 신경절 부위 수술의 보고

1959년 변종수, 경부절제법,[1262)]
김의주, 편도선 절제수술에 대하여,[1263)]
1960년 박희철, 하악간 농양의 절개수술,[1264)]
1961년 변종수, 경부절제술,[1265)]
1962년 변종수, 치근단 절제술의 절개선 문제를 중심으로 한 소고,[1266)]
유인영, 치성안면피부누공에 근치수술,[1267)]
1963년 이수영, 수술전 처치 및 수술후 처치,[1268)]
양동규, 치은색소침착증의 외과적 처치,[1269)]
1964년 Dressing method : 윤계홍[1270)]
1965년 이철우 · 김해수, 가셀씨 신경절 부위 수술의 1변법,[1271)]
가셀씨 신경절 부위 수술의 1변법 : 김해수[1272)]

골수염에 대하여 급성과 만성 골수염의 원인과 치료, 결핵증으로 인한 만성골수염, Garre's Osteomyelitis, Sclerosing Osteitis, 골수염을 수반한 하악골 골절, 상악골 종양과 혼돈된 상악골 골수염, 신생아 하악골 골수염의 증례와 치료에 Squestrectomy와 Saucerization 술식

1958년 박래영, 하악골 골수염의 1례보고,[1273)]
박희철, 하악골수염으로 인한 병리학적 골절의 1 수술,[1274)]

1262) (구강외과학) 59-64 : 변종수, 경부절제법(1)-(17), 치학 6 : 3, 4, 6, 7, 8, 9, 10, 11, 12, 7 : 1, 2, 3, 4, 6, 7, 8, 9.
1263) (구강외과학) 59-81 : 김의주, 편도선 절제수술에 대하여(1)-(3), 치학 6 : 7, 8, 9.
1264) (구강외과학) 60-78 : 박희철, 하악간 농양의 절개수술, 치의계 4 : 3.
1265) (구강외과학) 61-51 : 변종수, 경부절제술, 치학 8 : 12.
1266) (구강외과학) 62-11 : 변종수, 치근단 절제술의 절개선 문제를 중심으로 한 소고, 치학 9 : 3.
1267) (구강외과학) 62-156 : 유인영, 치성안면피부누공에 근치수술, 중앙의학 2 : 5.
1268) (구강외과학) 63-68 : 이수영, 수술전 처치 및 수술후 처치, 치의계 7 : 1.
1269) (구강외과학) 63-147 : 양동규, 치은색소침착증의 외과적 처치, 종합의학 8 : 11.
1270) (구강외과학) 64-테-114, Dressing method : 윤계홍
1271) (구강외과학) 65-164 : 이철우 · 김해수, 가셀씨 신경절 부위 수술의 1변법, 종합의학 10 : 9.
1272) (구강외과학) 65-학-47, 가셀씨 신경절 부위수술의 1변법 : 김해수
1273) (구강외과학) 58-16 : 박래영, 하악골 골수염의 1례보고, 치학 5 : 11.
1274) (구강외과학) 58-26 : 박희철, 하악골수염으로 인한 병리학적 골절의 1 수술, 치의계 2 : 2.

1959년 이재현, 내가 치험한 하악골수염 2 례,[1275]
조영필, 속히 치료된 하악골수염의 1례,[1276]
Cause and Treatment of Alveolar ostitis : 남기택[1277]
하악골 골염의 1례보고 : 변종수, 박래영[1278]
1960년 이영희, 만성 악골 골수염의 증례보고,[1279]
1961년 최재함, 하악골 골막염의 1례,[1280]
신생아에 발생한 하악골 골수염의 1증례 : 김규식[1281]
1962년 범발성 하악골 골수염의 치료례 : 이열희, 김동욱, 이영희[1282]
1963년 김재철, Chronic Suppurative osteomyelitis,[1283]
최상열, 악골골수염환자 36례의 치험 및 임상적 고찰,[1284]
전 하악골을 침범한 급성 골수염의 치험례 : 이열희, 김동욱, 강영진[1285]
1964년 권학주, 악골에 발생한 골수염,[1286]
하악골 골수염의 1례보고 : 변종수, 선진관, 권학주, 최기채[1287]
X선 필름상에서 상악골 종양과 혼돈한 상악골 골수염에 대한 증례 보고 : 황성봉, 이상일, 문동선[1288]
1965년 이수영, 악골골수염에 Squestrectomy와 Saucerization에 대하여,[1289]
1966년 최기채, 결핵증으로 인한 하악골 만성골수염,[1290]
Garre's Osteomyelitis에 대하여 : 윤창근[1291]

1275) (구강외과학) 59-2 : 이재현, 내가 치험한 하악골수염 2 례, 치대학술지 1 : 1.
1276) (구강외과학) 59-21 : 조영필, 속히 치료된 하악골수염의 1례, 치대학술지 1 : 6.
1277) (구강외과학) 59-학-8. Cause and Treatment of Alveolar ostitis : 남기택
1278) (구강외과학) 59-학-9. 하악골 골염의 1례보고 : 변종수, 박래영
1279) (구강외과학) 60-39 : 이영희, 만성 악골 골수염의 증례보고, 치학 7 : 7.
1280) (구강외과학) 61-58 : 최재함, 하악골 골막염의 1례, 치의계 5 : 1.
1281) (구강외과학) 61-학-6. 신생아에 발생한 하악골 골수염의 1증례 : 김규식
1282) (구강외과학) 62-학-98. 범발성 하악골 골수염의 치료례 : 이열희, 김동욱, 이영희
1283) (구강외과학) 63-101 : 김재철, Chronic Suppurative osteomyelitis, 치과회보 통권 23호.
1284) (구강외과학) 63-139 : 최상열, 악골골수염환자 36례의 치험 및 임상적 고찰, 종합의학 8 : 10.
(구강외과학) 63-학-85. 악골 골수염 36례의 치험 및 임상적 고찰 : 최상열
1285) (구강외과학) 63-학-86. 전 하악골을 침범한 급성 골수염의 치험례 : 이열희, 김동욱, 강영진
1286) (구강외과학) 64-44 : 권학주, 악골에 발생한 골수염, 치학 11 : 11.
1287) (구강외과학) 64-학-51. 하악골 골수염의 1례보고 : 변종수, 선진관, 권학주, 최기채
1288) (구강외과학) 64-학-76. X선 필름상에서 상악골 종양과 혼돈한 상악골 골수염에 대한 증례 보고 : 황성봉, 이상일, 문동선
1289) (구강외과학) 65-30 : 이수영, 악골골수염에 Squestrectomy와 Saucerization에 대하여, 치과계 8 : 1.
1290) (구강외과학) 66-31 : 최기채, 결핵증으로 인한 하악골 만성골수염, 치학 13 : 10.
1291) (구강외과학) 66-학-66. Garre' s Osteomyelitis에 대하여 : 윤창근

1967년 윤창근 · 임성균 · 임채균, 하악골에 발생한 Garre 골수염,[1292)]
1968년 서진관, 윤풍길, 최영수, 만성하악골 골수염의 3증례보고,[1293)]
조성호 역, 하악골의 만성골수염,[1294)]
김기우 · 유광희 · 김정균 · 이승우 · 김종원, Sclerosing Osteitis 1례보고,[1295)]
1969년 윤계찬, 골수염을 수반한 하악골 골절의 치험례,[1296)]

악골 골절 총론

1952년 박명진, 외상과 악골 골절의 1고찰,[1297)]
1955년 오재인, 악골 골절 고정법의 역사적 고찰,[1298)]
편집자, The Dental Treatment of Maxillo-Facial Injures 에서 초록, 악골 골절형에 대하여,[1299)]
1959년 Method of Reducing Fractures of the Mandible and Maxilla : Justing E. McNelly[1300)]
1964년 악골골절의 과학적 처리 : 강호경[1301)]
기창덕, 악골 골절,[1302)]
1966년 골절치유에 대한 병리조직학적 고찰 : 장영택, 김규문[1303)]

악골 골절의 통계

1952년 악골절의 통계적 관찰 : 이춘근 · 안형규[1304)]

1292) (구강외과학) 67-208 : 윤창근 · 임성균 · 임채균, 하악골에 발생한 Garre 골수염, 현대의학 6 : 5.
1293) (구강외과학) 68-5 : 서진관, 윤풍길, 최영수, 만성하악골 골수염의 3 증례보고, 치학 15 : 3.
1294) (구강외과학) 68-10 : 조성호 역, 하악골의 만성골수염, 치학 15 : 6.
1295) (구강외과학) 68-52 : 김기우 · 유광희 · 김정균 · 이승우 · 김종원, Sclerosing Osteitis 1례보고, 대한구강보건학회지 2 : 2.
1296) (구강외과학) 69-89 : 윤계찬, 골수염을 수반한 하악골 골절의 치험례, 최신의학 12 : 10.
1297) (구강외과학) 52-2 : 박명진, 외상과 악골 골절의 1고찰, 해군군의단잡지 창간호.
1298) (구강외과학) 55-13 : 오재인, 악골 골절 고정법의 역사적 고찰, 치학 2 : 9.
1299) (구강외과학) 55-26 : 편집자, The Dental Treatment of Maxillo -Facial Injures 에서 초록, 악골 골절형에 대하여, 치학 2 : 11.
1300) (구강외과학) 59-테-86. Method of Reducing Fractures of the Mandible and Maxilla : Justing E. McNelly
1301) (구강외과학) 64-학-56. 악골골절의 과학적 처리 : 강호경
1302) (구강외과학) 64-140 : 기창덕, 악골 골절, 중앙의학 6 : 2.
1303) (구강외과학) 66-학-89. 골절치유에 대한 병리조직학적 고찰 : 장영택, 김규문
1304) (구강외과학) 52-학-27. 악골절의 통계적 관찰 : 이춘근 · 안형규

1954년 악골골절의 통계적 관찰 : 이춘근, 안형규[1305)]

1960년 옥달승, 한국군인 비전상 악골 골절환자에 관한 통계적 관찰,[1306)]

1962년 오재인, 한국인 악골 골절에 관한 통계적 관찰,[1307)]

골절 수술법으로 부목 고정법, 구강 내외 장치로 circumferential wiring을 적용하는 법, Stou의 Intermaxillary Multiple Loop Wiring, Anderson Pins 고정법 Obwegester의 고정법, Resin 등을 이용한 술식, 관골궁 골절에 대한 Gilies 수술법

1947년 악골 골절부목의 간단한 고정법 : 이춘근[1308)]

1948년 악골 골절의 합리적 부목교정법(이춘근 고안) : 이춘근[1309)]

1953년 오재인, 악골 골절 고정의 1변법,[1310)]

1956년 오재인, 악골 골절 고정법의 1변법,[1311)]

1958년 이열희, 비관혈적 악골 골절 개량 고정법,[1312)]
골절구외 Pin고정장치 및 Resin 등을 이용한 석고모 색인고정 개량술식 : 정순경[1313)]

1959년 위막막선 결금법(circumferential wiring)을 적용한 악골 골절 2례 보고 : 변종수, 박옥련[1314)]

1960년 박래영, The Cranio maxillary fixation(두개상악 고정법),[1315)]
악골 골절 시「애크리릭 레진 스프린트」응용에 대하여 : 윤중호[1316)]
강호경, 하악골절의 골내 결찰고정의 2증례 보고,[1317)]

1961년 General Views of Skull in Roentgenograms Intra-oral fracture wiring : 김규식[1318)]

1305) (구강외과학) 54-학-37. 악골골절의 통계적 관찰 : 이춘근, 안형규
1306) (구강외과학) 60-21 : 옥달승, 한국군인 비전상 악골 골절환자에 관한 통계적 관찰, 치학 7 : 1.
1307) (구강외과학) 62-33 : 오재인, 한국인 악골 골절에 관한 통계적 관찰, 치과회보 4 : 1.
1308) (구강외과학) 47-학-27. 악골 골절부목의 간단한 고정법 : 이춘근
1309) (구강외과학) 48-학-17. 악골 골절의 합리적 부목교정법(이춘근 고안) : 이춘근
1310) (구강외과학) 53-3 : 오재인, 악골 골절 고정의 1변법, 항공의학 1 : 5.
1311) (구강외과학) 56-10 : 오재인, 악골 골절 고정법의 1변법, 치학 3 : 4.
1312) (구강외과학) 58-8 : 이열희, 비관혈적 악 골골절 개량 고정법, 치학 5 : 5.
(구강외과학) 58-학-21. 비관혈적 악골 골절 개량 고정법 : 이열희
1313) (구강외과학) 58-테-33. 골절구외 Pin 고정 장치 및 Resin 등을 이용한 석고모 색인고정 개량술식 : 정순경
1314) (구강외과학) 59-학-67. 위막막선 결금법(circumferential wiring)을 적용한 악골 골절 2례 보고 : 변종수, 박옥련
1315) (구강외과학) 60-53 : 박래영, The Cranio-maxillary fixation(두개-상악 고정법), 치학 7 : 11.
(구강외과학) 60-학-19. 두개-상악 고정법 : 박래영
1316) (구강외과학) 60-테-59. 악골 골절 시「애크리릭 레진 스프린트」 응용에 대하여 : 윤중호
1317) (구강외과학) 60-19 : 강호경, 하악골절의 골내 결찰고정의 2증례 보고, 육군의무장교단잡지 7 : 2.

1962년 정옥균, Stou의 Intermaxillary Multiple Loop Wiring에 대하여,[1319]
한태희, Obwegester의 고정법에 대하여,[1320]
오재인, 악골 골절 고정의 변법,[1321]
1963년 악골 골절 시에 구강 외 고정장치에 관하여 : 민병일[1322]
1965년 권학주, 관골궁 골절에 대한 Gilies 수술법,[1323]
강호경, 관골 및 관골궁 골절의 외과적 처치 2증례 보고,[1324]
악골궁 골절에 대한 Gillies 수술법 : 변종수, 서진관, 권학주, 최기채[1325]
Circumferential 결찰법 : 변종수, 서진관, 권학주, 최기채[1326]
악골 골절에 있어서 Anderson Pins 고정법에 관한 임상적 고찰 : 기창덕[1327]
1966년 기창덕 · 이덕만 · 김광현 · 김국봉, 악골골절과 Anderson pin 고정에 관한 임상적 고찰,[1328]

악골 골절에 대한 증례보고

1947년 악골 골절의 수치험례 : 김중기[1329]
1959년 두개골절을 수반한 Cranio-facial disjunction : 옥달승[1330]
1960년 상악골 절제 수술의 증례 : 이열희, 김동욱[1331]
1962년 치아를 포함한 상악골 조치골 골절의 치험례 : 이열희, 김동욱, 이영희[1332]
Cranio-facial Spalating fracture의 1례 보고 : 한택선[1333]

1318) (구강외과학) 61-테-76. General Views of Skull in Roentgenograms Intra-oral fracture wiring : 김규식
1319) (구강외과학) 62-72 : 정옥균, Stou의 Intermaxillary Multiple Loop Wiring에 대하여, 치의계 6 : 1.
1320) (구강외과학) 62-83 : 한태희, Obwegester의 고정법에 대하여, 치의계 6 : 2.
1321) (구강외과학) 62-45 : 오재인, 악골 골절 고정의 변법, 치과회보 4 : 2.
1322) (구강외과학) 63-학-96. 악골 골절 시에 구강 외 고정장치에 관하여 : 민병일
1323) (구강외과학) 65-19 : 권학주, 관골궁 골절에 대한 Gilies 수술법, 치학 12 : 10.
1324) (구강외과학) 65-94 : 강호경, 관골 및 관골궁 골절의 외과적 처치 2증례 보고, 군진치과 2 : 1.
1325) (구강외과학) 65-학-74. 악골궁 골절에 대한 Gillies 수술법 : 변종수, 서진관, 권학주, 최기채
1326) (구강외과학) 65-학-43. Circumferential 결찰법 : 변종수, 서진관, 권학주, 최기채
1327) (구강외과학) 65-학-89. 악골 골절에 있어서 Anderson Pins 고정법에 관한 임상적 고찰 : 기창덕
1328) (구강외과학) 66-109 : 기창덕 · 이덕만 · 김광현 · 김국봉, 악골 골절과 Anderson pin 고정에 관한 임상적 고찰, 가톨릭대학 의학부 논문집 제10집.
1329) (구강외과학) 47-학-4. 악골 골절의 수치험례 : 김중기
1330) (구강외과학) 59-학-64. 두개골절을 수반한 Cranio-facial disjunction : 옥달승
1331) (구강외과학) 60-학-18. 상악골 절제 수술의 증례 : 이열희, 김동욱
1332) (구강외과학) 62-학-9. 치아를 포함한 상악골 조치골 골절의 치험례 : 이열희, 김동욱, 이영희
1333) (구강외과학) 62-학-20. Cranio-facial Spalating fracture의 1례 보고 : 한택선

1963년 악골 절제수술의 3례 : 김동욱, 이열희, 강영진[1334]
악골 골절의 외과적 처치(증례보고) : 강호경[1335]
1965년 복잡 상악 골절 및 관절돌기 골절의 치험례 : 김광하, 김호원, 박한중[1336]
최기채, 2 Cases Report of Circumferential Wiring,[1337]
1966년 변석두, 상악 익구개와 골절 및 하악근 돌기, 정중부 복잡골절 치료 례,[1338]
1967년 권학주, 관골 궁 골절의 치료례,[1339]

하악골 골절에 대한 증례보고

1953년 하악우각부 복잡골절 요인 실태성 하악골수염을 병발한 치험례 : 김용관[1340]
1959년 하악골체부 분쇄골절에 대한 Lane씨 접합 판의 응용 및 그 실제 : 정순경[1341]
1958년 박옥련, 하악골 골절의 증례보고,[1342]
1959년 김의주, 하악골 골절의 1치험례,[1343]
김의주, 하악골 골절 부위와 이동방향,[1344]
1961년 강호경, 부정유합된 하악우각부 골절의 치험례,[1345]
정옥균, 소아하악골골절의 1례,[1346]
1962년 하악골 골절의 적제술 : 김홍기, 강달모[1347]
1963년 부정 유합된 하악골 골절의 수술정복 치험례 : 김종원, 윤응구[1348]
1964년 윤계찬, 하악골 결합부위의 단순골절에 관한 치료례,[1349]
하악정중부 골절을 수반한 하악후방탈구의 증례보고 : 한정헌[1350]

1334) (구강외과학) 63-학-73. 악골 절제수술의 3례 : 김동욱, 이열희, 강영진
1335) (구강외과학) 63-학-68. 악골 골절의 외과적 처치(증례보고) : 강호경
1336) (구강외과학) 65-학-51. 복잡 상악 골절 및 관절돌기 골절의 치험례 : 김광하, 김호원, 박한중
1337) (구강외과학) 65-18 : 최기채, 2 Cases Report of Circumferential Wiring, 치학 12 : 10.
1338) (구강외과학) 66-87 : 변석두, 상악 익구개와 골절 및 하악근 돌기, 정중부 복잡골절 치료 례, 군진치과 3 : 2.
1339) (구강외과학) 67-160 : 권학주, 관골 궁 골절의 치료례, 해군군의단지 12 : 1.
1340) (구강외과학) 53-학-27. 하악우각부 복잡골절 요인 실태성 하악골수염을 병발한 치험례 : 김용관
1341) (구강외과학) 59-학-62. 하악골체부 분쇄골절에 대한 Lane씨 접합 판의 응용 및 그 실제 : 정순경
1342) (구강외과학) 58-19 : 박옥련, 하악골 골절의 증례보고, 치학 5 : 11.
1343) (구강외과학) 59-91 : 김의주, 하악골 골절의 1치험례, 치학 6 : 10.
1344) (구강외과학) 59-101 : 김의주, 하악골 골절 부위와 이동방향, 치학 6 : 12.
1345) (구강외과학) 61-5 : 강호경, 부정유합된 하악우각부 골절의 치험례, 대한치과의학회지 제3권.
1346) (구강외과학) 61-59 : 정옥균, 소아하악골골절의 1례, 치의계 5 : 1.
1347) (구강외과학) 62-학-94. 하악골 골절의 적제술 : 김홍기, 강달모
1348) (구강외과학) 63-학-55. 부정 유합된 하악골 골절의 수술정복 치험례 : 김종원, 윤응구
1349) (구강외과학) 64-71 : 윤계찬, 하악골 결합부위의 단순골절에 관한 치료례, 군진치과 1 : 2.
1350) (구강외과학) 64-학-53. 하악정중부 골절을 수반한 하악후방탈구의 증례보고 : 한정헌

복합성 하악골 골절에 대한 증례보고 : 문동선, 정동균, 이상일, 유기섭[1351)]
1965년 변석두 · 김기혁, 매복치를 수반한 하악골 골절의 치료례,[1352)]
김광하, 매복치를 수반한 하악골골절 치료례,[1353)]
하악골 정중부 골절에 대한 정복수술 치험 1례 : 김동익, 최한준, 강규찬[1354)]
매복치를 수반한 하악골 골절 치험례 : 김광하[1355)]
1966년 김동익, 하악골 정중부 분쇄복잡골절의 1례보고,[1356)]
골수염을 병발한 하악골 골절의 치험례 : 윤창근[1357)]
하악골 골절의 임상적 관찰 : 임성균, 김정균, 이춘근[1358)]

하악 관절돌기 골절

1953년 하악 관절염 돌기골절 4치험례 : 안형규[1359)]
1954년 안형규, 하악 관절돌기 골절의 4 치험례,[1360)]
1956년 박광열, Condyle Fracture의 Open Reduction,[1361)]
1960년 변종수, 하악관절 돌기 절제술(증례보고),[1362)]
하악 관절 골단 절제 : 변종수[1363)]
1968년 최영수, 하악골 상행지의 수직골절,[1364)]
1969년 이열희, 하악관절 성형술을 위한 수지구,[1365)]

1351) (구강외과학) 64-학-87. 복합성 하악골 골절에 대한 증례보고 : 문동선, 정동균, 이상일, 유기섭
1352) (구강외과학) 65-43 : 변석두 · 김기혁, 매복치를 수반한 하악골 골절의 치료례, 한국치과공론 1 : 2.
1353) (구강외과학) 65-70 : 김광하, 매복치를 수반한 하악골골절 치료례, 한국치과공론 1 : 5.
1354) (구강외과학) 65-학-61. 하악골 정중부 골절에 대한 정복수술 치험 1례 : 김동익, 최한준, 강규찬
1355) (구강외과학) 65-학-87. 매복치를 수반한 하악골 골절 치험례 : 김광하
1356) (구강외과학) 66-177 : 김동익, 하악골 정중부 분쇄복잡골절의 1례보고, 현대의학 4 : 4.
1357) (구강외과학) 66-학-30. 골수염을 병발한 하악골 골절의 치험례 : 윤창근
1358) (구강외과학) 66-학-64. 하악골 골절의 임상적 관찰 : 임성균, 김정균, 이춘근
1359) (구강외과학) 53-학-1. 하악 관절염 돌기골절 4치험례 : 안형규
1360) (구강외과학) 54-22 : 안형규, 하악 관절돌기 골절의 4 치험례, 대한치과의학회지 1 : 1.
1361) (구강외과학) 56-4 : 박광열, Condyle Fracture의 Open Reduction, 치학 3 : 2.
1362) (구강외과학) 60-52 : 변종수, 하악관절 돌기절제술(증례보고), 치학 7 : 11.
1363) (구강외과학) 60-학-15. 하악 관절 골단 절제 : 변종수
1364) (구강외과학) 68-16 : 최영수, 하악골 상행지의 수직골절, 치학 15 : 10.
1365) (구강외과학) 69-17 : 이열희, 하악관절 성형술을 위한 수지구, 치학 16 : 6.

무치 하악골 골절

1959년 옥달승, 무치 하악골 골절 처치에 대한 고찰,[1366)]

1964년 김호원, 무치악 하악골 골절치료 2례,[1367)]

아관긴급

1952년 악강직의 관혈적 처치(치료례) : 변종수[1368)]

1953년 협염막 반흔성 강직증의 관혈적 1치험례 : 변종수 · 박원수[1369)]

1954년 변종수 · 박원수, 협점막반흔으로 인한 악강직증의 관혈적 1 치험례,[1370)]

김경환, 십여년된 반흔성 아관긴급증의 1수술례,[1371)]

1955년 박원수, 반흔유착성 아관긴급증 1수술례,[1372)]

1956년 이열희, 하악관절강직의 관혈적 처치의 1치험례,[1373)]

하악관절 강직의 관혈적 처치에 본 왁스와 간단한 유지장치 사용의 1치험례 : 김영창[1374)]

1958년 서진관, 좌측 하악관절 강직증의 증례,[1375)]

1959년 Temporomandibular Joint disturbance due to clossed bite : kenneths Masumoto[1376)]

악경화증의 1례보고(악관절돌기 절제술 응용 례) : 변종수, 서진관[1377)]

1961년 민병일, Condylectomy에 의한 악관절강직증의 치험 2례보고,[1378)]

1366) (구강외과학) 59-69 : 옥달승, 무치 하악골 골절 처치에 대한 고찰, 치학 6 : 4.
(구강외과학) 59-학-28, 무치악 하악골절의 처치에 대하여 : 옥달승

1367) (구강외과학) 64-114 : 김호원, 무치악 하악골 골절치료 2례, 종합의학 9 : 10

1368) (구강외과학) 52 학 16, 악강직의 관혈적 처치(치료례) : 변종수

1369) (구강외과학) 53-학-24, 협염막 반흔성 강직증의 관혈적 1치험례 : 변종수 · 박원수

1370) (구강외과학) 54-18 : 변종수 · 박원수, 협점막반흔으로 인한 악강직증의 관혈적 1 치험례, 대한치과의학회지 1 : 1.

1371) (구강외과학) 54-23 : 김경환, 십여년된 반흔성 아관긴급증의 1수술례, 대한치과의학회지 1 : 1.

1372) (구강외과학) 55-19 : 박원수, 반흔유착성 아관긴급증 1수술례, 치학 2 : 10.

1373) (구강외과학) 56-17 : 이열희, 하악관절강직의 관혈적 처치의 1치험례, 치학 3 : 8.

1374) (구강외과학) 56-테-36, 하악 관절 강직의 관혈적 처치에 본 왁스와 간단한 유지 장치 사용의 1치험례 : 김영창

1375) (구강외과학) 58-18 : 서진관, 좌측 하악관절 강직증의 증례, 치학 5 : 11.

1376) (구강외과학) 59-특-44, Temporomandibular Joint disturbance due to clossed bite : kenneths Masumoto

1377) (구강외과학) 59-학-63, 악경화증의 1례보고(악관절돌기 절제술 응용 례) : 변종수, 서진관

1378) (구강외과학) 61-16 : 민병일, Condylectomy에 의한 악관절강직증의 치험 2례보고, 치학 8 : 2.

1962년 서진관 · 변종수 · 박래영 · 이상일, 이물에 의한 아관긴급의 1증례,[1379)]

1963년 김홍기, 폐구된 양측성 진성관절강직에 관한 외과적 치료례,[1380)]

김유환, 반흔 유착성 아관긴급증 2례,[1381)]

반흔 유착성 아관긴급증 2례 : 김유환[1382)]

폐구된 양측성 진성관절강직에 관한 외과적 치험례 : 김홍기[1383)]

1965년 이상일 · 박성설 · 박재호, 골절제술에 의한 악관절강직증의 치료례,[1384)]

서진관 · 권학주, 이물에 의한 아관긴급의 1증례,[1385)]

1966년 이현만, 아탈구증의 2치료례,[1386)]

기창덕, 턱의 생리적 작용이 원인이 되는 턱관절증에 대하여,[1387)]

Subluxation, 2치험례 : 이현만[1388)]

1967년 서진관, 윤풍길, 최영수, 측두 하악골 관절강직의 증례보고,[1389)]

이원용, 하악과두 절제술에 의한 하악 관절 강직의 치료증례,[1390)]

관절 질환

1961년 Partial trismus(개구장애)의 치료례 및 그 T. M. Joint의 radiogram : 안형규[1391)]

T. M. J. Disturbances : Benjamikn Ammen Werth[1392)]

중이염으로 인한 개구장애와 그 개구 장치의 1례 : 정순경[1393)]

악간개대 장치(intermaxillary opening instrument) : 이열희, 박종낙[1394)]

1379) (구강외과학) 62-27 : 서진관 · 변종수 · 박래영 · 이상일, 이물에 의한 아관긴급의 1증례, 치학 9 : 11.
(구강외과학) 62-학-13. 이물로 인한 아관긴급의 1증례 : 변종수, 박래영, 서진관, 이상일

1380) (구강외과학) 63-17 : 김홍기, 폐구된 양측성 진성관절강직에 관한 외과적 치료례, 대한치과의사협회지 4 : 2.

1381) (구강외과학) 63-169 : 김유환, 반흔유착성아관긴급증 2례, 최신의학 6 : 2.

1382) (구강외과학) 63-학-72. 반흔 유착성 아관긴급증 2례 : 김유환

1383) (구강외과학) 63-학-80. 폐구된 양측성 진성관절강직에 관한 외과적 치험례 : 김홍기

1384) (구강외과학) 65-142 : 이상일 · 박성설 · 박재호, 골절제술에 의한 악관절강직증의 치료례, 치과회보 7 : 3.

1385) (구강외과학) 65-202 : 서진관 · 권학주, 이물에 의한 아관긴급의 1증례, 최신의학 8 : 5.

1386) (구강외과학) 66-196 : 이현만, 아탈구증의 2치료례, 현대의학 5 : 5.

1387) (구강외과학) 66-211 : 기창덕, 턱의 생리적 작용이 원인이 되는 턱관절증에 대하여, 중앙의학 10: 2.

1388) (구강외과학) 66-학-45. Subluxation, 2치험례 : 이현만

1389) (구강외과학) 67-37 : 서진관, 윤풍길, 최영수, 측두 하악골 관절강직의 증례보고, 치학 14 : 11.

1390) (구강외과학) 67-40 : 이원용, 하악과두 절제술에 의한 하악 관절 강직의 치료증례, 치의계 9 : 1.

1391) (구강외과학) 60-학-4. Partial trismus의 치료례 및 그 T.M.joint의 radiogram : 안형규

1392) (구강외과학) 61-특-30. T. M. J. Disturbances : Benjamikn Ammen Werth

1393) (구강외과학) 61-학-47. 중이염으로 인한 개구장애와 그 개구 장치의 1례 : 정순경

1394) (구강외과학) 61-테-75. 악간개대 장치(intermaxillary opening instrument) : 이열희, 박종낙

1964년 박태원, 하악관절 이상에 관하여,[1395]
T. M. Joint Ankylosis Ostectomy : 변종수, 서진관, 권학주, 최기채[1396]
1965년 재발생 T. M. Joint Ankylosis의 증례 : 변종수, 서진관, 권학주, 최기채[1397]
최기채, 측두하악관절에 발생한 질환,[1398]
1967년 유종덕, 집토끼에 있어서 치아소실이 턱관절에 미치는 영향에 관한 임상적 연구,[1399]

3차신경통

1954년 1952년도 본원 외래를 방문한 3차 신경통 환자의 치료소견에 대하여 : 변종수[1400]
김종환, 3차신경통의 1치험례,[1401]
1955년 김의주, 3차신경통의 1치험례,[1402]
이열희, 3차신경차단의 구외법,[1403]
1956년 David Cleveland, (J,A,D,A 1954, 9,), 변종수 역, 3차신경통의 일신 감압수술,[1404]
3차신경통의 조직요법의 1치험례 : 이춘근. 김규식[1405]
흥미 있는 3차신경통의 1례 : 고계순[1406]
1959년 박래영, 신경절제술에 의한 3차신경통의 치험 증례보고,[1407]
3차신경통에 대하여(증례보고 및 문헌고찰) : 변종수, 박래영[1408]
1961년 구강외과 영역에 있어서의 진성 3차신경통 : 변종수[1409]
1962년 이춘근, 3차신경통의 조직요법,[1410]

1395) (구강외과학) 64-14 : 박태원, 하악관절 이상에 관하여, 대한치과의사협회지 5 : 1.
1396) (구강외과학) 64-학-49. T. M. Joint Ankylosis Ostectomy : 변종수, 서진관, 권학주, 최기채
1397) (구강외과학) 65-학-63. 재발생 T. M. Joint Ankylosis의 증례 : 변종수, 서진관, 권학주, 최기채
1398) (구강외과학) 65-6 : 최기채, 측두하악관절에 발생한 질환(1)-(2), 치학 12 : 4, 6
1399) (구강외과학) 67-114 : 유종덕, 집토끼에서 치아소실이 턱관절에 미치는 영향에 관한 임상적 연구, 서울대학교 논문집 의약계 18집.
1400) (구강외과학) 54-학-25. 1952년도 본원 외래를 방문한 3차 신경통 환자의 치료소견에 대하여 : 변종수
1401) (구강외과학) 54-35 : 김종환, 3차신경통의 1치험례, 대한치과의학회지 1 : 1.
1402) (구강외과학) 55-6 : 김의주, 3차신경통의 1치험례(1)-(2), 치학 2 : 4, 6.
1403) (구강외과학) 55-18 : 이열희, 3차신경차단의 구외법(1)-(2), 치학 2 : 10, 11.
1404) (구강외과학) 56-6 : David Cleveland, (J,A,D,A 1954, 9,), 변종수 역, 3차신경통의 일신 감압 수술(1)-(3), 치학 3 : 3, 4, 5.
1405) (구강외과학) 56-학-5. 3차신경통의 조직요법의 1치험례 : 이춘근. 김규식
1406) (구강외과학) 56-학-12. 흥미 있는 3차신경통의 1례 : 고계순
1407) (구강외과학) 59-57 : 박래영, 신경절제술에 의한 3차신경통의 치험 증례보고, 치학 6 : 1.
1408) (구강외과학) 59-학-60. 3차신경통에 대하여(증례보고 및 문헌고찰) : 변종수, 박래영
1409) (구강외과학) 61-학-11. 구강외과 영역에 있어서의 진성 3차신경통 : 변종수

1963년 변종수 역, 3차신경통의 신요법,[1411]
권학주, 3차신경, 안면신경, 설인신경에 대하여,[1412]
1965년 권학주, 진성 3차신경통에 대한 신경염출 수술,[1413]
정국현, Vitamin B12주사로 3차신경통의 치료례,[1414]
진성 3차신경통에 대한 신경 염출수술 : 변종수, 서진관, 권학주, 최기채[1415]
1967년 서진관, 최근의 3차신경통의 요법,[1416]
1968년 권학주, 진성3차신경통에 대한 신경염출 수술,[1417]
1969년 오병식, 한국인에 있어서 3차신경통 발생에 관한 임상 및 통계학적 연구,[1418]

안면신경마비

1952년 반흔 유착성 아관긴급증의 1치료례 : 김윤숙 · 김유환[1419]
우측 하악 우각부 통창에 의한 우안면마비 및 좌반신부전마비의 임상례 : 이기완[1420]
1953년 십여년 된 아관긴급증 수술례 : 김유환[1421]
1959년 이열희, 안면신경마비 성형수술에 대하여,[1422]
1960년 박시우, Tantalum gauge suspension에 의한 안면신경마비 치료의 Schultz씨 방식에 대하여,[1423]
한태희, 저주파직각맥파를 사용한 안면신경마비 치료의 1례,[1424]
1965년 안면신경마비 치험례 : 변석두, 김호원[1425]

1410) (구강외과학) 62-154 : 이춘근, 3차신경통의 조직요법, 중앙의학 2 : 3.
1411) (구강외과학) 63-21 : 변종수 역, 3차신경통의 신요법, 치학, 1963. 1.
1412) (구강외과학) 63-36 : 권학주, 3차신경, 안면신경, 설인신경에 대하여(1)-(3), 치학, 1963. 5. 6. 7.
1413) (구강외과학) 65-23 : 권학주, 진성 3차신경통에 대한 신경염출 수술, 치학 12 : 12.
1414) (구강외과학) 65-71 : 정국현, Vitamin B12주사로 3차신경통의 치료례, 한국치과공론 1 : 5.
1415) (구강외과학) 65-학-46. 진성 3차신경통에 대한 신경 염출수술 : 변종수, 서진관, 권학주, 최기채
1416) (구강외과학) 67-27 : 서진관, 최근의 3차신경통의 요법, 치학 14 : 8.
1417) (구강외과학) 68-101 : 권학주, 진성3차신경통에 대한 신경염출 수술, 해군군의단지 13 : 1.
1418) (구강외과학) 69-87 : 오병식, 한국인에 있어서 3차신경통 발생에 관한 임상 및 통계학적 연구, 최신의학 12 : 9.
1419) (구강외과학) 52-학-38. 반흔 유착성 아관긴급증의 1치료례 : 김윤숙 · 김유환
1420) (구강외과학) 52-학-12. 우측하악 우각부 통창에 의한 우안면마비 및 좌반신부전마비의 임상례 : 이기완
1421) (구강외과학) 53-학-8. 십여년된 아관긴급증 수술 예 : 김유환
1422) (구강외과학) 59-68 : 이열희, 안면신경마비성형수술에 대하여, 치학 6 : 3.
1423) (구강외과학) 60-63 : 박시우, Tantalum gauge suspension에 의한 안면신경마비 치료의 Schultz씨 방식에 대하여, 치의계 4 : 1.
1424) (구강외과학) 60-75 : 한태희, 저주파직각맥파를 사용한 안면신경마비치료의 1례, 치의계 4 : 3.
1425) (구강외과학) 65-학-77. 안면신경마비 치험례 : 변석두, 김호원

1966년 변석두 · 김호원, 안면신경마비 1례의 임상해부학적 고찰,[1426)]
1968년 서진관, 안면에 발생하는 지각탈실에 대하여,[1427)]

상악동염

1952년 치성만성 상악동 염근치 수술에 관한 신법 : 오재인[1428)]
1953년 오재인, 치성만성 상악동염 근치 수술에 관한 신법,[1429)]
급성치성 상악동염의 치험례 : 김주환[1430)]
1956년 오재인, 치성만성 상악동염 근치 수술에 관해 신법,[1431)]
치성 상악 축농증 치료 1례(좌측) : 선덕영, 김인근[1432)]
1957년 오재인, 치성 상악동염 근치 수술,[1433)]
1959년 유기형, 치성상악동암에 관한 1례보고,[1434)]
라순호, 치성 상악동염에 대하여,[1435)]
치성 상악동염(매복으로 인한) 1수술 례 : 김유환, 김창욱[1436)]
1960년 오재인, 한국인 치성상악동염에 관한 임상학적 연구,[1437)]
한국인 치성 상악동염에 관한 임상학적 연구 : 오재인[1438)]
1961년 이재철, 치조와를 통한 상악동과의 천공 및 구개골의 천공의 폐쇄수술,[1439)]
1962년 오재인, 한국인치성상악동염에 관한 임상학적 연구(하),[1440)]
이동섭, 치성 상악동염에 대하여,[1441)]
1964년 최기채, 치성 상악동 증례보고,[1442)]

1426) (구강외과학) 66-58 : 변석두 · 김호원, 안면신경마비 1례의 임상해부학적 고찰, 군진치과 3 : 1.
1427) (구강외과학) 68-1 : 서진관, 안면에 발생하는 지각탈실에 대하여, 치학 15 : 1.
1428) (구강외과학) 52-학-37, 치성만성 상악동 염근치 수술에 관한 신법 : 오재인
1429) (구강외과학) 53-2 : 오재인, 치성만성 상악동염 근치수술에 관한 신법, 항공의학 1 : 4.
1430) (구강외과학) 53-학-26, 급성치성 상악동염의 치험례 : 김주환
1431) (구강외과학) 56-13 : 오재인, 치성만성 상악동염 근치 수술에 관해 신법, 치학 3 : 6.
1432) (구강외과학) 56-학-16, 치성 상악 축농증 치료 1례(좌측) : 선덕영, 김인근
1433) (구강외과학) 57-9 : 오재인, 치성 상악동염 근치 수술(1)-(4), 치학 4 : 4, 6, 7, 8.
1434) (구강외과학) 59-112 : 유기형, 치성상악동암에 관한 1례보고, 치의계 3 : 2.
1435) (구강외과학) 59-116 : 라순호, 치성상악동염에 대하여, 치의계 3 : 2.
1436) (구강외과학) 59-학-6, 치성 상악동염(매복으로 인한) 1수술 례 : 김유환, 김창욱
1437) (구강외과학) 60-118 : 오재인, 한국인 치성 상악동염에 관한 임상학적 연구, 의학다이제스트, 2 : 8.
1438) (구강외과학) 60-학-31, 한국인 치성 상악동염에 관한 임상학적 연구 : 오재인
1439) (구강외과학) 61-52 : 이재철, 치조와를 통한 상악동과의 천공 및 구개골의 천공의 폐쇄수술, 치학 8 : 12.
1440) (구강외과학) 62-60 : 오재인, 한국인치성상악동염에 관한 임상학적 연구(하), 치과회보 4 : 4.
1441) (구강외과학) 62-158 : 이동섭, 치성 상악동염에 대하여, 중앙의학 3 : 4.
1442) (구강외과학) 64-41 : 최기채, 치성 상악동 증례보고, 치학 11 : 10.

치성 상악동염의 1례보고 : 변종수, 서진관, 최기채, 권학주[1443)]

1965년 심한 치통을 수반한 비치성 양측성 상악동염 치험례 : 김기혁, 김호원[1444)]

1966년 최기채, 상악동에 발생하는 치성질환,[1445)]

함치성 치아낭종에 합병된 상악동염의 1례 : 김기혁, 김용관[1446)]

1967년 변종수 · 임채균 · 남일우, Cooper's Operation 변법에 의한 만성 치성 상악동염 근치수술에 관하여,[1447)]

혀의 질환

1954년 거대설의 1치험례 : 변종수 · 김현구[1448)]

1959년 Hairy Tongue의 1례보고 : 변종수, 박옥련[1449)]

1963년 이상일, 설,[1450)]

기형아 악골 발육부전에 관한 1례보고 및 설의 이상 1례보고 : 김동순, 조한국, 임창윤, 고영택, 김규문[1451)]

1965년 최기채, 혀의 질병,[1452)]

1967년 상기중, 혀의 질환,[1453)]

최영수, 설,[1454)]

1969년 상기중, The disease of the Lips,[1455)]

1443) (구강외과학) 64-학-41. 치성 상악동염의 1례보고 : 변종수. 서진관. 최기채. 권학주

1444) (구강외과학) 65-학-48. 심한 치통을 수반한 비치성 양측성 상악동염 치험례 : 김기혁. 김호원

1445) (구강외과학) 66-8 : 최기채. 상악동에 발생하는 치성질환(1)-(2). 치학 13 : 3. 4.

1446) (구강외과학) 66-학-32. 함치성 치아낭종에 합병된 상악동염의 1례 : 김기혁. 김용관

1447) (구강외과학) 67-217 : 변종수 · 임채균 · 남일우. Cooper' s Operation 변법에 의한 만성 치성 상악동염 근치수술에 관하여. 현대의학 7 : 6.

1448) (구강외과학) 54-학-7. 거대설의 1치험례 : 변종수 · 김현구

1449) (구강외과학) 59-학-2. Hairy Tongue의 1례보고 : 변종수. 박옥련

1450) (구강외과학) 63-47 : 이상일. 설(1)-(3). 치학 10 : 8. 9. 10.

1451) (구강외과학) 63-학-39. 기형아 악골 발육부전에 관한 1례보고 및 설의 이상 1례보고 : 김동순. 조한국. 임창윤. 고영택. 김규문

1452) (구강외과학) 65-3 : 최기채. 혀의 질병(1)-(2). 치학 12 : 2. 3.

1453) (구강외과학) 67-50 : 상기중. 혀의 질환. 치의계 9 : 1.

1454) (구강외과학) 67-23 : 최영수. 설. 치학 14 : 6.

1455) (구강외과학) 69-32 : 상기중. The disease of the Lips. 치의계 10 : 1.

타액선 질환

1948년 타액루의 1치료 례 : 안형규[1456)]

1956년 주석산연 "소다" 투여한 가토에 있어 타액선내의 창연침착 상태에 관하여 : 김주환[1457)]

1959년 설하선에 발생한 타석종의 1례 : 지광원[1458)]

1963년 김규식, 악하선 배출관의 타석증 치험례,[1459)]
임운경 역, 타액선 결석,[1460)]
김동욱, 악하선관 이물의 1증례,[1461)]

1964년 김규식, 타액선의 종배,[1462)]
변종수 역, Mikulicz's Disease,[1463)]
이재철, 타액선 및 점액선 질환,[1464)]
이기완, warton 관내의 타석증 1례,[1465)]

1965년 최기채, 타액선과 점막선에 발생하는 질환,[1466)]
Wharton's Duct 와 Stenson's Duct 에 나타난 Salivary Stone의 증례보고 : 유기형, 오문갑, 문민연, 이운영, 이광국[1467)]

1966년 신용환, 타액 이상[1468)]
양동규, 타액분비의 이상(Abnomarity of Saliavtion),[1469)]
신상철, 하악선 배설관 내의 타석증 1례,[1470)]

1967년 오문갑 · 강정규, 하악선 배설관에 발생한 타석증 치험례,[1471)]

1456) (구강외과학) 48-학-2. 타액루의 1치료 례 : 안형규
1457) (구강외과학) 56-학-8. 주석산연 "소다" 투여한 가토에 있어 타액선내의 창연침착 상태에 관하여 : 김주환
1458) (구강외과학) 59-학-3. 설하선에 발생한 타석종의 1례 : 지광원
1459) (구강외과학) 63-11 : 김규식, 악하선 배출관의 타석증 치험례, 대한치과의사협회지 4 : 1.
1460) (구강외과학) 63-24 : 임운경 역, 타액선 결석, 치학, 1963. 1.
1461) (구강외과학) 63-53 : 김동욱, 악하선관 이뭎의 1증례, 치학 10 : 10.
1462) (구강외과학) 64-141 : 김규식, 타액선의 종배, 중앙의학 6 : 3.
1463) (구강외과학) 64-35 : 변종수 역, Mikulicz' s Disease (1)-(2), 치학 11 : 7, 8.
(강한 임파구 침윤에 의해 만성, 양측성으로 누선(淚腺) 및 타액선이 종대하는 원인불명의 질환을 말한다.)
1464) (구강외과학) 64-74 : 이재철, 타액선 및 점액선 질환, 군진치과 1 : 2.
1465) (구강외과학) 64-8 : 이기완, warton 관내의 타석증 1례, 대한치과의사협회지 5 : 1.
(구강외과학) 64-학-42. Wharton' s duct 내의 타석증의 1례 보고 : 이기완
1466) (구강외과학) 65-10 : 최기채, 타액선과 점막선에 발생하는 질환(1)-(2), 치학 12 : 7, 8.
1467) (구강외과학) 65-학-83. Wharton' s Duct 와 Stenson' s Duct 에 나타난 Salivary Stone의 증례보고 : 유기형, 오문갑, 문민연, 이운영, 이광국
1468) (구강외과학) 66-34 : 신용환, 타액 이상, 치학 13 : 10.
1469) (구강외과학) 66-48 : 양동규, 타액분비의 이상(Abnomarity of Saliavtion), 치과회보 8 : 2.
1470) (구강외과학) 66-133 : 신상철, 하악선 배설관 내의 타석증 1례, 종합의학 제11권 제6호
1471) (구강외과학) 67-157 : 오문갑 · 강정규, 하악선 배설관에 발생한 타석증 치험례, 부산의대잡지 7 : 1.

박진환, 악하선 배설관에 미입된 이물의 1례에 대하여,[1472)]
1968년 윤풍길, 타액배설관 결석적출을 위한 해부학적인 수술방법,[1473)]
박진환, 악하선 배설관 내의 이물의 1례,[1474)]
정건용, 하악선 배설관에 발생된 타석증의 1례,[1475)]

악안면 창상, 악안면외과, 악안면성형외과

1948년 악골절제술에 관한 고찰 : 오재인[1476)]
1952년 사변후 악손상의 통계적 관찰 : 이기원[1477)]
1954년 악안면 성형외과 수술의 1례 : 정순경[1478)]
악안면 성형외과 수술의 1례 : 옥달승[1479)]
1955년 정순경, 악안면 창상과 악안면 외과,[1480)]
1956년 이열희, Plastic Surgery,[1481)]
아부놀말푸칼스쿠스에 대한 형성수술의 2례 : 김용관[1482)]
1957년 유시복, 악골기형의 외과적 성형,[1483)]
1958년 하악골 부분적 결손에 대한 성형구강 외과적 치험례 : 정순경[1484)]
1959년 Plastic Surgery에 있어서 Cortisone의 적용 : 박기원[1485)]
하악 결손의 형성술의 1례 : 민병일[1486)]
1961년 구강외과영역에 있어서의 주요 성형수술 : 정순경[1487)]

1472) (구강외과학) 67-46 : 박진환, 악하선 배설관에 미입된 이물의 1례에 대하여, 치의계 9 : 1.
1473) (구강외과학) 68-12 : 윤풍길, 타액배설관 결석적출을 위한 해부학적인 수술방법, 치학 15 : 8.
1474) (구강외과학) 68-124 : 박진환, 악하선 배설관 내의 이물의 1례, 최신의학 11 : 4.
1475) (구강외과학) 68-61 : 정건용, 하악선 배설관에 발생된 타석증의 1례, 치계 2 : 2.
1476) (구강외과학) 48-학-25. 악골절제술에 관한 고찰 : 오재인
1477) (구강외과학) 52-학-31. 사변후 악손상의 통계적 관찰 : 이기원
1478) (구강외과학) 54-학-11. 악안면 성형외과 수술의 1례 : 정순경
1479) (구강외과학) 54-학-8. 악안면 성형외과 수술의 1례 : 옥달승
1480) (구강외과학) 55-34 : 정순경, 악안면 창상과 악안면 외과, 치학 2 : 12.
1481) (구강외과학) 56-7 : 이열희, Plastic Surgery(1)-(13), 치학 3 : 3, 4, 5 ,7, 9, 10, 11, 12, 4 : 2, 3, 6, 8, 5 : 2.
1482) (구강외과학) 56-테-31. 아부놀말푸칼스쿠스에 대한 형성수술의 2례 : 김용관
1483) (구강외과학) 57-17 : 유시복, 악골기형의 외과적 성형, 치학 4 : 8.
1484) (구강외과학) 58-학-14. 하악골 부분적 결손에 대한 성형구강 외과적 치험례 : 정순경
1485) (구강외과학) 59-학-12. Plastic Surgery에 있어서 Cortisone의 적용 : 박기원
1486) (구강외과학) 59-학-33. 하악 결손의 형성술의 1례 : 민병일
1487) (구강외과학) 61-테-73. 구강외과영역에 있어서의 주요 성형수술 : 정순경

1962년 치경부 노출에 대한 성형외과적 요법과 그 증례 : 정순경[1488)]
비주성형수술 례 : 이열희[1489)]
이개성형수술 례 : 이열희[1490)]
1963년 악안면성형수술과 치과기구 : 이열희[1491)]
1964년 근세 의학계에 있어서의 악안면 성형외과에 대한 동향 : 이열희[1492)]
악골 기형의 원인 통계적 고찰 : 정순경[1493)]
1965년 박희철, 악안면 정형술,[1494)]
근년과 본 치과에서 치료한 악안면성형 환자에 대한 관찰 : 이열희, 강영진[1495)]
1966년 치과임상에 필요한 성형외과의 기초지식에 대하여 : 정순경[1496)]
가성조달로 인하여 심한 반흔이 형성된 구강에 대한 성형례 : 한택선[1497)]
월남인의 악안면 정복술 : 민병일[1498)]
1967년 자해총상 환자의 1증례 : 허준[1499)]
1969년 서종관 · 권학주 · 최영수 · 이용오 · 신민혁, 총상에 의한 악안면 손상의 1치료례,[1500)]

봉합술과 봉합계

1955년 박광열, 구강외과 영역에 있어서의 봉합술에 대하여,[1501)]
1969년 최영수, 봉합계에 대한 구강조직의 반응,[1502)]

1488) (구강외과학) 62-학-6. 치경부 노출에 대한 성형외과적 요법과 그 증례 : 정순경
1489) (구강외과학) 62-학-10. 비주성형수술 예 : 이열희
1490) (구강외과학) 62-학-11. 이개성형수술 례 : 이열희
1491) (구강외과학) 63-학-65. 악 안면성형수술과 치과기구 : 이열희
1492) (구강외과학) 64-학-104. 근세 의학계에 있어서의 악안면 성형외과에 대한 동향 : 이열희
1493) (구강외과학) 64-학-109. 악골 기형의 원인 통계적 고찰 : 정순경
1494) (구강외과학) 65-31 : 박희철, 악안면 정형술, 치과계 8 : 1.
1495) (구강외과학) 65-특-90. 근년과 본 치과에서 치료한 악안면 성형 환자에 대한 관찰 : 이열희, 강영진
1496) (구강외과학) 66-학-13. 치과임상에 필요한 성형외과의 기초지식에 대하여 : 정순경
1497) (구강외과학) 66-학-21. 가성조달로 인하여 심한 반흔이 형성된 구강에 대한 성형례 : 한택선
1498) (구강외과학) 66-학-87. 월남인의 악안면 정복술 : 민병일
1499) (구강외과학) 67-특-6. 자해총상 환자의 1증례 : 허준
1500) (구강외과학) 69-16 : 서종관 · 권학주 · 최영수 · 이용오 · 신민혁, 총상에 의한 악안면 손상의 1 치료례, 치학 16 : 5.
1501) (구강외과학) 55-27 : 박광열, 구강외과 영역에 있어서의 봉합술에 대하여, 치학 2 : 11.
1502) (구강외과학) 69-13 : 최영수, 봉합계에 대한 구강조직의 반응, 치학 16 : 2.

피부이식

1952년 식피의 1치료 례 : 허태운[1503)]
1953년 구순 피부이식의 조직적 소견 : 허태운[1504)]
지방이식에 관하여 : 이기완[1505)]
1954년 이열희, 악안면성형외과에 있어서의 피부이식에 대하여,[1506)]
허태운, 식피의 치험례,[1507)]
1958년 이기선, 유리 피부이식,[1508)]
Full Thickness Skin Graft의 실제 : 민병일[1509)]
1959년 정순경, 소아에 있어서 질병으로 인한 하순결손의 재건성형에 대한 고찰,[1510)]
Surgical Flap in Oral Surgery : Dwicht A. Burgan[1511)]
1960년 정순경, 하순전결손의 유경 피부이식에 의한 성형수술,[1512)]
상순 부 모발이식 : 이열희, 김동욱[1513)]
1961년 치과기구를 사용한 skin planning의 치료 례 : 이열희[1514)]
화상으로 인한 두부 및 경부 위축환자의 피부이식 성형술 1례보고 : 민병일[1515)]
총창으로 인한 상 및 하순 결손환자의 피부이식 형성술 3례 보고 : 민병일[1516)]
1963년 화상으로 인한 안면 반흔의 피부이식 : 강호경[1517)]
Skin Planning의 치험례 : 이열희, 김동욱, 강영진[1518)]
모발이식의 치험례 : 이열희, 김동욱, 강영진[1519)]

1503) (구강외과학) 52-학-17. 식피의 1치료 례 : 허태운
1504) (구강외과학) 53-학-16. 구순 피부이식의 조직적 소견 : 허태운
1505) (구강외과학) 53-학-17. 지방이식에 관하여 : 이기완
1506) (구강외과학) 54-37 : 이열희, 악안면성형외과에서의 피부이식에 대하여, 대한치과의학회지 1 : 1.
1507) (구강외과학) 54-21 : 허태운, 식피의 치험례, 대한치과의학회지 1 : 1.
1508) (구강외과학) 58-28 : 이기선, 유리 피부이식, 치의계 2 : 2.
1509) (구강외과학) 58-테-32. Full Thickness Skin Graft의 실제 : 민병일
1510) (구강외과학) 59-37 : 정순경, 소아에 있어서 질병으로 인한 하순결손의 재건성형에 대한 고찰, 치대학술지 1 : 5.
1511) (구강외과학) 59-특-70. Surgical Flap in Oral Surgery : Dwicht A. Burgan
1512) (구강외과학) 60-114 : 정순경, 하순전결손의 유경 피부이식에 의한 성형수술, 임상의학 2 : 11.
1513) (구강외과학) 60-학-5. 상순 부 모발이식 : 이열희, 김동욱
1514) (구강외과학) 61-학-31. 치과기구를 사용한 skin planning의 치료 례 : 이열희
1515) (구강외과학) 61-학-50. 화상으로 인한 두부 및 경부 위축환자의 피부이식 성형술 1례 보고 : 민병일
1516) (구강외과학) 61-학-3. 총창으로 인한 상 및 하순 결손환자의 피부이식 형성술 3례 보고 : 민병일
1517) (구강외과학) 63-학-57. 화상으로 인한 안면 반흔의 피부이식 : 강호경
1518) (구강외과학) 63-학-78. Skin Planning의 치험례 : 이열희, 김남욱, 강영진
1519) (구강외과학) 63-학-84. 모발이식의 치험례 : 이열희, 김동욱, 강영진

안면손상자의 유경피부이식술 : 민병일[1520]

1964년 Full thrichness skin graft의 1례보고 : 이열희, 강영진[1521]

1965년 전층 피부이식 증례에 대한 고찰 : 이열희, 강영진[1522]

1966년 유경이식 : 이열희[1523]

Menisectomy와 Autogenous Dermal Graft에 대하여 : 윤중호[1524]

1967년 피부판의 새로운 설계법 : 이열희[1525]

Sulcus의 성형술

1957년 정순경, 비정상적인 Buccal Sulcus의 성형술 2례,[1526]

1960년 정순경, 이상 Labial Sulcus 및 Buccal Sulcus의 성형술 3례,[1527]

Frenum 성형 술식의 고찰과 그 증례 : 정순경[1528]

1962년 한택선, Alveolar sulcus의 연장술,[1529]

1966년 장지상, 상순소대 절제술에 관한 임상적 연구,[1530]

골 이식

1952년 골이식에 의한 악골 정형 : 이춘근[1531]

악골 이식의 임상 여러 례 : 이기완[1532]

1953년 하악골 골 이식의 곤란한 문제 : 이춘근[1533]

1954년 이춘근 · 안형규, 악골 골이식의 실험적 연구, 가토 악골의 치아 미맹출악골 이식,[1534]

1520) (구강외과학) 63-학-90. 안면손상자의 유경피부이식술 : 민병일

1521) (구강외과학) 64-학-106. Full thrichness skin graft의 1례보고 : 이열희, 강영진

1522) (구강외과학) 65-학-86. 전층 피부이식 증례에 대한 고찰 : 이열희, 강영지

1523) (구강외과학) 66-학-12. 유경이식 : 이열희

1524) (구강외과학) 66-학-33. Menisectomy와 Autogenous Dermal Graft에 대하여 : 윤중호

1525) (구강외과학) 67-테-2. 피부판의 새로운 설계법 : 이열희

1526) (구강외과학) 57-55 : 정순경, 비정상적인 Buccal Sulcus의 성형술 2례, 육군의무장교단잡지 4 : 1.

1527) (구강외과학) 60-13 : 정순경, 이상 Labial Sulcus 및 Buccal Sulcus의 성형술 3례, 치대학술지 2 : 1.

1528) (구강외과학) 60-학-21. Frenum 성형 술식의 고찰과 그 증례 : 정순경

1529) (구강외과학) 62-157 : 한택선, Alveolar sulcus의 연장술, 중앙의학 3 : 2.

1530) (구강외과학) 66-136 : 장지상, 상순소대 절제술에 관한 임상적 연구, 종합의학 11 : 9.

1531) (구강외과학) 52-학-29. 골이식에 의한 악골 정형 : 이춘근

1532) (구강외과학) 52-학-24. 악골 이식의 임상 여러 례 : 이기완

1533) (구강외과학) 53-학-10. 하악골 골 이식의 곤란한 문제 : 이춘근

1534) (구강외과학) 54-7 : 이춘근 · 안형규, 악골 골 이식의 실험적 연구(1), 가토악골의 치아 미맹출 악골 이식, 대한치과의학회지 1 : 1.

타인의 근골을 악골에 이식한 치험례 : 이춘근[1535)]

악골 이식의 실험적 연구(1)치아를 가진 유약 가토 악골의 이식 : 이춘근. 안형규[1536)]

Maxilla facial Plastic surgery의 Grafts 일반적 관찰 : 이열희[1537)]

1956년 정순경, Bone Bank(뼈 은행)에 대하여,[1538)]

1957년 김옥선, 악골위축,[1539)]

1958년 박종훈, 골증생의 1수술례,[1540)]

1959년 정순경, 악골 골이식에 대하여,[1541)]

정순경, 악골 골이식의 실제,[1542)]

1961년 총창으로 인한 하악골 결손환자의 골 이식 성형술 2례 보고 : 민병일[1543)]

1962년 이상일. 변종수. 박래영. 서진관, 통상으로 인한 하악골 결손에 대한 골이식 증례보고,[1544)]

총상으로 인한 하악골 결손에 대한 골이식 증례보고 : 변종수, 박래영, 서진관,이상일[1545)]

Cancellous bone grafting에 대하여 : 한택선[1546)]

1963년 박희철, 이식정형술,[1547)]

한택선, 악골에 대한 해면골절 설상골편이식의 치험례,[1548)]

한택선, 흡수성 gelatin sponge가 골질성생에 미치는 영향에 관한 실험적 관찰,[1549)]

치조골 결손부에 대한 Absorbable Sponge 매식의 임상 치료례 : 한택선[1550)]

Absorbable Gelatin Sponge가 화골 과정에 미치는 영향에 관한 실험적 연구 : 한택선[1551)]

1535) (구강외과학) 54-학-13. 타인의 근골을 악골에 이식한 치험례 : 이춘근

1536) (구강외과학) 54-학-27. 악골 이식의 실험적 연구(1)치아를 가진 유약가토 악골 이식 : 이춘근. 안형규

1537) (구강외과학) 54-학-28. Maxilla facial Plastic surgery의 Grafts 일반적 관찰 : 이열희

1538) (구강외과학) 56-20 : 정순경. Bone Bank(뼈 은행)에 대하여. 치학 3 : 12.

1539) (구강외과학) 57-37 : 김옥선. 악골위축. 치의계 1 : 2.

1540) (구강외과학) 58-20 : 박종훈. 골증생의 1수술례. 치의계 2 : 1.

1541) (구강외과학) 59-4 : 정순경. 악골 골이식에 대하여. 치대학술지 1 : 1.

1542) (구강외과학) 59-29 : 정순경. 악골 골이식의 실제. 치대학술지 1 : 3.

1543) (구강외과학) 61-학-66. 총창으로 인한 하악골 결손환자의 골 이식 성형술 2례 보고 : 민병일

1544) (구강외과학) 62-24 : 이상일. 변종수. 박래영. 서진관. 통상으로 인한 하악골결손에 대한 골이식 증례보고. 치학 9 : 10.

1545) (구강외과학) 62-학-87. 총상으로 인한 하악골 결손에 대한 골이식 증례보고 : 변종수. 박래영. 서진관. 이상일

1546) (구강외과학) 62-학-8. Cancellous bone grafting에 대하여 : 한택선

1547) (구강외과학) 63-76 : 박희철. 이식정형술. 치의계 7 : 2.

1548) (구강외과학) 63-168 : 한택선. 악골에 대한 해면골절 설상골편이식의 치험례. 최신의학 6 : 2.

1549) (구강외과학) 64-145 : 한택선. 흡수성 gelatin sponge가 골질성생에 미치는 영향에 관한 실험적 관찰. 중앙의학 7 : 1.

1550) (구강외과학) 63-학-7. 치조골 결손부에 대한 Absorbable Sponge 매식의 임상 치료례 : 한택선

1551) (구강외과학) 63-학-41. Absorbable Gelatin Sponge가 화골 과정에 미치는 영향에 관한 실험적 연구 :

하악골 결손을 위한 골 이식(증례보고) : 강호경[1552)]

해면질 골 이악으로 인한 악 골 정형의 1례보고 : 김만수, 기창덕, 전국봉[1553)]

1964년 강호경, 늑골이식에 의한 하악골결손의 치료 증례보고,[1554)]

이재철, 악안면 손상의 처치(골 손상을 중심으로),[1555)]

1966년 신상철, 악골 골이식에 관한 실험적 연구,[1556)]

Infrabony Pocket 시에 자가 치조골이식에 의한 치험례 보고 : 문동선, 오성룡, 유치린, 윤흥렬, 김광건[1557)]

1967년 박동원 · 이재성, 악안면 총상환자 골 이식에 관한 1치험례,[1558)]

1969년 오성용, 자가 골 이식에 의한 치조골 하 맹낭 처치의 실험적 연구,[1559)]

치아 이식

1947년 외상으로 탈출한 치아재식술의 치험례 : 서영규[1560)]

1954년 Harland 멜디, 안형규 역, Autoplasty of Enucleated Prefunctional Third Molars,[1561)]

지치를 사용한 치아이식의 치료 례 : 허태운[1562)]

1955년 허태운, 지치를 사용한 치아 이식법,[1563)]

1958년 정지용, 치아 재식술의 1례,[1564)]

한택선

1552) (구강외과학) 63-학-82. 하악골 결손을 위한 골 이식(증례보고) : 강호경

1553) (구강외과학) 63-학-94. 해면질 골 이악으로 인한 악 골 정형의 1례보고 : 김만수, 기창덕, 전국봉

1554) (구강외과학) 64-53 : 강호경, 늑골이식에 의한 하악골결손의 치료 증례보고, 군진치과 1 : 1.
(구강외과학) 64-학-59, 늑골이식에 의한 하악골 결손의 치험례 : 강효경

1555) (구강외과학) 64-59 : 이재철, 악안면 손상의 처치(골 손상을 중심으로), 군진치과 1 : 1.

1556) (구강외과학) 66-158 : 신상철, 악골 골이식에 관한 실험적 연구, 종합의학 11 : 12.
(구강외과학) 66-학-44. 악골 골이식에 관한 실험적 연구 : 신상철

1557) (구강외과학) 66-학-109. Infrabony Pocket 시에 자가 치조골이식에 의한 치험례 보고 : 문동선, 오성룡, 유치린, 윤흥렬, 김광건

1558) (구강외과학) 67-162: 박동원 · 이재성, 악안면 총상환자 골이식에 관한 1치험례, 해군군의단지, 12 : 1.

1559) (구강외과학) 69-84 : 오성용, 자가 골 이식에 의한 치조골 하 맹낭 처치의 실험적 연구, 최신의학 12 : 6.

1560) (구강외과학) 47-학-9. 외상으로 탈출한 치아재식술의 치험례 : 서영규

1561) (구강외과학) 54-44 : Harland 멜디, 안형규 역 Autoplasty of Enucleated Prefunctional third Molars, J. of Oral Surgery 1 : 4, 대한치과의학회지 1 : 1.

1562) (구강외과학) 54-학-30. 지치를 사용한 치아이식의 치료 예 : 허태운

1563) (구강외과학) 55-9 : 허태운, 지치를 사용한 치아 이식법, 치학 2 : 6.

1564) (구강외과학) 58-10 : 정지용, 치아 재식술의 1례, 치학 5 : 7.

1962년 치아 이식의 실험적 연구 : 김규식[1565)]

1963년 서진관 역, 치아자가이식술의 임상적 응용,[1566)]

한태희, 임상적 치아재이식에 대하여,[1567)]

김규식, 치아이식에 관한 실험적 연구,[1568)]

김영해, 급성 치근단 농양치아의 재식례,[1569)]

1965년 김명철 · 박형기, 치아재식술에 대한 소고,[1570)]

이재철 · 김홍기, 치아 재이식술의 치료 례,

-치근단병소제거를 중심으로 한 Kell's operation-[1571)]

김만수 · 최육환, 만성 치근단 농양치아의 재이식례,[1572)]

1966년 윤수한 · 이명종, 구치부 재식술에 관한 임상적 관찰,[1573)]

치근단 자가이식이 치아발육에 미치는 영향에 관한 실험적 연구 : 박성설[1574)]

1969년 이재철 · 김홍기, 치아재이식술의 치험례,[1575)]

Implant

1952년 합성수지의 조직 내 사용(치료 례) : 변종수[1576)]

1955년 Leonardl Linkow, 김동익 역, The unilateral implant,[1577)]

1959년 The subosteal Implant Denture. Roy, L. Bodine Jr, Chang Hung Kyoo[1578)]

The Implant Denture : Roy, L, Bodine[1579)]

1565) (구강외과학) 62-학-72. 치아 이식의 실험적 연구 : 김규식

1566) (구강외과학) 63-23 : 서진관 역, 치아자가이식술의 임상적 응용, 치학, 10 : 1.

1567) (구강외과학) 63-69 : 한태희, 임상적 치아재이식에 대하여, 치의계 7 : 1.

1568) (구강외과학) 63-124 : 김규식, 치아이식에 관한 실험적 연구, 종합의학 8 : 6.

1569) (구강외과학) 63-128 : 김영해, 급성 치근단 농양치아의 재식례, 종합의학 8 : 8.

1570) (구강외과학) 65-97 : 김명철 · 박형기, 치아재식술에 대한 소고, 군진치과 2 : 1.

1571) (구강외과학) 65-108 : 이재철 · 김홍기, 치아 재이식술의 치료 례, -치근단병소제거를 중심으로한 Kell' s operation-군진치과 2 : 2.

1572) (구강외과학) 65-215 : 김만수 · 최육환, 만성 치근단 농양치아의 재이식례, 중앙의학 8 : 3.

1573) (구강외과학) 66-199 : 윤수한 · 이명종, 구치부 재식술에 관한 임상적 관찰, 현대의학 5 : 6.

1574) (구강외과학) 66-학-50. 치근단 자가이식이 치아발육에 미치는 영향에 관한 실험적 연구 : 박성설

1575) (구강외과학) 69-112 : 이재철 · 김홍기, 치아재이식술의 치험례, 중앙의학 17 : 4.

1576) (구강외과학) 52-학-5. 합성수지의 조직 내 사용(치료 례) : 변종수

1577) (구강외과학) 55-5 : Leonardl Linkow, 김동익 역, The unilateral implant(일방식입) (1)-(2), (Dental Digest 1954. 6), 치학 2 : 3, 4.

1578) (구강외과학) 59-특-45.The subosteal Implant Denture. Roy, L. Bodine Jr, Chang Hung Kyoo

1579) (구강외과학) 59-테-74. The Implant Denture : Roy, L, Bodine

1965년 유양석, 생체 내에 매몰한 Acrylic Resin에 대한 병리조직학적 연구,[1580)]
김홍기, 상의치로써 회복 불가한 치조위축에 관한 Implant Denture의 치료례,[1581)]
1969년 김홍기, 치과 각 분야에 응용되는 새로운 임프란트 특수의치,[1582)]

구개파열

1952년 구순정형법 : 이춘근[1583)]
1954년 구개파열의 2치험례 : 이춘근, 안형규[1584)]
1956년 비익 및 구순 결손부 성형술의 치험례 : 김유환. 김창욱[1585)]
구개파열 및 토끼입술 정형수술 : 이춘근[1586)]
1958년 이기선, 구개파열의 수술법에 대하여,[1587)]
이계향, 선천성 구개파열의 폐쇄술의 1례 보고,[1588)]
1959년 질환으로 인한 소아의 하순 전 결손에 대한 고찰 : 정순경[1589)]
1960년 박성호 · 우수형, 경구개결손의 성형보철 1례,[1590)]
1961년 구개파열 또는 구개 부분적 결손에 있어서의 발음장애 3례와 그 언어 발음 치료의 실제 : 정순경[1591)]
1962년 서울시 국민학기 아동구순, 구개, 파열에 대한 연구(한국인 구순, 구개, 파열연구 그 1) : 정순경[1592)]
구개파열 수술의 증례 : 이재철, 한장술[1593)]

1580) (치과재료학) 65-178 : 유양석, 생체 내에 매몰한 Acrylic Resin에 대한 병리조직학적 연구, 현대의학 2 : 6.
1581) (구강외과학) 65-95 : 김홍기, 상의치로써 회복 불가한 치조위축에 관한 Implant Denture의 치료례, 군진치과 2 : 1.
1582) (구강외과학) 69-5 : 김홍기, 치과 각 분야에 응용되는 새로우 임프란트 특수의치, 대한치과의사협회지 7 : 1.
1583) (구강외과학) 52-학-8. 구순정형법 : 이춘근
1584) (구강외과학) 54-학-34. 구개파열의 2치험례 : 이춘근, 안형규
1585) (구강외과학) 56-학-41. 비익 및 구순 결손부 성형술의 치험례 : 김유환, 김창욱
1586) (구강외과학) 56-테-26. 구개파열 및 토끼입술 정형수술 : 이춘근
1587) (구강외과학) 58-21 : 이기선, 구개파열의 수술법에 대하여, 치의계 2 : 1.
1588) (구강외과학) 58-17 : 이계향, 선천성 구개파열의 폐쇄술의 1례 보고, 치학 5 : 11.
1589) (구강외과학) 59-학-27. 질환으로 인한 소아의 하순 전 결손에 대한 고찰 : 정순경
1590) (구강외과학) 60-74 : 박성호 · 우수형, 경구개결손의 성형보철 1례, 치의계 4 : 3.
1591) (구강외과학) 61-학-61. 구개파열 또는 구개 부분적 결손에 있어서의 발음장애 3례와 그 언어 발음 치료의 실제 : 정순경
1592) (구강외과학) 62-학-99. 서울시 국민학기 아동구순, 구개, 파열에 대한 연구 (한국인 구순, 구개, 파열 연구 그 1) : 정순경
1593) (구강외과학) 62-학-16. 구개파열 수술의 증례 : 이재철, 한장술

1963년 Z-Plasty를 이용한 구순 기형의 치료 례 : 김동욱, 이열희, 강영진[1594]
한국인 구순 구개파열에 대한 연구(그 2 원인에 대하여) : 정순경[1595]

1964년 정순경, 한국인 국민학교 아동의 구순 치조돌기 및 구개파열에 관한 연구,[1596]
정순경, 한국인 신생아의 구순, 구개파열 발현빈도에 대한 통계적 관찰,[1597]
토순환자 증례에 대한 소고 : 이열희, 강영진[1598]
하구순 결손환자 치험례 : 이열희, 강영진[1599]
구개파열을 수반한 일측성 구순파열증에대한 증례보고 : 이상일, 이상훈, 조희원[1600]
토순환자 병례에 대한 고찰 : 이열희, 강영진[1601]
한국인 신생아의 구순, 구개파열 발현 빈도에 대한 생계학적 관찰 : 정순경[1602]

1965년 본원에 내원한 Hare Lip과 Cleft Palate의 통계학적 고찰
: 유기형, 오문갑, 이운영, 문민연, 이광국[1603]
전비부 결손에 대한 비성형의 증례 : 이열희, 강영진[1604]
토순 환자 증례에 대한 소고 : 이열희, 강영진[1605]
유전적으로 발현된 안직횡파열(협부)의 수술증례 : 정순경[1606]

1966년 이진성 · 오수남 · 구수회, 한국인 태아 구순, 치조돌기 및 구개파열의 발견 빈도에 관한 연구,[1607]
구순 및 구개파열수술에 관하여 : 永井嚴[1608]
구순파열 : 이열희, 전경근[1609]

1594) (구강외과학) 63-학-69. Z-Plasty를 이용한 구순 기형의 치료 예 : 김동욱, 이열희, 강영진
1595) (구강외과학) 63-학-75. 한국인 구순 구개파열에 대한 연구(그 2 원인에 대하여) : 정순경
1596) (구강외과학) 64-88 : 정순경, 한국인 국민학교 아동의 구순 치조돌기 및 구개파열에 관한 연구, 종합의학 9 : 5.
1597) (구강외과학) 64-90 : 정순경, 한국인 신생아의 구순, 구개파열 발현빈도에 대한 통계적 관찰, 종합의학 9 : 5.
1598) (구강외과학) 64-학-55. 토순환자 증례에 대한 소고 : 이열희, 강영진
1599) (구강외과학) 64-학-60. 하구순 결손환자 치험례 : 이열희, 강영진
1600) (구강외과학) 64-학-75. 구개파열을 수반한 일측성 구순파열증에 대한 증례보고 : 이상일, 이상훈, 조희원
1601) (구강외과학) 64-학-105. 토순환자 병례에 대한 고찰 : 이열희, 강영진
1602) (구강외과학) 64-학-108. 한국인 신생아의 구순, 구개파열 발현 빈도에 대한 생계학적 관찰 : 정순경
1603) (구강외과학) 65-학-50. 본원에 내원한 Hare Lip과 Cleft Palate의 통계학적 고찰 : 유기형, 오문갑, 이운영, 문민연, 이광국
1604) (구강외과학) 65-학-55. 전비부 결손에 대한 비성형의 증례 : 이열희, 강영진
1605) (구강외과학) 65-학-64. 토순 환자 증례에 대한 소고 : 이열희, 강영진
1606) (구강외과학) 65-학-67. 유전적으로 발현된 안직횡파열(협부)의 수술증례 : 정순경
1607) (구강외과학) 66-168 : 이진성 · 오수남 · 구수회, 한국인 태아 구순, 치조돌기 및 구개파열의 발견 빈도에 관한 연구, 최신의학 9 : 12.
1608) (구강외과학) 66-학-3. 구순 및 구개파열수술에 관하여 : 永井嚴
1609) (구강외과학) 66-학-14. 구순파열 : 이열희, 전경근

악안면 성형, 반흔조직형성 억제, 피부사절개법

1959년 비전흔조직형성 절개 법에 대한 소고 : 이열희[1610)]
1961년 이열희, Studies on the Wound Healing with no Scar-Formation Followed by the Oblique Incision,[1611)]
1963년 이열희, 반흔조직형성 억제를 위한 피부사절개법에 대한 소고,[1612)]

교정을 위한 골절단술

1960년 변종수, 교정을 위한 골절단술,[1613)]
Cephalogram의 성형 구강 외과적 응용 : 정순경[1614)]
1961년 정순경, 악골성형과 치열정용에 대하여,[1615)]
하악 전돌증의 외과적 처치 : 강호경[1616)]
1962년 선천적 및 후천적 하악 전돌 환자의 성형수술 3례 보고 : 민병일[1617)]
1963년 이원용, 악안면 성형수술의 외과적 증례보고,[1618)]
1964년 강호경, 하악전돌증의 외과적 교정,[1619)]
하악전돌병의 외과적 교정 2증례 보고 : 강호경[1620)]
1965년 이원용, 하악전돌증 환자의 외과적 교정례,[1621)]
1967년 최기채, 하악골 전돌증의 외과적 처치에 의한 수술법,[1622)]
1969년 이원용, 하악전돌증 환자의 외과적 교정 3례,[1623)]

1610) (구강외과학) 59-학-65. 비전흔조직형성 절개 법에 대한 소고 : 이열희
1611) (구강외과학) 61-11 : 이열희, Studies on the Wound Healing with no Scar-Formation Followed by the Oblique Incision, 대구의학잡지.
1612) (구강외과학) 63-40 : 이열희, 반흔조지형성 억제를 위한 피부사절개법에 대한 소고, 치학 10 : 7.
1613) (구강외과학) 60-60 : 변종수, 교정을 위한 골절단술, 치학 7 : 12.
(구강외과학) 60-학-25. 교정을 위한 골절단 수술 : 변종수
1614) (구강외과학) 60-학-27. Cephalogram의 성형 구강 외과적 응용 : 정순경
1615) (구강외과학) 61-101 : 정순경, 악골성형과 치열정용에 대하여, 임상의약 3 : 3.
1616) (구강외과학) 61-학-57. 하악 전돌증의 외과적 처치 : 강호경
1617) (구강외과학) 62-학-17. 선천적 및 후천적 하악 전돌 환자의 성형수술 3례 보고 : 민병일
1618) (구강외과학) 63-70 : 이원용, 악안면 성형수술의 외과적 증례보고, 치의계 7 : 1.
1619) (구강외과학) 64-77 : 강호경, 하악전돌증의 외과적 교정, 대한군진의약 3 : 1.
1620) (구강외과학) 64-학-107. 하악 전돌병의 외과적 교정 2증례 보고 : 강호경
1621) (구강외과학) 65-96 : 이원용, 하악전돌증 환자의 외과적 교정례, 군진치과 2 : 1.
1622) (구강외과학) 67-9 : 최기채, 하악골 전돌증의 외과적 처치에 의한 수술법, 치학 14 : 1.
1623) (구강외과학) 69-26 : 이원용, 하악전돌증 환자의 외과적 교정 3례, 치의계 10 : 1.

1961년 하악골 전돌 환자의 oblique osteotomy로 인한 성형술 1례보고 : 민병일[1624)]

1962년 기창덕, 새로이 착안된 하악지의 골절수술에 의하여 교정된 하악돌출증,[1625)]

1962년 Bilateral Vertical Osteotomy for Correction, of prognathism : Paul. H. Mofarland.[1626)]

1963년 강호경, 사골절단법에 의한 하악전출증의 외과적 교정의 1증례,[1627)]

1969년 민병일 · 김종철 · 김학모, 하악전돌 및 하악골 좌측전위환자의 사선골절단술 증례보고,[1628)]

1624) (구강외과학) 61-학-14. 하악골 전돌 환자의 oblique osteotomy로 인한 성형술 1례보고 : 민병일

1625) (구강외과학) 62-100 : 기창덕, 새로이 착안된 하악지의 골적수술에 의하여 교정된 하악돌출증, 대한치과학회구강외과분과학회회보 2 : 2.

1626) (구강외과학) 62-특-15. Bilateral Vertical Osteotomy for Correction, of prognathism : Paul. H. Mofarland.

1627) (구강외과학) 63-6 : 강호경, 사골절단법에 의한 하악전출증의 외과적 교정의 1증례, 대한치과의사협회지 4 : 1.

1628) (구강외과학) 69-3 : 민병일 · 김종철 · 김학모, 하악전돌 및 하악골 좌측전위환자의 사선골절단술 증례보고, 대한치과의사협회지 7 : 1.

13. 국소마취학

마취학과 국소마취

1953년　현하 마취법의 경향 : 정운혁[1629)]

1954년　William H, Bigelow : Outline of Oral Surgery with Local Anesthesia,[1630)]

1959년　김용관, 신국소마취법에 대하여,[1631)]

1960년　서진관, 마취학,[1632)]

1961년　김용선 역, 구강마취 잡감,[1633)]

1962년　이재철, 국소마취에 대하여,[1634)]

1965년　김규식, 치과 임상가를 위한 국소마취 Ⅰ,[1635)]

마취효과

1952년　염산프로카인 국소마취시 맥박과 마취력과의 관계에 대한 임상적 고찰 : 김용관[1636)]

1954년　김용관, 염산푸로카잉 국소마취 시 맥박력과 마비력과의 관계에 대한 임상적인 고찰,[1637)]

1958년　Hillard R, Nevin, 박래영 역, Mastering the Mandibular a Correspondence on Injection Technique,[1638)]

1959년　김철성, 외과수술 또는 마취에 있어서 Antihistamin 사용에 대한 보고,[1639)]

1629) (마취학) 53-학-15. 현하 마취법의 경향 : 정운혁

1630) (마취학) 54-43 : William H. Bigelow : Outline of Oral Surgery with Local Anesthesia, 대한치과의학회지 1 : 1.

1631) (마취학) 59-27 : 김용관, 신국소마취법에 대하여, 치대학술지 1 : 3.

1632) (마취학) 60-51 : 서진관, 마취학(1)-(3), 치학 7 : 10, 11, 12.

1633) (마취학) 61-22 : 김용선 역, 구강마취 잡감, 치학 8 : 3.

1634) (마취학) 62-6 : 이재철, 국소마취에 대하여, 치학 9 : 1.

1635) (마취학) 65-175 : 김규식, 치과 임상가를 위한 국소마취 Ⅰ, 현대의학 2 : 3.

1636) (마취학) 52-학-9. 염산프로카인 국소마취 시 맥박과 마취력과의 관계에 대한 임상적 고찰 : 김용관

1637) (마취학) 54-19 : 김용관, 염산푸로카잉 국소마취 시 맥박력과 마비력과의 관계에 대한 임상적인 고찰, 대한치과의학회지 1 : 1.

1638) (마취학) 58-14 : Hillard R, Nevin, 박래영 역,Mastering the Mandibular a Correspondence on Injection Technique, 치학 5 : 9.

1639) (마취학) 59-52 : 김철성, 외과수술 또는 마취에 있어서 Antihistamin 사용에 대한보고, 치대학술지 1 : 10~12.

1961년 이한수, 치과국소침윤마취 시에 발견한 Kuhn씨 빈혈대,[1640]
1962년 김용관, 염산 프로카인 국소마취의 마취와 맥박과의 관계에 대한 임상적 고찰,[1641]
이승우, 하악공 전달마취의 발현소실과 혈압 및 맥박의 변동에 대한 연구,[1642]
국소마취제에 의한 실험적 혈관변화에 대한 연구 : 조기호[1643]
1966년 정옥균, 하치조신경 마취효과의 임상적 관찰,[1644]
1968년 정건용, 당뇨병 환자에서 국소마취의 문제에 대하여,[1645]

보철과 발치와 폐구시의 마취

1959년 김연용, Prosthetic clinic과 Anesthesis에 관하여,[1646]
1961년 서영광 역, 폐구 하악 전주 마취법,[1647]
1969년 김용관, 발치시의 마취,[1648]

부작용 shock과 그 예방처치

1956년 프로카인, 알레르기 : 김규식[1649]
1959년 윤대영, 소위 procaine shock에 대한 임상보고,[1650]
1961년 한장술, Syncope와 shock의 일반적 증상,[1651]
1962년 박희철, 국소마취시 우발사고와 그 예방처치에 대하여,[1652]
Procain 국소마취 시 접촉성 피부염 양증을 동반한 증례 : 기창덕, 전국봉[1653]

1640) (마취학) 61-79 : 이한수, 치과국소침윤마취 시에 발견한 Kuhn씨 빈혈대, 최신의학 4 : 5.
1641) (마취학) 62-34 : 김용관, 염산 프로카인 국소마취의 마취와 맥박과의 관계에 대한 임상적 고찰, 치과회보 4 : 1.
1642) (마취학) 62-150 : 이승우, 하악공 전달마취의 발현소실과 혈압 및 맥박의 변동에 대한 연구, Medical Digest 4 : 10.
(마취학) 62-학-5. 하악공 전달마취의 발현과 혈압 및 맥박의 변동에 대한 연구 : 이승우
1643) (마취학) 62-학-60. 국소마취제에 의한 실험적 혈관변화에 대한 연구 : 조기호
1644) (마취학) 66-174 : 정옥균, 하치조신경 마취효과의 임상적 관찰, 현대의학 4 : 3.
1645) (마취학) 68-94 : 정건용, 당뇨병 환자에서 국소마취의 문제에 대하여, 치계 2 : 11.
1646) (마취학) 59-26 : 김연용, Prosthetic clinic과 Anesthesis에 관하여, 치대학술지 1 : 2.
1647) (마취학) 61-38 : 서영광 역, 폐구 하악 전주 마취법, 치학 8 : 7.
1648) (마취학) 69-11 : 김용관, 발치시의 마취, 대한치과의사협회지 7 : 2.
1649) (마취학) 56-학-2. 프로카인, 알레르기 : 김규식
1650) (마취학) 59-98 : 윤대영, 소위 procaine shock에 대한 임상보고, 치학 6 : 11.
1651) (마취학) 61-55 : 한장술, Syncope와 shock의 일반적 증상, 치학 8 : 12.
1652) (마취학) 62-73 : 박희철, 국소마취시 우발사고와 그 예방처치에 대하여, 치의계 6 ; 1.
1653) (마취학) 62-학-21. Procain 국소마취 시 접촉성 피부염 양증을 동반한 증례 : 기창덕, 전국봉

국소마취제에 따른 시험 소견

1952년 「노브카인블록」요법 : 장기여[1654]
1954년 변종수, Novocain Block 요법의 치과임상적 시험 소견(기1),[1655]
무명, 노보카인 부럭(Novocaine Block) 요법,[1656]
1955년 김동익, 염산프로카인의 반응,[1657]
1956년 김동익 역, 푸로카인 민감성의 2 환자에 관한 보고,[1658]
1962년 서진관, 염산 Procain 마취액에 대한 소고,[1659]
김규식, 신국소마취제 Baycain의 임상적 응용,[1660]
김규식, 신국소마취제 Baycain의 실험적 연구,[1661]
신국소마취제 Baycain 실험적 및 임상적 연구 : 김규식[1662]
국소마취의 임상약리 : 정동균[1663]
1963년 윤창근, Mepivacaine과 Chloroprocaine의 실험적 연구,[1664]
김규식 · 이승우, Xylocane의 실험적 연구,[1665]
1964년 허 준, 구강외과영역에 있어서 Hostacain Special의 사용성적,[1666]
1966년 윤창근, Mepivacaine과 Chloroprocaine의 실험적 연구,[1667]

척추마취와 경막외 마취

1957년 정승헌, 척추마취의 원리,[1668]

1654) (마취학) 52-특-25. 「노브카인블록」 요법 : 장기여
1655) (마취학) 54-15 : 변종수, Novocain Block 요법의 치과임상적 시험 소견, 대한치과의학회지 1 : 1.
(마취학) 53-학-19. 「노브카인부록」 요법의 치과임상적 치료소견(그 1) : 변종수
1656) (마취학) 54-52 : 무명, 노보카인 부럭(Novocaine Block) 요법, 치학 1 : 10.
1657) (마취학) 55-8 : 김동익, 염산프로카인의 반응, 치학 2 : 6.
1658) (마취학) 56-9 : 김동익 역, 푸로카인 민감성의 2 환자에 관한 보고, 치학 3 : 3.
1659) (마취학) 62-7 : 서진관, 염산 Procain 마취액에 대한 소고, 치학 9 : 2.
1660) (마취학) 62-162 : 김규식, 신국소마취제 Baycain의 임상적 응용, 임상의학 4 : 4.
1661) (마취학) 62-163 : 김규식, 신국소마취제 Baycain의 실험적 연구, 임상의학 4 : 4.
1662) (마취학) 62-학-49. 신국소마취제 Baycain 실험적 및 임상적 연구 : 김규식
1663) (마취학) 62-학-44. 국소마취의 임상약리 : 정동균
1664) (마취학) 63-134 : 윤창근, Mepivacaine과 Chloroprocaine의 실험적 연구, 종합의학 8 : 9.
(마취학) 63-학-53. Mepivacaine과 Chloroprocaine의 실험적 연구 : 윤창근
1665) (마취학) 63-170 : 김규식 · 이승우, Xylocane의 실험적 연구, 최신의학, 6 : 2.
1666) (마취학) 64-52 : 허 준, 구강외과영역에 있어서 Hostacain Special의 사용성적, 군진치과 1 : 1.
1667) (마취학) 66-86 : 윤창근, Mepivacaine과 Chloroprocaine의 실험적 연구, 군진치과 3 : 2.
1668) (마취학) 57-23 : 정승헌, 척추마취의 원리, 치학 4 : 11.

오흥근, Technics of Spinal Anesthsia,[1669)]
조형상, 척추마취제,[1670)]
정운혁, 척추마취의 합병증,[1671)]
김기술, 경막외 마취(Epidural Anesthesia),[1672)]

전신마취

1965년 양회일, 구강외과를 위한 전신마취,[1673)]
1966년 양희일, 구강외과를 위한 전신마취〈제1편〉,[1674)]
1969년 박동호 · 이춘희 · 황청자 · 김완식, 토순 및 구개열 환자에 대한 전신마취 317례의 임상적 고찰,[1675)]
오흥근. 강효식, 치과에 있어서 전신마취 및 환자관리,[1676)]

최면

1954년 Hypnosis in dentistry : Moses. K. Kim[1677)]
1966년 김종은, 최면치과의학에 대하여,[1678)]
김종은, 최면과학의 증례보고,[1679)]
최면마취 : 김종은[1680)]
1967년 김종은, 최면상태에 대한 근대적 이론,[1681)]

1669) (마취학) 57-22 : 오흥근, Technics of Spinal Anesthsia, 치학 4 : 10.
1670) (마취학) 57-24 : 조형상, 척추마취제, 치학 4 : 11.
1671) (마취학) 57-20 : 정운혁, 척추마취의 합병증, 치학 4 : 10.
1672) (마취학) 57-21 : 김기술, 경막외 마취(Epidural Anesthesia), 치학 4 : 10.
1673) (마취학) 65-113 : 양회일, 구강외과를 위한 전신마취, 군진치과 2 : 2.
1674) (마취학) 66-93 : 양희일, 구강외과를 위한 전신마취〈제1편〉, 군진치과 3 : 2.
1675) (마취학) 69-88 : 박동호 · 이춘희 · 황청자 · 김완식, 토순 및 구개열 환자에 대한 전신마취 317례의 임상적 고찰, 최신의학 12 : 10.
1676) (마취학) 69-103 : 오흥근. 강효식, 치과에 있어서 전신마취 및 환자관리, 한국의 현대의학 1 : 3.
1677) (마취학) 54-특-18. Hypnosis in dentistry : Moses. K. Kim
1678) (마취학) 66-35 : 김종은, 최면치과의학에 대하여, 치학 13 : 11.
1679) (마취학) 66-89 : 김종은, 최면과학의 증례보고, 군진치과 3 : 2.
1680) (마취학) 66-학-86. 최면마취 : 김종은
1681) (마취학) 67-80 : 김종은, 최면상태에 대한 근대적 이론, 치계 1 : 7.

14. 종양학

종양학 개론

1948년 불량 가공치에 인하여 발생한 구강암의 1증례 : 이춘근[1682)]

1953년 종양의 실험적 형성 : 이제구[1683)]

1957년 이열희, 악성종양환자에 대한 소고,[1684)]

1959년 김용관, 악성종양에 대한 화학요법,[1685)]
암세포의 병리화학적 고찰 : 김성구[1686)]

1960년 종양의 전이에 대하여 : 김성구[1687)]
유기형, 구강영역에 발생한 희유암의 2례,[1688)]
한인 소아에 발생한 희유 암의 1례 : 유기형[1689)]

1961년 조한국, 구강암,[1690)]

1962년 조한국, 구강암과 치과의사,[1691)] 김규식, 구강암의 초기발견,[1692)] 강효식, 구강암 치료의 최신지견,[1693)]
구강악성종양에 대한 임상 및 병리조직학적 관찰 : 김동순, 조한국, 조기호, 임창윤, 고영택[1694)]

1963년 구강에 발생한 암종에 관한 병리조직학적 관찰 : 김동순[1695)]
구강암의 조기발견과 치과의사 : 조한국[1696)]
Pregnancy tumor 4례에 대한 병리학적 고찰 : 김동순, 조한국, 김규문[1697)]

1682) (종양) 48-학-11. 불량 가공치에 인하여 발생한 구강암의 1증례 : 이춘근
1683) (종양) 53-특-11. 종양의 실험적 형성 : 이제구
1684) (종양) 57-10 : 이열희, 악성종양환자에 대한 소고(1), 치학 4 : 4.
1685) (종양) 59-105 : 김용관, 악성종양에 대한 화학요법, 치의계 3 : 1.
1686) (종양) 59-학-29. 암세포의 병리화학적 고찰 : 김성구
1687) (종양) 60-학-51. 종양의 전이에 대하여 : 김성구
1688) (종양) 60-18 : 유기형, 구강영역에 발생한 희유암의 2례, 부산의대학보 1 : 2.
1689) (종양) 60-학-8. 한인 소아에 발생한 희유 암의 1례 : 유기형
1690) (종양) 61-107 : 조한국, 구강암, 한국의약 4 : 6.
1691) (종양) 62-56 : 조한국, 구강암과 치과의사, 치과회보 4 : 4.
1692) (종양) 62-146 : 김규식, 구강암의 초기발견, Medical Digest 4 : 9.
1693) (종양) 62-159 : 강효식, 구강암 치료의 최신지견, 중앙의학 3 : 6.
1694) (종양) 62-학-75. 구강악성종양에 대한 임상 및 병리조직학적 관찰 : 김동순, 조한국, 조기호, 임창윤, 고영택
1695) (종양) 63-학-12. 구강에 발생한 암종에 관한 병리조직학적 관찰 : 김동순
1696) (종양) 63-학-44. 구강암의 조기발견과 치과의사 : 조한국
1697) (종양) 63-학-46. Pregnancy tumor 4례에 대한 병리학적 고찰 : 김동순, 조한국, 김규문

1964년 구강암과 치과의사 : 조한국[1698)]
P2를 이용한 구강암의 조기진단에 관한 임상적 고찰
: 박기철, 김대영, 이승우, 김주환, 김종배[1699)]
1965년 방사성 인(P32)를 이용한 구강암의 조기진단에 관한 연구 : 김주환, 박기철[1700)]
김동순, 구강암에 의한 치과의사의 태도,[1701)]
구강암의 임상 및 병리조직학적 조직화학적 연구 : 조한국[1702)]
1966년 한국인 구강암의 병리학적 및 조직화학적 연구 : 조한국[1703)]
변종수, 악성종양에 대한 화학요법,[1704)]
권학주, 양성종양,[1705)]
강효식, 구강영역에 발생한 종양에 관한 임상적 관찰,[1706)]
1967년 윤풍길, 구강 내에 나타난 종양성 병변,[1707)]
조한국, 한국인 구강암,[1708)]
조한국, 한국인 구강암의 병리학적 및 조직화학적 연구,[1709)]
임동우 · 김창현 · 김황중 · 김주환, 구강영역의 악성종양에 관한 박리세포학적 연구,[1710)]
1968년 조한국, 임상가를 위한 구강암에 대한 상식,[1711)]

치아종(Odontoma)

1948년 진희한 경성 치아종의 1치료 례 : 이춘근[1712)]

1698) (종양) 64-학-89. 구강암과 치과의사 : 조한국
1699) (종양) 64-학-21. P2를 이용한 구강암의 조기진단에 관한 임상적 고찰 : 박기철, 김대영, 이승우, 김주환, 김종배
1700) (종양) 65-학-25. 방사성 인(P32)를 이용한 구강암의 조기진단에 관한 연구 : 김주환, 박기철
1701) (종양) 65-133 : 김동순, 구강암에 의한 치과의사의 태도, 치과회보 7 : 2.
1702) (종양) 65-학-75. 구강암의 임상 및 병리학적 조직화학적 연구 : 조한국
1703) (종양) 66-학-54. 한국인 구강암의 병리학적 및 조직화학적 연구 : 조한국
1704) (종양) 66-1 : 변종수, 악성종양에 대한 화학요법(1)-(3), 치학 13 : 1, 2, 3.
1705) (종양) 66-4 : 권학주, 양성종양(1)-(2), 치학 13 : 1, 2.
1706) (종양) 66-153 : 강효식, 구강영역에 발생한 종양에 관한 임상적 관찰, 종합의학 11 : 12.
(종양) 66-학-18. 구강영역에 발생한 종양의 임상적 관찰 : 강효식
1707) (종양) 67-13 : 윤풍길, 구강 내에 나타난 종양성 병변, 치학 14 : 2.
1708) (종양) 67-36 : 조한국, 한국인 구강암, 치학 14 : 10.
1709) (종양) 67-195 : 조한국, 한국인 구강암의 병리학적 및 조직화학적 연구, 현대의학 6 : 1.
1710) (종양) 67-105 : 임동우 · 김창현 · 김황중 · 김주환, 구강영역의 악성종양에 관한 박리세포학적 연구, 대한구강보건학회지 1 : 2.
1711) (종양) 68-63 : 조한국, 임상가를 위한 구강암에 대한 상식, 치계 2 : 2.
1712) (종양) 48-학-5. 진희한 경성 치아종의 1치료 례 : 이춘근

1957년 김창욱, 치근아종의 조직소견과 임상적 고찰,[1713)]
1959년 치아종의 1례보고 : 김용관, 방 성[1714)]
Compound odontoma의 치험례 : 이열희, 김동욱[1715)]
1961년 박래영, 치아종(Odontoma)의 1례보고,[1716)]
1963년 김규식, 상악에 발생한 치아종 2례,[1717)]
1964년 유동수, 거대한 복합성 치아종의 1례,[1718)]
최기채, 치아종 증례보고,[1719)]
이기완 · 조영필, 착생종(치아종)의 2례,[1720)]
Odontoma : 최기채, 권학주, 변종수, 서진관[1721)]
Odontoma의 1치험례 보고 : 유기형, 오문갑, 박동규, 신승우[1722)]
구강 내에 발생한 질환의 치종과 각종 항생물질에 대한 감수성 검사 : 조영필[1723)]
1965년 이민재 · 정국현, 상악에 발생한 치아종의 1례,[1724)]
1969년 이재철, 상악에 발생한 치아종의 치험례,[1725)]

백아질종(Cementoma)

1961년 Cementoma의 1례보고 : 이동섭, 지헌택, 김낙희, 윤중호[1726)]
1962년 이동섭 · 지헌택 · 김낙희 · 윤중호, Cementoma의 1례보고,[1727)]
1964년 다발성 백악질종 증례 보고 : 남일우[1728)]

1713) (종양) 57-54 : 김창욱, 치근아종의 조직소견과 임상적 고찰, 서울대학교 대학원 석사논문집.
1714) (종양) 59-학-66. 치아종의 1례보고 : 김용관, 방 성
1715) (종양) 59-학-11. Compound odontoma의 치험례 : 이열희, 김동욱
1716) (종양) 61-17 : 박래영, 치아종(Odontoma)의 1례보고, 치학 8 : 2.
1717) (종양) 63-110 : 김규식, 상악에 발생한 치아종 2례, 종합의학 8 : 5.
1718) (종양) 64-10 : 유동수, 거대한 복합성 치아종의 1례, 대한치과의사협회지 5 : 1.
1719) (종양) 64-43 : 최기채, 치아종 증례보고, 치학 11 : 11.
1720) (종양) 64-55 : 이기완 · 조영필, 착생종(치아종)의 2례, 군진치과 1 : 1.
1721) (종양) 64-학-46. Odontoma : 최기채, 권학주, 변종수, 서진관
1722) (종양) 64-학-64. Odontoma의 1치험례 보고 : 유기형, 오문갑, 박동규, 신승우
1723) (종양) 64-학-85. 구강 내에 발생한 질환의 치종과 각종 항생물질에 대한 감수성 검사 : 조영필
1724) (종양) 65-162 : 이민재 · 성국현, 상악에 발생한 지아종의 1례, 종합의학 10 : 9.
(종양) 65-학-45. 상악에 발생한 치아종의 1례 : 이민재, 정국현
1725) (종양) 69-110 : 이재철, 상악에 발생한 치아종의 치험례, 중앙의학 17 : 4.
1726) (종양) 61-학-23. Cementoma의 1례보고 : 이동섭, 지헌택, 김낙희, 윤중호
1727) (종양) 62-142 : 이동섭 · 지헌택 · 김낙희 · 윤중호, Cementoma의 1례보고, Medical Digest 4 : 2.
1728) (종양) 64-학-40. 다발성 백악질종 증례 보고 : 남일우
1729) (종양) 64-학-72. Cementoma의 1례보고 : 임창윤, 김종원

Cementoma의 1례보고 : 임창윤, 김종원[1729]

1965년 남일우 · 장지상, 양측성 다발성 백악질종의 1례,[1730]

외상성 백아질종의 1례 : 남일우, 김수경[1731]

1966년 남일우 · 김수경, 외상성 백아질종의 1례,[1732]

백악질 증식증에 관한 임상 및 X-선학적 연구 : 남일우[1733]

1967년 남일우, 백악질증식증에 관한 임상 및 X-선학적 연구,[1734]

법랑아세포종(Ameloblastoma)

1947년 법랑종의 2증례 : 오재인[1735]

1948년 법랑진주의 2례 : 방경손[1736]

1952년 법랑종 조직유래의 문헌상 고찰 : 김동순[1737]

1953년 법랑종의 1치험례 : 안형규[1738]

1954년 안형규, 법랑질종(Adamantinoma)의 1 치험례,[1739]

악골 법랑종의 3치험례 : 김규식[1740]

1956년 아메노푸라스토마의 병리조직 및 임상적 고찰 : 김규식[1741]

1957년 김규식, 법랑아세포종(Ameloblastoma)의 병리조직 및 임상적 고찰,[1742]

1958년 악골에 발생한 Adamantinoma 및 Cyst의 치험례 : 이동섭 · 윤중호[1743]

1959년 이재현, Ameloblastoma Case Report,[1744]

조영필, 지난 1년간 본부병원에 내원한 법랑아세포종 환자에 대한 통계적 고찰,[1745]

1730) (종양) 65-214 : 남일우 · 장지상, 양측성 다발성 백악질종의 1례, 중앙의학 8 : 1.
1731) (종양) 65-학-59. 외상성 백아질종의 1례 : 남일우, 김수경
1732) (종양) 66-119 : 남일우 · 김수경, 외상성 백아질종의 1례, 종합의학 11 : 1.
1733) (종양) 66-학-20. 백악질 증식증에 관한 임상 및 X-선학적 연구 : 남일우
1734) (종양) 67-170 : 남일우, 백악질증식증에 관한 임상 및 X-선학적 연구, 종합의학 12 : 4.
1735) (종양) 47-학-15. 법랑종의 2증례 : 오재인
1736) (종양) 48-학-4. 법랑진주의 2례 : 방경손
1737) (종양) 52-학-7. 법랑종 조직유래의 문헌상 고찰 : 김동순
1738) (종양) 53-학-23. 법랑종의 1치험례 : 안형규
1739) (종양) 54-31 : 안형규, 법랑질종(Adamantinoma)의 1 치험례, 대한치과의학회지 1 : 1.
1740) (종양) 54-학-1. 악골 법랑종의 3치험례 : 김규식
1741) (종양) 56-학-3. 아메노푸라스토마의 병리조직 및 임상적 고찰 : 김규식
1742) (종양) 57-51 : 김규식, 법랑아세포종(Ameloblastoma)의 병리조직 및 임상적 고찰, 종합의학 2 : 9.
1743) (종양) 58-학-28. 악골에 발생한 Adamantinoma 및 Cyst의 치험례 : 이동섭 · 윤중호
1744) (종양) 59-19 : 이재현, Ameloblastoma Case Report, 치대학술지 1 : 7-9.
1745) (종양) 59-20 : 조영필, 지난 1년간 본부병원에 내원한 법랑아세포종 환자에 대한 통계적 고찰, 치대학술지 1 : 10.

오재인, 악골법랑종에 대하여,[1746)]

법랑아세포종의 1례보고 : 김용관, 이재현, 조영필[1747)]

1960년 Dentigerous cyst에서 발생된 Ameloblastoma : 이재현[1748)]

1962년 서진관 · 변종수 · 박래영 · 이상일, 법랑상피종의 1증례,[1749)]

임종재, Ameloblastoma – Clinical Observation On Ten Operated Cases,[1750)]

거대한 법랑아세포종의 악골 절제 및 골이식술에 의한 치험례 : 이춘근, 김규식, 이재현, 강효식[1751)]

법랑아세포에서 기인된 악성종양 : 변종수, 박해영, 서진관, 이상일[1752)]

1963년 고영택, 법랑아세포종의 임상 및 병리조직학적 연구,[1753)]

법랑아세포종의 세포 악성도에 관하여 : 고영택[1754)]

1964년 고영택, Clincal and Histopathological Studies on the Ameioblastoma,[1755)]

1965년 이재철, 하악 구치부의 Ameloblastic Fibroma의 치료례,[1756)]

이민재 · 유동수, 하악에 발생한 법랑아세포종의 치험례,[1757)]

하악골에 발생한 Ameloblastoma의 5례 : 김명기[1758)]

1966년 최기채, 법랑상피종의 증례보고,[1759)]

서진관 · 박래영 · 최기채, A Case of Ameloblastoma of Mandible,[1760)]

1967년 윤창근 · 김학모, 법랑아세포종의 세포화학적 관찰,[1761)]

1746) (종양) 59-134 : 오재인, 악골법랑종에 대하여, 전남치의 1 : 1.

1747) (종양) 59-학-58. 법랑아세포종의 1례보고 : 김용관, 이재현, 조영필

1748) (종양) 60-학-10. Dentigerous cyst에서 발생된 Ameloblastoma : 이재현

1749) (종양) 62-25 : 서진관 · 변종수 · 박래영 · 이상일, 법랑상피종의 1증례, 치학 9 : 10.

1750) (종양) 62-107 : 임종재, Ameloblastoma – Clinical Observation On Ten Operated Cases, 국립의료원 논문집 제3집.

1751) (종양) 62-학-95. 거대한 법랑아 세포종의 악골 절제 및 골이식술에 의한 치험례 : 이춘근, 김규식, 이재현, 강효식

1752) (종양) 62-학-100. 법랑아세포에서 기인된 악성종양 : 변종수, 박해영, 서진관, 이상일

1753) (종양) 63-106 : 고영택, 법랑아세포종의 임상 및 병리조직학적 연구, 치과회보 5 : 4.
(종양) 63-학-5. 법랑아세포종의 임상 및 병리학적 연구 : 고영택

1754) (종양) 63-학-14. 법랑아 세포종의 세포 악성도에 관하여 : 고영택

1755) (종양) 64-37 : 고영택, Clincal and Histopathological Studies on the Ameloblastoma, 치학 11 : 7.

1756) (종양) 65-109 : 이재철, 하악 구치부의 Ameloblastic Fibroma의 치료례, 군진치과 2 : 2.

1757) (종양) 65-166 : 이민재 · 유동수, 하악에 발생한 법랑아세포종의 치험례, 종합의학 10 : 10.

1758) (종양) 65-학-73. 하악골에 발생한 Ameloblastoma의 5례 : 김명기

1759) (종양) 66-37 : 최기채, 법랑상피종의 증례보고, 치학 13 : 11.

1760) (종양) 66-160 : 서진관 · 박래영 · 최기채, A Case of Ameloblastoma of Mandible, 종합의학 11 : 12.

1761) (종양) 67-206 : 윤창근 · 김학모, 법랑아세포종의 세포화학적 관찰, 현대의학 6 : 5.

오문갑, 하악 우측에 발생한 법랑아세포종,[1762)]

1968년 김용달 역, 하악골에 나타난 법랑성선양종,[1763)]

서진관, 윤풍길, 최영수, 이용오, 하악골에 발생한 법랑아세포종의 절제에 대한 1치험례,[1764)]

김주환, 법랑아세포종에 관한 세포 병리조직학적 관찰,[1765)]

정순경 · 장영택 · 유서윤 · 최선수 · 임창윤, 상악에 발생한 adenomatous ameloblastoma의 증례보고,[1766)]

1969년 조영필, Ameloblastoma의 31례,[1767)]

고영택, 한국인 법랑아세포종의 조직화학적 연구,[1768)]

이완수 · 김진완, 법랑아세포종의 치험례,[1769)]

박헌철, 한국인의 23예에 있어 조법랑세포종의 임상적 관찰,[1770)]

치은종(Epulis)

1948년 Epulis의 문헌상 고찰 : 김동순[1771)]

1960년 이의숙, 치은종(Epulis)의 증례,[1772)]

1963년 민병순, 거대한 치은종의 1례보고,[1773)]

1966년 민병순, 거대한 치은종의 1례,[1774)]

1968년 최영수, 선천적 치은(유)종의 1 증례보고,[1775)]

1762) (종양) 67-228 : 오문갑, 하악 우측에 발생한 법랑아세포종, 중앙의학 13 : 5.

1763) (종양) 68-9 : 김용달 역, 하악골에 나타난 법랑성선양종, 치학 15 : 6.

1764) (종양) 68-15 : 서진관, 윤풍길, 최영수, 이용오, 하악골에 발생한 법랑아세포종의 절제에 대한 1치험례, 치학 15 : 10.

1765) (종양) 68-50 : 김주환, 법랑아세포종에 관한 세포 병리조직학적 관찰, 대한구강보건학회지 2 : 2.

1766) (종양) 68-166 : 정순경 · 장영택 · 유서윤 · 최선수 · 임창윤, 상악에 발생한 adenomatous ameloblastoma의 증례보고, 현대의학 9 : 5.

1767) (종양) 69-23 : 조영필, Ameloblastoma의 31례, 치의계 10 : 1.

1768) (종양) 69-63 : 고영택, 한국인 법랑아세포종의 조직화학적 연구, 종합의학 14 : 3.

1769) (종양) 69-71 : 이완수 · 김진완, 법랑아 세포종의 치험례, 종합의학 14 : 4.

1770) (종양) 69-76 : 박헌철, 한국인의 23예에 있어 조법랑세포종의 임상적 관찰, 최신의학 12 : 3.

1771) (종양) 48-학-3, Epulis의 문헌상 고찰 : 김동순

1772) (종양) 60-42 : 이의숙, 치은종(Epulis)의 증례, 치학 7 : 8.

1773) (종양) 63-100 : 민병순, 거대한 치은종의 1례보고, 치과회보 통권 23호.

1774) (종양) 66-209 : 민병순, 거대한 치은종의 1례, 중앙의학 11 : 5.

1775) (종양) 68-19 : 최영수, 선천적 치은(유)종의 1 증례보고, 치학 15 : 12.

낭종(Cyst)

1947년 정보라, 33개 치아를 포유한 여포성치아낭종(follicular cyst) 1례에 관하여,[1776)]
경구개에 천공한 여포성 치아 낭종의 1례 : 호정진[1777)]

1948년 여포성 치아 낭종의 1례 : 김중기[1778)]

1952년 거대 여포성치아낭종 적출수술 후 X광선 사진에 나타나는 치유기전에 관한 연구 : 오재인[1779)]
희유한 재발성 여포성 치아 낭종의 1례 : 김창욱[1780)]

1953년 외상에 인한 거대 치근 낭종 1례 : 김용관[1781)]

1954년 김조환, 수술 후성 협부 낭종의 1례, (Mukozele),[1782)]
선덕영, 선상증식증(腺狀增殖症 Adenoid) 발생의 남녀 연령 기후별로 본 통계적 관찰,[1783)]
치술후성 협부 낭종의 1례 : 오재인 · 김조환 · 유운영[1784)]

1955년 오재인, 희유한 상악골 노포성 치아낭종,[1785)]

1958년 Periodontal Cyst(Radicular Cyst)의 조직학적 진단 및 처치의 1례 : 김유환[1786)]

1959년 조영필, Development & Etiology of Dentigenous Cyst,[1787)]
서진관, 노포성 치아낭종의 증례,[1788)]
이장규 역, 여포성 치아낭종(Follicular Cyst),[1789)]
Follicular cyst의 1례보고 : 변종수, 서진관[1790)]

1776) (종양) 47-2 : 정보라, 33개 치아를 포유한 여포성치아낭종(follicular cyst, (胞性齒牙囊胞) 1례에 관하여, 조선치과의보 1 : 1.
1777) (종양) 47-학-21. 경구개에 천공한 여포성 치아 낭종의 1례 : 호정진
1778) (종양) 48-학-1. 여포성 치아 낭종의 1례 : 김중기
1779) (종양) 52-학-23. 거대여 포성치아낭종 적출수술 후 X광선 사진에 나타나는 치유기전에 관한 연구 : 오재인
1780) (종양) 52-학-30. 희유한 재발성 여포성 치아낭종의 1례 : 김창욱
1781) (종양) 53-학-7. 외상에 인한 거대 치근 낭종 1례 : 김용관
1782) (종양) 54-27 : 김조환, 수술 후성 협부 낭종의 1례, (Mukozele), 대한치과의학회지 1 : 1.
1783) (종양) 54-38 : 선덕영, 선상증식증(腺狀增殖症 Adenoid) 발생의 남녀 연령 기후별로 본 통계적 관찰, 대한치과의학회지 1 : 1.
1784) (종양) 54-학-4. 치술후성 협부 낭종의 1례 : 오재인 · 김조환 · 유운영
1785) (종양) 55-25 : 오재인, 희유한 상악골 노포성치아낭종(濾胞性齒牙囊腫), 치학 2 : 11.
1786) (종양) 58-학-8. Periodontal Cyst(Radicular Cyst)의 조직학적 진단 및 처치의 1례 : 김유환
1787) (종양) 59-45 : 조영필, Development & Etiology of Dentigenous Cyst, 치대학술지 1 : 7~9.
1788) (종양) 59-67 : 서진관, 노포성치아낭종의 증례, 치학 6 : 3.
1789) (종양) 59-74 : 이장규 역, 여포성 치아낭종(Follicular Cyst) (1)-(2), 치학 6 : 6, 8.
1790) (종양) 59-학-5. Follicular cyst의 1례보고 : 변종수, 서진관

1960년 이의숙, 치근단 낭종(Radicular Cyst),[1791)]

악골 낭종 수술치험례에 대하여 : 김용관, 조영필[1792)]

1961년 김명기, 상악전치부위에 발생한 여포성치아낭포의 2례,[1793)]

치성 낭선의 임상 및 병리조직학적 연구 : 김동진[1794)]

구강영역에 발생하는 낭종에 대하여 : 김규식[1795)]

1962년 양정강, X-선상을 중심으로 한 구강 낭종에 대하여,[1796)]

구강 내 낭종에 대하여 : 김호원[1797)]

1963년 김규식, 하악에 발생한 여포성치아낭종,[1798)]

1964년 김호원 · 변석두, 구상 상악낭종 치료 1례,[1799)]

김종원, 문치관 낭종 1례,[1800)]

양동규 · 남일우, 상악에 발생한 잔재성 치아낭종,[1801)]

하악골에 발생한 거대한 함치성 낭종에 대한 증례보고 : 이상일, 황성봉[1802)]

협부에 생긴 낭종의 1례 : 김유환[1803)]

1965년 권학주, 악골에 발생하는 낭종,[1804)]

김수경 · 유동수, 상하악에 발생한 낭종의 증례,[1805)]

하악골에 발생한 치성낭종의 1례 : 정기근, 김일봉[1806)]

함치성 낭종의 1례보고 : 문동선, 손성희, 황성봉[1807)]

치계낭종의 결체직벽과 피복상피에 대한 조직화학적 연구 :

김동순, 조한국, 임창윤[1808)]

1791) (종양) 60-35 : 이의숙, 치근단 낭종(Radicular Cyst), 치학 7 : 4.
1792) (종양) 60-학-36. 악골 낭종 수술치험례에 대하여 : 김용관, 조영필
1793) (종양) 61-77 : 김명기, 상악전치부위에 발생한 여포성 치아낭포의 2례, 최신의학 4 : 1.
1794) (종양) 61-학-33. 치성 낭선의 임상 및 병리조직학적 연구 : 김동진
1795) (종양) 61-학-54. 구강영역에 발생하는 낭종에 대하여 : 김규식
1796) (종양) 62-29 : 양정강, X-선상을 중심으로 한 구강 낭종에 대하여, 치학 9 : 11.
1797) (종양) 62-학-18. 구강 내 낭종에 대하여 : 김호원
1798) (종양) 63-118 : 김규식, 하악에 발생한 여포성치아낭종, 종합의학 8 : 5.
1799) (종양) 64-54 : 김호원 · 변석두, 구상 상악낭종 치료 1례, 군진치과 1 : 1.
1800) (종양) 64-108 : 김종원, 문치관 낭종 1례, 종합의학 9 : 9.
1801) (종양) 64-109 : 양동규 · 남일우, 상악에 발생한 잔재성 치아낭종, 종합의학 9 : 9.
1802) (종양) 64-학-78. 하악골에 발생한 거대한 함치성 낭종에 대한 증례보고 : 이상일, 황성봉
1803) (종양) 64-학-82. 협부에 생긴 낭종의 1례 : 김유환
1804) (종양) 65-9 : 권학주, 악골에 발생하는 낭종(1)-(4), 치학 12 : 7, 8, 9, 11.
1805) (종양) 65-227 : 김수경 · 유동수, 상하악에 발생한 낭종의 증례, 중앙의학 9 : 5.
(종양) 65-학-84. 상하악에 발생한 낭종의 증례 : 김수경, 유동수
1806) (종양) 65-학-42. 하악골에 발생한 치성낭종의 1례 : 정기근, 김일봉
1807) (종양) 65-학-81. 함치성 낭종의 1례보고 : 문동선, 손성희, 황성봉
1808) (종양) 65-학-91. 치계낭종의 결체직벽과 피복상피에 대한 조직화학적 연구 : 김동순, 조한국, 임창윤

1966년 윤풍길, 치근단 낭종,[1809)]
윤풍길 역, 하악에 발생한 단독성 골낭종,[1810)]
강호경 · 지달진, Incisive canal cyst의 1증례,[1811)]
이춘근 · 김규식 · 남일우 · 신상철, 구강영역에 발생된 낭종에 관한 임상 및 통계학적 연구,[1812)]
김철호 · 이준기, 거대한 구상 상악낭포의 치료 례,[1813)]
장지상, 상악에 발생한 치근낭종,[1814)]
비치성낭종의 치험례 : 이완수[1815)]
구강영역에 발생된 낭종에 대한 임상 및 통계학적 연구 : 이춘근, 김규식, 남일우[1816)]
Dermoid Cyst 의 치험 1례 : 김정균, 임성균, 김규식[1817)]
치근낭종에 관한 임상 및 통계학적 연구 : 이춘근, 김규식, 남일우[1818)]
하악에 발생한 치성낭종의 1례 : 조근옥, 손성희, 황성봉, 유기섭[1819)]

1967년 안춘길, 치은낭종(Gingival Cyst),[1820)]
김규식 · 변종수 · 김정균, 구강저에 발생한 피양낭종,[1821)]
이춘근 · 김규식 · 남일우 · 변종수, 치근 낭종에 관한 임상 및 통계학적 연구,[1822)]

1968년 김수경, 상악구상 낭종의 증례,[1823)]
남일우 · 이학수, 상악동을 위축한 여포성 치아낭종의 1례,[1824)]
이학수 · 김학모, 정중 구개 낭종의 1치료례,[1825)]

1809) (종양) 66-9 : 윤풍길, 치근단 낭종, 치학 13 : 3.
1810) (종양) 66-20 : 윤풍길 역, 하악에 발생한 단독성 골낭종, 치학 13 : 6.
1811) (종양) 66-57 : 강호경 · 지달진, Incisive canal cyst의 1증례, 군진치과 3 : 1.
1812) (종양) 66-159 : 이춘근 · 김규식 · 남일우 · 신상철, 구강영역에 발생된 낭종에 관한 임상 및 통계학적 연구, 종합의학 11 : 12.
1813) (종양) 66-182 : 김철호 · 이준기, 거대한 구상 상악낭포의 치료 례, 현대의학 4 : 6.
1814) (종양) 66-189 : 장지상, 상악에 발생한 치근낭종, 현대의학 5 : 4.
1815) (종양) 66-학-29. 비치성낭종의 치험례 : 이완수
1816) (종양) 66-학-31. 구강영역에 발생된 낭종에 대한 임상 및 통계학적 연구 : 이춘근, 김규식, 남일우
1817) (종양) 66-학-42. Dermoid Cyst 의 치험 1례 : 김정균, 임성균, 김규식
1818) (종양) 66-학-61. 치근낭종에 관한 임상 및 통계학적 연구 : 이춘근, 김규식, 남일우
1819) (종양) 66-학-108. 하악에 발생한 치성낭종의 1례 : 조근옥, 손성희, 황성봉, 유기섭
1820) (종양) 67-10 : 안춘길, 치은낭종(Gingival Cyst), 치학 14 : 1.
1821) (종양) 67-179 : 김규식 · 변종수 · 김정균, 구강저에 발생한 피양낭종, 종합의학 12 : 10.
1822) (종양) 67-226 : 이춘근 · 김규식 · 남일우 · 변종수, 치근 낭종에 관한 임상 및 통계학적 연구, 중앙의학 12 : 1.
1823) (종양) 68-114 : 김수경, 상악구상 낭종의 증례, 종합의학 13 : 11.
1824) (종양) 68-133 : 남일우 · 이학수, 상악동을 위축한 여포성 치아낭종의 1례, 최신의학 11 : 11.
1825) (종양) 68-167 : 이학수 · 김학모, 정중 구개 낭종의 1치료례, 현대의학 9 : 5.

1969년 김헌일, 치계 낭종의 조직화학적 연구,[1826]
신문혁, 상악에 발생한 치근낭종,[1827]
김규문 · 정기근 · 명광식 · 유서윤 · 이해철, 상악골에 발생한 낭종성치아,[1828]
윤계찬, 상악에 발생한 치근낭종의 증례보고,[1829]
윤계찬, 상악동을 퇴축시킨 여포성치아낭종 1례,[1830]

점액종(Myxoma), 점액낭종(Mucocele cyst)

1959년 점액낭종(Mucocele cyst)의 1례보고 : 김동순, 이재현, 조한국[1831]
1960년 이의숙, 점액낭종(Mucocele cyst) 1증례,[1832]
1962년 점액종의 증례보고 : 변종수, 박래영, 서진관, 이상일[1833]
구강에 발생한 점액종 2례 보고 : 김동순, 정순경, 조한국, 박성설[1834]
1963년 Young Sook, Kim, A Case of myxoma,[1835]
최상열, 하악골에 발생한 점액종(粘液腫)의 1례,[1836]
점액종의 1례보고 : 이상철, 윤중호[1837]
1966년 안춘길, A Case Report of Mucocele,[1838]
1968년 김영기 · 명광식 · 박윤수 · 고영택 · 최선수 · 임창윤, 점액낭종의 증례보고,[1839]

흑색종(Melanoma)

1965년 구강 악성 흑색종에 대한 병리학적 관찰 : 조한국, 정태영, 이덕희[1840]

1826) (종양) 69-1 : 김헌일, 치계 낭종의 조직화학적 연구, 대한치과의사협회지 7 : 1.
1827) (종양) 69-19 : 신문혁, 상악에 발생한 치근낭종, 치학 16 : 6.
1828) (종양) 69-85 : 김규문 · 정기근 · 명광식 · 유서윤 · 이해철, 상악골에 발생한 낭종성치아, 최신의학 12 : 6.
1829) (종양) 69-90 : 윤계찬, 상악에 발생한 치근낭종의 증례보고, 최신의학 12 : 10.
1830) (종양) 69-91 : 윤계찬, 상악동을 퇴축시킨 여포성치아낭종 1례, 최신의학 12 : 10.
1831) (종양) 59-학-4. 점액낭종(Mucocele cyst)의 1례보고 : 김동순, 이재현, 조한국
1832) (종양) 60-31 : 이의숙, 점액낭종(Mucocele) 1증례, 치학 7 : 2.
(종양) 60-학-16. Mucocele의 1증례 보고 : 이의숙
1833) (종양) 62-학-89. 점액종의 증례보고 : 변종수, 박래영, 서진관, 이상일
1834) (종양) 62-학-24. 구강에 발생한 점액종 2례 보고 : 김동순, 정순경, 조한국, 박성설
1835) (종양) 63-85 : Young Sook, Kim, A Case of myxoma(粘液腫), 국립의료원 논문집 제4집.
1836) (종양) 63-148 : 최상열, 하악골에 발생한 점액종의 1례, 종합의학 8 : 11.
1837) (종양) 63-학-97. 점액종의 1례보고 : 이상철, 윤중호
1838) (종양) 66-38 : 안춘길, A Case Report of Mucocele, 치학 13 : 11.
1839) (종양) 68-154 : 김영기 · 명광식 · 박윤수 · 고영택 · 최선수 · 임창윤, 점액낭종의 증례보고, 현대의학 8 : 6.
1840) (종양) 65-학-76. 구강 악성 흑색종에 대한 병리학적 관찰 : 조한국, 정태영, 이덕희

1966년 조한국 · 장형록 · 김영기 · 정태영, 구강에 발생한 악성 흑색종,[1841]
구강에 발생한 악성 흑색종 : 정태영, 조한국, 장형록, 김영기[1842]
1967년 정성창 · 김황중, 구강 내에 발생한 악성 흑색종 1례,[1843]

골종(Osteoma)

1961년 하악 관절부에 발생한 연골종 및 하악 우각부에 발생한 연골육종의 증례보고 : 이춘근, 김동순, 이재현, 조영필[1844]
1962년 지광원, 증례 골종,[1845]
Osteomalacia로 인한 치아결손에 대한 증례보고 : 이덕만, 정윤표[1846]
1963년 골종 치험례 보고 : 이준기[1847]
1964년 이재현, 악골에 발생한 연골종양의 증례보고,[1848]
이준기 · 양동규, 수질골종의 증례보고,[1849]
1966년 하악에 발생한 골종 치험례 : 황오현, 이주봉, 손성희[1850]
1967년 최영수, Multiple Myeloma(골수종),[1851]
윤풍길, 상악에 발생한 거대성 골양조직 골종,[1852]
윤풍길 역, 하악골에 감염을 동반한 선유성 골형성의 이상,[1853]
1968년 서진관, 윤풍길, 최영수, 하악골에 발생한 골화성 선유종의 증례,[1854]

1841) (종양) 66-184 : 조한국 · 장형록 · 김영기 · 정태영, 구강에 발생한 악성 흑색종, 현대의학 5 : 2.
1842) (종양) 66-학-52. 구강에 발생한 악성 흑색종 : 정태영, 조한국, 장형록, 김영기
1843) (종양) 67-109 : 정성창 · 김황중, 구강 내에 발생한 악성 흑색종 1례, 대한구강보건학회지 1 : 2.
1844) (종양) 61-학-40. 하악 관절부에 발생한 연골종 및 하악 우각부에 발생한 연골육종의 증례보고 : 이춘근, 김동순, 이재현, 조영필
1845) (종양) 62-62 : 지광원, 증례 골종, 치과회보 4 : 4.
1846) (종양) 62-학-85. Osteomalacia로 인한 치아결손에 대한 증례보고 : 이덕만, 정윤표
1847) (종양) 63-학-74. 골종 치험례 보고 : 이준기
1848) (종양) 64-6 : 이재현, 악골에 발생한 연골종양의 증례보고, 대한치과의사협회지 5 : 1.
1849) (종양) 64-91 : 이준기 · 양동규, 수질골종의 증례보고, 종합의학 9 : 5.
(종양) 64-학-62. Osteoma Spongiosm의 1례 보고 : 이준기, 양동규
1850) (종양) 66-학-118. 하악에 발생한 골종 치험례 : 황오현, 이주봉, 손성희
1851) (종양) 67-26 : 최영수, Multiple Myeloma(골수종), 치학 14 : 7.
1852) (종양) 67-31 : 윤풍길, 상악에 발생한 거대성 골양조직 골종, 치학 14 : 9.
1853) (종양) 67-34 : 윤풍길 역, 하악골에 감염을 동반한 선유성 골형성의 이상, 치학 14 : 10.
1854) (종양) 68-3 : 서진관, 윤풍길, 최영수, 하악골에 발생한 골화성 선유종의 증례, 치학 15 : 1.

육종(Granuloma)

1948년 상악에 발생한 육종의 2치료례 : 김용관[1855)]

1956년 김인철, 하악지치 근단부에 발생한 화농성육아종(Pyogenic Granuloma)의 1례,[1856)]

1959년 임신성 육아종의 1례보고 : 김동순, 김규식, 조영필[1857)]

1960년 김규식 · 김동순 · 조영필, 임신성 육아종의 2례보고,[1858)]

정순경, 하악골 우각부에 발생한 Osteogenic Sarcoma(骨原性肉腫)의 1례,[1859)]

정순경 · 김동순, 상악에 발생한 Granular Cell Myoblastoma(筋芽細胞腫)의 치험례,[1860)]

1962년 Pyogenic granuloma의 1치험례 : 김규식, 이완수, 임창윤[1861)]

1963년 김종원, 하악골에 발생한 거대세포 보상-육아종 례,[1862)]

구강에 발생한 임파육종 : 조한국, 김규식, 박시양[1863)]

연골육종의 병리학적 관찰 : 김동순, 조기호, 박성설[1864)]

Giant Cell Reparative Granuloma 2례에 대한 병리학적 고찰 : 김동순,조한국, 임창윤[1865)]

Giant-cell Reparative Granuloma의 2례보고 : 김종원, 임창윤[1866)]

1964년 임창윤 · 고영택 · 이상일 · 박시우, 하악골에 발생한 Giant-cell Reparative Granuloma,[1867)]

1855) (종양) 48-학-19. 상악에 발생한 육종의 2치료례 : 김용관

1856) (종양) 56-24 : 김인철, 하악지치 근단부에 발생한 화농성육아종(Pyogenic Granuloma)의 1례, 해군의무단잡지 2.

1857) (종양) 59-학-1. 임신성 육아종의 1례보고 : 김동순, 김규식, 조영필

1858) (종양) 60-5 : 김규식 · 김동순 · 조영필, 임신성 육아종의 2례보고, 대한치과의학회지 제2권.

1859) (종양) 60-7 : 정순경, 하악골 우각부에 발생한 Osteogenic Sarcoma(骨原性肉腫)의 1례, 대한치과의학회지, 제2권.

1860) (종양) 60-8 : 정순경 · 김동순, 상악에 발생한 Granular Cell Myoblastoma(筋芽細胞腫)의 치험례, 대한치과의학회지 제2권.

1861) (종양) 62-학-19. Pyogenic granuloma의 1치험례 : 김규식, 이완수, 임창윤

1862) (종양) 63-110 : 김종원, 하악골에 발생한 거대세포 보상-육아종 례, 치과회보 5 : 4.

1863) (종양) 63-학-29. 구강에 발생한 임파육종 : 조한국, 김규식, 박시양

1864) (종양) 63-학-31. 연골육종의 병리학적 관찰 : 김동순, 조기호, 박성설

1865) (종양) 63-학-36. Giant Cell Reparative Granuloma 2례에 대한 병리학적 고찰 : 김동순, 조한국, 임창윤

1866) (종양) 63-학-98. Giant-cell Reparative Granuloma의 2례보고 : 김종원, 임창윤

1867) (종양) 64-7 : 임창윤 · 고영택 · 이상일 · 박시우, 하악골에 발생한 Giant-cell Reparative Granuloma, 대한치과의사협회지 5 : 1.

김동순 외 3명, Eosinophilic Granuloma 1례보고,[1868)]
서진관, Eosinophilic Granuloma of Bone,[1869)]
서진관 외 2명, Eosinophilic Granulama of Bone,[1870)]
조한국 · 김규문 · 박성설 · 이덕희, 구강에 발생한 임파육종,[1871)]
조기호 · 박성설 · 이덕희 · 김규문, 임신성 육아종의 2례,[1872)]
Eosinophilic Granuloma of Bone : 변종수, 서진관, 최기채[1873)]
Eoinophilic Granuloma의 1례보고 : 임창윤, 정순경, 김동순, 조한국[1874)]
임신성 육아종의 병리 : 김규문, 이덕희, 조기호, 박성설[1875)]

1965년 오문갑, A Case of the Rhabdomyosarcoma in the Oral cavity,[1876)]
김규식 · 윤창근 · 김수경, 상악골에 발생한 섬유육종의 2례,[1877)]

1966년 윤풍길 역, 유육종증(Sarcoidosis) of the Tongue,[1878)]

1967년 박흥식, 임신성 육아종에 관한 임상 및 병리조직학적 연구,[1879)]
손성희 · 이종수 · 정조영, 하악에 발생한 화농성육아종의 증례,[1880)]

1968년 김연만 · 이승우 · 손성희 · 김황중, 상악에 발생한 Granuloma pyogenicum의 증례,[1881)]

1969년 이의웅, 구강육종의 병리학적 연구,[1882)]
최영수 · 이용오 · 신문혁, 화농성 육아종의 1증례보고,[1883)]

1868) (종양) 64-11 : 김동순 외 3명, Eosinophilic Granuloma 1례보고, 대한치과의사협회지 5 : 1.
1869) (종양) 64-46 : 서진관, Eosinophilic Granuloma of Bone(1)-(3), 치학 11 : 12. 12 : 1, 2.
1870) (종양) 64-118 : 서진관 외 2명, Eosinophilic Granulama of Bone, 종합의학 9 : 11.
1871) (종양) 64-156 : 조한국 · 김규문 · 박성설 · 이덕희, 구강에 발생한 임파육종, 임상의약 6 : 5.
1872) (종양) 64-157 : 조기호 · 박성설 · 이덕희 · 김규문, 임신성 육아종의 2례, 임상의약 6 : 5.
1873) (종양) 64-학-39. Eosinophilic Granuloma of Bone : 변종수, 서진관, 최기채
1874) (종양) 64-학-71. Eoinophilic Granuloma의 1례보고 : 임창윤, 정순경, 김동순, 조한국
1875) (종양) 64-학-80. 임신성 육아종의 병리 : 김규문, 이덕희, 조기호, 박성설
1876) (종양) 65-26 : 오문갑, A Case of the Rhabdomyosarcoma(橫紋筋肉腫) in the Oral cavity, 치과계 8 : 1.
1877) (종양) 65-163 : 김규식 · 윤창근 · 김수경, 상악골에 발생한 섬유육종의 2례, 종합의학 10 : 9.
1878) (종양) 66-24 : 윤풍길 역, 유육종증(Sarcoidosis) of the Tongue, 치학 13 : 7.
1879) (종양) 67-1 : 박흥식, 임신성 육아종에 관한 임상 및 병리조직학적 연구, 대한치과의사협회지 6: 1.
1880) (종양) 67-211 : 손성희 · 이종수 · 정조영, 하악에 발생한 화농성육아종의 증례, 현대의학 6 : 6.
1881) (종양) 68-51 : 김연만 · 이승우 · 손성희 · 김황중, 상악에 발생한 Granuloma pyogenicum의 증례, 대한구강보건학회지 2 : 2.
1882) (종양) 69-2 : 이의웅, 구강육종의 병리학적 연구, 대한치과의사협회지 7 : 1.
1883) (종양) 69-15 : 최영수 · 이용오 · 신문혁, 화농성 육아종의 1증례보고, 치학 16 : 5.

섬유종(Fibroma)

1947년 이춘근, 상악에 발생한 거대한 섬유종의 2치험례,[1884)]

1954년 하악골 섬유종 수술 례 : 김유환[1885)]

1959년 거대한 치근막 섬유종의 1례보고 : 김동순, 김규식, 조한국[1886)]

1960년 박래영, 섬유종(Fibroma),[1887)]
김동순 · 조한국 · 김규식, 거대한 치근막 섬유종의 1례보고,[1888)]

1962년 Fibrous dysplasia의 1례보고 : 김동순, 조한국, 노철진, 이준기[1889)]
근단골 섬유종의 진단 및 수술 : 윤중호, 이상철[1890)]

1963년 서진관 역, 구강에 발생한 신경섬유종,[1891)]
김동욱, 상악골에 발생한 거대한 중심성 섬유종의 1례,[1892)]
윤중호 · 이상철, Periapical Osteofibroma의 치험례,[1893)]

1965년 거대한 Granuloma Granulomatosa의 1례보고
: 문동선, 임창윤, 손성희, 유지섭[1894)]
상악에 발생한 섬유육종의 2례 : 김규식, 윤창근, 김수경[1895)]
구강에 발생한 Fibroma의 증례보고 : 김기혁, 김광현, 기창덕[1896)]

1966년 하악에 발생한 백악질 형성 섬유종의 치험례
: 문동선, 조근옥, 손성희, 유기섭, 황성봉[1897)]

1967년 서진관 · 최기채, A Case of Cementifying Fibroma of Mandible,[1898)]
최유진 · 김창현, 하악에 발생한 화골성 섬유종의 1례보고,[1899)]

1884) (종양) 47-6 : 이춘근, 상악에 발생한 거대한 섬유종의 2치험례, 조선치과의보 1 : 1.
(종양) 47-학-8. 상악에 발생한 거대섬유종의 2치험례 : 이춘근

1885) (종양) 54-학-36. 하악골 섬유종 수술 례 : 김유환

1886) (종양) 59-학-7. 거대한 치근막 섬유종의 1례보고 : 김동순, 김규식, 조한국

1887) (종양) 60-46 : 박래영, 섬유종(Fibroma), 치학 7 : 9.

1888) (종양) 60-6 : 김동순 · 조한국 · 김규식, 거대한 치근막 섬유종의 1례보고, 대한치과의학회지 제2권.

1889) (종양) 62-학-86. Fibrous dysplasia의 1례보고 : 김동순, 조한국, 노철진, 이준기

1890) (종양) 62-학-91. 근단골 섬유종의 진단 및 수술 : 윤중호, 이상철

1891) (종양) 63-41 : 서진관 역, 구강에 발생한 신경섬유종, 치학 10 : 7.

1892) (종양) 63-44 : 김동욱, 상악골에 발생한 거대한 중심성 섬유종의 1례, 치학 10 : 8.

1893) (종양) 63-180 : 윤중호 · 이상철, Periapical Osteofibroma의 치험례, 중앙의학 4 : 3.

1894) (종양) 65-학-58. 거대한 Granuloma Granulomatosa의 1례보고 : 문동선, 임창윤, 손성희, 유지섭

1895) (종양) 65-학-60. 상악에 발생한 섬유육종의 2례 : 김규식, 윤창근, 김수경

1896) (종양) 65-학-79. 구강에 발생한 Fibroma의 증례보고 : 김기혁, 김광현, 기창덕

1897) (종양) 66-학-76. 하악에 발생한 백악질형성 섬유종의 치험례 : 문동선, 조근옥, 손성희, 유기섭, 황성봉

1898) (종양) 67-7 : 서진관 · 최기채, A Case of Cementifying Fibroma of Mandible, 치학 14 : 1.

1899) (종양) 67-107 : 최유진 · 김창현, 하악에 발생한 화골성섬유종의 1례보고, 대한구강보건학회지 1 : 2.

김종열 · 김창현, 하악 전치하방에 발생한 cementifying-fibroma의 1례보고,[1900)]
서진관 · 최기채, A Case of Cementifying Fibroma of Mandible,[1901)]
김동순 · 조한국 · 김영기 · 장형록, 하악골의 Fibrous Dysplasia,
– 증례 보고와 병리학적 고찰 –[1902)]
1969년 조경헌, 구강섬유종에 관한 임상 및 병리조직학적 연구,[1903)]
이재철, 하악구치부에 발생한 Ameloblastic Fibroma의 치험례,[1904)]

하마종(Ranula)과 그 유사 종양

1952년 '라누라'의 기원설과 임상 례 : 선덕영[1905)]
1954년 선덕영, 하마종(Ranula)에 대한 기원설과 임상증례,[1906)]
1960년 서진관, 하마종의 2증례,[1907)]
1964년 양동규 · 김수경, 희유한 Riga-Fede병의 치료례,[1908)]
1966년 안춘길 역, 하마종,[1909)]
안춘길, 가막종의 증례보고,[1910)]
1967년 한택선, 하마종 특히 Marsupialization에 의한 수술요령,[1911)]
1969년 이용오, 선천성 하마종,[1912)]
지달진, 양측성으로 발생한 가연종(Bilateral Ranulas)의 1례보고,[1913)]

1900) (종양) 67-108 : 김종열 · 김창현, 하악 전치하방에 발생한 cementifying-fibroma의 1례보고, 대한구강보건학회지 1 : 2.
1901) (종양) 67-167 : 서진관 · 최기채, A Case of Cementifying Fibroma of Mandible, 종합의학 12 : 1.
1902) (종양) 67-180 : 김동순 · 조한국 · 김영기 · 장형록, 하악골의 Fibrous Dysplasia, 증례 보고와 병리학적 고찰, 종합의학 12 : 10.
1903) (종양) 69-9 : 조경헌, 구강 섬유종에 관한 임상 및 병리조직학적 연구, 대한치과의사협회지 7 : 2.
1904) (종양) 69-111 : 이재철, 하악구치부에 발생한 Ameloblastic Fibroma의 치험례, 중앙의학 17 : 4.
1905) (종양) 52-학-11. '라누라' 의 기원설과 임상 례 : 선덕영
1906) (종양) 54-24 : 선덕영, 하마종(Ranula)에 대한 기원설과 임상증례, 대한치과의학회지 1 : 1.
1907) (종양) 60-33 : 서진관, 하마종의 2증례, 치학 7 : 3.
1908) (종양) 64-116 : 양동규 · 김수경, 희유한 Riga-Fede병(모유수유시에 선천치 인접 연조직에 외상성 궤양)의 치료례, 종합의학 9 : 10.
1909) (종양) 66-30 : 안춘길 역, 하마종, 치학 13 : 9.
1910) (종양) 66-32 : 안춘길, 가막종의 증례보고, 치학 13 : 10.
1911) (종양) 67-227 : 한택선, 하마종 특히 Marsupialization에 의한 수술요령, 중앙의학 12 : 3.
1912) (종양) 69-18 : 이용오, 선천성 하마종, 치학 16 : 6.
1913) (종양) 69-77 : 지달진, 양측성으로 발생한 가연종(Bilateral Ranulas)의 1례보고, 최신의학 12 : 3.

지방종(Lipoma)

1961년 상악동 내에 발생한 지방종 : 김규식[1914)]
1963년 한국인 유아 구강 저에 발생한 거대 지방종의 치험례 : 오문갑, 김준식, 유기형[1915)]
1966년 안춘길 역, 골화성 구강내 지방종,[1916)]

백혈병(Leukemia)

1947년 하순 봉과직염의 형태로 발생한 급성임파성백혈병의 증례 : 이춘근[1917)]
1960년 서진관, 급성 골수성 백혈병에 의한 백혈병성 구내염의 1증례,[1918)]
Cellulitis of mouth floor로 오진한 leukemia의 1례 : 김유환[1919)]
1962년 백혈병의 증례 ; 이인창, 한정헌[1920)]
1963년 이상일, 급성 림파아세포백혈병으로 인한 치은 비대증에 대한 증례보고,[1921)]
백혈병의 증례보고 : 이상일, 변종수, 박래영, 서진관, 권승주[1922)]
구강영역에 종양을 동반한 Leukemia의 증례 : 김만수, 기창덕, 전국봉[1923)]
1965년 백혈병의 증례보고 : 정박민, 김광현, 기창덕[1924)]

혈관종(Hemangioma)

1958년 Case Report of A Cavernous Hemangioma of the Submaxillary Angle : 이기완[1925)]
1962년 구강 내에 발생한 혈관종의 1치험례 : 유기형[1926)]

1914) (종양) 61-학-45. 상악동 내에 발생한 지방종 : 김규식
1915) (종양) 63-학-76. 한국인 유아 구강 저에 발생한 거대 지방종의 치험례 : 오문갑, 김준식, 유기형
1916) (종양) 66-23 : 안춘길 역, 골화성 구강내 지방종, 치학 13 : 7.
1917) (종양) 47-학-10. 하순 봉과직염의 형태로 발생한 급성임파성백혈병의 증례 : 이춘근
1918) (종양) 60-29 : 서진관, 급성 골수성 백혈병에 의한 백혈병성 구내염의 1증례, 치학 7 : 2.
(종양) 60-학-33. 급성 골수성 백혈병에 의한 백혈병성 구내염의 1증례 : 서진관
1919) (종양) 60-학-3. Cellulitis of mouth floor로 오진한 leukemia의 1례 : 김유환
1920) (종양) 62-학-96. 백혈병의 증례 ; 이인창, 한정헌
1921) (종양) 63-20 : 이상일, 급성림파아세포백혈병으로 인한 치은비대증에 대한 증례 보고, 치학, 10 : 1.
1922) (종양) 63-학-67. 백혈병의 증례보고 : 이상일, 변종수, 박래영, 서진관, 권승주
1923) (종양) 63-학-100. 구강영역에 종양을 동반한 Leukemia의 증례 : 김만수, 기창덕, 전국봉
1924) (종양) 65-학-97. 백혈병의 증례보고 : 정박민, 김광현, 기창덕
1925) (종양) 58-학-23. Case Report of A Cavernous Hemangioma of the Submaxillary triangle : 이기완
1926) (종양) 62-학-97. 구강 내에 발생한 혈관종의 1치험례 : 유기형

1963년 서진관, 협부 이하선의 개구부에 발생한 혈관종에 대한 경화액 주사에 의한 치험례,[1927]
권학주, 혈관종의 증례보고,[1928]
혈관종 증례보고 : 권학주, 변종수, 서진관, 이상일[1929]
1965년 이열희, Multiple Suture Technique로서 치유된 혈관종의 3증례,[1930]
Multiple Suture Technique로써 치료된 혈관종의 치험례
: 이열희, 백명석, 강영진[1931]
1967년 최영수, 악안면 부위의 혈관종,[1932]
1968년 민병일 · 김기우 · 임성균, 골내혈관종의 하악골 반절제술 증례보고,[1933]

수암(Noma)

1947년 수암의 임상적 관찰 : 서영규[1934]
1959년 서진관, 수암(Noma)에 대하여,[1935]
1965년 최기채, 수암(Noma)[1936]
최기채, A Case Report of Noma,[1937]
Noma의 1례 : 변종수, 서진관, 권학주, 최기채[1938]

설암(Tongue cancer) 과 하순암(Lower lip cancer)

1953년 설암의 1수술례 : 김유환[1939]
1956년 설암에 대한 소고 : 김주환[1940]

1927) (종양) 63-42 : 서진관, 협부 이하선의 개구부에 발생한 혈관종에 대한 경화액 주사에 의한 치험례, 치학 10 : 7.
1928) (종양) 63-54 : 권학주, 혈관종의 증례보고, 치학 10 : 10.
1929) (종양) 63-학-99, 혈관종 증례보고 : 권학주, 변종수, 서진관, 이상일
1930) (종양) 65-13 : 이열희, Multiple Suture Technique로서 치유된 혈관종의 3증례, 치학 12 : 9.
1931) (종양) 65-학-52, Multiple Suture Technique로써 치료된 혈관종의 치험례 : 이열희, 백명석, 강영진
1932) (종양) 67-30 : 최영수, 악안면 부위의 혈관종, 치학 14 : 9.
1933) (종양) 68-60 : 민병일 · 김기우 · 임성균, 골내혈관종의 하악골 반절제술 증례보고, 치계 2 : 2.
1934) (종양) 47-학-43, 수암의 임상적 관찰 : 서영규
구강영역의 괴저성병변(壞疽性症變)이 특수한 경과를 취한 것으로 구각부(口角部), 비공(鼻孔), 하악 지치부 치육(下顎智齒部齒肉)에서 시작하여, 차츰 협부(頰部)에서 안면으로 확대하여 악골(顎骨)도 침범되어 괴사로 빠진다.
1935) (종양) 59-58 : 서진관, 수암(Noma)에 대하여, 치학 6 : 1.
1936) (종양) 65-14 : 최기채, 수암(Noma), 치학 12 : 9.
1937) (종양) 65-17 : 최기채, A Case Report of Noma, 치학 12 : 10.
1938) (종양) 65-학-49, Noma의 1례 : 변종수, 서진관, 권학주, 최기채
1939) (종양) 53-학-28, 설암의 1수술례 : 김유환
1940) (종양) 56-학-7, 설암에 대한 소고 : 김주환

1962년 하순 암의 외과적 1치험례, 보고 : 김규식, 조한국, 강효식[1941)]
1965년 소구암(Microstomia) 1증례 : 변종수, 서진관, 권학주, 최기채[1942)]

상피암(Epithelioma)

1960년 구강내에 발생하는 편평상피 세포암의 임상 및 병리조직학적 연구 : 조한국[1943)]
1961년 구강에 발생한 편평상피 세포암의 임상 및 병리조직학적 연구(그 2) : 조한국[1944)]
1967년 이원용, 혀에 발생한 Squamous Cell Epithelioma(上皮腫)의 치료례,[1945)]
1969년 강효식, 하순에 발생한 편평상피세포암의 외과적 치험례,[1946)]

육종(Sarcoma)과 암종(carcinoma)

1958년 하악 우각부에 발생한 Osteogenic Sarcoma 1례 : 정순경[1947)]
1964년 구강에 발생한 Rhabdomyosarcoma의 증례 보고 : 유기형, 오문갑, 김준식[1948)]
1965년 Lymphosarcoma 증례보고 : 변종수, 서진학, 권학주, 최기채[1949)]
Reticulum Cell Sarcoma의 치험례 : 이열희, 강영진[1950)]
1957년 이열희, 선암종(Adenocarcinoma)의 1 치험례,[1951)]
1965년 서진관 · 권학주, A Case of Choriocarcinoma(絨毛癌),[1952)]
Melanocarcinoma 증례보고
: 변종수, 이열희, 서진관, 서철성, 권학주, 최기채, 정재홍, 김정순[1953)]
1966년 민병일 · 양희일, 좌측 이하선에 발생한 Mucoepidermoid Carcinoma

1941) (종양) 62-학-88. 하순 암의 외과적 1치험례, 보고 : 김규식, 조한국, 강효식
1942) (종양) 65-학-78. 소구암(Microstomia) 1증례 : 변종수, 서진관, 권학주, 최기채
1943) (종양) 60-학-44. 구강내에 발생하는 편평상피 세포암의 임상 및 병리조직학적 연구 : 조한국
1944) (종양) 61-학-65. 구강에 발생한 편평상피 세포암의 임상 및 병리조직학적 연구(그 2) : 조한국
1945) (종양) 67-39 : 이원용, 혀에 발생한 Squamous Cell Epithelioma(上皮腫)의 치료 례, 치의계 9 : 1.
1946) (종양) 69-108 : 강효식, 하순에 발생한 편평상피세포암의 외과적 치험 례, 한국의 현대의학 1 : 6.
1947) (종양) 58-학-18. 하악 우각부에 발생한 Osteogenic Sarcoma 1례 : 정순경
1948) (종양) 64-학-63. 구강에 발생한 Rhabdomyosarcoma의 증례 보고 : 유기형, 오문갑, 김준식
1949) (종양) 65-학-70. Lymphosarcoma 증례보고 : 변종수, 서진학, 권학주, 최기채
1950) (종양) 65-학-82. Reticulum Cell Sarcoma의 치험례 : 이열희, 강영진
1951) (종양) 57-3 : 이열희, 선암종(Adenocarcinoma)의 1 치험례, 치학 4 : 1.
암종, 종양(腫瘍)의 실질이 상피조직(上皮組織)으로 되어 있는 악성종양의 총칭
1952) (종양) 65-203 : 서진관 · 권학주, A Case of Choriocarcinoma(絨毛癌), 최신의학 8 : 5.
1953) (종양) 65-학-54. Melanocarcinoma 증례보고 : 변종수, 이열희, 서진관, 서철성, 권학주, 최기채, 정재홍, 김정순

(粘膜表皮樣癌) 의 1례,[1954)]

혼합종

1962년 구강에 발생한 혼합종 4례에 대한 병리 조직학적 관찰 : 김동순, 조한국, 허연욱[1955)]
1964년 권학주, 혼합종양의 증례보고,[1956)]
상악골의 Mixed Tumor의 1례보고 : 서진관, 변종수, 권학주, 최기채[1957)]
1965년 최종선, 구강에 발생한 혼합종의 1례,[1958)]
이상일, 구강에 발생한 혼합종의 병리조직학적 연구,[1959)]
심한 골 파괴를 동반한 구개 혼합종 : 김규식, 강효식[1960)]

구강영역의 기타 종양

1964년 권학주, 절단신경종의 절제,[1961)]
윤풍길, 상순임파선종,[1962)]
1968년 윤풍길, 구강에 발생한 유두종[1963)]

1954) (종양) 66-181 : 민병일 · 양희일, 좌측이하선에 발생한 Mucoepidermoid Carcinoma (粘膜表皮樣 癌)의 1례, 현대의학 4 : 6.
1955) (종양) 62-학-53. 구강에 발생한 혼합종 4례에 대한 병리 조직학적 관찰 : 김동순, 조한국, 허연욱
1956) (종양) 64-42 : 권학주, 혼합종양의 증례보고, 치학 11 : 11.
1957) (종양) 64-학-57. 상악골의 Mixed Tumor의 1례보고 : 서진관, 변종수, 권학주, 최기채
1958) (종양) 65-177 : 최종선, 구강에 발생한 혼합종의 1례, 현대의학 2 : 4.
1959) (종양) 65-192 : 이상일, 구강에 발생한 혼합종의 병리조직학적 연구, 현대의학 3 : 6.
(종양) 65-학-94. 구강에 발생한 혼합종의 임상 및 병리조직학적 연구 : 이상일
1960) (종양) 65-학-95. 심한 골 파괴를 동반한 구개 혼합종 : 김규식, 강효식
1961) (종양) 64-47 : 권학주, 절단신경종의 절제, 치학 11 : 12.
1962) (종양) 66-33 : 윤풍길, 상순임파선종, 치학 13 : 10.
1963) (종양) 68-7 : 윤풍길, 구강에 발생한 유두종, 치학 15 : 4.

15. 구강병리학

구강병리학 총론

1955년 김수복, 기초의학란 병리,[1964)]
1960년 이열희, 병리학[1965)]
1961년 서진관, 병리학편[1966)]
변종수, Dental Times,[1967)]
1962년 구강점막의 전암병소의 치료에 관하여 : 조한국, 고영택[1968)]
1963년 조한국, 구강질환에 관한 병리학적 전망과 그 실제,[1969)]
1964년 조영필, 임상가의 기본적 구강병리학,[1970)]
1965년 조영필, 요약 임상 구강병리학,[1971)]
김동순, 구강병리학의 최신경향,[1972)]
1967년 김동순, 임상의를 위한 구강병리에 대하여,[1973)]
1968년 김규문, 임상가를 위한 구강병리,[1974)]
Crown and Bridge에 관련된 병리조직학적 문제 : 김동순[1975)]

세포병리학

1958년 이수영, 조직의 치유,[1976)]
1959년 각종 세포에 관한 세포병리학적 Symposium
거대세포 : 김창순[1977)]

1964) (병리학) 55-20 : 김수복, 기초의학란 병리(1)-(5), 치학 2 : 10, 11, 12, 3 : 1, 3.
1965) (병리학) 60-45 : 이열희, 병리학(1)-(9), 치학 7 : 8, 9, 10, 11, 12, 8 : 1, 2, 3, 4.
1966) (병리학) 61-39 : 서진관, 병리학편(1)-(2), 치학 8 : 8, 9.
1967) (병리학) 61-40 : 변종수, Dental Times(1)-(2), 치학 8 : 8, 12.
1968) (병리학) 62-학-82, 구강점막의 전암병소의 치료에 관하여 : 조한국, 고영택
1969) (병리학) 63-92 : 조한국, 구강질환에 관한 병리학적 전망과 그 실제, 치과회보 5 : 2.
1970) (병리학) 64-21 : 조영필, 임상가의 기본적 구강병리학(1)-(4), 치학 11 : 1, 4, 9, 12 : 2,
1971) (병리학) 65-101 : 조영필, 요약 임상 구강병리학(1), 군진치과 2 : 1.
1972) (병리학) 65-121 : 김동순, 구강병리학의 최신경향, 군진치과 2 : 2.
1973) (병리학) 67-72 : 김동순, 임상의를 위한 구강병리에 대하여, 치계 1 : 5.
1974) (병리학) 68-76 : 김규문, 임상가를 위한 구강병리, 치계 2 : 7.
1975) (병리학) 68-심포-10, Crown and Bridge에 관련된 병리조직학적 문제 : 김동순
1976) (병리학) 58-4 : 이수영, 조직의 치유, 치학 5 : 4.
1977) (병리학) 59-학-50, 거대세포 : 김창순

임파구 : 조한국[1978]
Megakaryocyte : 윤춘자[1979]
식세포 : 김성구[1980]
Eosin 백혈구 : 김영숙[1981]
적혈구 : 김형희[1982]
중성백혈구 : 조영필[1983]
plasma 세포 : 변정수[1984]
김용관, 치과치료학영역에 있어서의 Filatoff씨 조직요법에 대하여,[1985]

검사법

1959년 김동순, 생체조직검사(Biopsy)의 개요,[1986]
최진환, 세포배양에 대하여,[1987]
실험방법에 관한 고찰 : 이영옥, 김형희[1988]
1960년 생물학 특히 의학에 있어서의 동물실험 : 이제구[1989]
금속 이온에 의한 치아변색에 관한 실험적 연구 : 이상훈[1990]
1961년 구강 내 조직의 생검례 : 이춘근, 김동순, 조영필[1991]
1962년 김동순, 생체조직검사(Biopsy)의 중요성,[1992]
1964년 Carmine의 생체염색에 관한 연구 : 김유환[1993]
1968년 김영식, 전기 영동법에 의한 견치근막의 은 염색,[1994]

1978) (병리학) 59-학-51. 임파구 : 조한국
1979) (병리학) 59-학-52. Megakaryocyte : 윤춘자
1980) (병리학) 59-학-53. 식세포 : 김성구
1981) (병리학) 59-학-54. Eosin 백혈구 : 김영숙
1982) (병리학) 59-학-55. 적혈구 : 김형희
1983) (병리학) 59-학-56. 중성백혈구 : 조영필
1984) (병리학) 59-학-57. plasma 세포 : 변정수
1985) (병리학) 59-142 : 김용관, 치과치료학영역에 있어서의 Filatoff씨 조직요법에 대하여, 임상의약 1 : 8.
1986) (병리학) 59-23 : 김동순, 생체조직검사(Biopsy)의 개요, 치대학술지 1 : 2.
1987) (병리학) 59-51 : 최진환, 세포배양에 대하여, 치대학술지 1:10~12.
1988) (병리학) 59-학-17. 실험방법에 관한 고찰 : 이영옥, 김형희
1989) (병리학) 60-특-6. 생물학 특히 의학에 있어서의 동물실험 : 이제구
1990) (병리학) 60-학-50. 금속 이온에 의한 치아변색에 관한 실험적 연구 : 이상훈
1991) (병리학) 61-학-12. 구강 내 조직의 생검례 : 이춘근, 김동순, 조영필
1992) (병리학) 62-50 : 김동순, 생체조직검사(Biopsy)의 중요성, 치과회보 4 : 3.
1993) (병리학) 64-학-84. Carmine의 생체염색에 관한 연구 : 김유환
1994) (병리학) 68-134 : 김영식, 전기 영동법에 의한 견치근막의 은 염색, 중앙의학 14 : 4.

중심감염설

1954년 편집자, 중심감염설,[1995)]

1956년 Boyd의 Pathology(1031-1032 쪽), 변종수 역, 중심감염설,[1996)]

치성중심 감염에 대하여 : 선덕영 · 김인근[1997)]

1958년 김의주, 치아중심감염증의 1례,[1998)]

염증

1966년 조한국, 염증의 개론,[1999)]

김창순, 치아 감염의 확산,[2000)]

1946년 이춘근, 악구강 범위의 급성염증에 관하야,[2001)]

1947년 미국제 구매제(Mapharsen)에 의한 구내염의 2례 : 김영순[2002)]

1948년 악 및 구강부근에 발생하는 급성질병 진행경과에 대한 나의 고찰 : 이춘근[2003)]

희유한 경과를 취한 상악암과 말초성 암을 의심하게 한 특발성 궤양성 구내염 : 반태유[2004)]

Ackinomykosis의 치험례 : 서영규 · 이열희[2005)]

1954년 치성화농성 질환의 통계적 고찰(특히 페니실린 신약사용 이후) : 김용관[2006)]

1955년 이열희, 악안면 창상의 중간 처치,[2007)]

1958년 서진관, 치과영역의 감염에 대한 처치(Vincent's 감염),[2008)]

1959년 Cellulitis의 증례보고 : 변종수, 서진관[2009)]

1995) (병리학) 54-51 : 편집자, 중심감염설, 치학 1 : 10.
1996) (병리학) 56-3 : Boyd의 Pathology(1031-1032 쪽), 변종수 역, 중심감염설, 치학 3 : 2.
1997) (병리학) 56-학-15. 치성중심 감염에 대하여 : 선덕영 · 김인근
1998) (병리학) 58-5 : 김의주, 치아중심감염증의 1례, 치학 5 : 4.
1999) (병리학) 66-47 : 조한국, 염증의 개론, 치과회보 8 : 2.
2000) (병리학) 66-44 : 김창순, 치아 감염의 확산, 치과회보 8 : 1.
2001) (병리학) 46-5 : 이춘근, 악구강 범위의 급성염증에 관하야, 조선치계 1 : 1.
2002) (병리학) 47-학-7. 미국제 구매제(Mapharsen)에 의한 구내염의 2례 : 김영순
2003) (병리학) 48-학-29. 악 및 구강부근에 발생하는 급성질병 진행경과에 대한 나의 고찰 : 이춘근
2004) (병리학) 48-학-34. 희유한 경과를 취한 상악암과 말초성 암을 의심하게 한 특발성 궤양성 구내염 : 반태유
2005) (병리학) 48-학-31. Ackinomykosis의 치험례 : 서영규 · 이열희
2006) (병리학) 54-학-23. 치성화농성 질환의 통계적 고찰(특히 페니실린 신약사용 이후) : 김용관
2007) (병리학) 55-3 : 이열희, 악안면 창상의 중간 처치(1)-(2), 치학 2 : 3, 4.
2008) (병리학) 58-12 : 서진관, 치과영역의 감염에 대한 처치(Vincent' s 감염)(1)-(2), 치학 5 : 7, 9.
2009) (병리학) 59-학-10. Cellulitis의 증례보고 : 변종수, 서진관

김영철, Chronic Intermittent Recurrent Aphthae에 관하여,[2010]
서진관, 접촉성 구내염(알레르기성 구내염)의 1례,[2011]
서진관, 소위 Herpetic Gingivo Stomatitis에 대하여,[2012]
서진관, Aphthous Stomatitis,[2013]
서진관, 봉소직염(phlegmon, 蜂巢織炎)의 증례,[2014]
Contact stomatitis의 1례보고 : 변종수, 서진관[2015]
1960년 이의숙, 봉와직염(Cellulitis)의 증례,[2016]
1961년 변종수, 한국인의 구각미란증(angular cheilosis)에 관한 연구,[2017]
제1편 한국인의 구각미란증에 대한 통계 조사,[2018]
제2편 한국인의 구각미란증의 세균학적 연구,[2019]
제3편 한국인의 구각미란증의 Sensitivity test,[2020]
제4편 한국인의 구각미란증과 vitamin과의 관계,[2021]
제5편 한국인의 구각미란증과 기계적 자극과의 관계,[2022]
이의숙 역, 비열대성아구창,[2023]
한태희, Vitamin U를 병용한 구내염의 1례보고,[2024]

2010) (병리학) 59-44 : 김영철, Chronic Intermittent Recurrent Aphthae(鵝口瘡)에 관하여, 치대학술지 1 : 7~9.
2011) (병리학) 59-61 : 서진관, 접촉성 구내염(알레르기성 구내염)의 1례, 치학 6 : 1.
2012) (병리학) 59-99 : 서진관, 소위 Herpetic Gingivo Stomatitis에 대하여, 치학 6 : 11.
2013) (병리학) 59-103 : 서진관, Aphthous Stomatitis, 치학 6 : 12.
2014) (병리학) 59-72 : 서진관, 봉소직염(phlegmon, 蜂巢織炎)의 증례, 치학 6 : 6.
2015) (병리학) 59-학-59. Contact stomatitis의 1례보고 : 변종수, 서진관
2016) (병리학) 60-38 : 이의숙, 봉와직염(Cellulitis)의 증례, 치학 7 : 7.
2017) (병리학) 62-1 : 변종수, 한국인의 구각미란증에 관한 연구(1)-(5), 치학 9 : 1, 2, 3, 4, 5.
구각미란증(angular cheilosis)는 구각부에 미란이 생기고 농양물(膿樣物) 또는 가피(痂皮)로 뒤덮인다. 개구시 통증 때문에 개구제한이 있다.
2018) (병리학) 61-학-10. 한국인의 구각 미란증에 관한 연구 : 변종수
(병리학) 61-89 : 변종수, 한국인의 구각미란증(angular cheilosis)에 관한 연구, 제1편 한국인의 구각미란증에 대한 통계 조사, 의학다이제스트 3 : 11.
2019) (병리학) 61-90 : 변종수, 한국인의 구각미란증에 관한 연구, 제2편 한국인의 구각미란증의 세균학적 연구, 의학다이제스트 3 : 11.
2020) (병리학) 61-91 : 변종수, 한국인의 구각미란증에 관한 연구, 제3편 한국인의 구각미란증의 Sensitivity test, 의학다이제스트 3 : 11.
2021) (병리학) 61-92 : 변종수, 한국인의 구각미란증에 관한 연구, 제4편 한국인의 구각미란증과 vitamin과의 관계, 의학다이제스트 3 : 11.
2022) (병리학) 61-93 : 변종수, 한국인의 구각미란증에 관한 연구, 제5편 한국인의 구각미란증과 기계적 자극과의 관계, 의학다이제스트 3 : 11.
2023) (병리학) 61-28 : 이의숙 역, 비열대성아구창, 치학 8 : 4.
2024) (병리학) 61-56 : 한태희, Vitamin U를 병용한 구내염의 1례보고, 치의계 5 : 1.

1962년 강호경, 구순 및 안면에 발생한 봉와직염(Cellulitis)의 1례,[2025]
이상일 역, 낭성활액증(囊性滑液症),[2026]
수술 후 균혈증 : 김창순, 강달모[2027]
구강의 화농성 질환시 혈액상의 연구 : 나용규[2028]
Behcet's disese(재발성 구강내 궤양) 의 1례보고 : 기창덕, 전국봉, 최준호[2029]
1963년 김동욱, 선천성 경부 정중루(正中瘻)의 1례,[2030]
이상일, 궤양괴저성 치은성 구내염,[2031]
1964년 최기채, 안면 및 경부 감염,[2032]
전철호, 중독한 궤양성 구내염의 치료례,[2033]
1965년 김만수, 환절기에 빈발하는 aphtha성 구내염,[2034]
1968년 윤풍길, 재발성 아프다성 구내염,[2035]

전신질환과 구강질환

1954년 박원수, 전신질환으로서 구강내 Lesion을 일으키는 것,[2036]
1960년 김동욱, 임상에 기초가 되는 발열과 그 치료,[2037]
1962년 이상일, 전신질환에 있어서 Limena Dura의 진단적 가치,[2038]
1965년 기창덕, 구강질환이 전신에 미치는 영향,[2039]
1966년 강영진, 임상가를 위한 간단한 제독법,[2040]
윤풍길, 구강외과에 있어서 단백질 분해효소,[2041]

2025) (병리학) 62-102 : 강호경, 구순 및 안면에 발생한 봉와직염(Cellulitis)의 1례, 군진의학 9 : 2.
2026) (병리학) 62-32 : 이상일 역, 낭성활액증(囊性滑液症), 치학 9 : 12.
2027) (병리학) 62-학-101. 수술 후 균혈증 : 김창순, 강달모
2028) (병리학) 62-학-3. 구강의 화농성 질환시 혈액상의 연구 : 나용규
2029) (병리학) 62-학-12. Behcet' s disese(재발성 구강내 궤양) 의 1례보고 : 기창덕, 전국봉, 최준호
2030) (병리학) 63-51 : 김동욱, 선천성 경부 정중루(正中瘻)의 1례, 치학, 10 : 9.
2031) (병리학)) 63-28 : 이상일, 궤양괴저성 치은성 구내염, 치학, 10 : 3.
2032) (병리학) 64-34 : 최기채, 안면 및 경부 감염, 치학 11 : 6.
2033) (병리학) 64-96 : 전철호, 중독한 궤양성 구내염의 치료례, 종합의학 9 : 6.
2034) (병리학) 65-216 : 김만수, 환절기에 빈발하는 aphtha성 구내염, 중앙의학 8 : 3.
2035) (병리학) 68-6 : 윤풍길, 재발성 아프다성 구내염, 치학 15 : 3.
2036) (병리학) 55-14 : 박원수, 전신질환으로서 구강내 Lesion을 일으키는 것, 치학 2 : 9.
2037) (병리학) 60-32 : 김동욱, 임상에 기초가 되는 발열과 그 치료, 치학 7 : 2.
2038) (병리학) 62-23 : 이상일, 전신질환에 있어서 Limena Dura의 진단적 가치, 치학 9 : 9.
2039) (병리학) 65-74 : 기창덕, 구강질환이 전신에 미치는 영향, 한국치과공론 1 : 5.
2040) (병리학) 66-5 : 강영진, 임상가를 위한 간단한 제독법, 치학 13 : 2.
2041) (병리학) 66-39 : 윤풍길, 구강외과에 있어서 단백질 분해효소, 치학 13 : 11.

이비인후과 질환과 치과질환

1960년 오재인, 구강외과와 이비인후과,[2042)]
1957년 김동익, Thyroid Gland 질병으로서 치료를 받은 사람들의 치아에 있는 방사선 옥소의 처분,[2043)]
1963년 본원에 내원한 편도선 주위 농양 및 인후농양환자의 임상통계적 관찰 : 오재인, 오흥조[2044)]

피부 질환과 치과 질환

1955년 박래영 역, 치과의에 필요한 피부질환의 지식,[2045)]
1963년 이상일, 피부질환,[2046)]

당뇨병과 치과 질환

1963년 조기호, 당뇨병과 구강증상과의 관계,[2047)]
1969년 이용오, 당뇨병 환자의 증상으로 나타나는 구강궤양,[2048)]

순환기계통 질환과 치과질환

1947년 와(蛙)의 3차신경 자극이 그 혈류에 미치는 영향 : 조호연[2049)]
1955년 이열희, Fluid administration for the Surgical Patient,[2050)]
1959년 이열희, 맥관학,[2051)]
1960년 구강 내 증후를 동반한 혈액병 환자에 대한 소고 : 이열희, 김동욱[2052)]

2042) (병리학) 60-87 : 오재인, 구강외과와 이비인후과, 치과회보 2 : 1.
2043) (병리학) 57-2 : 김동익, Thyroid Gland 질병으로서 치료를 받은 사람들의 치아에 있는 방사선 옥소의 처분, 치학 4 : 1.
2044) (병리학) 63-학-64. 본원에 내원한 편도선 주위 농양 및 인후농양환자의 임상통계적 관찰 : 오재인, 오흥조
2045) (병리학) 55-28 : 박래영 역, 치과의에 필요한 피부질환의 지식, 치학 2 : 11.
2046) (병리학) 63-58 : 이상일, 피부질환, 치학 10 : 11.
2047) (병리학) 63-95 : 조기호, 당뇨병과 구강증상과의 관계, 치과회보 5 : 3.
2048) (병리학) 69-14 : 이용오, 당뇨병 환자의 증상으로 나타나는 구강궤양, 치학 16 : 2.
2049) (병리학) 47-학-11. 와(蛙)의 3차신경 자극이 그 혈류에 미치는 영향 : 조호연
2050) (병리학) 55-10 : 이열희, Fluid administration for the Surgical Patient, 치학 2 : 6.
2051) (병리학) 59-100 : 이열희, 맥관학, 치학 6 : 12.
2052) (병리학) 60-학-22. 구강 내 증후를 동반한 혈액병 환자에 대한 소고 : 이열희, 김동욱

1963년 서진관, 괴혈병의 원인으로 인한 급성치은염 및 피부염,[2053]
이상일, Hemophilia(혈우병)에 대한 증례보고,[2054]
1964년 김정수, 동맹출혈과 동맥결찰법,[2055]
1965년 김종배 · 박광진 · 정원배, 치은 출혈을 수반한 다혈증의 1례,[2056]
기창덕, 구강점막 및 치은에서 출혈을 일으키는 혈액질환 몇 가지,[2057]
1966년 김종문, 고혈압환자 취급에 대하여,[2058]
김기우, 고혈압환자에 대한 치과진료,[2059]
1967년 윤중호, 순환기계통환자의 치과처치,[2060]
최영수, 전신질환의 구강내 출현상,[2061]

결핵과 치과질환

1947년 정용국, 구강에 발생된 결핵성 궤양에 관하여,[2062]
1962년 김동순 · 조한국 · 이춘근 · 김종원, 구강 내의 결핵증,[2063]
1962년 임운경, T.B의 예방,[2064]
1963년 구강내 연조직에 나타난 결핵증에 대한 병리조직학적 관찰 : 강기봉[2065]
1965년 구강 내에 나타난 Tuberculosis의 증례보고
: 유기형, 오문갑, 이운영, 문민연, 이광국[2066]
1966년 구강내 발생한 결핵성 구내염의 1일례보고 : 임동우, 김창현[2067]
서진관, 치과영역에 있어서의 결핵관리,[2068]
1967년 신동우 · 김창현 · 정성창, 결핵성 구내염 1례보고,[2069]

2053) (병리학) 63-32 : 서진관, 괴혈병의 원인으로 인한 급성치은염 및 피부염, 치학 10 : 5.
2054) (병리학) 63-46 : 이상일, Hemophilia(혈우병)에 대한 증례보고, 치학 10 : 8.
2055) (병리학) 64-62 : 김정수, 동맹출혈과 동맥결찰법, 군진치과 1 : 1.
2056) (병리학) 65-73 : 김종배 · 박광진 · 정원배, 치은출혈을 수반한 다혈증의 1례, 한국치과공론 1 : 5.
2057) (병리학) 65-132 : 기창덕, 구강점막 및 치은에서 출혈을 일으키는 혈액질환 몇 가지, 치과회보 7 : 2.
2058) (병리학) 66-6 : 김종문, 고혈압환자 취급에 대하여, 치학 13 : 2.
2059) (병리학) 66-51 : 김기우, 고혈압환자에 대한 치과진료, 치과회보 8 : 2.
2060) (병리학) 67-212 : 윤중호, 순환기계통환자의 치과처치, 현대의학 7 : 3.
2061) (병리학) 67-35 : 최영수, 전신질환의 구강내 출현상, 치학 14 : 10.
2062) (병리학) 47-4 : 정용국, 구강에 발생된 결핵성 궤양에 관하여, 조선치과의보 1 : 1.
2063) (병리학) 62-119 : 김동순 · 조한국 · 이춘근 · 김종원, 구강 내의 결핵증, 종합의학 7 : 6.
2064) (병리학) 62-8 : 임운경, T.B의 예방, 치학 9 : 2.
2065) (병리학) 63-학-18. 구강내 연조직에 나타난 결핵증에 대한 병리조직학적 관찰 : 강기봉
2066) (병리학) 65-학-72. 구강 내에 나타난 Tuberculosis의 증례보고 : 유기형, 오문갑, 이운영, 문민연, 이광국
2067) (병리학) 66-학-83. 구강내 발생한 결핵성 구내염의 1일례보고 : 임동우, 김창현
2068) (병리학) 66-2 : 서진관, 치과영역에 있어서의 결핵관리, 치학 13 : 1.

안질환과 치과질환

1952년 치과질환으로 인한 안질환 : 선덕영[2070)]

1954년 선덕영, 치과질환으로 인한 안질환에 대하여,[2071)]

1960년 박진환, 치성안질환에 대하여,[2072)]

근육장애와 치과질환

1964년 김주환, 위축성근긴장증,[2073)]

1966년 윤풍길 역, 근긴장증의 근육 영양장애에 있는 구강상태,[2074)]

1969년 김종배. 고진수. 김병철, 중증 근무력증의 1례보고,[2075)]

신경정신질환과 치과질환

1964년 권학주, 신경성질환,[2076)]

김기완, Dilantin Hyperplasia의 치료증례 보고,[2077)]

1966년 Epilepsy 환자의 구강증상에 관한 관찰 : 최상묵[2078)]

내분비 장애 질환과 치과질환

1962년 문상인, Endocrine System과 alveolar Bone Resorption의 관계,[2079)]

1966년 임창윤, 각종 내분비선 장애 시의 구강증상에 대하여,[2080)]

2069) (병리학) 67-101 : 신동우 · 김창현 · 정성창, 결핵성 구내염 1례보고, 대한구강보건학회지 1 : 1.
2070) (병리학) 52-학-21. 치과질환으로 인한 안질환 : 선덕영
2071) (병리학) 54-36 : 선덕영, 치과질환으로 인한 안질환에 대하여, 대한치과의학회지 1 : 1.
2072) (병리학) 60-68 : 박진환, 치성안질환에 대하여, 치의계 4 : 2.
2073) (병리학) 64-148 : 김주환, 위축성근긴장증, 중앙의학 7 : 2.
2074) (병리학) 66-29 : 윤풍길 역, 근긴장증의 근육 영양장애에 있는 구강상태, 치학 13 : 9.
2075) (병리학) 69-74 : 김종배. 고진수. 김병철, 중증 근무력증의 1례보고, 종합의학 14 : 10.
2076) (병리학) 64-38 : 권학주, 신경성질환(1)-(6), 치학 11 : 8. 12 : 1, 2, 3, 4, 5.
2077) (병리학) 64-72 : 김기완, Dilantin Hyperplasia의 치료증례 보고, 군진치과 1 : 2.
(병리학) 64-학-54. Dilantine Hyperplasia의 치료 : 김기완
2078) (병리학) 66-학-90. Epilepsy 환자의 구강증상에 관한 관찰 : 최상묵
2079) (병리학) 62-81 : 문상인, Endocrine System과 alveolar Bone Resorption의 관계, 치의계 6 ; 2.
2080) (병리학) 66-42 : 임창윤, 각종 내분비선 장애 시의 구강증상에 대하여, 치과회보 8 : 1.

Allergic 장애 질환과 치과질환

1963년 이상일, Allergic Manifestation,[2081)]

나병 환자와 치과질환

1966년 나환 치아의 병리조직학적 관찰 : 박흥식, 임창윤, 강기봉[2082)]

Syndromes과 구강증상

1960년 변종수, Albers-Sehonberg씨 질환환자의 구강,[2083)]
1963년 기창덕, 치과영역에서 본 Muco-Cutaneous Ocular Syndromes의 증례,[2084)]
1964년 서진관 역, Hurler-Pfaundler 및 Pierre-Robin씨 증후군에 있어서의 구강증상 발현,[2085)]
Wergners Disease에 대하여 : 백명석[2086)]
1965년 The First Branchial Syndrome : 정순경[2087)]
1968년 김종원 · 김기우, Costen's Syndromes에 관한 임상적 고찰,[2088)]

여성과 구강질환

1955년 김정선, 간호원과 치의 질환,[2089)]
1962년 이한수, 치과와 주부 상식,[2090)]

2081) (병리학) 63-37 : 이상일, Allergic Manifestation(1)-(2), 치학 10 : 6. 7.
2082) (병리학) 66-학-51. 나환 치아의 병리조직학적 관찰 : 박흥식, 임창윤, 강기봉
2083) (병리학) 60-48 : 변종수, Albers-Sehonberg씨 질환환자의 구강, 치학 7 : 10.
(병리학) 60-학-54. Albers-Schenberg 질환의 구강 : 변종수
2084) (병리학) 63-99 : 기창덕, 치과영역에서 본 Muco-Cutaneous Ocular Syndromes의 증례, 치과회보 통권 23호.
2085) (병리학) 64-33 : 서진관 역, Hurler-Pfaundler 및 Pierre-Robin씨 증후군에 있어서의 구강증상 발현, 치학 11 : 6.
2086) (병리학) 64-학-61. Wergners Disease에 대하여 : 백명석
2087) (병리학) 65-학-66. The First Branchial Syndrome : 정순경
2088) (병리학) 68-53 : 김종원 · 김기우, Costen' s Syndromes에 관한 임상적 고찰, 대한구강보건학회지 2 : 2.
2089) (병리학) 55-32 : 김정선, 간호원과 치의 질환, 치학 2 : 11.
2090) (병리학) 62-10 : 이한수, 치과와 주부 상식, 치학 9 : 2.

1964년 김용관, 여성과 구강질환,[2091]
1965년 서진관, 충치와 임부,[2092]
1966년 김종문, 치과진료시의 산부인과적 문제,[2093]
기창덕, 임신과 구강질환(치주질환과 충치),[2094]
1968년 김찬숙, 임신과 치과질환,[2095]
1969년 이정석, 여대생의 구강보건관리에 관한 연구,[2096]

영양과 구강질환

1960년 이의숙, 영양과 질병,[2097]
1961년 이의숙 역, 영양부족의 증후와 구강증상,[2098]
1963년 이상일, 영양과 전신 및 치아와의 관계,[2099]
1965년 서진관, 치아와 영양,[2100]

혈액질환과 구강질환

1953년 Q-L혈액대의 1치험례 : 김창욱[2101]
1955년 김용선, 각 혈액형의 있어서의 기질의 상관성과 적업,[2102]
윤지화, 백혈구 증다 기전에 대하여,[2103]
1958년 서진관 역, Kuehn's Anemia Zone과 피하일혈의 증례,[2104]
1959년 조한국, 타액 내 백혈구 계산,[2105]

2091) (병리학) 64-80 : 김용관, 여성과 구강질환, 대한간호 3 : 3.
2092) (병리학) 65-16 : 서진관, 충치와 임부, 치학 12 : 10.
2093) (병리학) 66-13 : 김종문, 치과진료시의 산부인과적 문제, 치학 13 : 4.
2094) (병리학) 66-162 : 기창덕, 임신과 구강질환(치주질환과 충치), 최신의학 9 : 1.
2095) (병리학) 68-140 : 김찬숙, 임신과 치과질환, 중앙의학 15 : 6.
2096) (병리학) 69-59 : 이정석, 여대생의 구강보건관리에 관한 연구, 논총 2집.
2097) (병리학) 60-61 : 이의숙, 영양과 질병, 치학 7 : 12, 치의계 4 : 1.
2098) (병리학) 61-13 : 이의숙 역, 영양부족의 증후와 구강증상, 치학 8 : 1.
2099) (병리학) 63-57 : 이상일, 영양과 전신 및 치아와의 관계, 치학 10 : 11.
2100) (병리학) 65-20 : 서진관, 치아와 영양, 치학 12 : 11.
2101) (병리학) 53-학-3. Q-L혈액대의 1치험례 : 김창욱
2102) (병리학) 55-12 : 김용선, 각 혈액형의 있어서의 기질의 상관성과 적업, 치학 2 : 6.
2103) (병리학) 55-33 : 윤지화, 백혈구 증다 기전에 대하여(1)-(2), 치학 2 : 12, 3 : 1.
2104) (병리학) 58-2 : 치과임상, 서진관 역, Kuehn' s Anemia Zone과 피하일혈의 증례, 치학 5 : 2.
2105) (병리학) 59-1 : 조한국, 타액 내 백혈구 계산, 치대학술지, 1 : 1.

조한국, 생체에 있어서 혈청 내 효소의 변화,[2106]
조한국, 임파구에 대한 고찰,[2107]
윤춘자, 인체혈액세포 중 거대세포에 대하여,[2108]
김용관, 구강영역에 있어서의 Exfoliative Zytologe의 의의,[2109]
빈혈의 진단 및 혈액 상 : 박시우[2110]

1960년 박래영 · 서진관, 출혈성 자반병(purpura, 紫斑病)의 1증례,[2111]
출혈성 자반병 : 박래영[2112]

1961년 김기영 · 이동수, 치과영역에 있어서의 Exfoliative cytology에 대하여,[2113]
지달진, 전혈의 지혈작용,[2114]
이동섭 · 이병희, Prolongation of the Blood Coagulation Time in the Hypertonic NaC1,[2115]

1962년 나용규, 구강의 화농성 질환 시 혈액상의 관찰,[2116]
신상철, 증례 반상출혈(ecchymosis, 斑狀出血),[2117]
Resin polymer가 혈액 상에 미치는 영향 : 유양석, 김창순[2118]

1963년 서진관 역, 혈액질환에 있어서의 구강증상[2119]
서진관 역, 혈관 신경성 부종의 증례보고,[2120]
혈우병의 증례보고 : 이상일, 변종수, 서진관, 권학주[2121]

2106) (병리학) 59-24 : 조한국, 생체에 있어서 혈청 내 효소의 변화, 치대학술지 1 : 2.
2107) (병리학) 59-38 : 조한국, 임파구에 대한 고찰, 치대학술지 1 : 5.
2108) (병리학) 59-50 : 윤춘자, 인체혈액세포 중 거대세포에 대하여, 치대학술지 1:10~12.
2109) (병리학) 59-48 : 김용관, 구강영역에 있어서의 Exfoliative Zytologe(박리세포검사)의 의의, 치대학술지 1 : 10~12.
2110) (병리학) 59-학-30. 빈혈의 진단 및 혈액 상 : 박시우
2111) (병리학) 60-37 : 박래영 · 서진관, 출혈성 자반병(purpura, 紫斑病)의 1증례, 치학 7 : 7.
2112) (병리학) 60-학-28. 출혈성 자반병 : 박래영
2113) (병리학) 61-85 : 김기영 · 이동수, 치과영역에 있어서의 Exfoliative cytology에 대하여, 의학다이제스트 3 : 4, 1961.
2114) (병리학) 61-49 : 지달진, 전혈의 지혈작용, 치학 8 : 11.
2115) (병리학) 61-98 : 이동섭 · 이병희, Prolongation of the Blood Coagulation Time in the Hypertonic NaC1, 종합의학 6 : 1.
(병리학) 61-학-25. Prolongation of the blood coagulation time in the hypertonic Nacl : 이동섭
2116) (병리학) 62-129 : 나용규, 구강의 화농성 질환 시 혈액상의 관찰, 종합의학 7 : 11.
2117) (병리학) 62-69 : 신상철, 증례 반상출혈(ecchymosis, 斑狀出血), 치과회보 4 : 6.
2118) (병리학) 62-학-70. Resin polymer가 혈액 상에 미치는 영향 : 유양석, 김창순
2119) (병리학) 63-25 : 서진관 역, 혈액질환에 있어서의 구강증상(1)-(2), 치학 10. 2, 3.
2120) (병리학) 63-39 : 서진관 역, 혈관 신경성 부종의 증례보고, 치학 10 : 6.
2121) (병리학) 63-학-60. 혈우병의 증례보고 : 이상일, 변종수, 서진관, 권학주

양서류, 합충류 및 어류에 있어서의 강상 적혈구 : 김호원[2122)]
1965년 다혈구혈증의 1례보고 : 김종배, 박광진, 임동우[2123)]
식염중독의 실험적 연구 : 김해수[2124)]

갑상선 기능이상과 악골의 변화

1962년 김주환 · 문동선, 갑상선종 환자의 구강상에 대한 관찰,[2125)]
1964년 고영택, 갑상선 기능이상으로 야기되는 악골조직 변화에 관한 임상 및 병리조직학적 관찰,[2126)]
S35를 이용한 Dead Bone의 대사에 대한 연구 : 이승우, 김주환[2127)]
1966년 김주환 · 박광진 · 박기철, 갑상선기능과 치아상실률에 대한 임상적 연구,[2128)]
악골 골절치유와 갑상선 기능에 대한 실험적 연구 : 김주환, 박광진, 박기철[2129)]

구강에 발생하는 색소 병변

1958년 김유선, 백반병소고,[2130)]
김동순, Leucoplakia Oris(구강백반)에 대한 견해,[2131)]
1964년 김규식, 구강점막의 백색병변,[2132)]
1967년 서진관, 구강점막에 발생하는 백반증,[2133)]
1959년 박옥련, 흑설증의 1례보고,[2134)]
1960년 서진관, Black Hairy Tongue,[2135)]

2122) (병리학) 63-학-35. 양서류, 합충류 및 어류에 있어서의 강장 적혈구 : 김호원
2123) (병리학) 65-학-31. 다혈구혈증의 1례보고 : 김종배, 박광진, 임동우
2124) (병리학) 65-학-88, 식염중독의 실험적 연구 : 김해수
2125) (병리학) 62-140 : 김주환 · 문동선, 갑상선종 환자의 구강상에 대한 관찰, 한국의약 5 : 1.
2126) (병리학) 64-78 : 고영택, 갑상선 기능이상으로 야기되는 악골 조직 변화에 관한 임상 및 병리조직학적 관찰, 대한군진의약 3 : 1.
2127) (병리학) 64-학-24. S35를 이용한 Dead Bone의 대사에 대한 연구 : 이승우, 김주환
2128) (병리학) 66-167 : 김주환 · 박광진 · 박기철, 갑상선기능과 치아상실률에 대한 임상적 연구, 최신의학 9 : 11.
(병리학) 66-학-99. 갑상선기능과 치아상실에 대한 임상적 연구 : 김주환, 박기철
2129) (병리학) 66-학-84. 악골 골절치유와 갑상선 기능에 대한 실험적 연구 : 김주환, 박광진, 박기철
2130) (병리학) 58-24 : 김유선, 백반병소고, 치의계 2 : 1.
2131) (병리학) 58-34 : 김동순, Leucoplakia Oris(구강백반)에 대한 견해, 한국의약 1 : 3.
2132) (병리학) 64-149 : 김규식, 구강점막의 백색병변, 중앙의학 7 : 3.
2133) (병리학) 67-24 : 서진관, 구강점막에 발생하는 백반증, 치학 14 : 7.
2134) (병리학) 59-82 : 박옥련, 흑설증의 1례보고, 치학 6 : 7.
2135) (병리학) 60-22 : 서진관, Black Hairy Tongue, 치학 7 : 1.

1961년 이의숙 역, 흑설증(Black Tongue),[2136]

1962년 이상일 역, 내장다발식육(이종증)을 동반한 구강 흑색소 침착증의 증후,[2137]

1964년 김규식, 구강점막의 색소침착증,[2138]

1965년 구강점막 Melanin 색소침착에 관한 임상적 관찰 : 문동선, 손성희, 정효수[2139]

1966년 구강점막의 Melanin Pigmentation에 관한 관찰 : 정효수[2140]

성견 구강점막에 있어서 Melanin Pigmentation 견에 관한 조직학적 관찰
: 이재현, 김원식, 김해광[2141]

1967년 윤풍길, 구강점막의 착색과 금속에 대한 반응,[2142]

김원식, 성견 구강점막에 있어서 Melanin 색소침착에 관한 조직학적 관찰,[2143]

정효수, 구강점막 melanin 색소침착에 관한 임상적 관찰,[2144]

치은 상피

1961년 상피병 환자의 구강상태(증례보고) : 박래영[2145]

1962년 치은 상피병에 대하여 : 이열희, 김동욱, 이영희, 이동주[2146]

1963년 장완식, 수종 금속이 가토 치은 상피에 미치는 영향에 관한 조직화학적 연구,[2147]

1964년 한국인 치은 상피의 각화에 대한 조직화학적 연구
: 고영택, 김규문, 조한국, 김동순[2148]

한국인 치은상피의 Glycogen 분포에 관한 조직화학적 연구
: 임창윤, 김규문, 김동순, 조한국[2149]

2136) (병리학) 61-24 : 이의숙 역, 흑설증(Black Tongue), 치학 8 : 3.
2137) (병리학) 62-17 : 이상일 역, 내장다발식육(이종증)을 동반한 구강 흑색소 침착증의 증후, 치학 9 : 6.
2138) (병리학) 64-151 : 김규식, 구강점막의 색소침착증, 현대의학 1 : 1.
2139) (병리학) 65-학-139. 구강점막 Melanin 색소침착에 관한 임상적 관찰 : 문동선, 손성희, 정효수
2140) (병리학) 66-학-75. 구강점막의 Melanin Pigmentation에 관한 관찰 : 정효수
2141) (병리학) 66-학-111. 성견 구강점막에 있어서 Melanin Pigmentation 견에 관한 조직학적 관찰 : 이재현, 김원식, 김해광
2142) (병리학) 67-25 : 윤풍길, 구강점막의 착색과 금속에 대한 반응(1)-(2), 치학 14 : 7. 8.
2143) (병리학) 67-197 : 김원식, 성견 구강점막에 있어서 Melanin 색소침착에 관한 조직학적 관찰, 현대의학 6 : 1.
2144) (병리학) 67-198 : 정효수, 구강점막 melanin 색소침착에 관한 임상적 관찰, 현대의학 6 : 1.
2145) (병리학) 61-학-51. 상피병 환자의 구강상태(증례보고) : 박래영
2146) (병리학) 62-학-90. 치은상피병에 대하여 : 이열희, 김동욱, 이영희, 이동주
2147) (병리학) 63-126 : 장완식, 수종 금속이 가토 치은 상피에 미치는 영향에 관한 조직화학적 연구, 종합의학 8 : 6.
2148) (병리학) 64-학-70. 한국인 치은상피의 각화에 대한 조직화학적 연구 : 고영택, 김규문, 조한국, 김동순
2149) (병리학) 64-학-88. 한국인 치은상피의 Glycogen 분포에 관한 조직화학적 연구 : 임창윤, 김규문, 김동순, 조한국

1966년 임창윤 · 김원식 · 박시우 · 황오현, 치주질환 시 치은 상피의 각화도와 다당류대사에 대한 병리조직학적 및 조직화학적 연구,[2150)]

취악과 구강

1955년 오재인, 취악의 구강조직에 미치는 영향,[2151)]
1964년 김영철, 해군 해병 군락대원을 중심으로 조사한 취주악기 사용자에 있어서 구강상태의 변화,[2152)]

방사능, 방사선, 가시광선

1956년 원자탄 방사능과 치아와의 관계 : 김영창[2153)]
1960년 정옥균, 원자탄의 방사능과 치아,[2154)]
1963년 이상일, 금속 불내성과 중독 및 방사선 변화,[2155)]
1964년 정동균 · 조동호, 각 종 가시광선이 마우스의 창상치유에 미치는 영향,[2156)]
방사성 동위원소의 치아 삼투에 관한 연구 : 양동규[2157)]

이물사고

1965년 구기서 · 지헌택, 치과기구 이물 사고의 1례,[2158)]

2150) (병리학) 66-118 : 임창윤 · 김원식 · 박시우 · 황오현, 치주질환 시 치은 상피의 각화도와 다당류대사에 대한 병리조직학적 및 조직화학적 연구, 종합의학 11 : 1.
2151) (병리학) 55-37 : 오재인, 취악의 구강조직에 미치는 영향, 항공의학 3 : 1.
2152) (병리학) 64-79 : 김영철, 해군 해병 군락대원을 중심으로 조사한 취주악기 사용자에 있어서 구강상태의 변화, 대한군장의약 3 : 1.
2153) (병리학) 56-학-9. 원자탄 방사능과 치아와의 관계 : 김영창
2154) (병리학) 60-64 : 정옥균, 원자탄의 방사능과 치아, 치의계 4 : 1.
2155) (병리학) 63-33 : 이상일, 금속 불내성과 중독 및 방사선 변화, 치학, 1963, 5.
2156) (병리학) 64-19 : 정동균 · 조동호, 각 종 가시광선이 마우스의 창상치유에 미치는 영향, 수도의대잡지, 1 : 3.
2157) (병리학) 64-학-43. 방사성 동위원소의 치아 삼투에 관한 연구 : 양동규
2158) (병리학) 65-228 : 구기서 · 지헌택, 치과기구 이물 사고의 1례, 중앙의학 9 : 5.
(병리학) 65-학-53. 치과용 기구 이물 사고의 1례 : 구기서, 지헌택

언어

1948년 흘음(말더듬이) 교정에 관한 논리적 검색 및 실험 : 김유환[2159)]

1954년 윤신현, 치과영역에 있어서 언어장애에 대한 관찰,[2160)]

Adenoids 발생의 남녀 연령기후별로 본 통계적 관찰과 이로 인한 구개골(면)변형과 음성변조에 대하여 : 선덕영[2161)]

1956년 스피처 트레이닝과 악 안면 손상으로 인한 구개절 결손에 병발하는 언어 발음장애에 대한 고찰 : 이유경[2162)]

1961년 "으아리" 치아에 대한 영향 : 김희영, 황성명[2163)]

1963년 진용환, 구개도에 의한 한국인의 발음에 관한 실험적 연구,[2164)]

구개도에 의한 한국인의 발음에 관한 실험적 연구 : 심태석, 진용환[2165)]

치아 동요

1965년 김규문, 치아 동요의 원인과 임상 및 병리조직학적 관찰,[2166)]

1966년 장지상, 치아 동요도 측정에 관한 연구,[2167)]

이상교두 결절(Abnormal Cusp Tubercle)

1946년 이동섭, 이상교두 결절에 대하야,[2168)]

1947년 교두이상결절의 임상적 고찰 : 장완식[2169)]

2159) (병리학) 48-학-20. 흘음(말더듬이) 교정에 관한 논리적 검색 및 실험 : 김유환

2160) (병리학) 54-39 : 윤신현, 치과영역에 있어서 언어장애에 대한 관찰, 대한치과의학회지 1 : 1.
(병리학) 54-학-9. 치과영역에 있어서 언어장애에 대한 관찰 : 윤신현

2161) (병리학) 54-학-24. Adenoids 발생의 남녀 연령기후별로 본 통계적 관찰과 이로 인한 구개골(면) 변형과 음성변조에 대하여 : 선덕영

2162) (병리학) 56-학-17. 스피처 트레이닝과 악 안면 손상으로 인한 구개절 결손에 병발하는 언어 발음장애에 대한 고찰 : 이유경

2163) (병리학) 61-학-71. "으아리" 치아에 대한 영향 : 김희영, 황성명

2164) (병리학) 63-174 : 진용환, 구개도에 의한 한국인의 발음에 관한 실험적 연구, 최신의학 6 : 10.

2165) (병리학) 63-학-112. 구개도에 의한 한국인의 발음에 관한 실험적 연구 : 심태석, 진용환

2166) (병리학) 65-124 : 김규문, 치아동요의 원인과 임상 및 병리조직학적 관찰, 해군군의단지 10 : 1.

2167) (병리학) 66-147 : 장지상, 치아동요도 측정에 관한 연구, 종합의학 11 : 11.
(병리학) 66-학-46. 치아동요도의 측정에 대한 연구 : 장지상

2168) (병리학) 46-3 : 이동섭, 이상교두결절에 대하야, 조선치계 1 : 1.

2169) (병리학) 47-학-14. 교두이상결절의 임상적 고찰 : 장완식

1961년 상대성 central tubercle의 1례보고 : 이동섭, 지헌택, 김낙희, 윤중호, 이순덕[2170]
1964년 허태운 · 최욱환, 소구치 교합면에 발현한 이상교두결절의 임상형태학적 관찰,[2171]
소구치 교합면에 발견한 이상교두결절의 임상형태학적 고안 : 허태운[2172]
1965년 신민철, 상악 제1대구치 빰 쪽에 발현된 과잉결절의 1례,[2173]
오기환, 상악 제2유구치에 발현하는 Carabelli's Tubercle의 관찰,[2174]
이종흔, 한국인 청년 치아의 Carabelli's Tubercle에 관한 통계학적 관찰,[2175]
소아치 이상교두결절의 파절로 치근단 농양을 일으킨 임상례 : 조근옥[2176]
오성용, 치근분기 부위의 법랑질돌기에 관한 형태학적 관찰,[2177]
1968년 오세열, 한국인 청소년 소구치 이상결절에 관한 통계학적 고찰,[2178]
이종흔 · 민정식, 한국인 청년 상악대구치의 가성구치 결절에 관한 관찰,[2179]
1969년 양동규 · 최희섭, 하악 제2대구치 협측에 발현된 과잉결절 1례,[2180]
양동규 · 김기우, 유치 Carabelli's 결절의 발생 빈도에 관한 관찰,[2181]

발육부전(Hypoplasia)

1947년 배진극, 관부 경조직 없이 발육증식한 선천치의 치수에 대하여,[2182]
1954년 유종덕, 법랑질 발육부전이 전 치아에 발현된 희유한 1증례,[2183]
1961년 안형규, 법랑질 발육부전에 의한 소위 "단계상 치아"의 1증례에 대하여,[2184]

2170) (병리학) 61-학-68. 상대성 central tubercle의 1례보고 : 이동섭, 지헌택, 김낙희, 윤중호, 이순덕
2171) (병리학) 64-106 : 허태운 · 최욱환, 소구치 교합면에 발현한 이상교두결절의 임상형태학적 관찰, 종합의학 9 : 9.
2172) (병리학) 64-학-35. 소구치 교합면에 발견한 이상교두결절의 임상형태학적 고안 : 허태운
2173) (병리학) 65-86 : 신민철, 상악 제1대구치 빰 쪽에 발현된 과잉결절의 1례, 한국치과공론 1 : 6.
2174) (병리학) 65-84 : 오기환, 상악 제2유구치에 발현하는 Carabelli' s Tubercle의 관찰, 한국치과공론 1 : 6.
(병리학) 65-학-14. 상악 제2유구치에 발현하는 이상결절의 통계학적 연구 : 오기환
2175) (병리학) 65-191 : 이종흔, 한국인 청년 치아의 Carabelli' s Tubercle에 관한 통계학적 관찰, 현대의학 3 : 6.
(병리학) 65-학-18. 한국인 치아의 이상결절에 대한 통계학적 고찰 : 이종흔
2176) (병리학) 65-학-112. 소아치 이상교두결절의 파절로 치근단 농양을 일으킨 임상례 : 조근옥
2177) (병리학) 65-193 : 오성용, 치근분기 부위의 법랑질돌기에 관한 형태학적 관찰, 현대의학 3 : 6.
2178) (병리학) 68-143 : 오세열, 한국인 청소년 소구치 이상결절에 관한 통계학적 고찰, 현대의학 8 : 1.
2179) (병리학) 68-157 : 이종흔 · 민정식, 한국인 청년 상악대구치의 가성구치 결절에 관한 관찰, 현대의학 9 : 3.
2180) (병리학) 69-70 : 양동규 · 최희섭, 하악 제2대구치 협측에 발현된 과잉결절 1례, 종합의학 14 : 4.
2181) (병리학) 69-68 : 양동규 · 김기우, 유치 Carabelli' s 결절의 발생 빈도에 관한 관찰, 종합의학 14 : 4.
2182) (병리학) 47-1 : 배진극, 관부 경조직 없이 발육증식한 선천치의 치수에 대하여, 조선치과의보 1 : 2.
2183) (병리학) 54-33 : 유종덕, 법랑질발육부전이 전치아에 발현된 희유한 1증례, 대한치과의학회지 1 : 1.
(병리학) 54-학-33. 법랑질 발육부전의 전 치아에 발현된 희유한 1증례 : 유종덕
2184) (병리학) 61-96 : 안형규, 법랑질 발육부전에 의한 소위 "단계상 치아" 의 1증례에 대하여, 의학다이제스트 3 : 12.

영구치의 병적 발생 시 내흡수의 3례 : 오문갑, 윤주홍[2185)]
외배엽 형성이상(Ectodermal Dysplasia) : 김호원[2186)]
1962년 안형규, 치과와 관계되는 발육부전에 대하여,[2187)]
박태홍, 부정상아질의 조직학적 소견,[2188)]
1964년 김호원, 외배엽성 발육부전,[2189)]
1965년 Osteogenesis Imperfecta로 인한 치아의 이상 맹출례
: 정박민, 김기혁, 김광현[2190)]
치근단부위의 법랑질 돌기에 관한 형태적 관찰 : 문동선, 오성용[2191)]
1968년 임성삼 · 권혁춘, 치수상아질류의 발생빈도에 대한 X-선학적 고찰,[2192)]

기형치(Malformed Tooth)

1962년 희유한 기형치의 1례 : 황성명, 김규택[2193)]
1963년 서영규 · 황성명, 희유한 기형치의 1례,[2194)]
1964년 소진문, 한국인 농어촌아동의 기형치에 대한 통계학적 연구,[2195)]
희유한 기형치 2례 : 치대 이성구[2196)]
1968년 서진관, 윤풍길, 최영수, 이용오, 상악에 매복된 기형치아의 증례보고,[2197)]

조기출은, 선천성 치아, Anodontia, 치아위치이상

1958년 Ectodermal Dysplasia에 의한 Partial Anodontia의 임상 례에 관하여 : 김규식[2198)]
1960년 박래영, 유치의 조기출은 및 소위 선천성 치아,[2199)]

2185) (병리학) 61-학-22. 영구치의 병적 발생 시 내흡수의 3례 : 오문갑, 윤주홍
2186) (병리학) 61-학-49. 외배엽 형성이상(Ectodermal Dysplasia) : 김호원
2187) (병리학) 62-52 : 안형규, 치과와 관계되는 발육부전에 대하여, 치과회보 4 : 3.
2188) (병리학) 62-125 : 박태홍, 부정상아질의 조직학적 소견, 종합의학 7 : 9.
2189) (병리학) 64-56 : 김호원, 외배엽성 발육부전, 군진치과 1 : 1.
2190) (병리학) 65-학-62. Osteogenesis Imperfecta로 인한 치아의 이상 맹출례 : 정박민, 김기혁, 김광현
2191) (병리학) 65-학-132. 치근단부위의 법랑질 돌기에 관한 형태적 관찰 : 문동선, 오성용
2192) (병리학) 68-158 : 임성삼, 권혁춘, 치수상아질류의 발생빈도에 대한 X-선학적 고찰, 현대의학 9 : 3.
2193) (병리학) 62-학-29. 희유한 기형치의 1례 : 황성명, 김규택
2194) (병리학) 63-7 : 서영규 · 황성명, 희유한 기형치의 1례, 대한치과의사협회지 4 : 1.
2195) (병리학) 64-107 : 소진문, 한국인 농어촌아동의 기형치에 대한 통계학적 연구, 종합의학 9 : 9.
2196) (병리학) 64-학-7. 희유한 기형치 2례 : 치대 이성구
2197) (병리학) 68-18 : 서진관, 윤풍길, 최영수, 이용오, 상악에 매복된 기형치아의 증례보고, 치학 15 : 12.
2198) (병리학) 58-학-24. Ectodermal Dysplasia에 의한 Partial Anodontia의 임상례에 관하여 : 김규식
2199) (병리학) 60-34 : 박래영, 유치의 조기출은 및 소위 선천성 치아, 치학 7 : 3.

1961년 소아에 있어서 영구치(하악 좌우측 중절치)의 선천적 결손에 대한 1례보고
: 이동섭, 지헌택, 김낙희, 윤중호, 이정식[2200)]

1964년 조영필, Partial Anodontia의 1례,[2201)]

1965년 Anodontia의 1례보고 : 우형식, 전영남, 지헌택[2202)]
변석두, 희유한 치아위치교환의 1례,[2203)]

1967년 김철옥 · 이혜련 · 박종만, 희유한 상악견치 위치이상의 1례,[2204)]

유합치(Fused Teeth)

1962년 유합치의 유전학적 연구 : 황성명, 임태홍[2205)]
희유한 유합치의 1례 보고 : 김규택, 정태영[2206)]

1963년 정태영, 희유한 유합치의 1례,[2207)] 장완식, 유치유합의 2례,[2208)]
장완식, 유치유착치의 1례,[2209)]

1964년 조영필, 융합치의 1례,[2210)]
김규문 · 유정인 · 정효수, 희유한 3유합 유치 증례보고,[2211)]
희유한 삼유합유치의 1례의 보고 : 김규문, 유치린, 김수경, 정효수[2212)]

1965년 정국현, 대칭성으로 발현된 유합치 1례,[2213)]
유동수, 희유한 유합치의 2례,[2214)]
희유한 혼합유치의 증례 : 소진문[2215)]

2200) (병리학) 61-학-52. 소아에 있어서 영구치(하악 좌우측 중절치)의 선천적 결손에 대한 1례보고 : 이동섭, 지헌택, 김낙희, 윤중호, 이정식
2201) (병리학) 64-12 ; 조영필, Partial Anodontia의 1례, 대한치과의사협회지 5 : 1.
(병리학) 64-학-81. Anodontia의 1례 : 조영필
2202) (병리학) 65-학-19. Anodontia의 1례보고 : 우형식, 전영남, 지헌택
2203) (병리학) 65-61 : 변석두, 희유한 치아위치교환의 1례, 한국치과공론 1 : 4.
2204) (병리학) 67-204 : 김철옥 · 이혜련 · 박종만, 희유한 상악견치 위치이상의 1례, 현대의학 6 : 4.
2205) (병리학) 62-학-77. 유합치의 유전학적 연구 : 황성명, 임태홍
2206) (병리학) 62-학-23. 희유한 유합치의 1례 보고 : 김규택, 정태영
2207) (병리학) 63-8 : 정태영, 희유한 유합치의 1례, 대한치과의사협회지 4 : 1.
2208) (병리학) 63-116 : 장완식, 유치유합의 2례, 종합의학 8 : 3.
2209) (병리학) 63-117 : 장완식, 유치유착치의 1례, 종합의학 8 : 4.
2210) (병리학) 64-70 : 조영필, 융합치의 1례, 군진치과 1 : 2.
2211) (병리학) 64-110 : 김규문 · 유정인 · 정효수, 희유한 3유합 유치 증례보고, 종합의학 9 : 9.
2212) (병리학) 64-학-47. 희유한 삼유합유치의 1례의 보고 : 김규문, 유치린, 김수경, 정효수
2213) (병리학) 65-51 : 정국현, 대칭성으로 발현된 유합치 1례, 한국치과공론 1 : 3.
2214) (병리학) 65-189 : 유동수, 희유한 유합치의 2례, 현대의학 3 : 5.
2215) (병리학) 65-학-96. 희유한 혼합유치의 증례 : 소진문

1966년 소진문 · 윤한철, 희유한 유합유치의 증례,[2216]
변석두, 희유한 유합치의 1례,[2217]
1967년 김섭윤 · 김영식, 희유한 유합치 례,[2218]
1969년 김수백 · 김 일, 영구치에 있어서의 유합치 례,[2219]
김 일 · 김수백, 유치에서의 합치 2례,[2220]

쌍생치(Geminated Teeth)

1964년 장영규 · 김조항, 희유한 기형치(쌍생치)의 1례,[2221]
1965년 김석윤, 쌍생치의 1례,[2222]
1966년 정국현, 쌍태치의 1례,[2223]

과잉치아(Supernumerary Teeth)

1947년 정보라 · 송재향 · 허태운, 조선인에서 본 과잉치 특히 Balk씨의 Paramalar W Dists malar에 대하여,[2224]
1964년 과잉치의 발생에 관한 역학적 연구 : 김영창, 박기철, 김종배, 고진수[2225]
1965년 백승호, 과잉치의 1례,[2226]
1966년 윤풍길 역, 다발성으로 매복, 붕출된 과잉치,[2227]
안춘길 역, 정중구개 낭종과 관련되어 나타난 우측 전비공에의 과잉치,[2228]
안춘길 역, 다발성 과잉치 환자에 있어서 하악 과잉견치,[2229]

2216) (병리학) 66-126 : 소진문 · 윤한철, 희유한 유합유치의 증례, 종합의학 11 : 3.
2217) (병리학) 66-141 : 변석두, 희유한 유합치의 1례, 종합의학 11 : 10.
2218) (병리학) 67-177 : 김섭윤 · 김영식, 희유한 유합치 례, 종합의학 12 : 9.
2219) (병리학) 69-62 : 김수백 · 김 일, 영구치에 있어서의 유합치례, 종합의학 14 : 2.
2220) (병리학) 69-66 : 김 일 · 김수백, 유치에서의 합치 2례, 종합의학 14 : 3.
2221) (병리학) 64-103 : 장영규 · 김조항, 희유한 기형치(쌍생치)의 1례, 종합의학 9 : 7.
2222) (병리학) 65-159 : 김석윤, 쌍생치의 1례, 종합의학 10 : 7.
2223) (병리학) 66-152 : 정국현, 쌍태치의 1례, 종합의학 11 : 11.
2224) (병리학) 47-3 : 정보라 · 송재향 · 허태운, 조선인에서 본 과잉치 특히 Balk씨의 Paramalar W Dists malar 에 대하여, 조선치과의보 1 : 1.
(병리학) 47-학-19. 조선인에서 본 소위 볼크 Paramolar 및 distomolar : 송재형. 허태운. 정보라
2225) (병리학) 64-학-23. 과잉치의 발생에 관한 역학적 연구 : 김영창, 박기철, 김종배, 고진수
2226) (병리학) 65-69 : 백승호, 과잉치의 1례, 한국치과공론 1 : 5.
2227) (병리학) 66-14 : 윤풍길 역, 다발성으로 매복, 붕출된 과잉치, 치학 13 : 4.
2228) (병리학) 66-18 : 안춘길 역, 정중구개 낭종과 관련되어 나타난 우측 전비공에의 과잉치, 치학 13 : 5.
2229) (병리학) 66-21 : 안춘길 역, 다발성 과잉치 환자에 있어서 하악 과잉견치, 치학 13 : 6.

박기호, 상악에 발생한 다발성 과잉치의 1증례,[2230]
김섭윤 · 이수백, 희유한 과잉 구치 례,[2231]
1968년 남일우 · 김기우, 과잉치아에 관한 임상 및 통계학적 연구,[2232]

1959년 박유신, 제3소구치 1례에 대하여,[2233]
1961년 희유한 제4대구치의 1례 : 유종덕[2234]
1962년 유종덕 · 김명국, 희유한 제4대구치의 1례,[2235]
1965년 김석윤, 희유한 제4대구치의 2례,[2236]
박창환, 제4대구치 3례에 대하여,[2237]
1966년 하악 대구치치근 이상에 관한 X-선학적 연구 : 임성균[2238]
1967년 임채균 · 이현만, 희유한 하악 좌측 제4대구치의 1례,[2239]

거대치(Megalodontia)

1963년 신범철, 거대견치,[2240]
이정식, 희유한 거대치의 1례,[2241]
1967년 윤창근 · 임성균 · 오계석, 상악좌측 견치 기형의 1례,[2242]

정중과잉치(Mesiodens)

1963년 최상열, 희귀한 부근을 가진 상악중절치의 1례,[2243]

2230) (병리학) 66-197 : 박기호, 상악에 발생한 다발성과잉치의 1증례, 현대의학 5 : 5.
(병리학) 66-학-43. 상악에 발생한 다발성 과잉치의 1증례 : 박기호
2231) (병리학) 67-176 : 김섭유 · 이수백, 희유한 과잉 구치 례, 종합의학 12 : 7.
2232) (병리학) 68-108 : 남일우 · 김기우, 과잉치아에 관한 임상 및 통계학적 연구, 종합의학 13 : 8.
2233) (병리학) 59-128 : 박유신, 제3소구치 1례에 대하여, 전남치의 1 : 1.
(병리학) 61-83 : 박유신, 제3소구치 1례에 대하여, 의학다이제스트 3 : 1.
(병리학) 47-학-29. 제3소구치 1례에 대하여 : 박유신
2234) (병리학) 61-학-60. 희유한 제4대구치의 1례 : 유종덕
2235) (병리학) 62-120 : 유종덕 · 김명국, 희유한 제4대구치의 1례, 종합의학 7 : 7.
2236) (병리학) 65-50 : 김석윤, 희유한 제4대구치의 2례, 한국치과공론 1 : 3.
2237) (병리학) 65-62 : 박창환, 제4대구치 3례에 대하여, 한국치과공론 1 : 4.
2238) (병리학) 66-학-17. 하악 대구치치근 이상에 관한 X-선학적 연구 : 임성균
2239) (병리학) 67-175 : 임채균 · 이현만, 희유한 하악 좌측 제4대구치의 1례, 종합의학 12 : 7.
2240) (병리학) 63-122 : 신범철, 거대견치, 종합의학 8 : 6.
2241) (병리학) 63-127 : 이정식, 희유한 거대치의 1례, 종합의학 8 : 8.
2242) (병리학) 67-173 : 윤창근 · 임성균 · 오계석, 상악좌측 견치 기형의 1례, 종합의학 12 : 5..

1965년 남일우 · 장지상, 정중과잉치(Mesiodens)에 관한 임상 및 통계학적 연구,[2244]
1966년 Mesiodens에 관한 통계학적 고찰 : 김죽봉[2245]
1969년 윤계찬, 상악중절치간 정중이개를 야기한 Mesiodens 1례보고,[2246]

반상치(Mottled Teeth)

1948년 강원도 1온천촌의 지방병성 반문치 : 김문조[2247]
1960년 포항 및 송화지방에서 발생한 반상치 6례: 김규택[2248]
1961년 김규택, 황해도 송화 및 경상북도 포항 근부에서 발생한 반상치 3례,[2249]
1964년 박봉남, 반상치아에 대하여,[2250]
1965년 백승호, 유성온천지방의 반상치에 관한 연구,[2251]

치수결석(Pulp Stone)

1958년 Pulp Stone의 1례 보고 : 이동섭, 윤중호[2252]
1961년 이동섭, Pulp Stone의 1례보고,[2253]
1962년 안형규, 치수 결석에 대하여,[2254]
치수 석회화의 임상 및 병리조직학적 연구 : 임창윤[2255]
1963년 임창윤, 치수 석회화의 임상 및 병리조직학적 연구,[2256]
치수조직의 퇴행성 병변에 관한 병리조직학적 관찰 : 임창윤[2257]

2243) (병리학) 63-146 : 최상열, 희귀한 부근을 가진 상악중절치의 1례, 종합의학 8 : 10.
2244) (병리학) 65-154 : 남일우 · 장지상, 정중과잉치(Mesiodens)에 관한 임상 및 통계학적 연구, 종합의학 10 : 2.
(병리학) 65-학-41, Mesiodens에 관한 임상 및 통계학적 연구 : 남일우, 장지상
2245) (병리학) 66-학-112, Mesiodens에 관한 통계학적 고찰 : 김죽봉
2246) (병리학) 69-92 : 윤계찬, 상악중절치간 정중이개를 야기한 Mesiodens 1례보고, 최신의학 12 : 10.
2247) (병리학) 48-학-32, 강원도 1온천촌의 지방병성 반문치 : 김문조
2248) (병리학) 60-학-37, 포항 및 송화지방에서 발생한 반상치 6례: 김규택
2249) (병리학) 61-6 : 김규택, 황해도 송화 및 경상북도 포항 근부에서 발생한 반상치 3례, 대한치과의학회지 제3권.
2250) (병리학) 64-23 : 박봉남, 반상치아에 대하여, 치학 11 : 1.
2251) (병리학) 65-60 : 백승호, 유성온천지방의 반상치에 관한 연구, 한국치과공론 1 : 4.
(병리학) 65-학-32, 유성온천지역에 있어서 반상치에 관한 연구 : 백승호
2252) (병리학) 58-학-6, Pulp Stone의 1례 보고 : 이동섭, 윤중호
2253) (병리학) 61-99 : 이동섭, Pulp Stone의 1례보고, 종합의학 6 : 1.
2254) (병리학) 62-48 : 안형규, 치수결석에 대하여, 치과회보 4 : 2.
2255) (병리학) 62-학-55, 치수 석회화의 임상 및 병리조직학적 연구 : 임창윤
2256) (병리학) 63-104 : 임창윤, 치수석회화의 임상 및 병리조직학적 연구, 치과회보 5 : 4.
2257) (병리학) 63-학-8, 치수조직의 퇴행성 병변에 관한 병리조직학적 관찰 : 임창윤

1964년 신경통양 치수통을 유발한 치수결석증 1례 : 남일우[2258]
1966년 김종원, 신경통양 동통을 수발한 치수 결석증의 1례,[2259]

치내치(Dens in dente)

1961년 치내 치의 조직학적 소견 : 김규택, 황성명[2260]
1962년 차문호 · 황성명, 치내치의 1례,[2261]
1964년 장지상, 농양을 야기한 치내치의 1례,[2262]

2258) (병리학) 64-학-52. 신경통양 치수통을 유발한 치수결석증 1례 : 남일우
2259) (병리학) 66-125 : 김종원, 신경통양 동통을 수발한 치수결석증의 1례, 종합의학 11 : 3.
2260) (병리학) 61-학-44. 치내 치의 조직학적 소견 : 김규택, 황성명
2261) (병리학) 62-123 : 차문호 · 황성명, 치내치의 1례, 종합의학 7 : 8.
2262) (병리학) 64-9 : 장지상, 농양을 야기한 치내치의 1례, 대한치과의사협회지 5 : 1.

16. 예방치의학

세계 치의학의 흐름, 치과의사는 보다 넓은 영역과 먼 시야를 갖기 위해 세계 각국의 치의 학의 새로운 현황과 소식, 미국, 일본, 서독, 동구의 여러 나라와의 교류, 세계보건기구(WHO) 와 미8군 치과군의관 모임인 38선치과학회, 국제 치과회의 참가에서 세계 치의학의 흐름

1952년 전후 일본치과의학계의 여러 연구에 관한 문헌적 고찰 : 이한수[2263]
1954년 이한수, 전후 일본치과의학계의 제 연구경향,[2264]
WHO. Dental Health Seminar의 참가보고 : 차문호[2265]
1955년 박종무, 미국에서 본 의료 보건사업,[2266]
도미유학 소감과 우리의 보건과제,[2267]
김동익, 철의 장막 뒤의 치과의술,[2268]
1956년 변종수 역, 미국치과의사회에서 결정한 치과 공중위생의 대상과 활동범위,[2269]
1957년 이한수, 세계보건기구(WHO) 와 그 활동, 세계보건일,[2270]
1959년 김용관, 최근 서독 치과계,[2271]
1961년 변종수, 38선치과학회 참관 초록,[2272]
1963년 변종수, 38선학회에 다녀와서,[2273]
1964년 변종수, 미8군 치과군의관 시범 참관기,[2274]
1967년 김종문, 아태치과회의를 보고,[2275]
한성수, 미국치과계의 현황,[2276]

2263) (예방치의학) 52-학-2. 전후 일본치과의학계의 여러 연구에 관한 문헌적 고찰 : 이한수
2264) (예방치의학) 54-40 : 이한수, 전후 일본치과의학계의 제 연구경향, 대한치과의학회지 1 : 1.
2265) (예방치의학) 54-학-19. WHO Dental Health Seminar의 참가보고 : 차문호
2266) (예방치의학) 55-24 : 박종무, 미국에서 본 의료 보건사업, 치학 2 : 2.
2267) (예방치의학) 55-23 : 박종무, 도미유학 소감과 우리의 보건과제(1)-(2), 치학 2 : 11, 12.
2268) (예방치의학) 55-2 : 김동익, 철의 장막 뒤의 치과의술, 치학 2 : 1.
2269) (예방치의학) 56-1 : 변종수 역, 미국치과의사회에서 결정한 치과공중위생의 대상과 활동범위 (일본의사신보 1626호), 치학 3 : 1.
2270) (예방치의학) 57-11 : 이한수, WHO 와 그 활동, 세계보건일, 치학 4 : 4.
2271) (예방치의학) 59-119 : 김용관, 최근 서독 치과계, 치과회보 1 : 1.
2272) (예방치의학) 61-32 : 변종수, 38선치과학회 참관 초록, 치학 8 : 5.
2273) (예방치의학) 63-49 : 변종수, 38선학회에 다녀와서(1)-(4), 치학 10 : 8, 9, 10, 12.
2274) (예방치의학) 64-24 : 변종수, 미8군 치과군의관 시범 참관기, 치학 11 : 2.
2275) (예방치의학) 67-18 : 김종문, 아태치과회의를 보고, 치학 14 : 4.
2276) (예방치의학) 67-19 : 한성수, 미국치과계의 현황, 치학 14 : 5.

1968년 양정강, 미국치과의 근황,[2277)]

한국 치의학

1958년 김용관, 한국치과학술계의 전망, - 서독치과학술계와 비교하여 -[2278)]
1959년 김용관, 치과영역에 있어서의 새로운 지견,[2279)]
김영창, 치과의학 교육 연한연장의 필요성,[2280)]
1960년 김용관, 치과의학과 의학,[2281)]
1962년 이춘근, 치과의학회의 결산과 전망,[2282)]
이유경, 신설하려는 치대시비,[2283)]
최재봉, 치과대학증설론,[2284)]
1963년 김용관, 치과의학회의 결산과 새해의 전망,[2285)]
기창덕, 치과계의 회고와 전망,[2286)]
1965년 심태석, 치과영역의 회고와 전망,[2287)]
1966년 한국의 인구문제 : 권이혁[2288)]

한국 치과임상

1953년 전시 하에 아국 치과 임상가로서 특히 주목해야 할 여러 문제 : 이한수[2289)]
1961년 변종수, 임상 유감,[2290)]
유시복, 임상 잡담,[2291)]

2277) (예방치의학) 68-54 : 양정강, 미국치과의 근황, 대한구강보건학회지 2 : 2.
2278) (예방치의학) 58-33 : 김용관, 한국치과학술계의 전망-서독치과학술계와 비교하여-한국의약 1 : 1.
2279) (예방치의학) 59-138 : 김용관, 치과영역에 있어서의 새로운 지견, 최신의학, 2 : 3.
2280) (예방치의학) 59-143 : 김영창, 치과의학 교육 연한연장의 필요성, 한국의약 2 : 1.
2281) (예방치의학) 60-117 : 김용관, 치과의학과 의학, 임상의학 2 : 11.
2282) (예방치의학) 62-160 : 이춘근, 치과의학회의 결산과 전망, 임상의학 4 : 1.
2283) (예방치의학) 62-96 : 이유경, 신설하려는 치대시비, 대한치과의학사학회지 3.
2284) (예방치의학) 62-97 : 최재봉, 치과대학증설론, 대한치과의학사학회지 3.
2285) (예방치의학) 63-184 : 김용관, 치과의학회의 결산과 새해의 전망, 임상의학 5 : 1.
2286) (예방치의학) 63-167 : 기창덕, 치과계의 회고와 전망, 최신의학 6 : 1.
2287) (예방치의학) 65-200 : 심태석, 치과영역의 회고와 전망, 최신의학 8 : 1.
2288) (예방치의학) 66-학-1. 한국의 인구문제 : 권이혁
2289) (예방치의학) 53-학-2. 전시 하에 아국 치과 임상가로서 특히 주목해야 할 여러 문제 : 이한수
2290) (예방치의학) 61-14 : 변종수, 임상유감(1)-(4), 치학 8 : 1. 2. 3. 4.
2291) (예방치의학) 61-45 : 유시복, 임상잡담(1)-(11), 치학 8 : 10. 11. 12. 9 : 2. 3. 5. 6. 7. 8. 9. 11.

이동섭, 일반 임상과 치과,[2292)]

1962년 이동섭, 치과 임상과 그 시정점,[2293)]

구강위생과 예방치의학

1947년 1946년도 하기에 무의촌에 있어서의 질병 만연상태 : 이춘근[2294)]

조선인 치아 및 구강보건상태의 위생학적 고찰(제1보) : 김문조[2295)]

1952년 치과질환의 통계적 관찰 : 김주환[2296)]

1955년 김용준, 위생수첩,[2297)]

1958년 성인 구강 내 실태보고 : 남궁진, 이옥현, 최태숙[2298)]

내가 주창 발표하는 치과건강관리법 : 구철회[2299)]

1959년 김주태 역 , 구강위생 문답,[2300)]

1960년 김주환, 예방치과의학 소고,[2301)]

김주태, Ask Oral Hygiene,[2302)]

1961년 서진관, 구강위생편,[2303)]

기창덕, 한국의 국민치아보건과 치과 의료의 회고,[2304)]

1962년 김기영, 예방치과에 대하여,[2305)]

1964년 생활환경과 구강위생에 관한 동적요인에 대한 연구 : 김영훈, 박기철, 김주환[2306)]

1965년 김주환, 임상가를 위한 구강위생학,[2307)]

2292) (예방치의학) 61-86 : 이동섭, 일반임상과 치과, 의학다이제스트 3 : 7.
2293) (예방치의학) 62-144 : 이동섭, 치과임상과 그 시정점, Medical Digest 4 : 7.
2294) (예방치의학) 47-학-33. 1946년도 하기에 무의촌에 있어서의 질병 만연상태 : 이춘근
2295) (예방치의학) 47-학-35. 조선인 치아 및 구강보건상태의 위생학적 고찰(제1보) : 김문조
2296) (예방치의학) 52-학-35. 치과질환의 통계적 관찰 : 김주환
2297) (예방치의학) 55-1 : 김용준, 위생수첩, 치학 2 : 1.
2298) (예방치의학) 58-학-20. 성인 구강 내 실태보고 : 남궁진, 이옥현, 최태숙
2299) (예방치의학) 58-학-29. 내가 주창 발표하는 치과건강관리법 : 구철회
2300) (예방치의학) 59-78 : 김주태 역 , 구강위생 문답, 치학 6 : 6.
2301) (예방치의학) 60-90 : 김주환, 예방치과의학 소고, 치과회보 2 : 2.
2302) (예방치의학) 60-27 : 김주태, Ask Oral Hygiene(1)-(50), 치학 7 : 1, 3, 8, 9, 8 : 1, 2, 4, 5, 8, 9 : 4, 7, 9, 10 : 1, 6, 11, 11 : 5, 14 : 1, 2, 3.
2303) (예방치의학) 61-30 : 서진관, 구강위생편, 치학 8 : 5.
2304) (예방치의학) 61-65 : 기창덕, 한국의 국민치아보건과 치과 의료의 회고(상), 치의계 5 : 1.
2305) (예방치의학) 62-53 : 김기영, 예방치과에 대하여, 치과회보 4 : 3.
2306) (예방치의학) 64-학-25. 생활환경과 구강위생에 관한 동적 요인에 대한 연구 : 김영훈, 박기철, 김주환
2307) (예방치의학) 65-52 : 김주환, 임상가를 위한 구강위생학, 한국치과공론 1 : 3.

박기철, 치의학 분야에 있어서 역학적인 문제점,[2308)]
최종선, 한국인 치아의 치병학적 추계연구,[2309)]
1966년 송준화, 공중보건 교육과 예방치과의학의 원리,[2310)]
1967년 박기철, 구강보건 교육의 이론과 실제(1)-(5)[2311)]
유기형, 위생과 환경,[2312)]
편집부, 치과에 선행할 제 문제,[2313)]
김종문, 질의응답(1)-(3),[2314)]
구강보건교육 : 김주환[2315)]
1968년 박기철, 구강보건의 향상책,[2316)]
박기철, 공중보건 치과학 사회 치과학,[2317)]
박기철, 공중보건치과의 개념,[2318)]

구강위생, 가정에서 학교로

1946년 이은순, 가정에 대한 아동의 구강위생[2319)]
1947년 학교아동의 우치예방처치의 가치 : 김유환 · 김영창[2320)]
재경조선학동과 중국학동과의 치아 및 구강보건상태의 민족위생학적 고찰 : 박부영[2321)]
전시하 서울시내 제일고등여학교 재학 4년간에 있어서의 구강보건상태의 경험적 관찰 : 김문조[2322)]
1954년 한택선, 부산시내 전국민학교 아동에 대한 구강검진결과,[2323)]

2308) (예방치의학) 65-76 : 박기철, 치의학 분야에 있어서 역학적인 문제점, 한국치과공론 1 : 5.
2309) (예방치의학) 65-151 : 최종선, 한국인치아의 치병학적 추계연구, 서울의대잡지 6 : 1.
2310) (예방치의학) 66-98 : 송준화, 공중보건 교육과 예방치과의학의 원리, 군진치과 3 : 2.
2311) (예방치의학) 67-63 : 박기철, 구강보건 교육의 이론과 실제(1)-(5), 치계 1 : 3, 4, 5, 6, 7.
2312) (예방치의학) 67-51 : 유기형, 위생과 환경, 치의계 9 : 1.
2313) (예방치의학) 67-70 : 편집부, 치과에 선행할 제 문제, 치계 1 : 4.
2314) (예방치의학) 67-11 : 김종문, 질의응답(1)-(3), 치학 14 : 1, 2, 3
2315) (예방치의학) 67-특-14, 구강보건교육 : 김주환
2316) (예방치의학) 68-98 : 박기철, 구강보건의 향상책, 교통의학 4 : 4.
2317) (예방치의학) 68-57 : 박기철, 공중보건 치과학 사회 치과학, 치계 2 : 1.
2318) (예방치의학) 68-64 : 박기철, 공중보건치과의 개념, 치계 2 : 2.
2319) (예방치의학) 46-6 : 이은순, 가정에 대한 아동의 구강위생, 조선치계 1 : 1.
2320) (예방치의학) 47-학-39, 학교아동의 우치예방처치의 가치 : 김유환 · 김영창
2321) (예방치의학) 47-학-26, 재경조선학동과 중국학동의 치아 및 구강보건상태의 민족위생학적 고찰 : 박부영
2322) (예방치의학) 47-학-41, 전시하 서울시내 제일고등여학교 재학 4년간에 있어서의 구강보건상태의 경험적 관찰 : 김문조
2323) (예방치의학) 54-34 : 한택선, 부산시내 전국민학교 아동에 대한 구강검진결과, 대한치과의학회지 1 : 1.

1959년 박한중, 국민학교 아동 구강검사.[2324]
김영훈, 서울 일신국민학교 아동 치과질환 실태조사 제1차 보고.[2325]
1960년 일신초등학교 구강질환 실태조사(제2차보고) : 김영훈[2326]
1962년 김영훈, 한국학교치과의 발달.[2327]
서병서, 김영훈, 국민학교치과의무실 설치의 시급성[2328]
1965년 김창현, 학교치과위생의 문제점.[2329]
1966년 김영훈, 초등학교아동들의 구강보건관리에 대한 고찰.[2330]
1967년 문홍조, 초등학교 아동의 구강위생 실태.[2331]
1967년 편집부, 학교보건법안 통과를 보고.[2332]
김기영, 치과교의제도는 전임 상근제이어야 한다.[2333]
1968년 김기영, 학교치과 보건사업.[2334]
홍준표, 초등학교 치과교과과정에 부친다.[2335]
1969년 김정묵, 소아기의 구강위생.[2336]

구강보건 행사와 업무

1957년 김동익, 경북의 6 . 9. 구강보건주간.[2337]
1959년 청각을 통한 의학계몽에 관한 연구 : 이한수, 박광진[2338]
1960년 Tooth brushing demonstration modified Stillmans technique and Charter's method : 박창한[2339]

2324) (예방치의학) 59-22 : 박한중. 국민학교 아동 구강검사. 치대학술지 1 : 10.
2325) (예방치의학) 59-124 : 김영훈. 서울 일신국민학교 아동 치과질환 실태조사 제1차 보고. 치과회보 1 : 9.
2326) (예방치의학) 60-학-9. 일신초등학교 구강질환 실태조사(제2차보고) : 김영훈
2327) (예방치의학) 62-93 : 김영훈. 한국학교치과의 발달. 대한치과의학사학회지 3.
2328) (예방치의학) 62-59 : 서병서. 국민학교치과의무실 설치의 시급성. 치과회보 4 : 4.
2329) (예방치의학) 65-42 : 김창현. 학교치과위생의 문제점. 한국치과공론 1 : 1.
2330) (예방치의학) 66-129 : 김영훈. 국민학교아동들의 구강보건관리에 대한 고찰. 종합의학 11 : 5.
2331) (예방치의학) 67-74 : 문홍조. 국민학교 아동의 구강위생 실태. 치계 1 : 5.
2332) (예방치의학) 67-12 : 편집부. 학교보건법안 통과를 보고. 치학 14 : 2.
2333) (예방치의학) 67-52 : 김성래. 6 · 9 행사와 교의 배치문제. 치의계 9 : 1.
(예방치의학) 67-82 : 김기영. 치과교의제도는 전임 상근제이어야 한다. 치계 1 : 7.
2334) (예방치의학) 68-58 : 김기영. 학교치과 보건사업. 치계 2 : 1.
2335) (예방치의학) 68-73 : 홍준표. 초등학교 치과교과과정에 부친다. 치계 2 : 6.
2336) (예방치의학) 69-30 : 김정묵. 소아기의 구강위생. 치의계 10 : 1.
2337) (예방치의학) 57-15 : 김동익. 경북의 6.9. 구강보건주간. 치학 4 : 7.
2338) (예방치의학) 59-테-87. 청각을 통한 의학계몽에 관한 연구 : 이한수. 박광진
2339) (예방치의학) 60-테-72. Tooth brushing demonstration modified Stillmans technique and

텝 레코다에 의한 구강 보건 구연 례 : 이한수[2340]
1961년 오응서, 1961년 현재 치무행정 요람,[2341]
1963년 이춘근, 구강보건주간에 즈음하여,[2342]
1964년 W.H.O. Criteria에 의한 구강검사법 : 이정석[2343]
1965년 이정석, 구강진사의 이론과 실제,[2344]
1966년 한국육군의 치무활동 : 변석두[2345]
1967년 김기혁, 오늘의 육군 치무업무,[2346]
장영택, 해군치무업무에 관하여,[2347]
김주환, 6 · 9 행사에 대한 소고,[2348]
김남규, 현존 치과계가 당면한 몇 가지 문제,[2349]
김남규, 구강보건사업의 설계,[2350]
김주환, 치무행정의 원칙과 실무,[2351]
1969년 항공우주의학 : 계원철[2352]

지역별, 직업별 구강위생

1947년 제주도 주민의 구강진사 성적에 대하여 : 김준곤, 박부영, 김문조[2353]
1954년 일선군인의 구강위생에 대하여 : 송현종[2354]
1961년 시내수개 회사직원들의 구강위생상태 조사보고 : 기창덕[2355]

Charter's method : 박창한
2340) (예방치의학) 60-테-73. 텝레코다에 의한 구강 보건 구연 례 : 이한수
2341) (예방치의학) 61-73 : 오응서, 1961년 현재 치무행정 요람, 대한치과의학사연구회지 2.
2342) (예방치의학) 63-121 : 이춘근, 구강보건주간에 즈음하여, 종합의학 8 : 6.
2343) (예방치의학) 64-학-112. WHO Criteria에 의한 구강검사법 : 이정석
2344) (예방치의학) 65-63 : 이정석, 구강진사의 이론과 실제, -1946년 WHO 주관 구강진사방법통일화 과정에 참가하고-, 한국치과공론 1 : 4.
2345) (예방치의학) 66-학-85. 한국육군의 치무활동 : 변석두
2346) (예방치의학) 67-55 : 김기혁, 오늘의 육군 치무업무, 치계 1 : 1.
2347) (예방치의학) 67-61 : 장영택, 해군치무업무에 관하여, 치계 1 : 2.
2348) (예방치의학) 67-56 : 김주환, 6 · 9 행사에 대한 소고, 치계 1 : 1.
2349) (예방치의학) 67-81 : 김남규, 현존치과계가 당면한 몇 가지 문제, 치계 1 : 7.
2350) (예방치의학) 67-102 : 김남규, 구강보건사업의 설계, 대한구강보건학회지 1 : 1.
2351) (예방치의학) 67-111 : 김주환, 치무행정의 원칙과 실무(그1), 대한구강보건학회지 1 : 2.
2352) (예방치의학) 69-특-3. 항공우주의학 : 계원철
2353) (예방치의학) 47-학-44. 제주도 주민의 구강진사 성적에 대하여 : 김준곤, 박부영, 김문조
2354) (예방치의학) 54-학-2. 일선군인의 구강위생에 대하여 : 송현종
2355) (예방치의학) 61-학-43. 시내수개 회사직원들의 구강위생상태 조사보고 : 기창덕

대학생 구강검진의 통계학적 고찰 : 문동선, 성예경, 백승호, 임운경[2356]

1962년 기창덕, 시내 수개회사 직원들의 구강위생상태 조사보고,[2357]

국립 농아학교 및 맹학교학생에 있어서 구강검사 성적에 대한 통계적 관찰 : 김주환, 박기철[2358]

고공비행 시 야기되는 항공치통에 관한 고찰 : 유봉성[2359]

1963년 보건소치과의에 의한 구강검사결과에 대한 고찰 : 김주환, 김남규, 김영훈, 박기철[2360]

1964년도 "올림픽" 후보 선수에 대한 구강정밀검사에 관한 결과보고 : 문동선, 조희원, 조기호[2361]

1964년 김관흥, 육군사병의 구강위생에 관한 연구,[2362]

수개 도서 주민의 구강위생조사 보고(제1보) : 김광현, 기창덕, 김만수[2363]

한국아동의 지역별 제1대구치 Dental health index의 비교고찰 : 김희경, 김진태, 정흥현[2364]

한국인 농어촌 아동의 제1대구치의 Dental health index : 김진태[2365]

1965년 이기완, 강준설, 한국 육군 장병에 대한 치과질환의 통계적 고찰,[2366]

백승호, 한국인청년의 단순구강보건지수,[2367]

한국체육회 우수선수의 구강검사 보고(1965) : 지헌택, 구기서, 이성하, 이혜련, 전영남[2368]

서울대학교 치과대학 부속병원 외래환자의 충전물 종류에 대한 통계학적고찰 : 김주환, 임동우, 김종배, 고진수[2369]

2356) (예방치의학) 61-학-58. 대학생 구강검진의 통계학적 고찰 : 문동선, 성예경, 백승호, 임운경
2357) (예방치의학) 62-106 : 기창덕, 시내 수개회사 직원들의 구강위생상태 조사보고, 가톨릭대학의학부 논문집.
2358) (예방치의학) 62-학-103. 국립 농아학교 및 맹학교 학생에 있어서 구강검사 성적에 대한 통계적 관찰 : 김주환, 박기철
2359) (예방치의학) 62-학-47. 고공비행 시 야기되는 항공치통에 관한 고찰 : 유봉성
2360) (예방치의학) 63-학-49. 보건소치과의에 의한 구강검사결과에 대한 고찰 : 김주환, 김남규, 김영훈, 박기철
2361) (예방치의학) 63-학-101. 1964년도 "올림픽" 후보 선수에 대한 구강정밀검사에 관한 결과보고 : 문동선, 조희원, 조기호
2362) (예방치의학) 64-66 : 김관흥, 육군사병의 구강위생에 관한 연구, 군진치과 1 : 2.
2363) (예방치의학) 64-학-83. 수개 도서 주민의 구강위생조사 보고(제1보) : 김광현, 기창덕, 김만수
2364) (예방치의학) 64-학-100. 한국아동의 지역별 제1대구치 Dental health index의 비교고찰 : 김희경, 김진태, 정흥현
2365) (예방치의학) 64-학-102. 한국인 농어촌 아동의 제1대구치의 Dental health index : 김진태
2366) (예방치의학) 65-91 : 이기완 · 강준설, 한국 육군 장병에 대한 치과질환의 통계적 고찰, 군진치과 2 : 1.
2367) (예방치의학) 65-160 : 백승호, 한국인청년의 단순구강보건지수, 종합의학 10 : 8.
2368) (예방치의학) 65-학-24. 한국체육회 우수선수의 구강검사 보고(1965) : 지헌택, 구기서, 이성하, 이혜련, 전영남
2369) (예방치의학) 65-학-27. 서울대학교 치과대학 부속병원 외래환자의 충전물 종류에 대한 통계학적 고찰 : 김주환, 임동우, 김종배, 고진수

서울시내 D초등학교 아동의 구강검사결과에 대한 고찰 : 김영훈[2370]

1966년 조 일. 김준식. 김국봉. 김철위. 최상묵, 한국육군 보병사단 장병에 대한 치과질환의 통계적 고찰,[2371]

도시 및 농촌아동의 치아경조직 질환과 구강위생상태에 대한 관찰 : 김영훈[2372]

1967년 서울대학교 보건대학원, 한국인의 구강보건 상태에 대한 역학 조사,[2373]

구철회, 강원도 양상지구 주민 구강보건실태,[2374]

이승우. 김주환. 김남규, 서울대학교 치과대학 부속병원에 내원한 환자에 대한 분석 보고,[2375]

구기서, 한국인의 구강보건에 관한 고찰,[2376]

1968년 박태원. 이병윤, 해군장병의 구강위생 상태에 관하여,[2377]

이병윤. 박태원, 해군장병의 구강위생 지수,[2378]

김호원, 월남인에 있어서 발생하는 치과질환의 병류별 통계적 고찰,[2379]

1969년 이석호, 항공치과학,[2380]

정호균, 한국 농촌인에 있어서 구강위생 상태에 관한 연구,[2381]

치아우식증(Dental Caries), 아직도 그 끝은 보이지 않는

1954년 石川純, 박원수 역, 충치의 이야기,[2382]

1959년 김완기, 우식에 의한 소고,[2383]

1962년 김인철, 한국인 우식증에 관한 연구,[2384]

2370) (예방치의학) 65-학-28. 서울시내 D초등학교 아동의 구강검사결과에 대한 고찰 : 김영훈
2371) (예방치의학) 66-56 : 조 일 · 김준식 · 김국봉 · 김철위 · 최상묵, 한국육군 보병사단 장병에 대한 치과질환의 통계적 고찰, 군진치과 3 : 1.
2372) (예방치의학) 66 학 81. 도시 및 농촌아동의 치아경조직 질환과 구강위생상태에 대한 관찰 : 김영훈
2373) (예방치의학) 67-71 : 서울대학교 보건대학원, 한국인의 구강보건 상태에 대한 역학 조사, 치계 1 : 4.
2374) (예방치의학) 67-75 : 구철회, 강원도 양상지구 주민 구강보건실태, 치계 1 : 5.
2375) (예방치의학) 67-103 : 이승우 · 김주환 · 김남규, 서울대학교 치과대학 부속병원에 내원한 환자에 대한 분석 보고, 대한구강보건학회지 1 : 2.
2376) (예방치의학) 67-164 : 구기서, 한국인의 구강보건에 관한 고찰, 해군군의단지 12 : 1.
2377) (예방치의학) 68-70 : 박태원, 이병윤, 해군장병의 구강위생 상태에 관하여, 치계 2 : 5.
2378) (예방치의학) 68-100 : 이병윤 · 박태원, 해군장병의 구강위생 지수, 해군군의단지 13 : 1.
2379) (예방치의학) 68-84 : 김호원, 월남인에 있어서 발생하는 치과질환의 병류별 통계적 고찰, 치계 2 : 10.
2380) (예방치의학) 69-58 : 이석호, 항공치과학, 항공의학 17 : 1 · 2
2381) (예방치의학) 69-97 : 정호균, 한국 농촌인에 있어서 구강위생 상태에 관한 연구, 최신의학 12 : 12.
2382) (예방치의학) 54-53 : 石川純, 박원수 역, 충치의 이야기, 치학 1 : 11.
2383) (예방치의학) 59-43 : 김완기, 우식에 의한 소고, 치대학술지 1 : 6.
2384) (예방치의학) 62-138 : 김인철, 한국인 우식증에 관한 연구, 한국의약 5 : 1.

한국인 치아 우식 활동성에 관하여 : 김영해[2385)]

1963년 서영규, 제1대구치 우식증에 관한 조사,[2386)].

국민학교 아동 354명의 제1대구치의 우식에 관한 연구 : 차문호, 김진태, 이종갑[2387)]

1964년 Rat의 구치에 있어서 체중에 따른 치아우식 이환도에 관한 연구(산보) : 박기철, 김영훈, 김주환[2388)]

제주도 국민학교 아동의 우식병과 치은염에 관한 통계적 연구 : 손동수[2389)]

1966년 윤신현, 초기 우식치에 관한 고찰,[2390)]

정광현. 김병우. 손동수. 정평구, 한국인 농아아동의 우식증에 관한 고찰,[2391)]

1967년 변종수. 임채균. 남일우, 하악 제2대구치 우식증에 관한 임상 및 X-선학적 연구,[2392)]

1968년 김수경, 한국인 남녀 중고등 학생의 치아 우식증에 관한 고찰,[2393)]

차문호, 한국인 초등학교 아동의 치아 우식증의 빈도(6세부터 12세까지),[2394)]

김남규, 한국인 치아 우식증의 부위별 발생빈도에 관한 연구,[2395)]

임영규, 한국인 청소년 치아우식의 와동별 이환분포에 관한 고찰,[2396)]

윤한석, 한국인 청소년 치아우식의 와동별 이환분포에 관한 고찰,[2397)]

김창현, 영구치의 우식발생에 관한 역학적 연구,[2398)]

2385) (예방치의학) 62-학-27. 한국인 치아 우식 활동성에 관하여 : 김영해

2386) (예방치의학) 63-125 : 서영규, 제1대구치 우식증에 관한 조사, 종합의학, 8 : 6.

2387) (예방치의학) 63-학-114. 국민학교아동 354명의 제1대구치의 우식에 관한 연구 : 차문호, 김진태, 이종갑

2388) (예방치의학) 64-학-26. Rat의 구치에 있어서 체중에 따른 치아우식 이환도에 관한 연구(산보) : 박기철, 김영훈, 김주환

2389) (예방치의학) 64-학-68. 제주도 국민학교 아동의 우식병과 치은염에 관한 통계적 연구 : 손동수

2390) (예방치의학) 66-59 : 윤신현, 초기 우식치에 관한 고찰, 군진치과 3 : 1.

2391) (예방치의학) 66-132 : 정광현. 김병우 · 손동수 · 정평구, 한국인 농아아동의 우식증에 관한 고찰, 종합의학 11 : 6.

2392) (예방치의학) 67-178 : 변종수 · 임채균 · 남일우, 하악 제2대구치 우식증에 관한 임상 및 X-선학적 연구, 종합의학 12 : 10.

2393) (예방치의학) 68-109 : 김수경, 한국인 남녀 중고등 학생의 치아 우식증에 관한 고찰, 종합의학 13 : 8.

2394) (예방치의학) 68-115 : 차문호, 한국인 국민학교 아동의 치아 우식증의 빈도(6세부터 12세까지), 종합의학 13 : 12.

2395) (예방치의학) 68-123 : 김남규, 한국인 치아 우식증의 부위별 발생빈도에 관한 연구, 최신의학 11 : 5.

2396) (예방치의학) 68-142 : 임영규, 한국인 청소년 치아우식의 와동별 이환분포에 관한 고찰, 현대의학 8 : 1.

2397) (예방치의학) 68-147 : 윤한석, 한국인 청소년 치아우식의 와동별 이환분포에 관한 고찰, 현대의학 8 : 3.

2398) (예방치의학) 68-127 : 김창현, 영구치의 우식발생에 관한 역학적 연구, 최신의학 11 : 9.

치아우식증(Dental Caries) 통계

1953년 서울대학교 응시자의 우식통계(제1회) : 김수철[2399)]
금년도 서울대학교 응시자의 제1대구치우식통계 : 유종덕[2400)]

1958년 한국인 치아 우식증의 통계적 관찰 : 이춘근, 안형규, 김규식[2401)]
한국 청소년에 대한 D.M.F.(齲蝕指數, 缺損指數, 充塡指數) Rate : 이동섭, 이정석[2402)]

1959년 김인철, 한국인 청년남녀의 우식증의 통계적 관찰,[2403)]
세브란스병원치과, 남대문국민학교 아동 4천명에 대한 충치이환율 및 부정교합률,[2404)]
남대문 초등학교 아동의 연령별 충치이환율 및 부정교합 이환율 : 지헌택[2405)]
농촌남자 중학교(전북 삼찰중)의 충치이환율 : 지헌택[2406)]
한국인 청년 남녀의 우식증의 통계적 고찰 : 김인철[2407)]

1960년 김희경, 한국인 소녀의 우식증의 통계적 관찰,[2408)]
한국해녀의 D.M.F. Rate(제1차보고) 이동섭, 윤중호[2409)]
남대문초등학교 아동의 D.M.F. rate에 대하여(제2차보고)
: 이동섭, 김귀선, 지헌택[2410)]

1961년 이동섭, 한국해녀의 D.M.F Rate,[2411)]
C초등학교 아동의 D.M.F. Rate : 이동섭, 지헌택, 김낙희, 이정식, 유현호[2412)]
E여고생도의 우식이환률(2차보고): 이동섭, 지헌택, 김낙희, 윤중호, 유현호, 이정식[2413)]
Y고등학교 생도의 D.M.F. Rate 1차보고 :
이동섭, 지헌택, 김낙희, 윤중호, 김해곤, 김창수[2414)]

2399) (예방치의학) 53-학-9. 서울대학교 응시자의 우식통계(제1회) : 김수철
2400) (예방치의학) 53-학-4. 금년도 서울대학교 응시자의 제1대구치우식통계 : 유종덕
2401) (예방치의학) 58-학-30. 한국인 치아 우식증의 통계적 관찰 : 이춘근, 안형규, 김규식
2402) (예방치의학) 58-학-11. 한국 청소년에 대한 D.M.F.Rate(제1차 보고) : 이동섭, 이정석
2403) (예방치의학) 59-17 : 김인철, 한국인 청년남녀의 우식증의 통계적 관찰, 치대학술지 1 : 6.
2404) (예방치의학) 59-127 : 세브란스병원 치과, 남대문국민학교 아동 4천명에 대한 충치이환율 및 부정교합률, 치과회보 1 : 10.
2405) (예방치의학) 59-학-48. 남대문 초등학교 아동의 연령별 충치이환율 및 부정교합 이환율 : 지헌택
2406) (예방치의학) 59-학-47. 농촌남자 중학교(전북 삼찰중)의 충치이환율 : 지헌택
2407) (예방치의학) 59-학-73. 한국인 청년 남녀의 우식증의 통계적 고찰 : 김인철
2408) (예방치의학) 60-73 : 김희경, 한국인 소녀의 우식증의 통계적 관찰, 치의계 4 : 2.
2409) (예방치의학) 60-학-2. 한국해녀의 D.M.F. Rate(제1차보고) 이동섭, 윤중호
2410) (예방치의학) 60-학-11. 남대문초등학교 아동의 D.M.F. rate에 대하여(2차보고) : 이동섭, 김귀선, 지헌택
2411) (예방치의학) 61-100 : 이동섭, 한국해녀의 D.M.F Rate, 임상의약 3 : 1.
2412) (예방치의학) 61-학-2. C초등학교 아동의 D.M.F rate : 이동섭, 지헌택, 김낙희, 이정식, 유현호
2413) (예방치의학) 61-학-8. E여고생도의 우식이환률(2차보고) : 이동섭, 지헌택, 김낙희, 윤중호, 유현호, 이정식
2414) (예방치의학) 61-학-46. Y고등학교 생도의 D.M.F. Rate 1차보고 :

1962년 한국인 초등학교 아동에 대한 d.e.f, D.M.F.에 대한 연구 : 차문호, 김진태[2415)]
제1대구치의 우식증 이환율에 대하여 : 김준식[2416)]
D.M.F. rate, malocclusion and Perio disease in Candidates for The 4th asian games : 지헌택, 윤중호, 이동섭[2417)]
한국인 농촌 주민의 D.M.F. rate : 이종업, 지헌택, 이동섭, 정인섭[2418)]
한국의 어촌 주민의 D.M.F. rate : 이종업, 지헌택, 이동섭[2419)]
동해안 농어촌민의 D.M.F. rate : 이상철, 지헌택, 이동섭[2420)]

1963년 차문호. 장세만. 김진태, 한국인 초등학교 아동의 d.e.f, D.M.F.에 관한 연구,[2421)]
유기형, 한국인아동 제1대구치 Caries이환에 관한 임상적 관찰,[2422)]
차문호. 김신태. 이종갑은 제1대구치 우식이환에 관한 역학적 고찰,[2423)]
한국인 제1대구치 우식이환 경향에 관한 통계학적 관찰(제2보 고등학교 학년기) : 유형기, 오문갑, 김준식[2424)]
성년층에 있어서의 우식이환율에 관한 통계학적 고찰 : 김주환, 성예경, 박기철[2425)]

1964년 한국 올림픽 후보 선수의 D.M.F. 보고 : 이상철, 윤중호, 지헌택, 김낙희, 이동섭[2426)]
한국인 초등학교 아동의 def. D.M.F에 관한 연구 : 차문호, 김진태, 장세만[2427)]
제1대구치 맹출기 아동의 D.M.F.에 관한 연구 : 차문호, 김진태[2428)]
인천 C 초등학교 아동의 충치이환율과 D.M.F.T 및 D.M.F.S의 비교 고찰 : 박기철[2429)]
인천 C 초등학교 아동의 제1대구치 충치 이환율에 대한 결과 및 그 의의 : 정광현[2430)]

이동섭, 지헌택, 김낙희, 윤중호, 김해곤, 김창수
2415) (예방치의학) 62-학-26. 한국인 초등학교아동에 대한 d.e.f, D.M.F에 대한 연구 : 차문호, 김진태
2416) (예방치의학) 62-학-28. 제1대구치의 우식증 이환율에 대하여 : 김준식
2417) (예방치의학) 62-학-30. D. M. F. rate, malocclusion and Perio disease in Candidates for the 4th asian games : 지헌택, 윤중호, 이동섭
2418) (예방치의학) 62-학-34. 한국인 농촌 주민의 D.M.F. rate : 이종업, 지헌택, 이동섭, 정인섭
2419) (예방치의학) 62-학-52. 한국의 어촌 주민의 D.M.F. rate : 이종업, 지헌택, 이동섭
2420) (예방치의학) 62-학-104. 동해안 농어촌민의 D.M.F. rate : 이상철, 지헌택, 이동섭
2421) (예방치의학) 63-136 : 차문호. 장세만. 김진태, 한국인 초등학교 아동의 d.e.f. D.M.F에 관한 연구, 종합의학 8 : 9.
2422) (예방치의학) 63-84 : 유기형, 한국인아동 제1대구치 Caries이환에 관한 임상적 관찰, 부산의대 잡지 3 : 1.
2423) (예방치의학) 63-164 : 차문호. 김진태. 이종갑, 제1대구치 우식이환에 관한 역학적 고찰, 종합의학 8 : 12.
2424) (예방치의학) 63-학-27. 한국인 제1대구치 우식이환 경향에 관한 통계학적 관찰(제2보 고등학교 학년기) : 유형기, 오문갑, 김준식
2425) (예방치의학) 63-학-32. 성년층에 있어서의 우식이환율에 관한 통계학적 고찰 : 김주환, 성예경, 박기철
2426) (예방치의학) 63-학-70. 1964년 한국 올림픽 후보 선수의 D.M.F. 보고 : 이상철, 윤중호, 지헌택, 김낙희, 이동섭
2427) (예방치의학) 63-학-108. 한국인 초등학교 아동의 def. D.M.F.에 관한 연구 : 차문호, 김진태, 장세만
2428) (예방치의학) 63-학-111. 제1대구치 맹출기 아동의 D.M.F.에 관한 연구 : 차문호, 김진태
2429) (예방치의학) 63-학-117. 인천 C 초등학교 아동의 충치이환율과 D.M.F.T 및 D.M.F.S의 비교 고찰 : 박기철
2430) (예방치의학) 63-학-120. 인천 C 초등학교 아동의 제1대구치 충치 이환율에 대한 결과 및 그 의의 : 정광현

국립농아학교 학생의 충치 이환율과 D.M.F.T 및 D.M.F.S의 통계적 고찰 : 정광현[2431]

국립농아학교 학생에 있어서 Dewey 씨의 Angles modification method에 의한 교합의 분포 및 구강이상에 관한 통계적 고찰 : 김병욱[2432]

1964년 한국 성년층에서 치아우식증에 대한 통계적 고찰 (제2보) : 성예경, 김주환, 박기철[2433]

한국인 국민학교 아동의 D.M.F에 관한 통계학적 고찰 : 차문호[2434]

1965년 강준설, 지역별로 본 한국육군 입소 장정에 대한 D,M,F, Rate의 통계적 고찰,[2435]

이창희. 이종흔, 한국인 청년 D,M,F,에 관한 연구(서울대학교 학생을 중심으로),[2436]

김영훈, Dental Caris의 역학적 연구(제1편 도시 및 농촌학동의 우식증 이환률과 D.M.F.T 및 D.M.F.S에 관한 관찰,)[2437]

한국인 여자대학생의 치아우식증 및 치주질환에 관한 통계학적 고찰 : 이정석[2438]

한국인 상악제3대구치의 맹출률과 치아우식 경험도에 관한 통계학적 연구 : 고진수[2439]

한전종업원의 D.M.F. 조사보고 : 정기근, 김일봉, 이한수[2440]

성년층에서 치아우식증의 이환율에 대한 역학적 연구 : 김주환, 박기철, 성예경[2441]

한국인 걸인의 D.M.F.에 관한 연구 : 장세만, 이 억, 오응서[2442]

한국인 청년의 D.M.F.에 관한 관찰 : 이창희, 이종흔[2443]

1966년 김일경. 장익태, 양측성 치아우식증에 관한 통계학적 고찰,[2444]

2431) (예방치의학) 63-학-126. 국립농아학교 학생의 충치 이환율과 D.M.F.T 및 D.M.F.S의 통계적 고찰 : 정광현

2432) (예방치의학) 63-학-132. 국립농아학교 학생에 있어서 Dewey 씨의 Angles modification method에 의한 교합의 분포 및 구강이상에 관한 통계적 고찰 : 김병욱

2433) (예방치의학) 64-학-19. 한국 성년층에 있어서 치아우식증에 대한 통계적 고찰 (제2보) : 성예경, 김주환, 박기철

2434) (예방치의학) 64-학-103. 한국인 국민학교 아동의 D.M.F.에 관한 통계학적 고찰 : 차문호

2435) (예방치의학) 65-107 : 강준설, 지역별로 본 한국육군 입소 장정에 대한 D, M, F, Rate의 통계적 고찰, 군진치과 2 : 2.

2436) (예방치의학) 65-188 : 이창희 · 이종흔, 한국인 청년 D.M.F.에 관한 연구(특히 서울대학교 학생을 중심으로), 현대의학 3 : 5.

2437) (예방치의학) 65-208 : 김영훈, Dental Caris의 역학적 연구, 제1편 도시 및 농촌학동의 우식증 이환률과 D.M.F.T 및 D.M.F.S에 관한 관찰, 최신의학 8 : 11.

(예방치의학) 68-96 : 김영훈, 치아우식증의 역학적 연구, 제1편 도시 및 농촌학동의 우식증 이환률과 D.M.F.T 및 D.M.F.S 우석의대잡지 5 : 2.

2438) (예방치의학) 65-학-9. 한국인 여자대학생의 치아우식증 및 치주질환에 관한 통계학적 고찰 : 이정석

2439) (예방치의학) 65-학-11. 한국인 상악제3대구치의 맹출률과 치아우식 경험도에 관한 통계학적 연구 : 고진수

2440) (예방치의학) 65-학-38. 한전종업원의 D.M.F. 조사보고 : 정기근, 김일봉, 이한수

2441) (예방치의학) 65-학-40. 성년층에 있어서 치아우식증의 이환율에 대한 역학적 연구 : 김주환, 박기철, 성예경

2442) (예방치의학) 65-학-56. 한국인 걸인의 D.M.F.에 관한 연구 : 장세만, 이 억, 오응서

2443) (예방치의학) 65-학-131. 한국인 청년의 D.M.F.에 관한 관찰 : 이창희, 이종흔

2444) (예방치의학) 66-68 : 김일경 · 장익태, 양측성 치아우식증에 관한 통계학적 고찰, 군진치과 3 : 2.

정광현. 김병욱. 오응서, 축현 초등학교 아동의 우식이환율,[2445)]

김주환. 박기철. 김남규, 한국인 성년층 남자에 있어서 치아우식증의 이환율과 치아의 건강도에 관한 연구,[2446)]

부산 귀명초등학교 아동의 우식이환율에 관한 통계학적 고찰 : 정광현[2447)]

한국인 남녀 중고등학생의 우식증에 관한 통계학적 고찰 : 김수경[2448)]

1968년 윤병이, 서울시 미취학 아동의 치아우식률 및 치아우식 후발부위에 대한 통계학적 연구,[2449)]

소진문, 한국인 아동의 연령별 치아우식 호발부위에 관한 통계학적 연구,[2450)]

조근옥, 장익태, 양측성 치아 우식증에 관한 통계학적 고찰,[2451)]

황의강, 경기도 농촌 미취학 아동의 d,e,f 및 와동별 이환분포에 관한 고찰,[2452)]

차문호. 우원섭. 이풍기, 국민학교 아동의 제1대구치 D.M.F. 조사보고 (부산구포 구명초등학교),[2453)]

1969년 한종철, 한국농촌인의 치아우식증에 관한 통계학적 고찰,[2454)]

1969년 이창희, 일부대학생의 D.M.F.에 관한 연구(서울대학교 신입생을 중심으로),[2455)]

치아우식의 원인

1954년 박원수. 정재규, Dental Caries 국부의 수소 Ion 농도 변동에 대하여,[2456)]

Dental Caries환자의 Saiva 수소 Ion농도의 소장(제1보) : 박원수[2457)]

2445) (예방치의학) 66-124 : 정광현 · 김병욱 · 오응서, 축현 초등학교 아동의 우식이환율, 종합의학 11 : 3.

2446) (예방치의학) 66-131 : 김주환 · 박기철 · 김남규, 한국인 성년층 남자에 있어서 치아우식증의 이환율과 치아의 건강도에 관한 연구, 최신의학 11 : 5.

2447) (예방치의학) 66-학-60. 부산 귀명초등학교 아동의 우식이환율에 관한 통계학적 고찰 : 정광현

2448) (예방치의학) 66-학-62. 한국인 남녀 중고등학생의 우식증에 관한 통계학적 고찰 : 김수경

2449) (예방치의학) 68-88 : 윤병이, 서울시 미취학 아동의 치아우식률 및 치아우식 후발부위에 대한 통계학적 연구, 치계 2 : 10.

2450) (예방치의학) 68-104 : 소진문, 한국인 아동의 연령별 치아우식 호발부위에 관한 통계학적 연구, 종합의학 13 : 5.

2451) (예방치의학) 68-148 : 조근옥 · 장익태, 양측성 치아 우식증에 관한 통계학적 고찰, 현대의학 8 : 3.

2452) (예방치의학) 68-87 : 황의강, 경기도 농촌 미취학 아동의 d, e, f 및 와동별 이환분포에 관한 고찰, 치계 2 : 10.

2453) (예방치의학) 68-116 : 차문호 · 우원섭 · 이풍기, 국민학교 아동의 제1대구치 D, M, F 조사보고 (부산구포 구명초등학교), 종합의학 13 : 12.

2454) (예방치의학) 69-106 : 한종철, 한국농촌인의 치아우식증에 관한 통계학적 고찰, 한국의 현대의학 1 : 4.

2455) (예방치의학) 69-102 : 이창희, 일부대학생의 D, M, F에 관한 연구(특히 서울대학교 신입생을 중심으로), 한국의 현대의학 1 : 2.

2456) (예방치의학) 54-8 : 박원수 · 정재규, Dental Caries 국부의 수소 Ion 농도 변동에 대하야, 대한치과의학회지 1 : 1.

2457) (예방치의학) 54-학-14. Dental Caries환자의 Saiva 수소 Ion농도의 소장(제1보) : 박원수

1959년 KOH-Ethylen glycol에 의한 치아분석에 관한 실험적 고찰 : 이영옥, 김연룡[2458)]
우식치인의 타액 수소이온 농도에 관한 연구 : 이준호[2459)]

1960년 김완기, 타액 ph와 우식이환율에 관한 조사,[2460)]

1961년 타액점도에 관한 실험적 연구 : 오진석[2461)]

1962년 한국인 타액점도에 관한 실험적 연구 : 오진석[2462)]
신명순, 우치의 원인에 대한 문헌,[2463)]
안춘길, 특수한 치아우식증과 관련된 구강건조증,[2464)]
Resting Saliva의 PH. Calcium Phosphorus. Sodium bicarbonate에 대한 분석 : 최상열[2465)]

1963년 최상열, Scandinavian 타액 내 무기질량과 우식증 및 치석과의 관계,[2466)]
치아 삼투에 관한 연구 : 양동규[2467)]

1965년 김종배, 치아 우식 활성과 타액의 PH에 관한 연구,[2468)]

1968년 정성창, 치아우식증과 타액 내 유산균수에 관한 연구,[2469)]

치아우식의 예방

1959년 유종덕, 치아우식의 예방법,[2470)]
Watermination of occlusal Description : 이덕일[2471)]

1960년 김주환, 충치예방에 대하여,[2472)]

2458) (예방치의학) 59-학-40. KOH-Ethylen glycol에 의한 치아분석에 관한 실험적 고찰 : 이영옥, 김연룡
2459) (예방치의학) 59-학-68. 우식치인의 타액 수소이은 농도에 관한 연구 : 이준호
2460) (예방치의학) 60-10 : 이춘근 · 김완기, 타액 ph와 우식이환율에 관한 조사, 치대학술지 2 : 1.
(예방치의학) 60-14 : 김완기, 타액 ph와 우식발생률에 관한 조사, 서울대학교 대학원 석사논문집
2461) (예방치의학) 61-학-53. 타액점도에 관한 실험적 연구 : 오진석
2462) (예방치의학) 62-학-71. 한국인 타액점도에 관한 실험적 연구 : 오진석
2463) (예방치의학) 62-40 : 신명순, 우치의 원인에 대한 문헌 (1)-(3), 치과회보 4 : 1, 2, 4.
2464) (예방치의학) 66-15 : 안춘길, 특수한 치아우식증과 관련된 구강건조증, 치학 13 : 4.
2465) (예방치의학) 62-학-84. Resting Saliva의 PH. Calcium Phosphorus. Sodium bicarbonate에 대한 분석 : 최상열
2466) (예방치의학) 63-155 : 최상열, Scandinavian 타액 내 무기질량과 우식증 및 치석과의 관계, 종합의학 8 : 11.
2467) (예방치의학) 63-학-54. 치아 삼투에 관한 연구 : 양동규
2468) (예방치의학) 65-49 : 김종배, 치아 우식 활성과 타액의 PH에 관한 연구, 한국치과공론 1 : 3.
(예방치의학) 65-학-10. 치아 우식 활성과 타액 PH에 관한 연구 : 김종배
2469) (예방치의학) 68-163 : 정성창, 치아우식증과 타액 내 유산균수에 관한 연구, 현대의학 9 : 5.
2470) (예방치의학) 59-47 : 유종덕, 치아우식의 예방법, 치대학술지 1 : 10~12.
2471) (예방치의학) 59-학-49. Watermination of occlusal Description : 이덕일
2472) (예방치의학) 60-116 : 김주환, 충치예방에 대하여, 임상의학 2 : 11.

1962년 용해성 테스트 : 윤신현[2473)]
1964년 손동수, 제주도 국민학교 아동의 우식증과 치은염에 관한 통계학적 연구,[2474)]
1965년 김기혁, 구강위생 상태와 치아우식증에 관한 역학적 연구,[2475)]
박기철, 치아우식증과 유전,[2476)]
1967년 이리시 치과의사회, 아동에게 중요한 충치의 예방대책,[2477)]
박기철, 치아 우식증의 예방책,[2478)]

치아우식 예방과 불소

1947년 이유경, 근년 미국에서 시행하고 있는 우치예방에 불소사용과 그 유래,[2479)]
1952년 불소소고 : 문희진[2480)]
1954년 이유경, 불소의 우치예방 가치,[2481)]
문희진, 불소 소고,[2482)]
한택선, 우식예방에 사용되는 불화조달에 관한 나의 신 개량법,[2483)]
1956년 한국산 식염의 불소함유량 : 김영창[2484)]
1957년 김희경, 불소에 의한 우치예방,[2485)]
1958년 한국인 치아의 불소함유량에 관하여 : 조희원[2486)]
1959년 불소화합물이 Enamel Solubility에 미치는 영향에 관하여: 이영옥, 조희원, 서정훈[2487)]
불소가 치아 경조직에 미치는 영향에 관한 실험적 연구 : 이영옥[2488)]

2473) (예방치의학) 62-학-40. 용해성 테스트 : 윤신현
2474) (예방치의학) 64-104 : 손동수, 제주도 국민학교 아동의 우식증과 치은염에 관한 통계학적 연구, 종합의학 9 : 8.
2475) (예방치의학) 65-105 : 김기혁, 구강위생 상태와 치아우식증에 관한 역학적 연구, 군진치과 2 : 2.
2476) (예방치의학) 65-64 : 박기철, 치아우식증과 유전, 한국치과공론 1 : 4.
2477) (예방치의학) 67-79 : 이리시 치과의사회, 아동에게 중요한 충치의 예방대책(1)-(2), 치계 1 : 6, 7.
2478) (예방치의학) 67-112 : 박기철, 치아 우식증의 예방책, 대한구강보건학회지 1 : 2.
2479) (예방치의학) 47-10 : 이유경, 근년 미국에서 시행하고 있는 우치예방에 불소사용과 그 유래, 조선치과의보 1 : 1.
2480) (예방치의학) 52-학-3. 불소소고 : 문희진
2481) (예방치의학) 54-11 : 이유경, 불소의 우치예방 가치, 대한치과의학회지 1 : 1.
2482) (예방치의학) 54-36 : 문희진, 불소 소고, 대한치과의학회지 1 : 1.
2483) (예방치의학) 54-32 : 한택선, 우식예방에 사용되는 불화조달에 관한 나의 신개량법, 대한치과의학회지 1 : 1.
2484) (예방치의학) 56-학-37. 한국산 식염의 불소함유량 : 김영창
2485) (예방치의학) 57-42 : 김희경, 불소에 의한 우치예방, 치의계 1 : 2.
2486) (예방치의학) 58-학-13. 한국인 치아의 불소함유량에 관하여 : 조희원
2487) (예방치의학) 59-학-19. 불소화합물이 Enamel Solubility에 미치는 영향에 관하여 : 이영옥, 조희원, 서정훈
2488) (예방치의학) 59-학-22. 불소가 치아 경조직에 미치는 영향에 관한 실험적 연구 : 이영옥

불소가 석회대사에 미치는 영향에 관한 실험적 연구 : 이영옥[2489]
치아 중 불소의 미량 정량법에 관하여 : 이영옥, 조희원[2490]
The Effectiveness of Topical application of Stennous Fluoride in caries Reduction : Shewwood F. Benhart[2491]

1960년 이영옥, 불소와 치아우식증에 관해,[2492]
이영옥, 불화조달투여에 의한 치아 경조직 형성과 석회대사에 관한 연구, 제1보 : 불화조달을 단기 투여한 백서에서 치아경조직의 조직학적 소견,[2493]
불소가 치아경조직에 미치는 영향에 관한 실험적 연구 : 이영옥[2494]
불소가 치수 내 Enzymatic processes에 미치는 영향 : 이영옥[2495]

1961년 이영옥, 불화조달투여에 의한 치아 경조직 형성과 석회대사에 관한 연구, 제2보 : 불화조달을 장기간 투여한 가토에 있어 치아경조직의 조직학적 소견,[2496]
불화조달 국소도포에 관한 연구(제2차보고) : 박형기[2497]
경남 부산시 옹호동에서 발생한 반상치 수례와 음료수중의 불소함유량 : 오문갑, 윤주홍[2498]

1962년 한국인 아동의 Caries 예방으로 불화석 사용에 관한 결과보고 : 차문호, 김진태, 이억[2499]
황성명, 한국인치아의 불소반응에 관한 조직화학적 연구,[2500]

1963년 황성명, 한국인치아의 불소반응에 관한 조직화학적 연구, 제2보 경조직실질결손치에 있어서의 불소반응,[2501]

2489) (예방치의학) 59-학-23. 불소가 석회대사에 미치는 영향에 관한 실험적 연구 : 이영옥
2490) (예방치의학) 59-학-41. 치아 중 불소의 미량 정량법에 관하여 : 이영옥, 조희원
2491) (예방치의학) 59-특-72. The Effectiveness of Topical application of Stennous Fluoride in caries Reduction : Shewwood F. Benhart
2492) (예방치의학) 60-88 : 이영옥, 불소와 치아우식증에 관해, 치과회보 2 : 2.
2493) (예방치의학) 60-2 : 이영옥, 불화조달투여에 의한 치아 경조직 형성과 석회대사에 관한 연구, 제1보 : 불화조달을 단기 투여한 백서에 있어 치아경조직의 조직학적 소견, 대한치과의학회지 제2권.
2494) (예방치의학) 60-학-43. 불소가 치아경조직에 미치는 영향에 관한 실험적 연구 : 이영옥
2495) (예방치의학) 60-학-55. 불소가 치수 내 Enzymatic processes에 미치는 영향 : 이영옥
2496) (예방치의학) 61-3 : 이영옥, 불화조달투여에 의한 치아 경조직 형성과 석회대사에 관한 연구, 제2보 : 불화조달을 장기간 투여한 가토에 있어 치아경조직의 조직학적 소견, 대한치과의학회지 제3권.
2497) (예방치의학) 61-학-27. 불화조달 국소도포에 관한 연구(제2차보고) : 박형기
2498) (예방치의학) 61-학-70. 경남 부산시 옹호동에서 발생한 반상치 수례와 음료수중의 불소함유량 : 오문갑, 윤주홍
2499) (예방치의학) 62-학-105. 한국인 아동의 Caries 예방으로 불화석 사용에 관한 결과보고 : 차문호, 김진태, 이억
2500) (예방치의학) 62-124 : 황성명, 한국인치아의 불소반응에 관한 조직화학적 연구, 종합의학 7 : 9.
2501) (예방치의학) 63-4 : 황성명, 한국인치아의 불소반응에 관한 조직화학적 연구, 제2보 경조직실질결손치에 있어서의 불소반응, 대한치과의사협회지 4 : 1.

김규택, 불소와 치아,[2502]
김주환, 우치예방과 불소의 사용,[2503]
이종갑, 제1대구치에 있어서 불화석도포에 의한 치아우식 예방,[2504]
1964년 박기철, 불소의 우식예방기전,[2505]
차문호, 김진태, 이종갑, 제1대구치에 있어서 불화석도포에 의한 치아 우식 예방,[2506]
김조항. 이승우, 치아경조직에 있어 불소의 투과성에 관하여,[2507]
경조직에 있어서의 불소반응 : 이승우, 김조환[2508]
제1대구치에서 불화석 도포에 의한 치아우식예방(기2) : 차문호, 김진태, 이종갑[2509]
1965년 음료수 중 불소함량과 치아 각층별 성분 특히 불소함량과의 관계에 대한 연구 : 김광현, 기창덕[2510]
1966년 윤신현, 불소국처 도포에 대하여,[2511]
남기택, 유성온천지방의 정호수의 불소함량,[2512]
조희원. 서정훈, 한국인치아의 불소함유량에 관한 연구,[2513]
1967년 김종열, 불화 제1석의 농도 및 수소 이온농도의 변화가 법랑질내 산성에 미치는 영향에 관한 연구,[2514]
최유진, 불화소다가 법랑질의 용해도에 미치는 영향에 대한 실험적 연구,[2515]
1968년 이용오, 불소의 국소도포법,[2516]
박기철, 치아 우식증의 예방에 관한 불소의 작용기전,[2517]

2502) (예방치의학) 63-90 : 김규택, 불소와 치아, 치과회보, 5 : 2.
2503) (예방치의학) 63-98 : 김주환, 우치예방과 불소의 사용, 치과회보 5 : 3.
2504) (예방치의학) 63-157 : 이종갑, 제1대구치에 있어서 불화석도포에 의한 치아우식 예방, 종합의학 8 : 11.
(예방치의학) 63-학-105. 제1대구치에 있어서 불소도포법에 의한 치아우식 예방 : 이종갑
2505) (예방치의학) 64-13 : 박기철, 불소의 우식예방기전, 대한치과의사협회지 5 : 1.
2506) (예방치의학) 64-121 : 차문호 · 김진태 · 이종갑, 제1대구치에 있어서 불화석도포에 의한 치아 우식 예방, 종합의학 9 : 12.
2507) (예방치의학) 64-153 : 김조항 · 이승우, 치아경조직에 있어 불소의 투과성에 관하여, 현대의학 1 : 1.
2508) (예방치의학) 64-학-9. 경조직에 있어서의 불소반응 : 이승우, 김조환
2509) (예방치의학) 64-학-101. 제1대구치에 있어서 불화석 도포에 의한 치아우식예방(기2) : 차문호, 김진태, 이종갑
2510) (예방치의학) 65-학-37. 음료수 중 불소함량과 치아 각층별 성분 특히 불소함량과의 관계에 대한 연구 : 김광현, 기창덕
2511) (예방치의학) 66-46 : 윤신현, 불소국처 도포에 대하여, 치과회보 8 : 2.
2512) (예방치의학) 66-150 : 남기택, 유성온천지방의 정호수의 불소함량, 종합의학 11 : 11.
2513) (예방치의학) 66-188 : 조희원 · 서정훈, 한국인치아의 불소함유량에 관한 연구, 현대의학 5 : 4.
2514) (예방치의학) 67-214 : 김종열, 불화 제1석의 농도 및 수소 이온농도의 변화가 법랑질내 산성에 미치는 영향에 관한 연구, 현대의학 7 : 5.
2515) (예방치의학) 67-222 : 최유진, 불화소다가 법랑질의 용해도에 미치는 영향에 대한 실험적 연구, 현대의학 7 : 6.
2516) (예방치의학) 68-11 : 이용오, 불소의 국소도포법, 치학 15 : 6.
2517) (예방치의학) 68-71 : 박기철, 치아 우식증의 예방에 관한 불소의 작용기전, 치계 2 : 5.

이선호, 불소를 이용한 치아우식증 예방에 관하여,[2518]

박기철, 불소의 대사와 해독작용,[2519]

박기철, 불소와 충치,[2520]

안영호, 방사성 불소(18F)의 치질 침투에 관한 연구,[2521]

1969년 한택선, 2차 우식증예방을 위한 불화석 함유 amalgam 및 합착용 cement에 대하여,[2522]

타액과 타액선의 연구

1960년 타액선에 관한 Transaminase에 관한 연구 : 김명기[2523]

1961년 김명기, 타액선 Glutamic-oxaloacetic 및 Glutamic-pyruvic Transamineas에 관한 연구, 제1편 각실험동물의 타액선에 있어서의 Amino기 전이효소의 분포,[2524]

김명기, 타액선 Glutamic-oxaloacetic 및 Glutamic-pyruvic Transaminase에 관한 연구, 제2편 부분적 정제효소활성에 미치는 Pyridoxal Phosphate 및 각종 금속 Ion의 영향,[2525]

1963년 최상열, 한국인 타액의 무기질에 관한 연구(Ⅰ), 타액 내 무기질의 함유량,[2526]

최상열, 한국인 타액의 무기질에 관한 연구(Ⅱ), 타액 내 무기질량과 우식증 및 치석과의 관계,[2527]

타액의 무기질에 관한 연구Ⅱ. Lanolin 투여 후의 타액 및 혈장 Ca의 변화 : 최상열[2528]

최상열, 한국인 타액의 무기질에 관한 연구(Ⅲ), 혈중 calcium과 타액 내 calcium과의 관계,[2529]

2518) (예방치의학) 68-102 : 이선호, 불소를 이용한 치아우식증 예방에 관하여, 해군군의단지 13 : 1.

2519) (예방치의학) 68-126 : 박기철, 불소의 대사와 해독작용, 최신의학 11 : 7.

2520) (예방치의학) 68-128 : 박기철, 불소와 충치, 최신의학 11 : 10.

2521) (예방치의학) 68-162 : 안영호, 방사성 불소(18F)의 치질 침투에 관한 연구, 현대의학 9 : 5.

2522) (예방치의학) 69-109 : 한택선, 2차 우식증예방을 위한 불화석 함유 amalgam 및 합착용 cement에 대하여, 중앙의학 16 : 1.

2523) (예방치의학) 60-학-48. 타액선에 관한 Transaminase에 관한 연구 : 김명기

2524) (예방치의학) 61-74 : 김명기, 타액선 Glutamic-oxaloacetic 및 Glutamic-pyruvic Transamineas에 관한 연구, 제1편 각 실험동물의 타액선에 있어서의 Amino기 전이효소의 분포, 최신의학 4 : 1.

2525) (예방치의학) 61-75 : 김명기, 타액선 Glutamic-oxaloacetic 및 Glutamic-pyruvic Transaminase에 관한 연구, 제2편 부분적 정제효소활성에 미치는 Pyridoxal Phosphate 및 각종 금속 Ion의 영향, 최신의학 4 : 1.

2526) (예방치의학) 63-152 : 최상열, 한국인 타액의 무기질에 관한 연구(Ⅰ), 타액 내 무기질의 함유량, 종합의학 8 : 11.

2527) (예방치의학) 63-153 : 최상열, 한국인 타액의 무기질에 관한 연구(Ⅱ), 타액 내 무기질량과 우식증 및 치석과의 관계, 종합의학 8 : 11.

2528) (예방치의학) 63-학-61. 타액의 무기질에 관한 연구Ⅱ. Lanolin 투여 후의 타액 및 혈장 Ca의 변화 : 최상열

박경호, 각종 갑상선질환에 있어서의 방사성옥소(I_{131})의 타액 내 배설에 관한 연구,[2530]
타액선에 있어서 옥소대사에 관한 실험적 연구 : 박기철[2531]

1964년 최진환, Cortisone을 투여한 흰 쥐의 타액선 다당류에 관한 조직화학적 연구,[2532]
C_{14}를 이용한 타액선의 포도당 산화의 Gylycogen 합성에 관한 연구 : 박기철, 김주환, 김영창[2533]

1965년 박기철, Acetylcholine이 타액선의 옥소대사에 미치는 영향,[2534]
타액선에 있어서 Glucose-1-C_{14}의 대사에 대한 부교감신경 약물의 효과에 관한 실험적 연구 : 박기철[2535]
Cyanocobalmine Folic Acid를 투여한 유견 타액선의 조직화학적 핵산반응 : 엄기택[2536]

1966년 한택선, 안병관. 송영달. 타액선 및 Parotin이 백서의 체중에 미치는 영향에 관한 실험적 연구,[2537]
민병순, 타액선 및 Parotin이 백서의 상아질의 폭경에 미치는 영향에 관한 실험적 연구,[2538]
인 타액이 개구리 적출심장에 미치는 영향 : 정동균[2539]
I_{131}과 C_{14}를 이용한 타액선의 포도당산화와 Glycogen 합성 및 요오드 섭취에 관한 실험적 연구 : 박기철[2540]
이하선 타액, 혈청 및 뇨의 17-Hydroxycorticosteroids 함량변동에 대한 임상적 연구 : 박기철[2541]

2529) (예방치의학) 63-154 : 최상열, 한국인 타액의 무기질에 관한 연구(Ⅲ), 혈중 calcium과 타액 내 calcium과의 관계, 종합의학 8 : 11.

2530) (예방치의학) 63-175 : 박경호, 각종 갑상선질환에 있어서의 방사성옥소(I_{131})의 타액 내 배설에 관한 연구, 최신의학 6 : 12.

2531) (예방치의학) 63-학-23. 타액선에 있어서 옥소대사에 관한 실험적 연구 : 박기철

2532) (예방치의학) 64-95 : 최진환, Cortisone을 투여한 흰 쥐의 타액선 다당류에 관한 조직화학적 연구, 종합의학 9 : 6.

2533) (예방치의학) 64-학-16. C_{14}를 이용한 타액선의 포도당 산화의 Gylycogen 합성에 관한 연구 : 박기철, 김주환, 김영창

2534) (예방치의학) 65-93 : 박기철, Acetylcholine이 타액선의 옥소대사에 미치는 영향, 군진치과 2 : 1.

2535) (예방치의학) 65-학-1. 타액선에 있어서 Glucose-1-C_{14}의 대사에 대한 부교감신경 약물의 효과에 관한 실험적 연구 : 박기철

2536) (예방치의학) 65-학-3. Cyanocobalmine Folic Acid를 투여한 유견 타액선의 조직화학적 핵산반응 : 엄기택

2537) (예방치의학) 66-143 : 한택선 · 안병관 · 송영달, 타액선 및 Parotin이 백서의 체중에 미치는 영향에 관한 실험적 연구, 종합의학 11 : 11.

2538) (예방치의학) 66-208 : 민병순, 타액선 및 Parotin이 백서의 상아질의 폭경에 미치는 영향에 관한 실험적 연구, 중앙의학 11 : 5.

2539) (예방치의학) 66-학-78. 인 타액이 개구리 적출심장에 미치는 영향 : 정동균

2540) (예방치의학) 66-학-79. I_{131}과 C_{14}를 이용한 타액선의 포도당산화와 Glycogen 합성 및 요오드 섭취에 관한 실험적 연구 : 박기철

2541) (예방치의학) 66-학-88. 이하선 타액, 혈청 및 뇨의 17-Hydroxycorticosteroids 함량변동에 대한 임상적 연구 : 박기철

1967년 민병순, 수타액선 및 Parotin이 흰 쥐의 상아질의 경도에 미치는 영향에 관한 실험적 연구,[2542]

김영철, 육상근무자와 해상근무자의 타액점막에 관한 실험적 연구,[2543]

박기철, 타액선에 있어 포도당산화 및 당원합성과 옥소섭취에 관한 실험적 연구, -Acetylcholine과 atropine이 타액선의 포도당산화, 당원 합성 및 옥소섭취에 미치는 영향[2544]

고진수, 김황중, 정상인과 치주병환자의 타액 내 백혈구에 대한 관찰,[2545]

1968년 박치선, Inositol이 백서 타액선의 phosphatase 및 Esterase에 미치는 영향에 관한 조직화학적 연구,[2546]

원용철, 배유홍, 정조영, 정동균, 인 타액의 가토 혈압하악작용에 미치는 수종약물의 영향,[2547]

박치선, Inositol이 백서 타액선의 phosphatase 및 esterase에 미치는 영향에 관한 조직화학적 연구,[2548]

배양일, 당뇨병 환자에서의 타액의 PH치와 D. M. F.률에 관한 연구,[2549]

이배진, 타액의 전분소화효소(α-Amylase)가 우식과 치석에 미치는 영향,[2550]

1969년 이정호, Isoproterenol이 백서 악하선 및 치주조직에 미치는 영향,[2551]

고진수, Testosterone 및 Estrogen 투여가 백서 타액선의 H3-thymidine 반응에 미치는 영향에 관한 자기방사법적 연구,[2552]

2542) (예방치의학) 67-113 : 민병순, 수타액선 및 Parotin이 흰 쥐의 상아질의 경도에 미치는 영향에 관한 실험적 연구, 수도의대잡지 4 : 1.

2543) (예방치의학) 67-159 : 김영철, 육상근무자와 해상근무자의 타액점막에 관한 실험적 연구,해군군의단지 12 : 1.

2544) (예방치의학) 67-194 : 박기철, 타액선에 있어 포도당산화 및 당원합성과 옥소섭취에 관한 실험적 연구, -Acetylcholine과 atropine이 타액선의 포도당산화, 당원 합성 및 옥소섭취에 미치는 영향- 최신의학 10 : 5.

2545) (예방치의학) 67-99 : 고진수 · 김황중, 정상인과 치주병환자의 타액 내 백혈구에 대한 관찰, 대한구강보건학회지 1 : 1.

2546) (예방치의학) 68-56 : 박치선, Inositol이 백서 타액선의 phosphatase 및 Esterase에 미치는 영향에 관한 조직화학적 연구, 성동치과의사시보 9호.

2547) (예방치의학) 68-103 : 원용철 · 배유홍 · 정조영 · 정동균, 인타액의 가토혈압하악작용에 미치는 수종약물의 영향, 종합의학 13 : 4.

2548) (예방치의학) 68-124 : 박치선, Inositol이 백서 타액선의 phosphatase 및 esterase에 미치는 영향에 관한 조직화학적 연구, 최신의학 11 : 6.

2549) (예방치의학) 68-132 : 배양일, 당뇨병 환자에서의 타액의 PH치와 D. M. F. 률에 관한 연구, 최신의학 11 : 11.

2550) (예방치의학) 68-46 : 이배진, 타액의 전분소화효소(α -Amylase)가 우식과 치석에 미치는 영향, 대한치과기재학회지 3 : 3 · 4.

2551) (예방치의학) 69-40 : 이정호, Isoproterenol이 백서 악하선 및 치주조직에 미치는 영향, 대한치과보철학회지 9 : 1.

2552) (예방치의학) 69-72 : 고진수, Testosterone 및 Estrogen 투여가 백서 타액선의 H3-thymidine 반응에

김종배, Testosterone 및 Estrogen을 투여한 백서 치주조직에서의 H3-thymidine의 반응에 관한 자기방사법적 연구,[2553)]

김명수, 타액선 및 타장기에 있어서 LDH 및 SDH와 급성산소결핍 상태와의 상관관계에 대한 실험적 연구,[2554)]

산소결핍증이 신생소백서 악하선에 미치는 영향에 관한 세포학적 연구 : 박재호[2555)]

미치는 영향에 관한 자기방사법적 연구, 종합의학 14 : 10.

2553) (예방치의학) 69-86 : 김종배, Testosterone 및 Estrogen을 투여한 백서 치주조직에서의 H3-thymidine의 반응에 관한 자기방사법적 연구, 최신의학 12 : 7.

2554) (예방치의학) 69-78 : 김명수, 타액선 및 타장기에 있어서 LDH 및 SDH와 급성산소결핍 상태와의 상관관계에 대한 실험적 연구, 최신의학 12 : 4.

2555) (예방치의학) 69-학-1. 산소결핍증이 신생소백서 악하선에 미치는 영향에 관한 세포학적 연구 : 박재호

17. 치과재료학

치과 기자재

1947년 치과기재에 대하여 : M. A. 패튼[2556)]
1956년 최해운, 기재에 대한 소감,[2557)]
1961년 변종수, 송풍회사 대표 강연회,[2558)]
유양석, 치과재료에 대한 고찰,[2559)]
1962년 선우양국, 임상을 위한 치과재료학(1)-(4),[2560)]
선우양국, 치과 재료계에 대한 최근 연구의 분석,[2561)]
1963년 서진관, 日本而至化學社 사원 강연 방청기,[2562)]
1965년 김만수, 치과기재에 관한 관견,[2563)]

연마와 절단

1955년 김의주, Cavitron(절단기),[2564)]
유양석, Airbrasive(공기연마기)에 대하여,[2565)]
1962년 김용선 역, 세계에 있어서의 치과대학에서 사용되고 있는 Ultra High Speed Cutting Equipment를 개술함과 아울러 사견을 논함,[2566)]
박희철, 기공용 Engine machine에 대한 소고,[2567)]
1966년 이영옥 · 김인철 · 김동우, 치아절단 기구에 관한 연구,[2568)]

2556) (치과재료학) 47-특-25. 치과기재에 대하여 : M. A. 패튼
2557) (치과재료학) 56-19 : 최해운, 기재에 대한 소감, 치학 3 : 11.
2558) (치과재료학) 61-33 : 변종수, 송풍회사 대표 강연회, 치학 8 : 5.
2559) (치과재료학) 61-63 : 유양석, 치과재료에 대한 고찰, 치의계 5 : 1.
2560) (치과재료학) 62-51 : 선우양국, 임상을 위한 치과재료학(1)-(4), 치과회보 4 : 3. 4, 5, 6.
2561) (치과재료학) 62-145 : 선우양국, 치과 재료계에 대한 최근 연구의 분석, Medical Digest, 4 : 9.
(치과재료학) 62-학-62. 치과 재료계에 대한 최근 연구의 분석 : 선우양국
2562) (치과재료학) 63-43 : 서진관, 日本而至化學社 사원 강연 방청기, 치학 10 : 7.
2563) (치과재료학) 65-79 : 김만수, 치과기재에 관한 관견, 한국치과공론 1 : 5.
2564) (치과재료학) 55-29 : 김의주, Cavitron(절단기), 치학 2 : 11.
2565) (치과재료학) 55-30 : 유양석, Airbrasive(공기연마기)에 대하여, 치학 2 : 11.
2566) (치과재료학) 62-18 : 김용선 역, 세계에 있어서의 치과대학에서 사용되고 있는 Ultra High Speed Cutting Equipment를 개술함과 아울러 사견을 논함, 치학 9 : 6.
2567) (치과재료학) 62-85 : 박희철, 기공용 Engine machine에 대한 소고, 치의계 6 ; 2.
2568) (치과재료학) 66-127 : 이영옥 · 김인철 · 김동우, 치아절단 기구에 관한 연구, 종합의학 11 : 4.

1967년 지헌택, 보철분야에 있어서 고속도 엔진의 합리적 사용법,[2569]
Transistorized Ultrason 880에 대하여 : 백승호[2570]
엄정문, 연마의 목적,[2571]
우형식, 연마의 술식,[2572]
김영남, 연마의 술식,[2573]

압인기와 주조기

1955년 편집자, 치과용 압인기,[2574]
1957년 허태운, 원심주조기의 사용법,[2575]

납형

1965년 선우양국, 납형제작은 이렇게 -임상지침의 21개조-[2576]
1967년 모경집, 납원형의 물리적 성질에 관한 실험적 연구,[2577]

치과용 합금

1956년 치과용 금의 합금에 관한 연구 : 진용환[2578]
1957년 김영선, 미국치과계에서 사용되는 Chrome Cobalt에 대하여,[2579]
1958년 유시복, 신 합금 “뿌라단”의 임상적 검토,[2580]
Partial Frame Non-Precious Casting Alloy 합성례 : 차문호[2581]

(치과재료학) 66-학-100. 치아 절단 기구에 관한 연구 : 이영옥, 김인철, 김동우
2569) (치과재료학) 67-66 : 지헌택, 보철분야에 있어서 고속도 엔진의 합리적 사용법, 치계 1 : 4.
2570) (치과재료학) 67-테-1. Transistorized Ultrason 880에 대하여 : 백승호
2571) (치과재료학) 67-86 : 엄정문, 연마의 목적, 대한치과기재학회지 2 : 1.
2572) (치과재료학) 67-87 : 우형식, 연마의 술식, 대한치과기재학회지 2 : 1.
2573) (치과재료학) 67-88 : 김영남, 연마의 술식, 대한치과기재학회지 2 : 1.
2574) (치과재료학) 55-21 : 편집자, 치과용 압인기, 치학 2 : 11.
2575) (치과재료학) 57-40 : 허태운, 원심주조기의 사용법, 치의계 1 : 2.
2576) (치과재료학) 65-89 : 선우양국, 납형제작은 이렇게 -임상지침의 21개조- 한국치과공론1 : 6.
2577) (치과재료학) 67-184 : 모경집, 납원형의 물리적 성질에 관한 실험적 연구, 종합의학 12 : 11.
2578) (치과재료학) 56-학-40. 치과용 금의 합금에 관한 연구 : 진용환
2579) (치과재료학) 57-50 : 김영선, 미국치과계에서 사용되는 Chrome Cobalt에 대하여, 종합의학 2 : 6.
2580) (치과재료학) 58-6 : 유시복, 신 합금 “뿌라단” 의 임상적 검토, 치학 5 : 4.
2581) (치과재료학) 58-학-4. Partial Frame Non-Precious Casting Alloy 합성례 : 차문호

1959년 김영해, Partial Frame용 Nonprecious(비귀금속) Casting Alloy의 1 합성례,[2582]

1960년 김영해, Ticonium in Dentistry,[2583]

1962년 유양석, 특수 보철 및 재료에 대한 연구,[2584]

구창수, 구강 내 금속의 부식에 관하여,[2585]

1963년 정소영, 국부의치에 사용되는 재료에 대하여,[2586]

선우양국, 합금의 조성, 열처리,[2587]

김철위, 치과용 금 합금 및 Amalgam합금의 변색에 관한 연구,[2588]

장익태, 치과용 금 합금의 경도 및 현미경적 구조에 대한 열처리의 효과,[2589]

1965년 정인섭 · 문상인, Ticonium Partial Denture 제작과정에서 Ticonium Ingot의 소모에 대한 관찰,[2590]

1966년 선우양국, 치과용 주조 금 합금에 대하여,[2591]

1967년 우형식, 김영남, 한국 치과계에서 사용되고 있는 치과용 주조 금합금에 대한 조사,[2592]

김철위, 선우양국, 신철길, 김정웅, 조천식, 치과용 은 합금 제조에 관한 연구,[2593]

김영해, 타이코늄에 대하여,[2594]

1969년 이완철, 지헌택, 한국에서 사용되고 있는 치과용 주조 금 합금의 물리적 성질에 관한 연구,[2595]

구수회, 백금가금 주조에 대한 소고,[2596]

2582) (치과재료학) 59-127 : 김영해, Partial Frame용 Nonprecious(비귀금속) Casting Alloy의 1 합성례, 전남치의 1 : 1.

2583) (치과재료학) 60-115 : 김영해, Ticonium in Dentistry, 임상의학 2 : 11.

2584) (치과재료학) 62-101 : 유양석, 특수 보철 및 재료에 대한 연구, 군진의학 9 : 2.

2585) (치과재료학) 62-88 : 구창수, 구강 내 금속의 부식에 관하여, 치의계 6 : 2.

2586) (치과재료학) 63-77 : 정소영, 국부의치에 사용되는 재료에 대하여, 치의계 7 : 2.

2587) (치과재료학) 63-87 : 선우양국, 합금의 조성, 열처리(치과재료학지상 강좌), 치과회보 5 : 1.

2588) (치과재료학) 63-177 : 김철위, 치과용 금 합금 및 Amalgam합금의 변색에 관한 연구, 최신의학 6 : 12.
(시과재료힉) 63-힉-133. 치과용 금합금 및 Amalgam 합금의 변색에 관한 연구 : 김철위

2589) (치과재료학) 63-108 : 장익태, 치과용 금 합금의 경도 및 현미경적 구조에 대한 열처리의 효과, 치과회보 5 : 4.
(치과재료학) 63-학-118. 치과용 금합금의 경도 및 현미경적 구조에 대한 열처리의 효과 : 장익태

2590) (치과재료학) 65-99 : 정인섭 · 문상인, Ticonium Partial Denture 제작과정에서 Ticonium Ingot의 소모에 대한 관찰, 군진치과 2 : 1.

2591) (치과재료학) 66-100 : 선우양국, 치과용 주조 금 합금에 대하여, 대한치과기재학회지 1 : 1.

2592) (치과재료학) 67-92 : 우형식 · 김영남, 한국 치과계에서 사용되고 있는 치과용 주조 금합금에 대한 조사, 대한치과기재학회지 2 : 2.

2593) (치과재료학) 67-83 : 김철위 · 선우양국 · 신철길 · 김정웅 · 조천식, 치과용 은 합금 제조에 관한 연구, 대한치과기재학회지 2 : 1.

2594) (치과재료학) 67-85 : 김영해, 타이코늄에 대하여, 대한치과기재학회지 2 : 1.

2595) (치과재료학) 69-52 : 이완철 · 지헌택, 한국에서 사용되고 있는 치과용 주조 금 합금의 물리적 성질에 관한 연구, 대한치과기재학회지 4 : 3 · 4.

2596) (치과재료학) 69-57 : 구수회, 백금가금 주조에 대한 소고, 성동치의시보 3 : 1.

선우양국, 국소의치용 크로뮴-코발트 합금의 피로성질 및 부식 저항도에 대한 연구,[2597]
김철위, 코발트 · 크로뮴 합금에 대하여,[2598]
김치윤, 주조용 cobalt-chrome 합금에 대하여,[2599]

인상재

1962년 몇 치과 인상재료의 flow에 관한 연구 : 김인철, 선우양국[2600]
1963년 김인철 · 선우양국, 몇 치과 인상재료의 Flow에 대한 실험적 연구,[2601]
1967년 지헌택, 치과 인상재,[2602]
권명대, 몇 인상재의 면재생능력에 관한 실험적 연구,[2603]

인상재 Alginate

1947년 이영옥, Alginate 인상재인 Ceo-Loid에 관하여,[2604]
1959년 김상봉, Hydrocolloid의 인상채취법,[2605]
김인철, Clinical problems in the use alginate hydrocolloid,[2606]
1963년 김철위, 수온이 Alginate 인상재의 교화시간에 미치는 영향,[2607]
1965년 지헌택, Alginate 인상재료에 대하여,[2608]
1966년 지헌택, Agar hydrocolloid 인상재에 대하여,[2609]

2597) (치과재료학) 69-49 : 선우양국, 국소의치용 크로뮴-코발트 합금의 피로성질 및 부식 저항도에 대한 연구, 대한치과기재학회지 4 : 1 · 2.
(치과재료학) 69-학-3, 코발트-크로뮴계 합금의 피로성질 및 부식저항에 대한 연구 : 선우양국
2598) (치과재료학) 69-55 : 김철위, 코발트 · 크로뮴 합금에 대하여, 대한치과기재학회지 4 : 3 · 4.
2599) (치과재료학) 69-31 : 김치윤, 주조용 cobalt-chrome 합금에 대하여, 치의계 10 : 1.
2600) (치과재료학) 62-학-68, 몇 치과 인상재료의 flow에 관한 연구 : 김인철, 선우양국
2601) (치과재료학) 63-1 : 김인철 · 선우양국, 몇 치과 인상재료의 Flow에 대한 실험적 연구, 대한치과의사협회지 4 : 1.
2602) (치과재료학) 67-4 : 지헌택, 치과 인상재, 대한치과의사협회지 6 : 1.
2603) (치과재료학) 67-183 : 권명대, 몇 인상재의 면재생능력에 관한 실험적 연구, 종합의학 12 : 11.
2604) (치과재료학) 47-7 : 이영옥, Alginate 인상재인 Ceo-Loid에 관하여, 조선치과의보 1 : 1.
2605) (치과재료학) 59-32 : 김상봉, Hydrocolloid의 인상채취법, 치대학술지 1 : 3.
2606) (치과재료학) 59-7 : 김인철, Clinical problems in the use alginate hydrocolloid, 치대학술지 1 : 1.
2607) (치과재료학) 63-15 : 김철위, 수온이 Alginate 인상재의 교화시간에 미치는 영향, 대한치과의사협회지 4 : 2.
(치과재료학) 63-학-131, 수온이 Alginate 인상재에 교화시간에 미치는 영향 : 이영옥, 선우양국, 김철위
2608) (치과재료학) 65-222 : 지헌택, Alginate 인상재료에 대하여, 중앙의학 8 : 6.
2609) (치과재료학) 66-212 : 지헌택, Agar hydrocolloid 인상재에 대하여, 중앙의학 10 : 3.

김광남, 알지네이트 인상재료의 크기의 안정도에 관한 실험적 연구,[2610)]

인상재 Rubber Base

1965년 지헌택, Rubber-base인상재와 그 용도(1)-(2),[2611)]
Rubber Base Impression Technique : 이학수[2612)]
1966년 지헌택, Rubber Base 인상재에 대하여,[2613)]

Acrylic Resin

1947년 애크리릭 수지 치용재의 임상응용에 관하여 : 정보라[2614)]
1952년 「에나레진」도치「추잉검」과의 관계 : 유종덕[2615)]
1953년 허이영, 최신 즉시 중합치관수지 사용법에 대하여,[2616)]
1957년 유양석, Resin 제작에 관한 지식,[2617)]
1959년 우수형, Acrylic Resin 과 그 응용,[2618)]
최재경, Crown Resin의 특수성질에 대하여,[2619)]
1962년 유양석, Soft Resin에 대하여,[2620)]
1963년 선우양국, 총의치 레진 시압법(Ⅰ),[2621)]
김철위, Acrylic Resin의 물리적 성질 및 그 취급법,[2622)]
1964년 임화식, 방사성 동위원소 S35를 이용한 치과용 주조금관과 Veneering Resin의 접착성에 관한 연구,[2623)]

2610) (치과재료학) 66-142 : 김광남, 알지네이트 인상재료의 크기의 안정도에 관한 실험적 연구, 종합의학 11 : 11.
(치과재료학) 66-학-68. 알지네이트 인상재료의 Dimensional Stability에 관한 실험적 연구 : 김광남
2611) (치과재료학) 65-53 : 지헌택, Rubber-base인상재와 그 용도(1)-(2), 한국치과공론 1 : 3, 4
2612) (치과재료학) 65-테-142, Rubber Base Impression Technique : 이학수
2613) (치과재료학) 66-101 : 지헌택, Rubber Base 인상재에 대하여, 대한치과기재학회지 1 : 1.
2614) (치과재료학) 47-학-18. 애크리릭 수지 치용재의 임상응용에 관하여 : 정보라
2615) (치과재료학) 52-학-36. 「에나레진」 도치 「추잉검」 과의 관계 : 유종덕
2616) (치과재료학) 53-4 : 허이영, 최신 즉시 중합치관수지 사용법에 대하여, 의성 7 : 22.
2617) (치과재료학) 57-5 : 유양석, Resin 제작에 관한 지식, 치학 4 : 1.
2618) (치과재료학) 59-115 : 우수형, Acrylic Resin 과 그 응용, 치의계 3 : 2.
2619) (치과재료학) 59-126 : 최재경, Crown Resin의 특수성질에 대하여, 치과회보 1 : 10.
2620) (치과재료학) 62-78 : 유양석, Soft Resin에 대하여, 치의계 6 : 1.
2621) (치과재료학) 63-72 : 선우양국, 총의치 레진 시압법(Ⅰ), 치의계 7 : 2.
2622) (치과재료학) 63-97 : 김철위, Acrylic Resin의 물리적 성질 및 그 취급법, 치과회보 5 : 3.
2623) (치과재료학) 64-136 : 임화식, 방사성 동위원소 S35를 이용한 치과용 주조금관과 Veneering Resin의 접착성에 관한 연구, 최신의학 7 : 12.

1965년 김동우 · 구창서, 치과용 Acrylic Veneering Resin의 물리적 성질에 관한 실험적 연구,[2624]
구창서, 치과용 Acrylic Veneering Resin의 경도측정에 관한 실험적 연구,[2625]
1966년 엄영배, 치과용 Acrylic Veneering Resin의 마모도 측정에 관한 실험적 연구,[2626]
김철위 · 선우양국 · 변석두 · 김기혁, 레진치의 경도 및 압흔 저항도 측정,[2627]
최욱환, 가공치가 치주조직에 미치는 영향에 대한 고찰, (제1편 비금속성 재료중심으로),[2628]
유양석, 인공치의 선택,[2629]
1967년 구수회, Acrylic Resin Monomer에서 Polymer 제조법,[2630]

보철 재료

1955년 岡田泰紀, 김주태 역, 왁스 빠다의 취급법(1)-(2),[2631]
1967년 유양석, VITA-VMK / Degudent Technique,[2632]
1969년 지헌택 · 이완철, 알미나 보강 도재관,[2633]

Amalgam

1959년 유양석, Amalgam의 성질과 취급에 대하여,[2634]

2624) (치과재료학) 65-169 : 김동우 · 구창서, 치과용 Acrylic Veneering Resin의 물리적 성질에 관한 실험적 연구, 종합의학 10 : 11.
(치과재료학) 65-학-127. 치과용 Veneering Acrylic Resin의 물리학적 성질에 관한 실험적 연구 : 김동우, 구창서
2625) (치과재료학) 65-171 : 구창서, 치과용 Acrylic Veneering Resin의 경도측정에 관한 실험적 연구, 종합의학10 : 12.
(치과재료학) 65-학-102. 치과용 Veneering Acrylic Resin의 경도측정에 관한 실험적 연구 : 구창서
2626) (치과재료학) 66-148 : 엄영배, 치과용 Acrylic Veneering Resin의 마모도 측정에 관한 실험적 연구, 종합의학 11 : 11.
(치과재료학) 66-학-71. 치과용 Acrylic Veneering Resin의 마모도 측정에 관한 실험적 연구 : 엄영배
2627) (치과재료학) 66-104 : 김철위 · 선우양국 · 변석두 · 김기혁, 레진치의 경도 및 압흔 저항도 측정, 대한치과기재학회지 1 : 2.
2628) (치과재료학) 66-97 : 최욱환, 가공치가 치주조직에 미치는 영향에 대한 고찰,(제1편 비금속성 재료 중심으로), 군진치과 3 : 2.
2629) (치과재료학) 66-102 : 유양석, 인공치의 선택, 대한치과기재학회지 1 : 1.
2630) (치과재료학) 67-53 : 구수회, Acrylic Resin Monomer에서 Polymer 제조법, 치의계 9 : 3.
2631) (치과재료학) 55-36 : 岡田泰紀, 김주태 역, 왁스 빠다의 취급법(1)-(2), 치학 2 : 12, 3 : 1.
2632) (치과재료학) 67-89 : 유양석, VITA-VMK / Degudent Technique, 대한치과기재학회지 2 : 1.
2633) (치과재료학) 69-51 : 지헌택 · 이완철, 알미나 보강 도재관, 대한치과기재학회지 4 : 1 · 2
2634) (치과재료학) 59-113 : 유양석, Amalgam의 성질과 취급에 대하여, 치의계 3 : 2.

Dental Amalgam Alloy의 재료학적 고찰 : 김행원[2635]

1965년 김철위 · 선우양국, 수분의 오염이 치과용 Amalgam합금의 압축강도에 미치는 영향,[2636]

1966년 선우양국, 구상 아말감에 대하여,[2637]

김철위, 치과용 Amalgam 합금의 이론과 실제,[2638]

김철위 · 선우양국, Amalgam 충전 실습작품에 대한 경도시험보고,[2639]

김철위 · 선우양국, 치과용 Amalgam 합금의 미세구조,[2640]

변석두 · 김철위, 연화 차이가 치과용 Amalgam합금의 압축강도에 미치는 영향,[2641]

1967년 김철위 · 선우양국 · 신철길, RTL 치과용 Amalgam 합금의 압축강도에 관한 연구, Ⅰ, 합금-수은비와 충전압의 영향,[2642]

김철위, 경시변화에 따르는 치과용 Amalgam 합금의 강도연구, -국산 RTL Amalgam을 중심으로-[2643]

김철위, 치과용 아말감 합금의 압류도 측정, -국산 RTL Amalgam을 중심으로[2644]

김철위 · 이영옥, Carbon Replica 방법에 의한 치과용 아말감 합금의 전자현미경적 응용,[2645]

김철위, Amalgam 충전의 실패 예에 관한 관찰,[2646]

1968년 김철위, 치과용 아말감 합금의 미세구조에 관한 연구,[2647]

1969년 김진완, 수종 아말감 합금에 있어서 강도 및 압류도의 비교에 관한 연구,[2648]

2635) (치과재료학) 59-학-43. Dental Amalgam Alloy의 재료학적 고찰 : 김행원
2636) (치과재료학) 65-80 : 김철위 · 선우양국, 수분의 오염이 치과용 Amalgam 합금의 압축강도에 미치는 영향, 대한치과공론 1 : 6.
2637) (치과재료학) 66-88 : 선우양국, 구상 아말감에 대하여, 군진치과 3 : 2.
2638) (치과재료학) 66-96 : 김철위, 치과용 Amalgam 합금의 이론과 실제, 군진치과 3 : 2.
2639) (치과재료학) 66-99 : 김철위 · 선우양국, Amalgam 충전 실습작품에 대한 경도시험보고, 대한치과기재학회지 1 : 1.
2640) (치과재료학) 66-103 : 김철위 · 선우양국, 치과용 Amalgam 합금의 미세구조, 대한치과기재학회지 1 : 2.
2641) (치과재료학) 66-66 : 변석두 · 김철위, 연화 차이가 치과용 Amalgam합금의 압축강도에 미치는 영향, 군진치과 3 : 2.
2642) (치과재료학) 67-84 : 김철위 · 선우양국 · 신철길, RTL 치과용 Amalgam 합금의 압축강도에 관한 연구, Ⅰ, 합금-수은비와 충전압의 영향, 대한치과기재학회지 2 : 1.
2643) (치과재료학) 67-93 : 김철위, 경시변화에 따르는 치과용 Amalgam 합금의 강도연구, -국산 RTL Amalgam을 중심으로- 대한치과기재학회지 2 : 2.
2644) (치과재료학) 67-94 : 김철위, 치과용 아말감 합금의 압류도 측정, -국산 RTL Amalgam을 중심으로- 대한치과기재학회지 2 : 3.
2645) (치과재료학) 67-96 : 김철위 · 이영옥, Carbon Replica 방법에 의한 치과용 아말감 합금의 전자현미경적 응용, 대한치과기재학회지 2 : 4.
2646) (치과재료학) 67-91 : 김철위, Amalgam 충전의 실패 예에 관한 관찰, 대한치과기재학회지 2 : 2.
2647) (치과재료학) 68-47 : 김철위, 치과용 아말감 합금의 미세구조에 관한 연구, 대한치과기재학회지 3 : 3 · 4.
2648) (치과재료학) 69-69 : 김진완, 수종 아말감 합금에 있어서 강도 및 압류도의 비교에 관한 연구, 종합의학 14 : 4.

석고

1962년 선우양국, 석고의 경화와 결정구조에 관한 지완제의 영향,[2649]
선우양국, 석고의 경화와 결정구조에 관한 촉진제와 지완제의 영향,[2650]
1963년 김인철 · 장익태, 치과용 경석고의 표면경도에 관한 실험적 연구,[2651]
1969년 김창회, 치과용 석고의 표면경도 강화에 관한 실험적 연구,[2652]

매몰재

1965년 국산치과용 매몰제의 물리화학적 성질 : 지헌택, 김철옥, 전영남, 우형식[2653]
1967년 지헌택, 치과용 매몰재의 매몰법에 관한 소고,[2654]
1968년 김철위, 치과용 매몰재의 미립도 측도,[2655]

시멘트

1956년 내가 조제한 합착 및 충전용 시멘트 : 이형주[2656]
1958년 국산시멘트의 Electric Conductivity에 관한보고 : 이영옥. 서정훈[2657]
국산시멘트 경도에 관한보고 : 이영옥. 서정훈[2658]
1963년 산화아연 유지놀 세멘트의 경화보진제에 관한 실험적 연구 : 김죽순[2659]
1965년 구강 경조직에 Zirconium Silicate을 사용한 임상적 효과에 대하여 : 김기완[2660]

2649) (치과재료학) 62-26 : 선우양국. 석고의 경화와 결정구조에 관한 지완제의 영향. 치학 9 : 10.
2650) (치과재료학) 62-112 : 선우양국. 석고의 경화와 결정구조에 관한 촉진제와 지완제의 영향. 최신의학 5: 8.
(치과재료학) 62-학-42. 석고의 경화와 결정구조에 관한 촉진제와 이완제의 영향 : 선우양국
2651) (치과재료학) 63-135 : 김인철 · 장익태. 치과용 경석고의 표면경도에 관한 실험적 연구. 종합의학 8 : 9.
2652) (치과재료학) 69-36 : 김창회. 치과용 석고의 표면경도 강화에 관한 실험적 연구. 대한치과보철학회지 9 : 1.
2653) (치과재료학) 65-학-136. 국산치과용 매몰제의 물리화학적 성질 : 지헌택. 김철옥. 전영남. 우형식
2654) (치과재료학) 67-90 : 지헌택. 치과용 매몰재의 매몰법에 관한 소고. 대한치과기재학회지 2 : 1.
2655) (치과재료학) 68-44 : 김철위. 치과용 매몰재의 미립도 측도. 대한치과기재학회지 3 : 1 · 2.
2656) (치과재료학) 56-테-28. 내가 조제한 합착 및 충전용 시멘트 : 이형주
2657) (치과재료학) 58-학-12. 국산시멘트의 Electric Conductivity에 관한 보고 : 이영옥. 서정훈
2658) (치과재료학) 58-학-25. 국산시멘트 경도에 관한보고 : 이영옥. 서정훈
2659) (치과재료학) 63-학-59. 산화아연 유지놀 세멘트의 경화보진제에 관한 실험적 연구 : 김죽순
2660) (치과재료학) 65-학-120. 구강 경조직에 Zirconium Silicate을 사용한 임상적 효과에 대하여 : 김기완

교정재료

1965년 교정용 밴드의 물리적 성질에 관한 연구 : 선우양국[2661)]
1967년 우형식, 교정용 철선,[2662)]
1968년 김찬숙, 서구식 교정과 그 재료,[2663)]

2661) (치과재료학) 65-학-121. 교정용 밴드의 물리적 성질에 관한 연구 : 선우양국
2662) (치과재료학) 67-95 : 우형식, 교정용 철선, 대한치과기재학회지 2 : 3.
2663) (치과재료학) 68-48 : 김찬숙, 서구식 교정과 그 재료, 대한치과기재학회지 3 : 3 · 4.

18. 구강해부학

구강과 안면의 해부학

1959년 김명국, The anatomical infectious routes of oral cavity,[2664)]
김명국, 임상을 기초로 한 구강 및 안면의 국소해부에 대하여,[2665)]
이열희, 골학,[2666)]
1960년 이열희, 신경학,[2667)]
이열희, 국부해부학,[2668)]
1966년 김명국, 임상가를 위한 구강해부학,[2669)]
1967년 김명국, 의치상면에 관계되는 응용해부학,[2670)]
1968년 김명국, 의치상면에 관계되는 응용해부학,[2671)]

치아와 체질

1948년 인류 치아의 형태학적 및 축학적 고찰 : 송재형[2672)]
어류 치아 연구의 그 1단 : 김영창, 김주환[2673)]
1959년 한국인 치아의 생물학적 연구 : 이준호[2674)]
인종적으로 본 치아의 형태(특히 미국, 중국, 일본인을 중심으로 하여) : 유종덕[2675)]
1961년 라세진, 한국인 치아의 체질 인류학적 연구,[2676)]
김규택, 서울, 경기도, 경상남도 및 경상북도인의 체질 인류학적 연구,[2677)]

2664) (해부학) 59-5 : 김명국, The anatomical infectious routes of oral cavity, 치대학술지 1 : 1.
2665) (해부학) 59-28 : 김명국, 임상을 기초로 한 구강 및 안면의 국소해부에 대하여, 치대학술지 1 : 3.
2666) (해부학) 59-80 : 이열희, 골학(1)-(5), 치학 6 : 7, 8, 9, 10, 11.
2667) (해부학) 60-20 : 이열희, 신경학, 치학 7 : 1.
2668) (해부학) 60-28 : 이열희, 국부해부학(1)-(5), 치학 7 : 2, 3, 4, 6, 7.
2669) (해부학) 66-62 : 김명국, 임상가를 위한 구강해부학 (그 1, 악골편), 군진치과 3 : 1.
2670) (해부학) 67-5 : 김명국, 의치상면에 관계되는 응용해부학, 대한치과의사협회지 6 : 1.
2671) (해부학) 68-93 : 김명국, 의치상면에 관계되는 응용해부학, 치계 2 : 11.
2672) (해부학) 48-학-10. 인류 치아의 형태학적 및 축학적 고찰 : 송재형
2673) (해부학) 48-학-26. 어류 치아 연구의 그 1단 : 김영창, 김주환
2674) (해부학) 59-학-20. 한국인 치아의 생물학적 연구 : 이준호
2675) (해부학) 59-학-34. 인종적으로 본 치아의 형태(특히 미국, 중국, 일본인을 중심으로 하여) : 유종덕
2676) (해부학) 61-1 : 라세진, 한국인 치아의 체질 인류학적 연구, 대한치과의학회지 제3권.
2677) (해부학) 61-8 : 김규택, 서울, 경기도, 경상남도 및 경상북도인의 체질 인류학적 연구, 서울의대잡지 2 : 2.
(해부학) 61-학-9. 한국인의 체질 인류학적 연구(서울, 경기도, 경상남북도) : 김규택

1965년 이기완, 한국인 육군 장병 두부의 체질 인류학적 연구,[2678]
1966년 이기완, 한국인 육군 장병 두부의 생체 계측학적 연구,[2679]

치아의 형태

1953년 한국인 치아형의 통계적 관찰(약 천명) : 이유경[2680]
1954년 한국인 치아형의 통계적 관찰(그 2) : 이유경[2681]
1960년 한국인 치아계측 통계학적 연구(제1보) : 김규택[2682]
1961년 장신요 · 김명국, 한국인의 Shovel형 문치, 내위문치 및 문치교합형의 조사 성적,[2683]
1962년 한국인 하악 제2소구치 교합면의 형태학적 고찰 : 박명길[2684]
한국인 영구치 맹출에 관한 연구 : 차문호[2685]
한국인에 있어서 치아와 신장과의 관계 : 양동규[2686]
1963년 양동규, 한국인에 있어서 상악중절치 치관장과 신장과의 관계에 대한 소고,[2687]
서영규, 한국인 치아의 형태학적 연구,[2688]
한국인 치아표면적 계측 : 이만섭[2689]
1964년 문영환 · 이만섭, 한국인 치아의 치관표면적에 관한 연구,[2690]
허태운, 한국인 상악중절치에 있어 설면와의 형태에 관한 연구,[2691]
허태운, 하악 제2소구치 교합면에 관한 형태학적 연구,[2692]
김호원, 한국인의 단근성 상악 영구 중절치,[2693]

2678) (해부학) 65-104 : 이기완, 한국인 육군 장병 두부의 체질 인류학적 연구, 군진치과 2 : 2.
2679) (해부학) 66-55 : 이기완, 한국인 육군 장병 두부의 생체 계측학적 연구, 군진치과 3 : 1.
2680) (해부학) 53-학-14. 한국인 치아형의 통계적 관찰(약 천명) : 이유경
2681) (해부학) 54-학-22. 한국인 치아형의 통계적 관찰(그 2) : 이유경
2682) (해부학) 60-학-41. 한국인 치아계측 통계학적 연구(제1보) : 김규택
2683) (해부학) 61-9 : 장신요 · 김명국, 한국인의 Shovel형 문치, 내위문치 및 문치교합형의 조사 성적, 서울의대잡지 2 : 3.
2684) (해부학) 62-학-56. 한국인 하악 제2소구치 교합면의 형태학적 고찰 : 박명길
2685) (해부학) 62-학-106. 한국인 영구치 맹출에 관한 연구 : 차문호
2686) (해부학) 62-학-31. 한국인에 있어서 치아와 신장과의 관계 : 양동규
2687) (해부학) 63-166 : 양동규, 한국인에 있어서 상악중절치 치관장과 신장과의 관계에 대한 소고, 종합의학 8 : 12.
2688) (해부학) 63-172 : 서영규, 한국인 치아의 형태학적 연구, 최신의학 6 : 6.
2689) (해부학) 63-학-30. 한국인 치아표면적 계측 : 이만섭
2690) (해부학) 64-111 : 문영환 · 이만섭, 한국인 치아의 치관표면적에 관한 연구, 종합의학 9 : 10.
2691) (해부학) 64-113 : 허태운, 한국인 상악중절치에 있어 설면와의 형태에 관한 연구, 종합의학 9 : 10.
2692) (해부학) 64-117 : 허태운, 하악 제2소구치 교합면에 관한 형태학적 연구, 종합의학 9 : 11.
2693) (해부학) 64-115 : 김호원, 한국인의 단근성 상악 영구 중절치, 종합의학 9 : 10.
(해부학) 64-학-22. 한국인의 단근성 상악 영구 중절치 : 김호원

상악 제1소구치 분지에 관한 연구 : 정기근[2694)]

한국인 청년석 있어서의 하악 제1대구치 근관 분지의 해부학적 연구 : 변석두[2695)]

1965년 변석두, 한국인 청년층에 있어 하악 영구 제1대구치의 근관 분기에 관한 해부학적 관찰,[2696)]

이금룡, 한국인의 안모와 상악중절치와의 상호유사성에 관한 형태학적 연구,[2697)]

오기환 · 김명국, 한국인과 백인 및 흑인과의 혼혈아의 치아색택에 관한 연구,[2698)]

상악 협측 구치의 후경에 관한 임상해부학적 연구 : 김정수[2699)]

한국인 하악 제일대구치 치근 이개각의 계측학적 연구 :김종원[2700)]

한국인에 있어서의 전치부 치열만곡 : 이창희[2701)]

중절치 배열에 관한 연구 : 이창희, 김지수[2702)]

1966년 김종원, 한국인 하악 제1대구치 치근 이개상에 관한 연구,[2703)]

김광근, 한국인의 상악치궁과 하악중절치와의 상호유사성에 관한 형태학적 연구,[2704)]

백명석, 한국 성인 남자 치아 경조직 후경에 관한 통계학적 연구,[2705)]

김동익, 하악절치의 법랑질 후경에 관한 연구,[2706)]

부삼환 · 박래영 · 김인철, 하악절치의 상아질 후경에 관한 연구,[2707)]

박래영, 대구치의 소와 및 열구의 법랑질 후경에 관한 연구,[2708)]

하악 절치의 법랑질 후경에 관한 연구 : 김동우[2709)]

2694) (해부학) 64-학-27. 상악 제1소구치 분지에 관한 연구 : 정기근

2695) (해부학) 65-학-15. 한국인 청년시 있어서의 하악 제1대구치 근관 분지의 해부학적 연구 : 변석두

2696) (해부학) 65-82 : 변석두, 한국인 청년층에 있어 하악 영구 제1대구치의 근관 분기에 관한 해부학적 관찰, 한국치과공론 1 : 6.

2697) (해부학) 65-172 : 이금룡, 한국인의 안모와 상악중절치와의 상호유사성에 관한 형태학적 연구, 종합의학 10 : 12.

(해부학) 65-학-106. 한국인의 안모와 상악 중절치와의 상호유사성에 관한 형태학적 연구 : 이금룡

2698) (해부학) 65-226 : 오기환 · 김명국, 한국인과 백인 및 흑인과의 혼혈아의 치아색택에 관한 연구, 중앙의학 9 : 3.

2699) (해부학) 65-학-29. 상악 협측 구치의 후경에 관한 임상해부학적 연구 : 김정수

2700) (해부학) 65-학-80. 한국인 하악 제일대구치 치근 이개각의 계측학적 연구 :김종원

2701) (해부학) 65-학-116. 한국인에 있어서의 전치부 치열만곡 : 이창희

2702) (해부학) 65-학-130. 중절치 배열에 관한 연구 : 이창희, 김지수

2703) (해부학) 66-122 : 김종원, 한국인 하악 제1대구치 치근 이개상에 관한 연구, 종합의학 11 : 3.

2704) (해부학) 66-192 : 김광근, 한국인의 상악치궁과 하악중절치와의 상호유사성에 관한 형태학적 연구, 현대의학 5 : 5.

2705) (해부학) 66-65 : 백명석, 한국 성인 남자 치아 경조직 후경에 관한 통계학적 연구, 군진치과 3 : 2.

2706) (해부학) 66-128 : 김동익, 하악절치의 법랑질 후경에 관한 연구, 종합의학 11 : 5.

2707) (해부학) 66-144 : 부삼환 · 박래영 · 김인철, 하악절치의 상아질후경에 관한 연구, 종합의학 11 : 11.

2708) (해부학) 66-149 : 박래영, 대구치의 소와 및 열구의 법랑질 후경에 관한 연구, 종합의학 11 : 11.

2709) (해부학) 66-학-70. 하악 절치의 법랑질 후경에 관한 연구 : 김동우

하악절치의 상아질 후경에 관한 연구 : 부삼환, 박래영[2710]
구치의 풍융도에 관한 X-선상의 고찰 : 이영옥, 김인철, 양원식[2711]
1968년 김인철. 권명대. 모경집. 이돈형, 하악 절치절단의 형태학적 연구,[2712]

구강 내의 관계

1956년 유양석, 하순계대에 대한 소고,[2713]
1959년 한국인 유치 및 영구치의 근원심적 거리에 관한 연구 : 차문호, 박상희, 정수찰[2714]
1963년 최형곤, 한국인에 있어서 구치후삼각의 임상해부학적 연구,[2715]
신범철 · 황성명, 한국인의 구강내 각 소대에 대한 관찰,[2716]
김명국 · 전철호, 무뇌아 악골의 관찰,[2717]
1964년 이기완 · 김명국, 무뇌아의 치배에 관한 발생학적 고찰,[2718]
김정수 · 김명국, 상악 협측 치은의 후경에 관한 임상해부학적 연구,[2719]
김유선 · 김명국, 치조와의 최심점과 악설골늑간의 거리에 관한 임상해부학적 연구,[2720]
1965년 문영환 · 성기준 · 이명복, 무뇌아 두개골에 관한 해부학적 관찰(1례),[2721]
한형진, 한국인 청년층의 절치유두와 양 견치선과의 관계에 대한 임상 해부학적 관찰,[2722]
김정수 · 김명국, 상악치조부의 해면질 골량에 관한 X선 해부학적 연구,[2723]
김만수, 상악전치부에 있어서 치조 간 중격의 후경에 관한 임상적 연구,[2724]

2710) (해부학) 66-학-102. 하악절치의 상아질 후경에 관한 연구 : 부삼환, 박래영
2711) (해부학) 66-학-103. 구치의 풍융도에 관한 X-선상의 고찰 : 이영옥, 김인철, 양원식
2712) (해부학) 68-32 : 김인철. 권명대. 모경집. 이돈형, 하악 절치절단의 형태학적 연구, 대한치과보철학회지 8 : 1.
2713) (해부학) 56-16 : 유양석, 하순계대에 대한 소고, 치학 3 : 7.
(해부학) 56-27 : 유양석, 하순계대에 대한 소고, 육군의무장교단잡지 3 : 2.
2714) (해부학) 59-학-35. 한국인 유치 및 영구치의 근원심적 거리에 관한 연구 : 차문호, 박상희, 정수찰
2715) (해부학) 63-131 : 최형곤, 한국인에 있어서 구치후삼각의 임상해부학적 연구, 종합의학 8 : 8
(해부학) 63-학-45. 한국인에 있어서 구치삼각의 임상해부학적 연구 : 최형곤
2716) (해부학) 63-132 : 신범철 · 황성명, 한국인의 구강내 각 소대에 대한 관찰, 종합의학 8 : 8.
2717) (해부학) 63-163 : 김명국 · 전철호, 무뇌아 악골의 관찰, 종합의학, 8 : 12.
2718) (해부학) 64-102 : 이기완 · 김명국, 무뇌아의 치배에 관한 발생학적 고찰, 종합의학 9 : 7.
2719) (해부학) 64-134 : 김정수 · 김명국, 상악 협측 치은의 후경에 관한 임상해부학적 연구, 최신의학 7 : 12.
2720) (해부학) 64-51 : 김유선 · 김명국, 치조와의 최심점과 악설골늑간의 거리에 관한 임상해부학적 연구, 군진치과 1 : 1.
2721) (해부학) 65-199 : 문영환 · 성기준 · 이명복, 무뇌아 두개골에 관한 해부학적 관찰(1례), 최신의학 8 : 1.
2722) (해부학) 65-85 : 한형진, 한국인청년층의 절치유두와 양견치선과의 관계에 대한 임상해부학적 관찰, 한국치과공론 1 : 6.
2723) (해부학) 65-201 : 김정수 · 김명국, 상악치조부의 해면질 골량에 관한 X선 해부학적 연구, 최신의학 8 : 3.
2724) (해부학) 65-219 : 김만수, 상악전치부에 있어서 치조 간 중격의 후경에 관한 임상적 연구, 중앙의학 8 : 4.
(해부학) 65-학-20. 상악전치부에 있어서 치조 간 중격의 후경에 관한 임상적 연구 : 김만수

김정수, 대구치에 있어서 법랑상아경계와 치근분기점간의 거리에 관한 임상학적 고찰,[2725]

한국인 치아 치경선의 해부학적 연구 : 정기근, 김일봉[2726]

상악 치조부의 해면질 골량에 관한 X-선 해부학적 연구 : 김명국, 김정수[2727]

1966년 구순과 치아와의 관계 : 이종흔, 황성명[2728]

임봉섭, 한국인 상악골 치조와에 있어 내외골판의 후경에 관한 연구,[2729]

박래영, 구강 전정내 각 소대가 치아에 대하는 위치적 관계,[2730]

최기채, 설의 해부학적인 형태,[2731]

최기채, 경두부동맥의 해부 형태,[2732]

1967년 김인철 · 양원식, 구치의 측정에 관한 X-선상의 연구,[2733]

장익태, 하악 제1대구치와 중절치의 하악골에 대한 위치적 관계,[2734]

장완식 · 이금룡, 하악 중절치의 배열에 관하여,[2735]

장흥수, 한국인 설골에 관한 해부학적 연구,[2736]

1968년 손오영 · 조용명 · 최형순 · 이서해, 접악인대의 상부부착에 관한 해부학적 고찰,[2737]

1969년 장완식, 구순과 치아와의 위치적 관계,[2738]

하악골

1958년 한국인 하악골에 관한 연구 : 이동섭[2739]

2725) (해부학) 65-221 : 김정수, 대구치에 있어서 법랑상아 경계와 치근분기점간의 거리에 관한 임상학적 고찰, 중앙의학 8 : 5.
(해부학) 65-학-17. 대구치에 있어서 법랑질 상아질 경계와 치근분지점간의 거리에 관한 임상적 연구 : 김정수
2726) (해부학) 65-학-21. 한국인 치아 치경선의 해부학적 연구 : 정기근, 김일봉
2727) (해부학) 65-학-39. 상악 치조부의 해면질 골량에 관한 X-선 해부학적 연구 : 김명국, 김정수
2728) (해부학) 66-학-22. 구순과 치아와의 관계 : 이종흔, 황성명
2729) (해부학) 66-172 : 임봉섭, 한국인 상악골 치조와에 있어 내외골판의 후경에 관한 연구, 현대의학 4 : 2.
2730) (해부학) 66-145 : 박래영, 구강 전정내 각 소대가 치아에 대하는 위치적 관계, 종합의학 11 : 11.
2731) (해부학) 66-19 : 최기채, 설의 해부학적인 형태, 치학 13 : 6.
2732) (해부학) 66-22 : 최기채, 경두부동맥의 해부 형태, 치학 13 : 7.
2733) (해부학) 67-165 : 김인철 · 양원식, 구치의 측정에 관한 X-선상의 연구, 종합의학 12 : 1.
2734) (해부학) 68-35 : 장익태, 하악 제1대구치와 중절치의 하악골에 대한 위치적 관계, 대한치과보철학회지 8 : 1.
2735) (해부학) 68-117 : 장완식 · 이금룡, 하악 중절치의 배열에 관하여, 종합의학 13 : 12.
2736) (해부학) 67-203 : 장흥수, 한국인 설골에 관한 해부학적 연구, 현대의학 6 : 4.
(해부학) 66-학-23. 한국인 설골에 관한 해부학적 연구 : 장흥수
2737) (해부학) 68-164 : 손오영 · 조용명 · 최형순 · 이서해, 접악인대의 상부부착에 관한 해부학적 고찰, 현대의학 9 : 5.
2738) (해부학) 69-60 : 장완식, 구순과 치아와의 위치적 관계, 종합의학 14 : 1.
2739) (해부학) 58-학-7. 한국인 하악골에 관한 연구 : 이동섭

1960년 한국인 하악골에 관한 연구(제1차보고) : 이동섭[2740)]

1961년 이동섭, 한국인 하악골에 관한 연구,[2741)]

한인유아 하악골의 인류학적 관찰 : 유기형, 윤주홍, 오문갑, 김준식[2742)]

한국인에 있어서 하악관절에 대한 해부학적 연구 : 김명국[2743)]

1962년 한국인 태아의 하악 악제에 관한 해부학적 연구 : 김명국[2744)]

한국인 태아의 하악골에 관한 해부학적 연구 : 김명국[2745)]

김명국, 하악관절 이상에 관한 임상해부학적 고찰,[2746)]

한국성인 하악 관절에 관한 해부학적 연구(제2보고) : 김명국[2747)]

한국인 유유아 하악골, 이공의 형태학적 관찰 : 유기형[2748)]

1963년 김명국, 성인 하악관절에 관한 형태학적 연구,[2749)]

성인 하악 관절에 관한 기능학적 연구(제3보고) : 김명국[2750)]

하악관절 이상에 관한 임상 해부학적 고찰 : 김명국[2751)]

한국인 하악골에 관한 해부학적 연구 : 남일우[2752)]

1964년 유양석 · 김명국, 하악골에 있어서 치조와의 장경, 폭경에 관한 임상해부학적 연구,[2753)]

이민재, 한국인 하악골의 치밀골에 관한 연구,[2754)]

이원수, 한국인 하악관과 치근첨단의 위치적 연구,[2755)]

백명석 · 김명국, 하악골의 치조와에 있어 내외 골판의 후경에 관한 임상해부학적 연구,[2756)]

하악골에 있어서 치조와의 장경, 폭경 및 고경에 관한 임상해부학적 연구

2740) (해부학) 60-학-34. 한국인 하악골에 관한 연구(제1차보고) : 이동섭

2741) (해부학) 61-87 : 이동섭, 한국인 하악골에 관한 연구, 의학다이제스트 3 : 8.

2742) (해부학) 61-학-26. 한인유아 하악골의 인류학적 관찰 : 유기형, 윤주홍, 오문갑, 김준식

2743) (해부학) 61-학-63. 한국인에 있어서 하악관절에 대한 해부학적 연구 : 김명국

2744) (해부학) 62-학-64. 한국인 태아의 하악 악제에 관한 해부학적 연구 : 김명국

2745) (해부학) 62-학-65. 한국인 태아의 하악골에 관한 해부학적 연구 : 김명국

2746) (해부학) 62-135 : 김명국, 하악관절 이상에 관한 임상해부학적 고찰, 종합의학 7 : 12.

2747) (해부학) 62-학-69. 한국성인 하악 관절에 관한 해부학적 연구(제2보고) : 김명국

2748) (해부학) 62-학-76. 한국인 유유아 하악골, 이공의 형태학적 관찰 : 유기형

2749) (해부학) 63-115 : 김명국, 성인 하악관절에 관한 형태학적 연구, 종합의학 8 : 3.

2750) (해부학) 63-학-26. 성인 하악 관절에 관한 기능학적 연구(제3보고) : 김명국

2751) (해부학) 63-학-43. 하악관절 이상에 관한 임상 해부학적 고찰 : 김명국

2752) (해부학) 63-학-52. 한국인 하악골에 관한 해부학적 연구 : 남일우

2753) (해부학) 64-67 : 유양석 · 김명국, 하악골에 있어서 치조와의 장경, 폭경에 관한 임상해부학적 연구, 군진치과 1 : 2.

2754) (해부학) 64-99 : 이민재, 한국인 하악골의 치밀골에 관한 연구, 종합의학 9 : 7.
(해부학) 64-학-37. 한국인 하악골의 치밀골에 관한 연구 : 이민재

2755) (해부학) 64-100 : 이원수, 한국인 하악관과 치근첨단의 위치적 연구, 종합의학 9 : 7.

2756) (해부학) 64-105 : 백명석 · 김명국, 하악골의 치조와에 있어 내외 골판의 후경에 관한 임상해부학적 연구, 종합의학 9 : 9.

: 유양석, 김명국[2757]
하악골의 치조와에 있어 외과골판의 후경에 관한 임상해부학적 연구 : 백명석, 김명국[2758]
하악골에 있어서 해면질골량의 배열 및 밀도에 관한 임상해부학적 관찰
: 곽원배, 김명국[2759]
한국인 하악관과 치근첨단의 위치적 연구 : 이완수[2760]
1965년 유동수, 하악각의 연령적 변화,[2761]
태아 하악골의 이소골에 관한 발생학적 연구 : 오기환, 김명국[2762]
1966년 악관절에 있어서 관절도판의 증령적 변화 : 김정수, 김명국[2763]
1967년 김상세, 악두위치에 관한 임상적 연구,[2764]
김종철, 하악골 융기에 관한 임상 및 통계학적 연구,[2765]
김명국 · 김창수, 하악 소두형태의 분류에 관한 연구,[2766]
1968년 박진환 · 한태희 · 민정식 · 김명국 · 유종덕, 치과 임상면에서 본 하악소두의 형태학적 관찰,[2767]
오문갑, 하악융기 및 구개융기에 관한 임상적 연구,[2768]

치궁과 구개

1953년 한국인 안면형의 통계적 관찰(2,500명) : 이유경[2769]
1959년 한국인 치궁 폭에 관한 연구 : 차문호, 목영준[2770]
1960년 한국인의 치궁 형태와 혈액형에 관하여 : 최진환[2771]

2757) (해부학) 64-학-5. 하악골에 있어서 치조와의 장경, 폭경 및 고경에 관한 임상해부학적 연구 : 유양석, 김명국
2758) (해부학) 64-학-8. 하악골의 치조와에 있어 외과골판의 후경에 관한 임상해부학적 연구 : 백명석, 김명국
2759) (해부학) 64-학-11. 하악골에 있어서 해면질골량의 배열 및 밀도에 관한 임상해부학적 관찰 : 곽원배, 김명국
2760) (해부학) 64-학-38. 한국인 하악관과 치근첨단의 위치적 연구 : 이완수
2761) (해부학) 65-184 : 유동수, 하악각의 연령적 변화, 현대의학 3 : 4.
(해부학) 65-학-65. 하악각의 연령적 변화 : 유동수
2762) (해부학) 65-학-33. 태아 하악골의 이소골에 관한 발생학적 연구 : 오기환, 김명국
2763) (해부학) 66-학-27. 악관절에 있어서 관절도판의 증령적 변화 : 김정수, 김명국
2764) (해부학) 67-182 : 김상세, 악두위치에 관한 임상적 연구, 종합의학 12 : 11.
2765) (해부학) 67-190 : 김종철, 하악골 융기에 관한 임상 및 통계학적 연구, 종합의학 12 : 12.
2766) (해부학) 67-199 : 김명국 · 김창수, 하악 소두형태의 분류에 관한 연구, 현대의학 6 : 1.
2767) (해부학) 68-118 : 박진환 · 한태희 · 민정식 · 김명국 · 유종덕, 치과 임상면에서 본 하악소두의 형태학적 관찰, 최신의학 11 : 1.
2768) (해부학) 68-120 : 오문갑, 하악융기 및 구개융기에 관한 임상적 연구, 최신의학 11 : 3.
2769) (해부학) 53-학-13. 한국인 안면형의 통계적 관찰(2,500명) : 이유경
2770) (해부학) 59-학-32. 한국인 치궁 폭에 관한 연구 : 차문호, 목영준
2771) (해부학) 60-학-42. 한국인의 치궁 형태와 혈액형에 관하여 : 최진환

1961년 최정봉, 한국인의 치궁형태와 혈액형에 관하여,[2772]
한국인에 있어서 치아와 치궁에 관한 해부학적 연구 : 유종덕[2773]
정상인의 상아제재 악 모형 : 유종덕, 유강식[2774]
1962년 횡구개추벽의 가령적 변화에 대한 연구 : 신범철, 황성명[2775]
한국인 치궁 발육에 관한 연구 : 차문호[2776]
1963년 신범철 · 황성명, 한국인 횡구개추벽의 형태학적 연구,[2777]
전철호 · 김명국, 무치악 악골의 임상해부학적 고찰,[2778]
한국인 장정에 있어서의 교합형에 관하여 : 김호원[2779]
무치악 악골의 임상 해부학적 고찰 : 김명국[2780]
한국인 개모(Profile)에 대한 연구(그 1) : 양순경[2781]
1964년 신범철, 한국인의 교합형,[2782]
김수경, 한국인 구경에 관한 생체 계측학적 연구,[2783]
이한수, 한국인 치궁 및 구개에 관한 체질인류학적 연구,[2784]
1965년 한국인 청년남자에 있어서 구개에 관한 고찰 : 조근옥[2785]
유양석, 한국인과 백인 및 흑인과의 혼혈아의 치궁 발육에 관한 연구,[2786]
1966년 조근옥, 한국인 청년남자의 구개 및 상악 치궁에 관한 연구,[2787]
이성구, 무치악에 있어서의 횡구개추벽의 형태학적 연구,[2788]
임봉섭, 한국인청년층의 골구개에 관한 해부학적 연구,[2789]

2772) (해부학) 61-84 : 최정봉, 한국인의 치궁형태와 혈액형에 관하여, 의학다이제스트 3 : 2.
2773) (해부학) 61-학-28. 한국인에 있어서 치아와 치궁에 관한 해부학적 연구 : 유종덕
2774) (해부학) 61-테-72. 정상인의 상아제재 악 모형 : 유종덕, 유강식
2775) (해부학) 62-학-66. 횡구개추벽의 가령적 변화에 대한 연구 : 신범철, 황성명
2776) (해부학) 62-학-78. 한국인 치궁 발육에 관한 연구 : 차문호
2777) (해부학) 63-140 : 신범철 · 황성명, 한국인 횡구개추벽의 형태학적 연구, 종합의학, 8 : 10.
2778) (해부학) 63-162 : 전철호 · 김명국, 무치악 악골의 임상해부학적 고찰, 종합의학 8 : 11.
2779) (해부학) 63-학-28. 한국인 장정에 있어서의 교합형에 관하여 : 김호원
2780) (해부학) 63-학-47. 무치악 악골의 임상 해부학적 고찰 : 김명국
2781) (해부학) 63-학-63. 한국인 개모(Profile)에 대한 연구(그 1) : 양순경
2782) (해부학) 64-81 : 신범철, 한국인의 교합형, 종합의학 9 : 1.
2783) (해부학) 64-101 : 김수경, 한국인 구경에 관한 생체 계측학적 연구, 종합의학 9 : 7.
(해부학) 64-학-36. 한국인 구경에 대한 생체 계측학적 연구 : 김수경
2784) (해부학) 64-132 : 이한수, 한국인 치궁 및 구개에 관한 체질인류학적 연구, 최신의학 7 :10.
(해부학) 64-학-90. 한국인 치궁 및 구개에 관한 체질인류학적 연구 : 이한수
2785) (해부학) 65-학-138. 한국인 청년남자에 있어서 구개에 관한 고찰 : 조근옥
2786) (해부학) 65-205 : 유양석, 한국인과 백인 및 흑인과의 혼혈아의 치궁 발육에 관한 연구, 최신의학 8 : 6.
2787) (해부학) 66-115 : 조근옥, 한국인 청년남자의 구개 및 상악 치궁에 관한 연구, 종합의학 11 : 1.
2788) (해부학) 66-173 : 이성구, 무치악에 있어서의 횡구개추벽의 형태학적 연구, 현대의학 4 : 2.
2789) (해부학) 66-180 : 임봉섭, 한국인청년층의 골구개에 관한 해부학적 연구, 현대의학 4 : 6.

한국인의 상악 치궁과 상악 중절치와의 상호유사성에 관한 형태학적 연구 : 김광근[2790)]
1967년 김덕상, 한국인의 안모와 상악 치궁과의 상호유사성에 관한 형태학적 연구,[2791)]
1968년 우상민, 한국인 성인 치열궁의 형태학적 연구,[2792)]
손오영 · 조용명 · 최형순 · 이서해, 경구개 연부조직의 후경에 관한 연구,[2793)]
김명국 · 김창수, 상악골 및 구개골의 임상해부학적 관찰,[2794)]
유동수, 한국인 무치악에 관한 형태학적 연구,[2795)]
1969년 김성일, 한국인의 교합과 상악치열궁에 관한 형태학적 연구,[2796)]
차혜영 · 김찬숙 · 지헌택, 치아와 치궁의 크기에 관한 상호관계에 대하여,[2797)]

치아와 상악동

1959년 상악동과 치조와의 거리 : 김명국[2798)]
1960년 김명국, 한국인의 상악동과 치아와의 관계에 대하여,[2799)]
1961년 한국인에 있어서 구강성 상악동에 대한 고찰 : 김명국[2800)]
1962년 유종덕 · 김명국, 한국인의 상악동 이형에 관한 해부학적 고찰,[2801)]
1963년 태아 상악동의 이형에 관한 발생학적 고찰 : 김명국[2802)]
1965년 유양석 · 김명국, 상악동저와 치조와 최심점 사이의 골벽의 후경에 관한 임상해부학적 연구,[2803)]
1966년 김일경, 후상치조관과 치조연 및 상악동저간의 거리에 관한 임상적 연구,[2804)]

2790) (해부학) 66-학-69. 한국인의 상악 치궁과 상악 중절치와의 상호유사성에 관한 형태학적 연구 : 김광근
2791) (해부학) 67-187 : 김덕상. 한국인의 안모와 상악치궁과의 상호유사성에 관한 형태학적 연구. 종합의학 12 : 11.
2792) (해부학) 68-24 : 우상민. 한국인 성인 치열궁의 형태학적 연구. 대한치과보철학회지 8 : 1.
2793) (해부학) 68-111 : 손오영 · 조용명 · 최형순 · 이서해. 경구개 연부조직의 후경에 관한 연구. 종합의학 13 : 11.
2794) (해부학) 68-144 : 김명국 · 김창수. 상악골 및 구개골의 임상해부학적 관찰. 현대의학 8 : 1.
2795) (해부학) 68-151 : 유동수. 한국인 무치악에 관한 형태학적 연구. 현대의학 8 : 5.
2796) (해부학) 69-34 : 김성일. 한국인의 교합과 상악치열궁에 관한 형태학적 연구. 대한치과보철학회지 9 : 1.
2797) (해부학) 69-53 : 차혜영 · 김찬숙 · 지헌택. 치아와 치궁의 크기에 관한 상호관계에 대하여. 대한치과기재학회지 4 : 3 · 4.
2798) (해부학) 59-학-36. 상악동과 치조와의 거리 : 김명국
2799) (해부학) 60-9 : 김명국. 한국인의 상악동과 치아와의 관계에 대하여. 치대학술지 2 : 1.
2800) (해부학) 61-학-29. 한국인에 있어서 구강성 상악동에 대한 고찰 : 김명국
2801) (해부학) 62-121 : 유종덕 · 김명국. 한국인의 상악동 이형에 관한 해부학적 고찰. 종합의학 7 : 7.
2802) (해부학) 63-학-37. 태아 상악동의 이형에 관한 발생학적 고찰 : 김명국
2803) (해부학) 65-106 : 유양석 · 김명국. 상악동저와 치조와 최심점 사이의 골벽의 후경에 관한 임상해부학적 연구. 군진치과 2 : 2.
2804) (해부학) 66-117 : 김일경. 후상치조관과 치조연 및 상악동저간의 거리에 관한 임상적 연구. 종합의학 11 : 1.

타액선

1965년 최동률 · 김정수, 한국인 이하선에 관한 해부학적 연구,[2805]
한국인 태아 이하선의 형태외적 연구 : 김정수[2806]
한국인 태아 악하선 및 설하선의 형태학적 연구 : 오기환[2807]
1966년 최기채, 타액선의 해부학적인 형태,[2808]
김명국, 임상가를 위한 삼대 구강선의 국소해부,[2809]
장흥수 · 최형필, 한국인 설하선 및 하악선에 관한 형태학적 연구,[2810]
한국인 3대 구강선에 관한 형태학적 연구 : 최동비[2811]
악골 설근선의 임상해부학적 연구 : 장흥수, 이기완[2812]

악골의 와(Fossa), 공(Foramen)

1963년 최형곤, 한국인 안와하공의 해부학적 연구,[2813]
남일우, 한국인 하악공에 관한 해부학적 연구,[2814]
한국인 안와공의 해부학적 연구 : 최형곤, 김동순, 조한국, 임창윤[2815]
한국인 유아 하악관 및 하악공에 관하여 : 유기형[2816]
1964년 김정수 · 김명국, 한국인 절치공(incisive foramen)의 임상해부학적 연구,[2817]
유기형, 한국인 유유아 이공 하악공 및 하악관에 관한 해부학적 연구,[2818]
1965년 김기혁 · 김명국, 대구개공(Greater Palatine Foramen)에 관한 임상해부학적 연구,[2819]

2805) (해부학) 65-83 : 최동률 · 김정수, 한국인 이하선에 관한 해부학적 연구, 한국치과공론 1 : 6.
2806) (해부학) 65-학-23. 한국인 태아 이하선의 형태외적 연구 : 김정수
2807) (해부학) 65-학-34. 한국인 태아 악하선 및 설하선의 형태학적 연구 : 오기환
2808) (해부학) 66-16 : 최기채, 타액선의 해부학적인 형태, 치학 13 : 5.
2809) (해부학) 66-50 : 김명국, 임상가를 위한 삼대구강선의 국소해부, 치과회보 8 : 2.
2810) (해부학) 66-183 : 장흥수 · 최형필, 한국인 설하선 및 하악선에 관한 형태학적 연구, 현대의학 5 : 1.
2811) (해부학) 66-학-25. 한국인 3대 구강선에 관한 형태학적 연구 : 최동비
2812) (해부학) 66-학-26. 악골 설근선의 임상해부학적 연구 : 장흥수, 이기완
2813) (해부학) 63-16 : 최형곤, 한국인 안와하공의 해부학적 연구, 대한치과의사협회지 4 : 2.
(해부학) 64-45 : 최형곤, 한국인 안와하공의 해부학적 연구(1)-(2), 치학 11 : 12, 12 : 1.
2814) (해부학) 63-14 : 남일우, 한국인 하악공에 관한 해부학적 연구, 대한치과의사협회지 4 : 2.
2815) (해부학) 63-학-34. 한국인 안와공의 해부학적 연구 : 최형곤, 김동순, 조한국, 임창윤
2816) (해부학) 63-학-17. 한국인 유아 하악관 및 하악공에 관하여 : 유기형
2817) (해부학) 64-154 : 김정수 · 김명국, 한국인 절치공(incisive foramen)의 임상해부학적 연구, 현대의학 1 : 2.
2818) (해부학) 64-20 : 유기형, 한국인 유유아 이공 하악공 및 하악관에 관한 해부학적 연구, 부산의대잡지, 4 : 2.
2819) (해부학) 65-161 : 김기혁 · 김명국, 대구개공(Greater Palatine Foramen)에 관한 임상해부학적 연구, 종합의학 10 : 9.

한국인 절치공의 임상해부학적 연구 : 김정수[2820]

1966년 김종문, 와련과 와저의 형체,[2821]

정원배, 한국인 소구개공의 임상해부학적 연구,[2822]

박치선, 한국인 후상치조공(Posterior Superior Alveolar Foramen)에 관한 임상해부학적 연구,[2823]

한형진 · 김영식, 한국인 익구개와(Pterygopalatine Fossa)의 해부학적 연구,[2824]

구개소와의 임상해부학적 연구 : 김정수, 김명국[2825]

구치의 강 및 와의 법랑질 후경에 관한 연구 : 박래영[2826]

1967년 박정선, 한국인 구개소와의 위치에 관한 연구,[2827]

김명국 · 장흥수 · 김정수, 하악공 입구부에 있어서 하치조신경과 혈관과의 위치적 관계,[2828]

안 박, 한국인 하악공 및 하악 치아 간 거리에 관한 임상통계학적 연구,[2829]

치과영역에서 근전도

1968년 김명국, 정상인 하악 운동 시에 있어서 저작근의 근전도 분석,[2830]

김명국 · 김창수, 치과영역에 있어서 근전도에 있어서 근전도의 이용,[2831]

1969년 이종흔, 유치교환기의 교근 및 측두근의 근전도 연구[2832]

2820) (해부학) 65-학-16. 한국인 절치공의 임상해부학적 연구 : 김정수

2821) (해부학) 66-36 : 김종문. 와련과 와저의 형체. 치학 13 : 11.

2822) (해부학) 66-114 : 정원배. 한국인 소구개공의 임상해부학적 연구. 종합의학 11 : 1.

2823) (해부학) 66-170 : 박치선. 한국인 후상치조공(Posterior Superior Alveolar Foramen)에 관한 임상해부학적 연구. 현대의학 4 : 1.

2824) (해부학) 66-207 : 한형진 · 김영식. 한국인 익구개와(Pterygopalatine Fossa)의 해부학적 연구. 중앙의학 11 : 2.

2825) (해부학) 66-학-24. 구개소와의 임상해부학적 연구 : 김정수. 김명국

2826) (해부학) 66-학-72. 구치의 강 및 와의 법랑질 후경에 관한 연구 : 박래영

2827) (해부학) 67-202 : 박정선. 한국인 구개소와의 위치에 관한 연구. 현대의학 6 : 2.

2828) (해부학) 67-172 : 김명국 · 장흥수 · 김정수. 하악공 입구부에 있어서 하치조신경과 혈관과의 위치적 관계. 종합의학 12 : 5.

2829) (해부학) 67-191 : 안 박. 한국인 하악공 및 하악 치아 간 거리에 관한 임상통계학적 연구. 종합의학 12 : 12.

2830) (해부학) 68-95 : 김명국. 정상인 하악 운동시에서 저작근의 근전도 분석. Seoul Univ. J. (C) 19.

2831) (해부학) 68-125 : 김명국 · 김창수. 치과영역에서 근전도에서 근전도의 이용. 최신의학 11 : 7.

2832) (해부학) 69-56 : 이종흔. 유치교환기의 교근 및 측두근의 근전도 연구. 대한생리학회지 3 : 1.

구강과 안면에 분포하는 신경, 대뇌와 하수체와

1965년 김만수, 인태아반월상 신경절세포의 정량적 연구,[2833]
인 태아 반월상신경절세포의 정량적 연구 : 김만수[2834]
문영환, 한국인 대뇌 중심후회(지각피질중추)의 Brodmann 제3피질 분야의 세포 구축학적 연구,[2835]

1966년 최기채, 구강과 안면에 분포하는 신경의 해부학적인 구조,[2836]

1968년 장익태, 두부X-선규격사진법에 의한 한국인 하수체와(hypophyseal fossa)의 형태학적 연구,[2837]
윤중호, 한국인 대뇌 전두극부(Brodmann 제10피질 분야) 피질의 세포구책학적 연구 보유,[2838]

1969년 민정식, 한국인 하치조신경에 관한 해부적 연구,[2839]

2833) (해부학) 65-206 : 김만수, 인태아반월상 신경절세포의 정량적 연구, 최신의학 8 : 7.

2834) (해부학) 65-학-13. 인 태아 반월상신경절세포의 정량적 연구 : 김만수

2835) (해부학) 65-204 : 문영환, 한국인 대뇌 중심후회(지각피질중추)의 Brodmann 제3피질 분야의 세포 구축학적 연구, 최신의학 8 : 6.

2836) (해부학) 66-25 : 최기채, 구강과 안면에 분포하는 신경의 해부학적인 구조, 치학 13 : 8.

2837) (해부학) 68-33 : 장익태, 두부X-선규격사진법에 의한 한국인 하수체와(hypophyseal fossa)의 형태학적 연구, 대한치과보철학회지 8 : 1.

2838) (해부학) 68-55 : 윤중호, 한국인 대뇌 전두극부(Brodmann 제10피질 분야) 피질의 세포구책학적 연구 보유, 대한해부학회지 1 : 1.

2839) (해부학) 69-95 : 민정식, 한국인 하치조신경에 관한 해부적 연구, 최신의학 12 : 11.

19. 구강발생학

구강발생학의 도입

1948년 쌍생아 14예에 있어서 발육상황 및 구강소견을 주로 한 유사성 : 박부영, 김문조[2840)]
1956년 안면 및 악골의 발생학적 이상에 대한 고찰 : 한성수[2841)]
1959년 임준호, 한국인 치아의 생물학적 연구,[2842)]
내분비계와 치아발육에 대하여 : 이의식[2843)]
가토 치아발육에 관한 실험적 연구 : 김동순[2844)]
1960년 김동순, 가토 치아발육에 관한 실험적 연구, 제1편
정상가토 전치의 절단면 치질삭제 후의 맹출 속도 및 병리조직학적 소견,[2845)]
김동순, 가토 치아발육에 관한 실험적 연구, 제2편,
금관 장착한 가토전치의 맹출 속도와 병리조직학적 소견,[2846)]

총론

1961년 서진관, 태생학(embryology)편,[2847)]
1965년 김 일, 치아의 발생,[2848)]

화골점과 치배 및 악제

1964년 한국인 태아의 화골점에 관한 임상해부학적 연구 : 전철호[2849)]

2840) (발생학) 48-학-28. 쌍생아 14예에 있어서 발육상황 및 구강소견을 주로 한 유사성 : 박부영, 김문조
2841) (발생학) 56-학-1. 안면 및 악골의 발생학적 이상에 대한 고찰 : 한성수
2842) (발생학) 59-140 : 임준호, 한국인 치아의 생물학적 연구, 최신의학, 2 : 7.
2843) (발생학) 59-학-15. 내분비계와 치아발육에 대하여 : 이의식
2844) (발생학) 59-학-24. 가토 치아발육에 관한 실험적 연구 : 김동순
2845) (발생학) 60-1 : 김동순, 가토 치아발육에 관한 실험적 연구, 제1편 정상가토 전치의 절단면 치질삭제 후의 맹출 속도 및 병리조직학적 소견, 대한치과의학회지 제2권.
2846) (발생학) 60-2 : 김동순, 가토 치아발육에 관한 실험적 연구, 제2편, 금관 장착한 가토전치의 맹출 속도와 병리조직학적 소견, 대한치과의학회지 제2권.
(발생학) 60-학-14. 가토 치아발육에 관한 실험적 연구(그 2) : 김동순
2847) (발생학) 61-35 : 서진관, 태생학(embryology)편, 치학 8 : 6.
2848) (발생학) 65-149 : 김 일, 치아의 발생, 경남치의회지 창간호.
2849) (발생학) 63-학-95. 한국인 태아에 있어서 하악골의 화골점에 관한 연구(제1보고) : 전철호

한국인 태아의 치배 및 악제의 발육에 관한 연구 : 허태운[2850)]

하악골, 하악치배

1961년 하악골 발육에서 본 하악 우각에 대하여 : 유기형, 오문갑, 전준식[2851)]
1962년 김명국, 한국인 태아에 있어서 하악악제의 발육에 관한 연구,[2852)]
한국인 태아의 하악관절의 발육에 관한 연구 : 김명국[2853)]
1963년 김명국, 한국인태아의 하악골발육에 관한 연구, 제1편 계측학적 연구,[2854)]
김명국, 한국인 태아의 하악골 발육에 관한 연구, 제2편 태아하악골의 형태학적 연구,[2855)]
최형곤, 한국인 태아의 하악치배 및 악관절의 발육에 관한 연구,[2856)]
최형곤, 한국인 태아의 하악치배 및 악관절의 발육에 관한 연구, 제2편 악관절의 발육에 관한 연구,[2857)]
1964년 증령에 따른 하악관 발육성장에 관한 해부학적 연구 : 유기형[2858)]
1966년 김철호, 한국인 태아 하악골의 화골에 관한 연구,[2859)]
1968년 서진관, 한국인 태아 하악골의 성장 및 상대성장에 관한 연구,[2860)]

상악동, 상악골, 두개

1961년 한국인 태아에 있어서 상악동에 대한 발생적 연구(제1보) : 김명국[2861)]

(발생학) 64-학-50. 한국인 태아의 화골점에 관한 임상해부학적 연구 : 전철호
2850) (발생학) 64-학-34. 한국인 태아의 치배 및 악제의 발육에 관한 연구 : 허태운
2851) (발생학) 61-학-34. 하악골 발육에서 본 하악 우각에 대하여 : 유기형, 오문갑, 전준식
2852) (발생학) 62-126 : 김명국, 한국인 태아에 있어서 하악악제의 발육에 관한 연구, 종합의학 7 : 9.
2853) (발생학) 62-학-79. 한국인 태아의 하악관절의 발육에 관한 연구 : 김명국
2854) (발생학) 63-133 : 김명국, 한국인태아의 하악골발육에 관한 연구, 제1편 계측학적 연구, 종합의학 8 : 9.
2855) (발생학) 63-13 : 김명국, 한국인 태아의 하악골 발육에 관한 연구, 제2편 태아하악골의 형태학적 연구, 대한치과의사협회지, 4 : 2.
(발생학) 63-학-16. 한국인 태아의 하악골 발육에 관한 연구(제2보) : 김명국
2856) (발생학) 63-143 : 최형곤, 한국인 태아의 하악치배 및 악관절의 발육에 관한 연구, 종합의학 8 : 10.
(발생학) 64-26 : 최형곤, 한국인 태아의 하악 치배 및 악관절의 발육에 관한 연구(1)-(7), 치학 11 : 3, 4, 5, 6, 7, 8, 9.
(발생학) 63-학-24. 한국인 태아에 있어서 하악치배 및 하악관절의 발육에 관한 연구 : 최형곤
2857) (발생학) 63-144 : 최형곤, 한국인 태아의 하악치배 및 악관절의 발육에 관한 연구, 제2편 악관절의 발육에 관한 연구, 종합의학 8 : 10.
2858) (발생학) 64-학-33. 증령에 따른 하악관 발육성장에 관한 해부학적 연구 : 유기형
2859) (발생학) 66-40 : 김철호, 한국인 태아 하악골의 화골에 관한 연구, 한국치과공론 2 : 1.
2860) (발생학) 68-146 : 서진관, 한국인 태아 하악골의 성장 및 상대성장에 관한 연구, 현대의학 8 : 2.
2861) (발생학) 61-학-32. 한국인 태아에 있어서 상악동에 대한 발생적 연구(제1보) : 김명국

1962년 김명국, 한국인 태아의 상악동 발육에 관한 연구,[2862)]
1963년 김명국, 태아 상악동의 이형에 관한 발생학적 고찰,[2863)]
선우양국, 한국인 태아의 상악골 발육에 관한 연구,[2864)]
1964년 이기완, 한국인 태아 두개의 발육에 관한 연구,[2865)]
허태운, 한국인 태아의 상악악제, 치소낭 및 치배에 관한 해부학적 연구,[2866)]

치아 발육

1961년 기계적 자극이 가토 치아발육에 미치는 영향에 관한 실험적 연구 : 김유환[2867)]
기계적 자극이 가토 치아발육에 미치는 영향에 관한 실험적 연구(그 2) : 김유환[2868)]
1962년 한국인 태아에 있어서 태령 증가에 의한 하악 치아의 형태학적 연구 : 김명국[2869)]
유종덕, 한국인 태아의 하악 치아에 있어서 석회화에 관한 X-선 해부학적 연구,[2870)]
1963년 김명국, 태아 유합치아의 발생학적 고찰,[2871)]
정광현, 한국인 하악 제1대구치의 발육에 관한 X선학적 연구,[2872)]
차문호, 한국인 영구치 맹출 시기에 대한 연구,[2873)]
장영규, 유약가토 치배조직에 있어서의 등전위,[2874)]
1964년 무뇌아의 치경에 관한 발생학적 고찰 : 이기완, 김명국[2875)]
김병욱, 한국인 하악 제2소구치발육과 하악 제2유구치 흡수와의 관계에 관한 X선학적 연구,[2876)]

2862) (발생학) 62-134 : 김명국, 한국인 태아의 상악동 발육에 관한 연구, 종합의학 7 : 12.
(발생학) 62-학-112. 한국인 태아의 상악동 발육에 관한 연구(제2보고) : 김명국
2863) (발생학) 63-114 : 김명국, 태아 상악동의 이형에 관한 발생학적 고찰, 종합의학, 8 : 2.
2864) (발생학) 63-12 : 선우양국, 한국인 태아의 상악골 발육에 관한 연구, 대한치과의사협회지 4 : 2.
(발생학) 63-학-21. 한국인 태아에 있어서 상악골 발육에 관한 연구 : 선우양국
2865) (발생학) 64-133 : 이기완, 한국인 태아 두개의 발육에 관한 연구, 최신의학 7 : 11.
(발생학) 64-학-15. 한국인 태아에 있어서 두개의 발육에 관한 연구 : 이기완
2866) (발생학) 64-139 : 허태운, 한국인 태아의 상악악제, 치소낭 및 치배에 관한 해부학적 연구, 최신의학 7 : 12.
2867) (발생학) 61-학-4. 기계적 자극이 가토 치아발육에 미치는 영향에 관한 실험적 연구 : 김유환
2868) (발생학) 62-학-67. 기계적 자극이 가토 치아발육에 미치는 영향에 관한 실험적 연구(그 2) : 김유환
2869) (발생학) 62-학-113. 한국인 태아에 있어서 태령 증가에 의한 하악 치아의 형태학적 연구 : 김명국
2870) (발생학) 62-130 : 유종덕, 한국인 태아의 하악 치아에 있어서 석회화에 관한 X-선 해부학적 연구, 합의학 7 : 11.
2871) (발생학) 63-3 : 김명국, 태아 유합치아의 발생학적 고찰, 대한치과의사협회지 4 : 1.
2872) (발생학) 63-142 : 정광현, 한국인 하악제1대구치의 발육에 관한 X선학적 연구, 종합의학 8 : 10.
(발생학) 63-학-102. 하악 제1대구치의 발육에 관한 X-선학적 연구 : 정광현
2873) (발생학) 63-141 : 차문호, 한국인 영구치 맹출 시기에 대한 연구, 종합의학 8 : 10.
2874) (발생학) 63-145 : 장영규, 유약가토 치배조직에 있어서의 등전위, 종합치학 8 : 10.
2875) (발생학) 64-학-18. 무뇌아의 치경에 관한 발생학적 고찰 : 이기완, 김명국

김경환, 기계적 자극(타격)이 치아발육에 미치는 영향에 관한 실험적 연구,[2877]
1965년 김진태, 한국인 하악 영구치 발육에 관한 X-선학적 연구,[2878]
1966년 가토 전치의 치경부 절제가 치아발육에 미치는 영향에 관한 실험적 연구 : 장형록[2879]
박시우, 가토 전치 근단 절제가 치아발육에 미치는 영향에 관한 실험적 연구,[2880]
1967년 김용관, 치아 발육에 미치는 생리적 제 인자,[2881]
1968년 이후승, 가토 전치 맹출 속도에 관한 실험적 연구,[2882]
박성설, 가토 전치 근단배 이식이 치아발육에 미치는 영향에 관한 실험적 연구,[2883]

치궁

1963년 차문호, 한국인 치궁 발육에 관한 연구,[2884]
1966년 한국인 치궁 발육에 관한 X선학적 연구 : 이종갑[2885]
김기혁, 한국인 태아 치궁의 발육에 관한 X-선 해부학적 연구,[2886]
민병일, 한국인 태아 골구개의 발육에 관한 연구,[2887]

그 외 구강기관의 발생

1963년 이열희, 인 태아 소화기계의 점액선에 대한 발생학적 및 조직화학적 연구,[2888]
1964년 김수철, 한국인 태아 설골에 관한 형태학적 연구,[2889]

2876) (발생학) 64-3 : 김병욱, 한국인 하악 제2소구치 발육과 하악 제2유구치 흡수와의 관계에 관한 X선학적 연구, 대한치과의사협회지 5 : 1.
2877) (발생학) 64-128 : 김경환, 기계적 자극(타격)이 치아발육에 미치는 영향에 관한 실험적 연구, 최신의학 7 : 3.
2878) (발생학) 65-168 : 김진태, 한국인 하악 영구치 발육에 관한 X-선학적 연구, 종합의학 10 : 11.
2879) (발생학) 66-학-53. 가토 전치의 치경부 절제가 치아발육에 미치는 영향에 관한 실험적 연구 : 장형록
2880) (발생학) 66-178 : 박시우, 가토 전치 근단 절제가 치아발육에 미치는 영향에 관한 실험적 연구, 현대의학 4 : 6.
2881) (발생학) 67-32 : 김용관, 치아 발육에 미치는 생리적 제 인자, 치학 14 : 9.
2882) (발생학) 68-113 : 이후승, 가토 전치 맹출 속도에 관한 실험적 연구, 종합의학 13 : 11.
2883) (발생학) 68-156 : 박성설, 가토 전치 근단배 이식이 치아발육에 미치는 영향에 관한 실험적 연구, 현대의학 8 : 6.
2884) (발생학) 63-130 : 차문호, 한국인 치궁 발육에 관한 연구, 종합의학 8 : 8.
2885) (발생학) 66-학-55. 한국인 치궁 발육에 관한 X선학적 연구 : 이종갑
2886) (발생학) 66-165 : 김기혁, 한국인 태아 치궁의 발육에 관한 X-선 해부학적 연구, 최신의학 9 : 8.
(발생학) 66-학-91 한국인 태아 치궁의 발육에 관한 X선 해부학적연구 : 김기혁
2887) (발생학) 66-164 : 민병일, 한국인 태아 골구개의 발육에 관한 연구, 최신의학 9 : 6.
2888) (발생학) 63-48 : 이열희, 인 태아 소화기계의 점액선에 대한 발생학적 및 조직화학적 연구 (1)-(11), 치학 10 : 8, 9, 10, 11, 12, 11 : 1, 2, 3, 4, 5, 6.
(발생학) 63-80 : 이열희, 인 태아 소화기계의 점액선에 대한 발생학적 및 조직화학적 연구, 경북의학잡지 4 : 1.
2889) (발생학) 64-131 : 김수철, 한국인 태아 설골에 관한 형태학적 연구, 최신의학 7 : 6.

1965년 오기환 · 김명국, 태아 하악골의 이소골에 관한 발생학적 고찰,[2890]
김정수, 한국인 태아 이하선에 관한 형태학적 연구,[2891]
1966년 오기환, 한국인 태아 설하선 및 하악선에 관한 형태학적 연구,[2892]
민병일 · 김명국, 한국인 태아의 협지방체(Corpus Adiposum Buccae)에 관한 형태학적 연구,[2893]
정옥균, 한국인 태아 갑상선 발육에 관한 해부학적 및 조직계측학적 연구,[2894]
1969년 이재철, 한국인 태아 안면동맥에 관한 해부학적 연구,[2895]

2890) (발생학) 65-68 : 오기환 · 김명국, 태아 하악골의 이소골에 관한 발생학적 고찰, 한국치과공론 1: 5.
2891) (발생학) 65-209 : 김정수, 한국인 태아 이하선에 관한 형태학적 연구, 최신의학 8 : 12.
2892) (발생학) 66-163 : 오기환, 한국인 태아 설하선 및 하악선에 관한 형태학적 연구, 최신의학 9 : 6.
2893) (발생학) 66-171 : 민병일 · 김명국, 한국인 태아의 협지방체(Corpus Adiposum Buccae)에 관한 형태학적 연구, 현대의학 4 : 2.
2894) (발생학) 66-111 : 정옥균, 한국인 태아 갑상선 발육에 관한 해부학적 및 조직계측학적 연구, 수도의대잡지 3 : 2.
2895) (발생학) 69-96 : 이재철, 한국인 태아 안면동맥에 관한 해부학적 연구, 최신의학 12 : 11.

20. 구강조직학

구강조직학 도입

1952년 "틴달"현상에 의한 은 입자 함유혈액 및 요의 광전적 연구 : 김영창[2896)]
1954년 치아 및 치주위조직의 조직화학적 은 반응 : 김영창[2897)]
가토의 단백은 정맥 내 주입으로 인한 조직 내 은 분포 : 김영창 · 심태석[2898)]

조직학의 총론

1962년 김영창, 기초학에 있어서의 최신지견,[2899)]
이상일 역 , 구강조직학,[2900)]
1967년 최신 구강조직학에 관하여 : 白數美輝雄[2901)]

치아 및 치주 경조직

1957년 김영창, 치아 및 치주조직의 조직화학적 반응,[2902)]
1959년 한국인 치아의 구성성분에 관한 연구(1차보고) : 이영옥[2903)]
황성명, 치아조직 배양에 대한 소고,[2904)]
진용환, 제2상아질 형성에 관한 연구,[2905)]
법랑질 용해도에 관한 실험적 고찰 : 이영옥[2906)]
한국인, 미국인 치아법랑질의 용해도의 비교 : 이영옥, 김연용, 이상훈[2907)]

2896) (조직학) 52-학-28. "틴달" 현상에 의한 은 입자 함유혈액 및 요의 광전적 연구 : 김영창
2897) (조직학) 54-학-3. 치아 및 치주위조직의 조직화학적 은 반응 : 김영창
2898) (조직학) 54-학-5. 가토의 단백은 정맥 내 주입으로 인한 조직 내 은 분포 : 김영창 · 심태석
2899) (조직학) 62-172 : 김영창, 기초학에 있어서의 최신지견, 임상의학 4 : 12.
2900) (조직학) 62-16 : 이상일 역, 구강조직학, 치학 9 : 4.
2901) (조직학) 67-특-5. 최신구강조직학에 관하여 : 白數美輝雄
2902) (조직학) 57-48 : 김영창, 치아 및 치주조직의 조직화학적 반응, 종합의학 2 : 5.
2903) (조직학) 59-학-39. 한국인 치아의 구성성분에 관한 연구(1차보고) : 이영옥
2904) (조직학) 59-11 : 황성명, 치아조직 배양에 대한 소고, 치대학술지 1 : 1.
2905) (조직학) 59-18 : 진용환, 제2상아질 형성에 관한 연구, 치대학술지 1 : 6.
2906) (조직학) 59-학-16. 법랑질 용해도에 관한 실험적 고찰 : 이영옥
2907) (조직학) 59-학-18. 한국인, 미국인 치아법랑질의 용해도의 비교 : 이영옥, 김연용, 이상훈

1960년 Chemistry of tooth : 윤신현[2908)]
한국산 어류치아의 연구(제1보) 어류치아의 비교 조직학적 연구 : 황성명[2909)]
치아 경조직의 전자 현미경 소견 : 장영규[2910)]
가토 치아에 있어서 인산의 조직화학적 분포 : 심태석[2911)]
인산칼슘 투여시 치아조직에 있어서 Alkali 및 Acidphosphatase의 조직화학적 연구에 관하여 : 심태석[2912)]
1961년 심태석, 인산칼슘을 투여한 가토 치아지지조직 및 신장에 있어서 Phosphatase 및 Glycogen에 관한 조직화학적 연구,[2913)]
이영옥, 한국인 치아의 구성성분에 관한 연구,[2914)]
유약가토치배 조직에 있어서의 PH : 황성명[2915)]
가토 치아 경조직에 있어 석회대사의 조직화학적 소견(제2보) : 이영옥[2916)]
"칼슘" 의 현미 회상에 대하여 : 장완식[2917)]
1962년 어수철, 표면조직학적상으로 본 법랑백악질 경계,[2918)]
한국인 태아의 하악 치아에 있어서 석회화에 관한 해부학적 연구 : 유종덕[2919)]
한국인 치아경도 측정에 관한 실험적 연구 : 양원식[2920)]
부정 상아질의 조직학적 소견 : 임태홍[2921)]
1963년 유약 가토 치배 조직에 있어서의 등전위 : 장영규[2922)]
치근막의 원인별 조직학적 연구 : 김만수, 기창덕, 전국봉[2923)]

2908) (조직학) 60-학-7. Chemistry of tooth : 윤신현
2909) (조직학) 60-학-47. 한국산 어류치아의 연구(제1보) 어류치아의 비교 조직학적 연구 : 황성명
2910) (조직학) 60-학-39. 치아 경조직의 전자 현미경 소견 : 장영규
2911) (조직학) 60-학-29. 가토 치아에 있어서 인산의 조직화학적 분포 : 심태석
2912) (조직학) 60-학-49. 인산칼슘 투여시 치아조직에 있어서 Alkali 및 Acidphosphatase의 조직화학적 연구에 관하여 : 심태석
2913) (조직학) 61-81 : 심태석. 인산칼슘을 투여한 가토 치아지지조직 및 신장에 있어서 Phosphatase 및 Glycogen에 관한 조직화학적 연구. 최신의학 4 : 10.
(조직학) 61-학-64. 인산칼슘 투여한 집토끼 치아지지조직 및 장에 있어서 phosphatase 및 Glycogen에 관한 조직화학적 연구 : 심태석
2914) (조직학) 61-104 : 이영옥. 한국인 치아의 구성성분에 관한 연구(1). 의상 4 : 10.
2915) (조직학) 61-학-16. 유약가토 치배 조직에 있어서의 PH : 황성명
2916) (조직학) 61-학-13. 가토 치아 경조직에 있어 석회대사의 조직화학적 소견(제2보) : 이영옥
2917) (조직학) 61-학-41. "칼슘" 의 현미 회상에 대하여 : 장완식
2918) (조직학) 62-143 : 어수철. 표면조직학적상으로 본 법랑백악질 경계. Medical Digest 4 : 6.
2919) (조직학) 62-학-38. 한국인 태아의 하악 치아에 있어서 석회화에 관한 해부학적 연구 : 유종덕
2920) (조직학) 62-학-59. 한국인 치아경도 측정에 관한 실험적 연구 : 양원식
2921) (조직학) 62-학-54. 부정 상아질의 조직학적 소견 : 임태홍
2922) (조직학) 63-학-15. 유약 가토 치배 조직에 있어서의 등전위 : 장영규
2923) (조직학) 63-학-58. 치근막의 원인별 조직학적 연구 : 김만수, 기창덕, 전국봉

황성명, 법랑 및 상아질 형성기에 있어서 Alkaline phosphatase와 지질의 조직화학적 연구,[2924)]

Structural changes of enamel lamella in Carious Tooth : 김영창, 이승우[2925)]

법랑질 용해도에 관한 실험적 연구 : 조희원[2926)]

치아조직에 있어서의 조직화학적 철 반응 : 이성구[2927)]

집토끼 치아의 Carmine 생체 염색에 관한 실험적 연구 : 김유환[2928)]

한국인 태아의 상악치아에 있어서 석회화에 관한 X선 해부학적 연구 : 김영해[2929)]

1964년 이승우 · 김대영, 법랑질에 있어서 광학적 연구,[2930)]

가토 상아질의 생체염색에 관한 실험적 연구 : 김석윤[2931)]

방사성 옥소의 치아 경조직 내 분포에 대한 연구 : 박기철, 김대영, 김주환[2932)]

장완식, 치아의 현미경상에 있어 석고결정의 국재성에 관하여,[2933)]

유양석 · 변용성 · 조희원, 한국군장병 치아의 화학적 성분,[2934)]

ACTH(부신피질자극홀몬 adrenocorticotrophic hormone) 투여한 백서 치주조직의 조직화학적 연구 : 김호원[2935)]

1965년 김호원, ACTH를 투여한 백서 백악질, 치근막 및 치조골의 조직화학적 연구,[2936)]

Adenosine Triphosphate가 백서 상아질 및 치조골 석회대사에 미치는 영향 : 이성구[2937)]

Parotin이 백서 상아질의 경도에 미치는 영향에 관한 실험적 연구 : 민병순[2938)]

Parotin이 백서 각종 장기의 중량에 미치는 영향에 관한 연구 : 민병순, 김준환[2939)]

2924) (조직학) 63-165 : 황성명, 법랑 및 상아질 형성기에 있어서 Alkaline phosphatase와 지질의 조직화학적 연구, 종합의학, 8 : 12.

2925) (조직학) 63-학-48. Structural changes of enamel lamella in Carious Tooth : 김영창, 이승우

2926) (조직학) 63-학-33. 법랑질 용해도에 관한 실험적 연구 : 조희원

2927) (조직학) 63-학-13. 치아조직에 있어서의 조직화학적 철 반응 : 이성구

2928) (조직학) 63-학-87. 집토끼 치아의 Carmine 생체 염색에 관한 실험적 연구 : 김유환

2929) (조직학) 63-학-89. 한국인 태아의 상악치아에 있어서 석회화에 관한 X선 해부학적 연구 : 김영해

2930) (조직학) 64-144 : 이승우 · 김대영, 법랑질에 있어서 광학적 연구, 중앙의학 6 : 5.

2931) (조직학) 64-학-12. 가토 상아질의 생체염색에 관한 실험적 연구 : 김석윤

2932) (조직학) 64-학-28. 방사성 옥소의 치아 경조직 내 분포에 대한 연구 : 박기철, 김대영, 김주환

2933) (조직학) 62-122 : 장완식, 치아의 현미경상에 있어 석고결정의 국재성에 관하여, 종합의학 7 : 7.

2934) (조직학) 64-64 : 유양석 · 변용성 · 조희원, 한국군장병 치아의 화학적 성분, 군진치과 1 : 2.

2935) (조직학) 64-학-20. ACTH 투여한 백서 치주조직의 조직화학적 연구 : 김호원

2936) (조직학) 65-198 : 김호원, ACTH를 투여한 백서, 백악질, 치근막 및 치조골의 조직화학적 연구, 최신의학 8 : 1.

2937) (조직학) 65-학-6. Adenosine Triphosphate가 백서 상아질 및 치조골 석회대사에 미치는 영향 : 이성구

2938) (조직학) 65-학-7. Parotin이 백서 상아질의 경도에 미치는 영향에 관한 실험적 연구 : 민병순

2939) (조직학) 65-학-22. Parotin이 백서 각종 장기의 중량에 미치는 영향에 관한 연구 : 민병순, 김준환

1966년 박기철, 치아경조직 형성시에 있어서 Leucine-H3의 분포상에 관한 실험적 연구,[2940]
조희원, 한국인 치아의 법랑질 용해도에 관한 연구,[2941]
이성구, Adenosine triphosphate 투여한 백서의 치아 상아질 형성에 관한 조직화학적 연구,[2942]
임봉섭, Methionine이 백서의 치아 경조직 형성에 미치는 영향,[2943]
박광진, 방사선유황(S35)을 이용한 치아경조직 형성 시의 유화염에 관한 실험적 연구,[2944]
김희욱, 한국인 상악 영구치 치아의 석회화에 대한 X선학적 연구,[2945]
1967년 남기택, Pyridoxine이 백서의 상아질 형성에 미치는 영향에 관한 조직화학적 연구,[2946]
김섭윤, 인치배의 법랑 및 상아질 형성에 있어서 유지방에 관한 조직화학적 연구,[2947]
1968년 고재승, 인치배의 법랑 및 상아질 형성기에 있어서 당단백에 관한 조직화학적 연구,[2948]
1969년 정태영 · 김철위, 법랑질의 Ca용해도에 관한 연구,[2949]
박성호, 치아 경조직에서 Chloranilic acid에 의한 Calcium의 조직화학적 관찰,[2950]

구강점막

1955년 서대규, The mucous membranes of the oral cavity,[2951]

2940) (조직학) 66-85 : 박기철, 치아경조직 형성 시에 있어서 Leucine-H3의 분포상에 관한 실험적 연구, 군진치과 3 : 2.
2941) (조직학) 66-137 : 조희원, 한국인 치아의 법랑질 용해도에 관한 연구, 종합의학 11 : 9.
2942) (조직학) 66-155 : 이성구, Adenosine triphosphate 투여한 백서의 치아 상아질 형성에 관한 조직화학적 연구, 종합의학 11 : 12.
(조직학) 67-158 : 이성구, Adenosine triphosphate의 투여한 백서의 치아 상아질 형성에 관한 조직화학적 연구, 성동치의시보 5호.
2943) (조직학) 66-157 : 임봉섭, Methionine이 백서의 치아 경조직 형성에 미치는 영향, 종합의학 11 : 12.
2944) (조직학) 66-169 : 박광진, 방사선유황(S35)을 이용한 치아경조직 형성 시의 유화염에 관한 실험적 연구, 최신의학 9 : 12.
2945) (조직학) 66-176 : 김희욱, 한국인 상악영구치 치아의 석회화에 대한 X선학적 연구, 현대의학 4 : 4.
2946) (조직학) 67-169 : 남기택, Pyridoxine이 백서의 상아질 형성에 미치는 영향에 관한 조직화학적 연구, 종합의학 12 : 3.
2947) (조직학) 67-188 : 김섭윤, 인치배의 법랑 및 상아질 형성에 있어서 유지방에 관한 조직화학적 연구, 종합의학 12 : 11.
2948) (조직학) 68-112 : 고재승, 인치배의 법랑 및 상아질 형성기에 이어서 당단백에 관한 조직화학적 연구, 종합의학 13 : 11.
2949) (조직학) 69-54 : 정태영 · 김철위, 법랑질의 Ca용해도에 관한 연구, 대한치과기재학회지 4 : 3 · 4.
2950) (조직학) 69-79 : 박성호, 치아 경조직에 있어 Chloranilic acid에 의한 Calcium의 조직화학적 관찰, 최신의학 12 : 4.
2951) (조직학) 55-15 : 서대규, The mucous membranes of the oral cavity, 치학 2 : 9.

1959년 김용관, 구강점막에 있어서 핵반응에 관한 연구,[2952]

1960년 구강점막상피의 핵 변화에 대하여(제1차보고) : 김용관, 조영필[2953]

한성수, A Study on the Localization of A Few Histochemically Demonstrable Enzymes in Lymph Nodes,[2954]

1963년 각종 Hormone이 백서 구강 점막 특히 그 조직 비반세포에 미치는 영향 : 한택선[2955]

수종 치과 환자의 치주 및 치수조직 비반세포에 관한 임상병리학적 관찰 : 한택선[2956]

1964년 한택선, 각종 hormone이 정상 백서의 구강조직 비반세포에 미치는 영향에 관한 실험적 연구,[2957]

백승호, Chondroitin sulfate가 백서 창상부 구강점막의 비만세포에 미치는 영향,[2958]

가토 구강점막에 있어서의 Oxydase서 관한 연구 : 장영규[2959]

1965년 정원배, 백서 구강점막의 창상치유에 관한 조직학적 및 조직화학적 연구,[2960]

최진환, Cortisone(부신 피질 호르몬의 하나)이 백서의 구강점막 다당류에 미치는 영향에 관한 조직화학적 연구,[2961]

김조환, ACTH 투여한 백서의 구강점막에 있어 다당류의 조직화학적반응,[2962]

구강점막 창상부의 비만세포 다당류에 관한 실험적 연구 : 백승호[2963]

인태 치배에 있어서 지방류에 관한 조직화학적 연구 : 김석윤[2964]

1966년 김조환, Lysine 및 Histidine이 가토의 구강점막에 미치는 영향에 관한 조직화학적 연구,[2965]

2952) (조직학) 59-54 : 김용관, 구강점막에 있어서 핵반응에 관한 연구, 논문집 제9집.
(조직학) 59-학-69. 구강점막 연구 시 세포핵 반응 : 김용관

2953) (조직학) 60-학-53. 구강점막상피의 핵 변화에 대하여(제1차보고) : 김용관, 조영필

2954) (조직학) 60-4 : 한성수, A Study on the Localization of A Few Histochemically Demonstrable Enzymes in Lymph Nodes, 대한치과의학회지 제2권.

2955) (조직학) 63-학-19. 각종 Hormone이 백서 구강점막 특히 그 조직 비반세포에 미치는 영향 : 한택선

2956) (조직학) 63-학-20. 수종 치과 환자의 치주 및 치수조직 비반세포에 관한 임상병리학적 관찰 : 한택선

2957) (조직학) 64-18 : 한택선, 각종 hormone이 정상 백서의 구강조직 비반세포에 미치는 영향에 관한 실험적 연구, 수도의대잡지, 1 : 3.

2958) (조직학) 66-113 : 백승호, Chondroitin sulfate가 백서 창상부 구강점막의 비만세포에 미치는 영향, 종합의학 11 : 1.

2959) (조직학) 64-학-14. 가토 구강점막에 있어서의 Oxydase서 관한 연구 : 장영규

2960) (조직학) 65-81 : 정원배, 백서 구강점막의 창상치유에 관한 조직학적 및 조직화학적 연구, 한국치과공론 1 : 6.

2961) (조직학) 65-157 : 최진환, Cortisone(부신 피질 호르몬의 하나)이 백서의 구강점막 다당류에 미치는 영향에 관한 조직화학적 연구, 종합의학 10 : 5.

2962) (조직학) 65-66 : 김조환, ACTH 투여한 백서의 구강점막에 있어 다당류의 조직화학적 반응, 한국치과공론 1 : 5.
(조직학) 65-학-4. ACTH를 투여한 백서에서 구강점막에 있어서의 다당류에 파한 조직화학적 반응 : 김조환

2963) (조직학) 65-학-2. 구강점막창상부의 비만세포 다당류에 관한 실험적 연구 : 백승호

2964) (조직학) 65-학-5. 인태 치배에 있어서 지방류에 관한 조직화학적 연구 : 김석윤

2965) (조직학) 66-205 : 김조환, Lysine 및 Histidine이 가토의 구강점막에 미치는 영향에 관한 조직화학적 연구,

1967년 신민철, Menadione 투여한 백서 구강점막상피의 당원 및 핵산에 관한 조직화학적 연구,[2966]

1969년 최봉섭, 탈회제(E, D, T, A)가 구강점막 다당류의 염색성에 미치는 영향,[2967]

치수

1960년 치수 조직의 mitochondria에 있어서 Stable oxidase activity의 조직화학적 편재성에 대하여 : 엄기택[2968]

1964년 최진환 · 황성명, 치수에 있어 M-Nadi Oxidase의 조직화학적 국재성에 관하여,[2969]

1966년 한형진, Electrophoresis에 의한 인 치수의 은호성 섬유에 관한 연구,[2970]

치은

1964년 장영규, 가토 치은조직에 있어 수종금속의 매입에 관한 조직화학적 반응,[2971]

장영규, 가토 치은조직에 있어 M-Nadi oxidase의 조직화학적 반응,[2972]

1965년 신민철, Calciferol을 투여한 가토 치은 조직에 있어 M-Nadi Oxidase의 조직화학적 반응,[2973]

김동순 · 조한국 · 임창윤 · 박시우, 치은의 Glycogen 분포에 관한 조직화학적 연구,[2974]

1969년 황성명, 치은 조직에 있어 가령함에 따른 결합조직섬유의 조직학적 관찰,[2975]

중앙의학 10 : 5.

2966) (조직학) 67-224 : 신민철, Menadione 투여한 백서 구강점막상피의 당원 및 핵산에 관한 조직화학적 연구, 현대의학 7 : 6.

2967) (조직학) 69-61 : 최봉섭, 탈회제(E, D, T, A)가 구강점막 다당류의 염색성에 미치는 영향, 종합의학 14 : 2.

2968) (조직학) 60-학-45, 치수 조직의 mitochondria에 있어서 Stable oxidase activity의 조직화학적 편재성에 대하여 : 엄기택

2969) (조직학) 64-89 : 최진환 · 황성명, 치수에 있어 M-Nadi Oxidase의 조직화학적 국재성에 관하여, 종합의학 9 : 5.

2970) (조직학) 66-185 : 한형진, Electrophoresis에 의한 인 치수의 은호성 섬유에 관한 연구, 현대의학 5 : 2.

2971) (조직학) 64-98 : 장영규, 가토 치은조직에 있어 수종금속의 매입에 관한 조직화학적 반응, 종합의학 9 : 7.

2972) (조직학) 64-112 : 장영규, 가토 치은조직에 있어 M-Nadi oxidase의 조직화학적 반응, 종합의학 9 : 10.

2973) (조직학) 65-67 : 신민철, Calciferol을 투여한 가토 치은 조직에 있어 M-Nadi Oxidase의 조직화학적 반응, 한국치과공론 1 : 5.

2974) (조직학) 65-174 : 김동순 · 조한국 · 임창윤 · 박시우, 치은의 Glycogen 분포에 관한 조직화학적 연구, 현대의학 2 : 2.

2975) (조직학) 69-65 : 황성명, 치은 조직에 있어 가령함에 따른 결합조직섬유의 조직학적 관찰, 종합의학 14 : 3.

21. 치과약리학

구강내 여러 기관에 대한 금속의 연구

1947년 금속제의 중독 증상이 구강내 여러 기관에 출현함에 대한 실험적 고찰 : 박명진[2976)]
1952년 한인의 요 및 타액 중 동량 : 이춘근[2977)]
1953년 동 화합물이 생체에 미치는 영향에 관한 실험적 연구 : 김영창[2978)]
1954년 동 중독 가토에 있어서 각 장기 조직에 대한 병리조직학적 연구 : 김동순[2979)]
실험적 금 침착증에 있어서 각 장기 조직에 대한 병리조직학적 연구 : 이영옥[2980)]
실험적 동 중독성에 관한 연구[2981)]
그 1 각 동염이 치아발육에 미치는 영향 : 김영창
그 2 각 동염이 적혈구의 수 및 직경에 미치는 영향 : 김영창
그 3 각 장기조직의 함동량 : 김영창
1954년 이춘근, 동의 생물학적 연구, 제1편 동의 치아발육에 미치는 영향,[2982)]
이춘근, 동의 생물학적 연구, 제2편 동의 혈액상에 미치는 영향,[2983)]
이춘근, 동의 생물학적 연구, 제3편 동의 혈액에 미치는 영향,[2984)]
이춘근, 동의 생물학적 연구, 제4편 투여한 동의 소변 중 배설상태,[2985)]
이춘근, 동의 생물학적 연구, 제5편 한인의 소변 및 타액중의 동포유량,[2986)]
이춘근, 동의 생물학적 연구, 제6편 투여동의 조직 내 침착상태,[2987)]

2976) (약리학) 47-학-40. 금속제의 중독증상이 구강내 여러 기관에 출현함에 대한 실험적 고찰 : 박명진
2977) (약리학) 52-학-22. 한인의 요 및 타액 중 동량 : 이춘근
2978) (약리학) 53-학-22. 동 화합물이 생체에 미치는 영향에 관한 실험적 연구 : 김영창
2979) (약리학) 54-학-10. 동 중독 가토에 있어서 각 장기 조직에 대한 병리조직학적 연구 : 김동순
2980) (약리학) 54-학-12. 실험적 금 침착증에 있어서 각 장기 조직에 대한 병리조직학적 연구 : 이영옥
2981) (약리학) 54-학-35. 실험적 동 중독성에 관한 연구
그 1 각 동염이 치아발육에 미치는 영향 : 김영창
그 2 각 동염이 적혈구의 수 및 직경에 미치는 영향 : 김영창
그 3 각 장기조직의 함동량 : 김영창
2982) (약리학) 54-45 : 이춘근, 동의 생물학적 연구, 제1편 동의 치아발육에 미치는 영향, 서울대학교 논문집 제1집.
2983) (약리학) 54-46 : 이춘근, 동의 생물학적 연구, 제2편 동의 혈액상에 미치는 영향, 서울대학교 논문집 제1집.
2984) (약리학) 54-47 : 이춘근, 동의 생물학적 연구, 제3편 동의 혈액에 미치는 영향, 서울대학교 논문집 제1집.
2985) (약리학) 54-48 : 이춘근, 동의 생물학적 연구, 제4편 투여한 동의 소변 중 배설상태, 서울대학교 논문집 제1집
2986) (약리학) 54-49 : 이춘근, 동의 생물학적 연구, 제5편 한인의 소변 및 타액중의 동포유량, 서울대학교 논문집 제1집.
2987) (약리학) 54-50 : 이춘근, 동의 생물학적 연구, 제6편 투여동의 조직 내 침착상태, 서울대학교 논문집 제1집.

심태석, 가토의 단백 은 정맥 내 주입으로 인한 조직 내에 있어서의 은 분포,[2988]
이영옥, 실험적 금 침착에 있어서 각 장기에 관한 병리조직학적 연구,[2989]
김영창, 동화합물이 생체에 미치는 영향, 제1편 치아발육에 관한 연구,[2990]
김영창, 동화합물이 생체에 미치는 영향, 제2편 적혈구상에 관한 연구,[2991]
김영창, 동화합물이 생체에 미치는 영향, 제3편 장기조직의 동 함유량에 관한 연구,[2992]

1956년 김유환, 창연제 투여가토의 혈액상에 관한 실험적 연구,[2993]
김영창, Aluminum이 생체에 미치는 영향,
제1편 염화「알미늄」혈행 내 주입한 가토의 혈액상에 관한 연구,[2994]
"알미늄"의 생체에 미치는 영향(제2보)
5) 혈종 및 이에 미치는 아드레날린과의 관계 : 김영창
6) 인산 신진대사와의 관계 : 김영창[2995]
7) 투여 "알루미늄"의 각 조직 내 분포 상태 : 김영창
동 대량 투여 가토에 있어 조혈장기의 현미경상 : 김영창[2996]
아연이 각 진기에 미치는 영향(중간보고)
1) 아연의 치아발육에 미치는 영향 : 박유신
2) 아연의 혈액상에 관한 연구 : 박유신
3) 아연의 혈액응고에 미치는 영향 : 박유신
4) 아연의 투여로 인한 각 진기의 현미경적 소견 : 박유신[2997]

2988) (약리학) 54-5 : 심태석, 가토의 단백 은 정맥 내 주입으로 인한 조직 내에 있어서의 은 분포, 대한치과의학회지 1 : 1.
2989) (약리학) 54-6 : 이영옥, 실험적 금 침착에 있어서 각 장기에 관한 병리조직학적 연구, 대한치과의학회지 1 : 1.
2990) (약리학) 54-1 : 김영창, 동화합물이 생체에 미치는 영향, 제1편 치아발육에 관한 연구, 대한치과의학회지 1 : 1.
2991) (약리학) 54-2 : 김영창, 동화합물이 생체에 미치는 영향, 제2편 적혈구상에 관한 연구, 대한치과의학회지 1 : 1.
2992) (약리학) 54-3 : 김영창, 동화합물이 생체에 미치는 영향, 제3편 장기조직의 동 함유량에 관한 연구, 대한치과의학회지 1 : 1.
2993) (약리학) 56-23 : 김유환, 창연제 투여가토의 혈액상에 관한 실험적 연구,서울대학교 대학원 석사 논문집.
2994) (약리학) 56-22 : 김영창, Aluminum이 생체에 미치는 영향, 제1편 염화 「알미늄」 혈행 내 주입한 가토의 혈액상에 관한 연구, 서울대학교 논문집 제3집.
2995) (약리학) 56-학-6. "알미늄" 의 생체에 미치는 영향(제2보)
5) 혈종 및 이에 미치는 아드레날린과의 관계 : 김영창
6) 인산 신진대사와의 관계 : 김영창
7) 투여 "알루미늄" 의 각 조직 내 분포 상태 : 김영창
2996) (약리학) 56-학-11. 동 대량 투여 가토에 있어 조혈장기의 현미경상 : 김영창
2997) (약리학) 56-학-38. 아연이 각 진기에 미치는 영향(중간보고)
1) 아연의 치아발육에 미치는 영향 : 박유신
2) 아연의 혈액상에 관한 연구 : 박유신
3) 아연의 혈액응고에 미치는 영향 : 박유신

외과영역에 있어서의 자율신경 차단제에 관하여 : 고계순[2998)]

1957년 김영창, Aluminum이 생체에 미치는 영향,
제4편 염화「알미늄」을 혈행 내에 주입한 가토와「알미늄」금속 분말을 경구적으로 투여한 가토에 있어 인산 신진대사에 관한 연구,[2999)]
김영창, Aluminum이 생체에 미치는 영향,
제5편 염화「알미늄」혈행 내 주입한 가토에 있어「알미늄」의 조직 내 분포,[3000)]
김영창, 염화동 혈행 내 주입 가토의 사혈성 빈혈회복에 관하여,[3001)]
김영창, 동 대량 투여 가토에 있어서 조혈장기의 현미회상,[3002)]

1961년 오재인, 은이 혈액에 미치는 영향,[3003)]

1964년 김호원 · 이성구, 정상가토 치아 및 치주조직의 가검성 철 물질에 관하여,[3004)]

인삼과 고추에 관한 연구

1947년 개성인삼으로 사육한 소서의 〈니코틴〉 중독에 대한 저항력 : 박명진[3005)]

1952년 한국인 주요 부식물인 고추가 치아에 미치는 영향 : 김동순[3006)]

1953년 한국인 주요 부식물인 고추가 치아에 미치는 영향(그 2.) 혈청칼슘 농후와 치아칼슘 함유량 : 김동순[3007)]

약리학 총론

1957년 김옥선, 치과진료에 유용되는 약물,[3008)]

---

4) 아연의 투여로 인한 각 진기의 현미경적 소견 : 박유신

2998) (약리학) 56-학-39. 외과영역에 있어서의 자율신경 차단제에 관하여 : 고계순

2999) (약리학) 57-52 : 김영창. Aluminum이 생체에 미치는 영향. 제4편 염화「알미늄」을 혈행 내에 주입한 가토와「알미늄」금속분말을 경구적으로 투여한 가토에 있어 인산 신진대사에 관한 연구. 서울대학교 논문집 제5집.

3000) (약리학) 57-53 : 김영창. Aluminum이 생체에 미치는 영향. 제5편: 염화「알미늄」혈행 내 주입한 가토에 있어「알미늄」의 조직 내 분포. 서울대학교 논문집 제5집.

3001) (약리학) 57-46 : 김영창. 염화동 혈행 내 주입 가토의 사혈성 빈혈회복에 관하여. 종합의학 2 : 4.

3002) (약리학) 57-47 : 김영창. 동 대량 투여 가토에 있어서 조혈장기의 현미회상. 종합의학 2 : 5.

3003) (약리학) 61-88 : 오재인. 은이 혈액에 미치는 영향. 의학다이제스트 3 : 9.

3004) (약리학) 64-152 : 김호원 · 이성구. 정상가토 치아 및 치주조직의 가검성 철 물질에 관하여. 현대의학 1 : 1.

3005) (약리학) 47-학-42. 개성인삼으로 사육한 소서의 〈니코틴〉 중독에 대한 저항력 : 박명진

3006) (약리학) 52-학-18. 한국인 주요 부식물인 고추가 치아에 미치는 영향 : 김동순

3007) (약리학) 53-학-20. 한국인 주요 부식물인 고추가 치아에 미치는 영향(그 2.) 혈청칼슘 농후와 치아칼슘 함유량 : 김동순

3008) (약리학) 57-34 : 김옥선. 치과진료에 유용되는 약물. 치의계 1 : 1.

1959년 조영필, Drug Control of Dental Salivary Problem,[3009]
1961년 서진관, 약리학, 약물학 및 치료학,[3010]
윤수한, 방부약,[3011]
1963년 이상일 역, Oral Medicine,[3012]
1965년 김규식, 치과영역 약물요법의 최신지견,[3013]
1966년 정동균, 염증과 약물,[3014]
1967년 치과임상과 약리 : 정동균[3015]

항생제

1947년 윤신현, 빈센씨 구강내염과 기타 구강질환 치료에 있어서 페니시린 용법의 비교,[3016]
항독성 물질 특히「페니실린」과「스트렙토 마이신」에 관하여 : 허 규[3017]
페니실린의 치과응용에 관하여 : R. H. 슈멜[3018]
1948년 페니실린의 구강외과적 응용 : 호정진[3019]
1954년 생활치수복조법에 Penicillin 근육 내 주사병용에 관한 임상병리학적 연구(제1보) : 박유신. 신명순[3020]
1955년 정옥균, 치과의업에 있어서의 항생제의 사용,[3021]
정순경, 항생물질의 지식,[3022]
임덕빈, Erythromycin과 Pen Duomycin,[3023]

3009) (약리학) 59-36 : 조영필, Drug Control of Dental Salivary Problem, 치대학술지 1 : 4.
3010) (약리학) 61-37 : 서진관, 약리학, 약물학 및 치료학, 치학 8 : 7.
3011) (약리학) 61-48 : 윤수한, 방부약, 치학 8 : 11.
3012) (약리학) 63-22 : 이상일 역, Oral Medicine, 치학, 1 : 1.
3013) (약리학) 65-217 : 김규식, 치과영역 약물요법의 최신지견, 중앙의학 8 : 3.
3014) (약리학) 66-41 : 정동균, 염증과 약물, 치과회보 8 : 1.
3015) (약리학) 67-특-7. 치과임상과 약리 : 정동균
3016) (약리학) 47-11 : 윤신현, 빈센씨 구강내염과 기타 구강질환 치료에 있어서 페니시린 용법의 비교, 조선치과의보 1 : 2.
3017) (약리학) 47-특-13. 항독성 물질 특히「페니실린」과「스트렙토 마이신」에 관하여 : 허 규
3018) (약리학) 47-특-22. 페니실린의 치과응용에 관하여 : R. H. 슈멜
3019) (약리학) 48-학-6. 페니실린의 구강외과적 응용 : 호정진
3020) (약리학) 54-학-31. 생활치수복조법에 Penicillin 근육내 주사병용에 관한 임상병리학적 연구(제1보) : 박유신. 신명순
3021) (약리학) 55-38 : 정옥균, 치과의업에 있어서의 항생제의 사용, 육군의무장교단잡지 2 : 3.
3022) (약리학) 55-35 : 정순경, 항생물질의 지식(1)-(6), 치학 2 : 12, 3 : 2, 3, 4, 6, 7.
3023) (약리학) 55-31 : 임덕빈, Erythromycin과 Pen Duomycin, 치학 2 : 11.

1956년 페니실린을 응용한 국소마취약에 대한 지견(제1회) : 김용관[3024)]

1957년 정순경, 구강 및 악안면외과환자에 대한 항생물질 요법,[3025)]

정순경, 혈액질환에 의한 치은출혈 및 괴저와 항생물질 요법,[3026)]

정옥균, 항생제의 치과적 응용,[3027)]

1958년 김희경, 항생제에 대하여,[3028)]

1959년 곽원배, 치과장애에 있어서 홀몬, 비타민 및 항생물질의 역할,[3029)]

치아괴저근관타액 중 균형결정 및 각종 항생물질에 대한 감수성의 실험적 연구 : 박유신, 김영숙[3030)]

1960년 김병철, Antibiotics에 대하여,[3031)]

1961년 구강 내 화농성 질환에 대한 항생물질 감수성 검사의 결과보고 : 이재현, 조영필[3032)]

1963년 항생제의 치근 투과도에 대한 고찰 : 김주환, 이승우, 김종배[3033)]

1965년 민 연, Antibiotic Therapy in dental practice,[3034)]

지헌택, Actinomycin D(Streptomyces chrysomallus가 생산하는 항생물질)가 하얀 쥐의 타액선에 미치는 영향에 관한 조직학적 및 조직화학적 연구,[3035)]

수종의 항생제가 백서 치은창의 치유과정에 미치는 영향 : 정국현[3036)]

항히스타인제와 부신피질 Hormone

1957년 이열희, 항히스타인제,[3037)]

1959년 Steroid Hormone이 편도선의 Allergic Change에 미치는 영향에 관한 실험적

3024) (약리학) 56-테-32. 페니실린을 응용한 국소마취약에 대한 지견(제1회) : 김용관

3025) (약리학) 57-18 : 정순경, 구강 및 악안면외과환자에 대한 항생물질 요법(1)-(5), 치학 4 : 8, 9, 10, 11, 12.

3026) (약리학) 57-4 : 정순경, 혈액질환에 의한 치은출혈 및 괴저와 항생물질 요법, 치학 4 : 1.

3027) (약리학) 57-30 : 정옥균, 항생제의 치과적 응용(1)(2), 치의계 1 : 1.

3028) (약리학) 58-31 : 김희경, 항생제에 대하여, 치의계 2 : 2.

3029) (약리학) 59-135 : 곽원배, 치과장애에 있어서 홀몬, 비타민 및 항생물질의 역할, 전남치의 1 : 1.

3030) (약리학) 59-학-21. 치아괴저근관타액 중 균형결정 및 각종 항생물질에 대한 감수성의 실험적 연구 : 박유신, 김영숙

3031) (약리학) 60-62 : 김병철, Antibiotics에 대하여, 치의계, 4 : 1.

3032) (약리학) 61-학-55. 구강 내 화농성 질환에 대한 항생물질 감수성 검사의 결과보고 : 이재현, 조영필

3033) (약리학) 63-학-40. 항생제의 치근 투과도에 대한 고찰 : 김주환, 이승우, 김종배

3034) (약리학) 65-35 : 민 연, Antibiotic Therapy in dental practice, 치과계 8 : 1.

3035) (약리학) 65-180 : 지헌택, Actinomycin D(Streptomyces chrysomallus가 생산하는 항생물질)가 하얀 쥐의 타액선에 미치는 영향에 관한 조직학적 및 조직화학적 연구, 현대의학 3 : 1.

3036) (약리학) 66-학-28. 수종의 항생제가 백서 치은창의 치유과정에 미치는 영향 : 정국현

3037) (약리학) 57-19 : 이열희, 항히스타인제(1)-(2), 치학 4 : 9, 10.

연구 : 김동순[3038)]

1964년 김동순, Steroid Hormone이 편도선의 Allergic Change에 미치는 영향에 관한 실험적 연구,[3039)]

1965년 기창덕, 치과임상에서의 부신피질 Hormone,[3040)]

1966년 이성구, Cortisone 투여한 백서의 치근막의 조직화학적 다당류 반응,[3041)]

화학요법제

1947년 썰파다이야진 호제에 의한 화농성 치근단염의 2치험례 : 노광욱[3042)]

Sulfadiajine에 치과임상적 가치에 대하여 : 김윤숙[3043)]

1952년 최신화학요법 : 김경식[3044)]

1958년 Neo-Salvarsan을 계속 투여한 가토의 혈액상의 변화에 대하여 : 정동균[3045)]

1959년 정동균, Neosalvarsan을 계속 투여한 건강가토의 혈액 상,[3046)]

1960년 이한수, 최근 치과영역에 있어서의 화학요법 문제,[3047)]

1968년 서진관 역, 화학요법제의 구강응용,[3048)]

진정제와 진통제

1947년 정향유(Eugenol)의 치과적 효과 2-3 : 김만수[3049)]

1959년 신만연 · 정동균, 각종 파장 가시광선 조사시의 정상 백서의 호산구수의 변동 및

3038) (약리학) 59-학-42. Steroid Hormone이 편도선의 Allergic Change에 미치는 영향에 관한 실험적 연구 : 김동순
(약리학) 60-학-46. Steroid Hormone이 편도선의 Allergic Change에 미치는 영향에 관한 실험적 연구 : 김동순

3039) (약리학) 64-16 : 김동순, Steroid Hormone이 편도선의 Allergic Change에 미치는 영향에 관한 실험적 연구. Seoul. Univ. J. 15.

3040) (약리학) 65-158 : 기창덕, 치과임상에서의 부신피질 Hormone. 종합의학 10 : 6.

3041) (약리학) 66-120 : 이성구, Cortisone 투여한 백서의 치근막의 조직화학적 다당류 반응. 종합의학 11 : 2.

3042) (약리학) 47-학-3. 썰파다이야진 호제에 의한 화농성 치근단염의 2치험례 : 노광욱

3043) (약리학) 47-학-32. Sulfadiajine에 치과임상적 가치에 대하여 : 김윤숙

3044) (약리학) 52-특-15. 최신화학요법 : 김경식

3045) (약리학) 58-학-27. Neo-Salvarsan을 계속 투여한 가토의 혈액상의 변화에 대하여 : 정동균

3046) (약리학) 59-15 : 정동균. Neosalvarsan을 계속 투여한 건강가토의 혈액 상. 치대학술지 1 : 3.

3047) (약리학) 60-59 : 이한수. 최근 치과영역에 있어서의 화학요법 문제. 치학 7 : 11.
(약리학) 60-109 : 이한수. 최근 치과영역에 있어서의 화학요법문제. 최신의학. 3 : 11.

3048) (약리학) 68-8 : 서진관 역. 화학요법제의 구강응용. 치학 15 : 4.

3049) (약리학) 47-학-5. 정향유(Eugenol)의 치과적 효과 2-3 : 김만수

chlorpromazine(중추신경계의 억제) 투여시의 영향,[3050]

1961년 김명기, In Vitro Tryptophan pyrrolase 유도에 미치는 각종 Barbiturate 및 Sedormid의 영향,[3051]

1962년 유시복, 진통제 Saridon의 임상적 효과에 대하여,[3052]

약의 남용과 문제점

1957년 이열희, Penicillin Shock의 예비검사 및 치료,[3053]

편집부, Penicillin Shock,[3054]

1958년 노중준, Penicilin Shock의 1례,[3055]

1959년 서진관, Penicillin Shock의 1례,[3056]

양동규, Penicillin Shock에 대하여,[3057]

김동욱, Tongue Abcess에서 Candida를 발견한 증례보고,[3058]

1960년 Penicillin shock의 증례 : 서진관[3059]

1962년 Penicillin Shock의 3례 : 심태유, 김영범[3060]

1963년 심태수 · 김영범, Penicillin 과민증 3례,[3061]

1964년 양동규, 황산 카나마이신(Kanamycin Sulfate) 투여 중 발생한 구내염 증례,[3062]

1965년 김종문, 페니시린 쇼크과 마이신 쇼크의 이론과 실제,[3063]

유기형, 항생물질 Penicillin의 Allergy 증상과 치료에 대하여,[3064]

3050) (약리학) 59-139 : 신만연 · 정동균, 각종 파장 가시광선 조사시의 정상 백서의 호산구수의 변동 및 chlorpromazine(중추신경계의 억제) 투여시의 영향, 최신의학 2 : 5.

3051) (약리학) 61-76 : 김명기, In Vitro Tryptophan pyrrolase 유도에 미치는 각종 Barbiturate 및 Sedormid (진정 · 최면제)의 영향, 최신의학 4 : 1.

3052) (약리학) 62-9 : 유시복, 진통제 Saridon의 임상적 효과에 대하여, 치학 9 : 2.

3053) (약리학) 57-14 : 이열희, Penicillin Shock의 예비검사 및 치료, 치학 4 : 7.

3054) (약리학) 57-12 : 편집부, Penicillin Shock, 치학 4 : 4.

3055) (약리학) 58-25 : 노중준, Penicilin Shock의 1례, 치의계 2 : 2.

3056) (약리학) 59-90 : 서진관, Penicillin Shock의 1례, 치학 6 : 9.

3057) (약리학) 59-136 : 양동규, Penicillin Shock에 대하여, 전남치의 1 : 1.

3058) (약리학) 59-63 : 김동욱, Tongue Abcess에서 Candida를 발견한 증례보고, 치학 6 : 3.

3059) (약리학) 60-학-1. Penicillin shock의 증례 : 서진관

3060) (약리학) 62-학-22. Penicillin Shock의 3례 : 심태유, 김영범

3061) (약리학) 63-18 : 심태수 · 김영범, Penicillin 과민증 3례, 대한치과의사협회지 4 : 2.

3062) (약리학) 64-119 : 양동규, 황산 카나마이신(Kanamycin Sulfate) 투여 중 발생한 구내염 증례, 종합의학 9 : 11.

3063) (약리학) 65-15 : 김종문, 페니시린 쇼크과 마이신 쇼크의 이론과 실제(1)-(2), 치학 12 : 9. 12.

3064) (약리학) 65-27 : 유기형, 항생물질 Penicillin의 Allergy 증상과 치료에 대하여, 치과계 8 : 1.

항생물질 Penicillin Allergy의 증상과 응급치료에 대하여 : 유기형[3065]

1966년 서진관, Penicillin Shock에 대한 처치법,[3066]

김창순, 항생제에 대한 세균의 내성[기1] -자연내성-,[3067]

약리작용에 관한 연구

1961년 정동균 · 천연숙 · 박병선 · 신만련, 혈액 Alcohol농도에 미치는 2, 3약물 및 가시광선의 효과,[3068]

1963년 기창덕, 수종 약물 alkaloids의 생체 내 혈액응고 촉진작용에 관한 연구,[3069]

1964년 양동규, 치아경조직의 약물침투에 관한 실험적 연구, Ⅰ, 발거치아의 약물 침투에 관한 연구,[3070]

양동규, 치아경조직의 약물침투에 관한 실험적 연구, Ⅱ, 생체에 있어서 치아의 약물 침투에 관한 연구,[3071]

양동규, 치아경조직의 약물침투에 관한 실험적 연구,[3072]

1965년 김해수, 식염중독의 실험적 연구,[3073]

정동균, 인삼, reserpine 및 chlorpromazine이 epinephrine 및 morphine 과혈당 에 미치는 영향,[3074]

1966년 가토 복벽에 있어서 인타액의 투과성 항진에 미치는 수종 약물 영향 : 정동균[3075]

인 타액의 가토혈압 강하작용에 미치는 수종 약물의 영향 : 정동균[3076]

1968년 정소영 · 원영철 · 배유홍 · 정동균, 타액의 모세혈관 투과성 항진효과에 미치는

3065) (약리학) 65-학-68. 항생물질 Penicillin Allergy의 증상과 응급치료에 대하여 : 유기형

3066) (약리학) 66-7 : 서진관. Penicillin Shock에 대한 처치법. 치학 13 : 3.

3067) (약리학) 66-52 : 김창순. 항생제에 대한 세균의 내성[기1] -자연내성-. 치과회보 8 : 2.

3068) (약리학) 61-105 : 정동균 · 천연숙 · 박병선 · 신만련. 혈액 Alcohol농도에 미치는 2. 3약물 및 가시광선의 효과. 중앙의학 1 : 4.

3069) (약리학) 63-81 : 기창덕. 수종 약물 alkaloids의 생체 내 혈액응고 촉진작용에 관한 연구. 가톨릭대학의학부논문집 제7집.

3070) (약리학) 64-93 : 양동규. 치아경조직의 약물침투에 관한 실험적 연구. Ⅰ. 발거치아의 약물 침투에 관한 연구. 종합의학 9 : 6.

3071) (약리학) 64-94 : 양동규. 치아경조직의 약물침투에 관한 실험적 연구. Ⅱ. 생체에 있어서 치아의 약물 침투에 관한 연구. 종합의학 9 : 6.

3072) (약리학) 64-123 : 양동규. 치아경조직의 약물침투에 관한 실험적 연구. 종합의학 9 : 12.

3073) (약리학) 65-165 : 김해수. 식염중독의 실험적 연구. 종합의학 10 : 10.

3074) (약리학) 65-153 : 정동균. 인삼. reserpine 및 chlorpromazine이 epinephrine 및 morphine과 혈당에 미치는 영향. 대학약리학잡지. 1 : 1.

3075) (약리학) 66-학-92. 가토 복벽에 있어서 인타액의 투과성 항진에 미치는 수종 약물 영향 : 정동균

3076) (약리학) 66-학-116. 인 타액의 가토혈압 강하작용에 미치는 수종 약물의 영향 : 정동균

수종 약물의 영향,[3077]

Vitamin과 치아와 구강질환과의 관계

1948년 치아와 Vitamin : 노광욱[3078]

1962년 김민형, 치아와 Vitamin과의 관계,[3079]

1964년 강영진, Vitamin과 구강질환,[3080]

이원복, Vitamins와 구강질환과의 관계,[3081]

각종 비타민이 골절치유와 S35의 대사에 미치는 영향 : 김대영[3082]

1965년 김대영, Cortisone 및 Vitamin이 골절치유에 미치는 영향에 관한 연구, 1편 방사성 유황(S35)을 이용한 골의 형성 및 성장에 관한 실험적 연구,[3083]

김대영, Cortisone 및 Vitamin이 골절치유에 미치는 영향에 관한 연구, 제2편 Cortisone이 골절치유와 방사성유황(S35)분포에 미치는 영향에 관한 실험적 연구,[3084]

김대영, Cortisone 및 Vitamin이 골절치유에 미치는 영향에 관한 연구, 제3편 Vitamin A와 Cyanocobalamin이 골절치유에 미치는 영향에 관한 실험적 연구,[3085]

1947년 기창덕, Vitamin A와 치아에 관하여,[3086]

1964년 Thiamine(비타민 B1) 투여가토의 치근막에 있어서의 조직화학적 연구 : 신민철[3087]

Vitamin B6 과잉 투여한 가토 주위조직에 있어서 Alkaline Phosphatase 반응

3077) (약리학) 68-145 : 정소영 · 원영철 · 배유홍 · 정동균, 타액의 모세혈관 투과성 항진효과에 미치는 수종약물의 영향, 현대의학 8 : 2.

3078) (약리학) 48-학-35. 치아와 Vitamin : 노광욱

3079) (약리학) 62-86 : 김민형, 치아와 Vitamin과의 관계, 치의계 6 ; 2.

3080) (약리학) 64-29 : 강영진, Vitamin과 구강질환, 치학 11 : 4.

3081) (약리학) 64-57 : 이원복, Vitamins와 구강질환과의 관계, 군진치과 1 : 1.

3082) (약리학) 64-학-17. 각종 비타민이 골절치유와 S35의 대사에 미치는 영향 : 김대영

3083) (약리학) 65-194 : 김대영, Cortisone 및 Vitamin이 골절치유에 미치는 영향에 관한 연구, 제1편 방사성 유황(S35)을 이용한 골의 형성 및 성장에 관한 실험적 연구, 최신의학 8 : 1.

3084) (약리학) 65-195 : 김대영, Cortisone 및 Vitamin이 골절치유에 미치는 영향에 관한 연구, 제2편 Cortisone이 골절치유와 방사성유황(S35)분포에 미치는 영향에 관한 실험적 연구, 최신의학 8 : 1.

3085) (약리학) 65-196 : 김대영, Cortisone 및 Vitamin이 골절치유에 미치는 영향에 관한 연구, 제3편 Vitamin A와 Cyanocobalamin이 골절치유에 미치는 영향에 관한 실험적 연구, 최신의학 8 : 1.

3086) (약리학) 47-9 : 기창덕, Vitamin A와 치아에 관하여, 조선치과의보 1 : 1.

3087) (약리학) 64-학-13. Thiamine 투여가토의 치근막에 있어서의 조직화학적 연구 : 신민철

: 김조환, 신범철, 김호원[3088)]

신범철, Vitamin B12 투여 백서의 치수 상아질에 있어 Phosphatase와 인산에 관한 조직화학적 연구,[3089)]

1966년 박봉섭, Vitamin B12 투여한 백서의 치조골에 있어서의 인산과 다당류의 분포,[3090)]

1962년 김용관, Vitamin C와 창상치유,[3091)]

괴혈병의 1례보고 : 기창덕, 전국봉, 최준호[3092)]

1964년 Vit-C 투여백서의 상아질 형성에 관한 조직화학적 연구 : 장영규[3093)]

1965년 장영규, Vitamin C를 투여 백서의 상아질 및 치수에 있어서 단백질, 당단백질 및 다당류에 관한 조직화학적 연구,[3094)]

1966년 신민철, vitamin C 투여한 백서에 있어 치근막의 조직화학적 다당류 반응,[3095)]

정국현, Penimy와 Vitamin C가 백서의 치은 손상 치유에 미치는 영향에 관한 실험적 연구,[3096)]

1968년 김한섭 · 방석운 · 김형원 · 정태영 · 이기영, 한국인 혈액 백혈구의 Vitamin C 함량에 관하여,[3097)]

1963년 황성명 · 이영옥, Vitamin D(calciferol) 투여로 인한 가토 치근막에 있어서의 Alkaline phosphatase의 분포,[3098)]

3088) (약리학) 64-학-10. Vitamin B6 과잉 투여한 가토 주위조직에 있어서 Alkaline Phosphatase 반응 : 김조환, 신범철, 김호원

3089) (약리학) 64-92 : 신범철, Vitamin B12 투여백서의 치수 상아질에 있어 Phosphatase와 인산에 관한 조직화학적 연구, 종합의학 9 : 6.

3090) (약리학) 66-151 : 박봉섭, Vitamin B12 투여한 백서의 치조골에 있어서의 인산과 다당류의 분포, 종합의학 11 : 11.

3091) (약리학) 62-64 : 김용관, Vitamin C와 창상치유, 치과회보 4 : 6.

3092) (약리학) 62-학-93. 괴혈병의 1례보고 : 기창덕, 전국봉, 최준호

3093) (약리학) 64-학-6. Vit-C 투여백서의 상아질 형성에 관한 조직화학적 연구 : 장영규

3094) (약리학) 65-197 : 장영규, Vitamin C를 투여 백서의 상아질 및 치수에 있어서 단백질, 당단백질 및 다당류에 관한 조직화학적 연구, 최신의학 8 : 1.

3095) (약리학) 66-134 : 신민철, vitamin C 투여한 백서에 있어 치근막의 조직화학적 다당류 반응, 종합의학 11 : 7.

3096) (약리학) 66-156 : 정국현, Penimy와 Vitamin C가 백서의 치은 손상 치유에 미치는 영향에 관한 실험적 연구, 종합의학 11 : 12.

3097) (약리학) 68-135 : 김한섭 · 방석운 · 김형원 · 정태영 · 이기영, 한국인 혈액 백혈구의 Vitamin C 함량에 관하여, 중앙의학 14 : 5.

3098) (약리학) 63-160 : 황성명 · 이영옥, Vitamin D(calciferol) 투여로 인한 가토 치근막에 있어서의 Alkaline phosphatase의 분포, 종합의학 8 : 11.

Vit-D(calciferol) 과잉 투여한 가토에 있어서의 A1kaline Phosphatase의 분포 : 이영옥[3099)]

1965년 점액성 다당류 대사에 있어서 Calciferol의 작용에 관한 연구 : 이승우[3100)]

1966년 이승우, Calciferol(비타민 D2)이 백서의 구강점막 다당류에 미치는 영향에 관한 조직화학적 연구,[3101)]

1967년 김영철, α-Tocopherol(비타민E의 종류) 투여한 백서의 구강점막의 조직화학적 연구, -산화효소 및 과산화수소와 지질대사에 미치는 영향-[3102)]

1968년 고재승 · 김영식 · 최봉섭 · 상기중, α-Tocopherol 투여한 백서구강점막에 있어 비만세포의 세포화학적 반응,[3103)]

1969년 고재승 · 이종흔 · 황성명, α-Tocopherol이 백서 타액선의 Mast cell에 미치는 영향,[3104)]

1959년 유기형, Vitamin K와 출혈성소인,[3105)]

3099) (약리학) 63-학-10. Vit-D(calciferol) 과잉 투여한 가토에 있어서의 A1kaline Phosphatase의 분포 : 이영옥

3100) (약리학) 65-학-8. 점액성 다당류 대사에 있어서 Calciferol의 작용에 관한 연구 : 이승우

3101) (약리학) 66-166 : 이승우. Calciferol(비타민 D2)이 백서의 구강점막 다당류에 미치는 영향에 관한 조직화학적 연구. 최신의학 9 : 8.

3102) (약리학) 67-181 : 김영철. α-Tocopherol(비타민E의 종류) 투여한 백서의 구강점막의 조직화학적 연구. -산화효소 및 과산화수소와 지질대사에 미치는 영향-종합의학 12 : 11.

3103) (약리학) 68-119 : 고재승 · 김영식 · 최봉섭 · 상기중. α-Tocopherol 투여한 백서구강점막에 있어 비만세포의 세포화학적 반응. 최신의학 11 : 2.

3104) (약리학) 69-64 : 고재승 · 이종흔 · 황성명. α-Tocopherol이 백서 타액선의 Mast cell에 미치는 영향. 종합의학 14 : 3.

3105) (약리학) 59-111 : 유기형. Vitamin K와 출혈성소인. 치의계 3 : 2.

22. 구강생리학

생리학 총론

1961년 서진관, 생리학편,[3106]
1962년 이상일 역, 생리학,[3107]

하악운동

1959년 정동빈, A Comparative of the Cephalometric and Temporomandibular Joint Radiographic Methods with the Gnathothesiometric Method for Studying the Retrude Hinge Movement of the Mandible,[3108]

실험동물 백서에 대한 연구

1959년 김 철, 김창욱, 해마를 떼어버린 백서의 Stress에 대한 반응,[3109]
1960년 김창욱, Hippocampus를 떼어버린 백서의 만성 stress에 대한 반응,[3110]
최덕경 · 남기용 · 이상돈 · 김창욱, 염화코발트로 polycythaemia를 일으킨 백서의 혈액량,[3111]
1961년 김창욱, Hippocampus를 떼어버린 백서의 Audiogenic Seizure,[3112]
김 철 · 김창욱, Hippocampus가 손상된 백서의 갑상선기능,[3113]
1962년 김창욱, 편두핵, 시상하부 및 중뇌에 있어서의 저작운동의 표시,[3114]

3106) (생리학) 61-44 : 서진관, 생리학편, 치학(1)-(7) 8 : 10. 11. 12. 9 : 1. 4. 5. 6.
3107) (생리학) 62-13 : 이상일 역, 생리학(1)-(2), 치학 9 : 3. 5.
3108) (생리학) 59-12 : 정동빈, A Comparative of the Cephalometric and Temporomandibular Joint Radiographic Methods with the Gnathothesiometric Method for Studying the Retrude Hinge Movement of the Mandible, 치대학술지 1 : 1.
3109) (생리학) 59-53 : 김 철, 김창욱, 해마를 떼어버린 백서의 Stress에 대한 반응, 논문집 제9집.
3110) (생리학) 60-16 : 김창욱, Hippocampus를 떼어버린 백서의 만성 stress에 대한 반응, 서울의대잡지 1.
3111) (생리학) 60-17 : 최덕경 · 남기용 · 이상돈 · 김창욱, 염화코발트로 polycythaemia를 일으킨 백서의 혈액량, 서울의대잡지 1 : 2.
3112) (생리학) 61-7 : 김창욱, Hippocampus를 떼어버린 백서의 Audiogenic Seizure, 서울의대잡지 2 : 1.
3113) (생리학) 61-10 : 김 철 · 김창욱, Hippocampus가 손상된 백서의 갑상선기능, 서울의대잡지2 : 3.
3114) (생리학) 62-104 : 김창욱, 편두핵, 시상하부 및 중뇌에서의 저작운동의 표시, 서울의대잡지 3 : 1.
(생리학) 62-학-73. 편도핵 시상하부 및 중뇌에 있어서의 저작운동의 표시 : 김창욱

김창욱, Amygdaloid nucleus가 파괴된 백서의 stress에 대한 반응,[3115]

1963년 김창욱, 저작의 반사조절 기구에 관하여,[3116]

1967년 최용묵 · 심봉섭, Haptoglobin P 변이형에 관한 토역 화학적 연구,[3117]

최용묵 · 심봉섭, 저 Haptoglobin 혈증에 관한 토역학적 연구,[3118]

1968년 유동수 · 김영수, 연하역치에 관한 실험적 연구,[3119]

이형주, Septal area, Hippocampus, Amygdala 및 Midbrain이 혈당대사에 미치는 영향에 관한 실험적 연구,[3120]

3115) (생리학) 62-105 : 김창욱, Amygdaloid nucleus가 파괴된 백서의 stress에 대한 반응, 서울의대잡지 3 : 1.

3116) (생리학) 63-86 : 김창욱, 저작의 반사조절 기구에 관하여, 치과회보 5 : 1.

3117) (생화학) 67-155 : 최용묵 · 심봉섭, Haptoglobin P 변이형에 관한 토역 화학적 연구, 가톨릭대학 의학부 논문집 제13집.

3118) (생화학) 67-156 : 최용묵 · 심봉섭, 저 Haptoglobin 혈증에 관한 토역학적 연구, 가톨릭대학 의학부 논문집 제13집.

3119) (생리학) 68-152 : 유동수 · 김영수, 연하역치에 관한 실험적 연구, 현대의학 8 : 5.

3120) (생화학) 68-137 : 이형주, Septal area, Hippocampus, Amygdala 및 Midbrain이 혈당대사에 미치는 영향에 관한 실험적 연구, 중앙의학 14 : 6.

23. 구강생화학

구강생화학

1962년 김기영 · 이동수, 편호상반세포의 생화학적 고찰.[3121]

1963년 윤신현, 치아성분(layer sample)내 유기질, 구연산 및 유산함량의 연령적 변화와 치수의 생화학적 연구,
제1장 치아성분(layer sample) 내 유기질, 구연산 및 유산 함량의 연령적 변화.[3122]
윤신현, 치아성분(layer sample)내 유기질, 구연산 및 유산함량의 연령적 변화와 치수의 생화학적 연구,
제2장 치수가 함유하는 fluorine, calcium, phosphorus 및 그 생화학적 구성.[3123]

1964년 치아의 생화학에 대하여 : 김상태[3124]

3121) (생화학) 62-35 : 김기영 · 이동수, 편호상반세포의 생화학적 고찰, 치과회보 4 : 1.

3122) (생화학) 63-122 : 윤신현, 치아성분(layer sample)내 유기질, 구연산 및 유산함량의 연령적 변화와 치수의 생화학적 연구, 제1장 치아성분(layer sample) 내 유기질, 구연산 및 유산 함량의 연령적 변화, 종합의학 8 : 6.

3123) (생화학) 63-123 : 윤신현, 치아성분(layer sample)내 유기질, 구연산 및 유산함량의 연령적 변화와 치수의 생화학적 연구, 제2장 치수가 함유하는 fluorine, calcium, phosphorus 및 그 생화학적 구성, 종합의학 8 : 6.

3124) (생화학) 64-특-3. 치아의 생화학에 대하여 : 김상태

24. 구강세균학

악안면 방선균증(Actinomycosis)의 관심

1952년 체강X선에 의한 경안면 방사상 균증의 근접 X선 조사에 의한 1치료 례 : 김용관[3125)]
1954년 김동순, 방사선균증(Actinomycosis)의 문헌상 고찰,[3126)]
김용관, 체강 X선에 의한 악안면 방사선상 균증의 근접 조사,[3127)]
1956년 박원수, 악안면 방사선균증의 1례보고,[3128)]
1961년 이재현, 방선상 균증의 진단과 처치,[3129)]
1962년 Actinomycosis(放線菌症)의 증례보고 : 기창덕, 정윤표[3130)]

구강세균학 총론

1954년 구강 내 세균에 대한 연구(제1보) : 박원수[3131)]
1961년 서진관, 세균학편,[3132)]
1966년 최기채, 구강미생물학,[3133)]

특정 세균에 대한 연구

1960년 한국인 치은 아미-바의 통계적 관찰(제1차보고) : 지헌택[3134)]
1961년 구강 내에서 분리한 staphylococcus의 내성의 변화에 대하여 : 김창순[3135)]
1962년 지헌택, 구강내 원충류의 통계적 고찰,[3136)]

3125) (세균학) 52-학-33. 체강X선에 의한 경안면 방사상 균증의 근접 X선 조사에 의한 1치료 례 : 김용관
3126) (세균학) 54-13 : 김동순, 방사선균증(Actinomycosis)의 문헌상 고찰, 대한치과의학회지 1 : 1.
3127) (세균학) 54-30: 김용관, 체강 X선에 의한 악안면 방사선상 균증의 근접 조사, 대한치과의학회지 1 : 1.
3128) (세균학) 56-8 : 박원수, 악안면 방사선균증의 1례보고, 치학 3 : 3.
3129) (세균학) 61-68 : 이재현, 방선상 균증의 진단과 처치, 치과회보 3 : 2.
3130) (세균학) 62-학-25. Actinomycosis(放線菌症)의 증례보고 : 기창덕, 정윤표
3131) (세균학) 54-학-29. 구강 내 세균에 대한 연구(제1보) : 박원수
3132) (세균학) 61-23 : 서진관, 세균학편, 치학 8 : 3.
3133) (세균학) 66-28 : 최기채, 구강미생물학, 치학 13 : 9.
3134) (세균학) 60-학-52. 한국인 치은 아미-바의 통계적 관찰(제1차보고) : 지헌택
3135) (세균학) 61-학-24. 구강 내에서 분리한 staphylococcus의 내성의 변화에 대하여 : 김창순
3136) (세균학) 62-152 : 지헌택, 구강내 원충류의 통계적 고찰, 중앙의학 2 : 2.

Survey of the incidence of oral protozoa infection in farmers and fishermen : 지헌택[3137)]

1966년 윤풍길 역, 구강양묘균증,[3138)]

1967년 정태영, Amylase 생산균에 관한 연구,[3139)]

3137) (세균학) 62-학-83. Survey of the incidence of oral protozoa infection in farmers and fishermen : 지헌택

3138) (세균학) 66-26 : 윤풍길 역, 구강양묘균증, 치학 13 : 8.

3139) (세균학) 67-216 : 정태영, Amylase 생산균에 관한 연구, 현대의학 7 : 6.

25. 경영관리학

치과의사의 개업

1962년 서병서, 서울특별시 치과의사회 회원에 대한 통계적 고찰,[3140)]
서병서, 한국치과 개업제도의 현황,[3141)]
1967년 최재경, 치과의학과 치과의료,[3142)]
최재경, 치과의업 형태의 미래상(1)-(2),[3143)]
1968년 박기철, 대중심리와 치과학의 발달,[3144)]
1969년 김동순, 치과의사 전문의 제도에 관하여,[3145)]

치과의원 경영

1958년 나의 구강진사, 치료계획 및 치료비 계산방법 : 이유경[3146)]
1963년 최재경, 치과의원 경영의 문제점, 미국의 환자조사결과를 보고[3147)]
최재경, 광고와 PR문제, 치과경영을…③[3148)]
1964년 일본의 의업경영사정과 한국과의 비교 : 木下隆治[3149)]
1965년 김용관, 치과의원 경영과 통계의 이용,[3150)]
치과경영관리의 문제점 : 오계석[3151)]
1967년 근대적인 치과경영 : 최재경[3152)]

3140) (경영관리학) 62-54 : 서병서, 서울특별시 치과의사회 회원에 대한 통계적 고찰, 치과회보 4 : 3.
3141) (경영관리학) 62-49 : 서병서, 한국치과 개업제도의 현황, 치과회보 4 : 2.
3142) (경영관리학) 67-6 : 최재경, 치과의학과 치과의료, 대한치과의사협회지 6 : 1.
3143) (경영관리학) 67-54 : 최재경, 치과의업 형태의 미래상(1)-(2), 치계 1 : 1, 2.
3144) (경영관리학) 68-69 : 박기철, 대중심리와 치과학의 발달, 치계 2 : 4.
3145) (경영관리학) 69-12 : 김동순, 치과의사 전문의 제도에 관하여, 대한치과의사협회지 7 : 2.
3146) (경영관리학) 58-학-9. 나의 구강진사, 치료계획 및 치료비 계산방법 : 이유경
3147) (경영관리학) 63-94 : 최재경, 치과의원 경영의 문제점, 미국의 환자조사결과를 보고, 치과회보, 5 : 3.
3148) (경영관리학) 63-113 : 최재경, 광고와 PR문제, 치과경영을…③, 치과회보 5 : 4.
3149) (경영관리학) 64-특-4. 일본의 의업경영사정과 한국과의 비교 : 木下隆治
3150) (경영관리학) 65-146 : 김용관, 치과의원 경영과 통계의 이용, 치과회보 7 : 3.
3151) (경영관리학) 65-학-135. 치과경영관리의 문제점 : 오계석
3152) (경영관리학) 67-특-15. 근대적인 치과경영 : 최재경

인사 관리

1961년 이한수, 치과환자에 대한 개념,[3153]
1963년 이상일 · 변종수 · 서진관 · 권학주, 약속환자의 통계적 고찰,[3154]
내원환자의 조사통계 보고 : 오계석[3155]
최재경, 치과의원의 인사관리,[3156]
1965년 이중희, 환자와 최초의 면접과 대화,[3157]
이중희, 진료에 앞서 고려할 환자 교육,[3158]
치료에 앞서 고찰하여야 할 환자관리 : 이중희[3159]
환자교육과 관리 : 최재경[3160]
1968년 최재경, 환자관리의 실제,[3161]

실내장식

1963년 치과 치료실 설비의 기구 비교 : 최재경[3162]
1965년 최재경, 치과 치료실 설비의 기능비교,[3163]
현대치과의원 설비에 대한 고찰 : 최재경[3164]
오계석, 진료실 및 대합실의 색채조절에 대하여,[3165]
치과의원의 색채조절 : 오계석[3166]

3153) (경영관리학) 61-108 : 이한수, 치과환자에 대한 개념, 한국의약 4 : 11.
3154) (경영관리학) 63-55 : 이상일 · 변종수 · 서진관 · 권학주, 약속환자의 통계적 고찰, 치학 10 : 10.
(경영관리학) 63-학-66. 약속환자의 통계적 고찰 : 이상일, 변종수, 박래영, 서진관, 권학주
3155) (경영관리학) 63-학-6. 내원환자의 조사통계 보고 : 오계석
3156) (경영관리학) 63-93 : 최재경, 치과의원의 인사관리, 치과회보 5 : 2.
3157) (경영관리학) 65-58 : 이중희, 환자와 최초의 면접과 대화, 한국치과공론 1 : 3.
3158) (경영관리학) 65-130 : 이중희, 진료에 앞서 고려할 환자 교육, 치과회보 7 : 1.
3159) (경영관리학) 65-학-117. 치료에 앞서 고찰하여야 할 환자관리 : 이중희
3160) (경영관리학) 65-학-134. 환자교육과 관리 : 최재경
3161) (경영관리학) 68-74 : 최재경, 환자관리의 실제, 치계 2 : 6.
3162) (경영관리학) 63-학-22. 치과 치료실 설비의 기구 비교 : 최재경
3163) (경영관리학) 65-77 : 최재경, 치과 치료실 설비의 기능비교, 한국치과공론 1 : 5.
3164) (경영관리학) 65-학-113. 현대치과의원 설비에 대한 고찰 : 최재경
3165) (경영관리학) 65-129 : 오계석, 진료실 및 대합실의 색채조절에 대하여, 치과회보 7 : 1.
3166) (경영관리학) 65-학-110. 치과의원의 색채조절 : 오계석

26. 치과의사학

치의학의 개념, 치의학의 과거 현재 미래

1962년 이한수, 현대 의과치학의 개념,[3167]
1965년 이한수, 치아의사의 위기는 닥아 왔다.[3168]
이한수, 사적으로 본 현세 의학 유세촌고,[3169]

의사학과 치과의사학

1962년 이영택 · 최재봉, 의사학 서설,[3170]
이영택 · 최재봉, 〈의학의 분과학사〉 외과학편,[3171]
이영택 · 최재봉, 〈의학의 분과학사〉 내과학편,[3172]
이영택 · 최재봉, 〈의학의 분과학사〉 산부인과학편,[3173]
이영택 · 최재봉, 〈의학의 분과학사〉 안과학편,[3174]
이영택 · 최재봉, 〈의학의 분과학사〉 치과학편(상)(하),[3175]
1963년 이한수, 서구 의철학사 개요,[3176]

서양 치과의사학

1961년 최정봉, 「삐에르 · 포샤르」의 생애와 업적,[3177]
1963년 이한수, 16세기의 실현들 치과의사 2제,[3178]

3167) (의사학) 62-108 : 이한수, 현대 의과치학의 개념, 최신의학 5 : 4.
3168) (의사학) 65-5 : 이한수, 치아의사의 위기는 닥아 왔다. 치학 12 : 3.
3169) (의사학) 65-91 : 이한수, 사적으로 본 현세 의학 유세촌고, 한국치과공론 1 : 6.
3170) (의사학) 62-113 : 이영택 · 최재봉, 의사학 서설, 종합의학, 7 : 2.
3171) (의사학) 62-114 : 이영택 · 최재봉, 〈의학의 분과학사〉 외과학편, 종합의학 7 : 4.
3172) (의사학) 62-115 : 이영택 · 최재봉, 〈의학의 분과학사〉 내과학편, 종합의학 7 : 5.
3173) (의사학) 62-116 : 이영택 · 최재봉, 〈의학의 분과학사〉 산부인과학편, 종합의학 7 : 6.
3174) (의사학) 62-117 : 이영택 · 최재봉, 〈의학의 분과학사〉 안과학편, 종합의학 7 : 7.
3175) (의사학) 62-118 : 이영택 · 최재봉, 〈의학의 분과학사〉 치과학편(상)(하), 종합의학 7 : 8, 9.
3176) (의사학) 63-30 : 이한수, 서구 의철학사 개요, 치학 10 : 3.
3177) (의사학) 61-70 : 최정봉, 「삐에르 · 포샤르」의 생애와 업적, 대한치과의학사연구회지 2.
3178) (의사학) 63-29 : 이한수, 16세기의 실현들 치과의사 2제, 치학 10 : 3.

1965년 이한수, 근세 미국치과학의 발달,[3179]
1967년 이한수, 성서에 나타난 치과 관련 구절 조사보고,[3180]

동양과 불교의학

1964년 동양의학 사상의 생성에 관하여 : 이한수[3181]
1965년 이한수, 동양의학의 성립에 관하여,[3182]
이한수, 불교의 의학관 대요,[3183]

중국 의학사 및 치과의학사

1964년 사적으로 본 중국치과의술의 특이성에 관하여 : 최정봉[3184]
1965년 이한수, 중국의사 연구어적,[3185]
1966년 이한수, 중국의사 연구 여화,[3186]
이한수, 동서의학의 교류 및 발전의 차이,[3187]

한국 치과의학사

1961년 최진환, 이조시대의 구강위생학적 지식에 관한 소고,[3188]
이조시대의 구강위생에 대하여 : 최진환[3189]
1962년 이한수 · 최진환, 치통의 역사적 연구,[3190]

3179) (의사학) 65-59 : 이한수, 근세 미국치과학의 발달, 한국치과공론 1 : 3.
3180) (의사학) 67-64 : 이한수, 성서에 나타난 치과 관련 구절 조사보고, 치계 1 : 3.
3181) (의사학) 64-학-30, 동양의학 사상의 생성에 관하여 : 이한수
3182) (의사학) 65-48 : 이한수, 동양의학의 성립에 관하여, 한국치과공론 1 : 2.
3183) (의사학) 65-8 : 이한수, 불교의 의학관 대요, 치학 12 : 6.
(의사학) 65-141 : 이한수, 불교의 의학관 대요, 치과회보 7 : 2.
3184) (의사학) 64-학-91, 사적으로 본 중국치과의술의 특이성에 관하여 : 최정봉
3185) (의사학) 65-144 : 이한수, 중국의사 연구여적, 치과회보 7 : 3.
3186) (의사학) 66-45 : 이한수, 중국의사 연구 여화, 치과회보 8 : 1.
3187) (의사학) 66-53 : 이한수, 동서의학의 교류 및 발전의 차이, 치과회보 8 : 2.
3188) (의사학) 61-43 : 최진환, 이조시대의 구강위생학적 지식에 관한 소고, 치학 8 : 10.
(의사학) 61-69 : 최진환, 이조시대의 구강위생학적 지식에 관한 소고, 대한치과의학사연구회지 2.
(의사학) 61-106 : 최진환, 이조시대의 구강위생학적 지식에 관한 소고, 중앙의학 1 : 7.
3189) (의사학) 61-학-1, 이조시대의 구강위생에 대하여 : 최진환
3190) (의사학) 62-94 : 이한수 · 최진환, 치통의 역사적 연구, 대한치과의학사학회지 3.

최진환, 향약구급방의 치학적 고찰,[3191)]

1963년 현존하는 한국 최고의 의서 향약구급방에 관한 치과의사학적 고찰 : 최진환[3192)]

1964년 최진환 · 이영택, 우리나라 최고의서의 의사학적 고찰,[3193)]

최진환 · 이영택, 우리나라 최고의서인 향약구급방의 인용문헌에 관한 고찰,[3194)]

최진환, 우리나라에서의 치통에 관한 의사학적 연구,[3195)]

1965년 이한수, 삼국시대의 의학적 개관(1)[3196)]

이한수, 고조선시대 의학대관,[3197)]

고조선 시대의 의학연구 : 이한수[3198)]

이한수, 치과질환 민간요법,[3199)]

한국 근대치과의학사 1.

1960년 이한수, 한국 치과의사연대표,[3200)]

최정봉, 치과약사,[3201)]

1962년 김희경, 치의사연구,[3202)]

1968년 윤계찬, 한국 치과의학 발달과정의 고찰,[3203)]

1969년 신재의, 한국 치의학사연구,[3204)]

한국 근대치과의학사 2.

1959년 안종서, 우리나라 치과계의 금석담,[3205)]

3191) (의사학) 62-95 : 최진환, 향약구급방의 치학적 고찰, 대한치과의학사학회지 3.
3192) (의사학) 63-학-11. 현존하는 한국 최고의 의서 향약구급방에 관한 치과의사학적 고찰 : 최진환
3193) (의사학) 64-82 : 최진환 · 이영택, 우리나라 최고의서의 의사학적 고찰, 종합의학 9 : 2.
3194) (의사학) 64-87 : 최진환 · 이영택, 우리나라 최고의서인 향약구급방의 인용문헌에 관한 고찰, 종합의학 9 : 4.
3195) (의사학) 64-83 : 최진환, 우리나라에서의 치통에 관한 의사학적 연구, 종합의학 9 : 2.
3196) (의사학) 65-78 : 이한수, 삼국시대의 의학적 개관(1), 한국치과공론 1 : 5.
3197) (의사학) 65-65 : 이한수, 고조선시대 의학대관, 한국치과공론 1 : 4.
3198) (의사학) 65-학-12. 고조선 시대의 의학연구 : 이한수
3199) (의사학) 65-225 : 이한수, 치과질환 민간요법, 중앙의학 9 : 1.
3200) (의사학) 60-101 : 이한수, 한국 치과의사연대표, 대한치과의학사연구회지 1.
3201) (의사학) 60-93 : 최정봉, 치과약사, 치과회보 2 : 4.
3202) (의사학) 62-70 : 김희경, 치의사연구, 치의계 6 : 1.
3203) (의사학) 68-81 : 윤계찬, 한국 치과의학 발달과정의 고찰, 치계 2 : 8.
3204) (의사학) 69-99 : 신재의, 한국 치의학사연구, 치원, 제4호.
3205) (의사학) 59-137 : 안종서, 우리나라 치과계의 금석담, 최신의학 2 : 2.
(의사학) 60-99 : 안종서, 우리나라 치과계의 금석담, 대한치과의학사연구회지 1.

1960년 함석태, 구강위생-긴급한 요건,[3206]
박명진, 한국의 치과의학,[3207]
신인철, 한국 근대치과의학의 연혁,[3208]
은중기, 한말의 치과업계에 대하여,[3209]
김영창, 8 · 15 후의 치과계 발전상,[3210]
최정봉, 치과 15년의 회고와 반성,[3211]
최정봉, 해방 전의 한국치과계 개관,[3212]
최정봉, 한국치과계 개관,[3213]
1961년 안종서, 1920~30년대 나의 치과의업 회고기,[3214]
이호곤, 1920~30년대 나의 치과의업 회고기,[3215]
1965년 이한수, 역사를 아는 자는 강하다. 경치전 초기 역사를 찾아서,[3216]

한국치과의학사 연구 자료

1961년 이한수, 1960년 한국 치과의사 집필 제 문장 총목록,[3217]
이한수, 1961년 치과의 비망록(1)-(2),[3218]
이한수, 한국 치과의학사 연구 참고자료,[3219]
이한수, 1959~1960년 한국 치과의학계 학술연구업적 개관,[3220]
이한수, 한국 치과의사학 연구 참고 소자료,[3221]
이한수, 치과의사학 잡지 창간 당시 기록,[3222]

3206) (의사학) 60-98 : 함석태, 구강위생-긴급한 요건, 대한치과의학사연구회지 1.
3207) (의사학) 60-94 : 박명진, 한국의 치과의학, 대한치과의학사연구회지 1.
3208) (의사학) 60-95 : 신인철, 한국 근대치과의학의 연혁, 대한치과의학사연구회지.1.
3209) (의사학) 60-100 : 은중기, 한말의 치과업계에 대하여, 대한치과의학사연구회지 1.
3210) (의사학) 60-96 : 김영창, 8 · 15 후의 치과계 발전상, 대한치과의학사연구회지 1.
3211) (의사학) 60-110 : 최정봉, 치과 15년의 회고와 반성, 최신의학 3 : 12.
3212) (의사학) 60-103 : 최정봉, 해방 전의 한국치과계 개관, 최신의학 3 : 8.
3213) (의사학) 60-97 : 최정봉, 한국 치과계 개관, 대한치과의학사연구회지 1.
3214) (의사학) 61-71 : 안종서, 1920~30년대 나의 치과의업 회고기, 대한치과의학사연구회지 2.
3215) (의사학) 61-72 : 이호곤, 1920~30년대 나의 치과의업 회고기, 대한치과의학사연구회지 2.
3216) (의사학) 65-2 : 이한수, 역사를 아는 자는 강하다. 경치전 초기 역사를 찾아서, 치학 12 : 1.
3217) (의사학) 61-78 : 이한수, 1960년 한국 치과의사 집필 제 문장 총목록, 최신의학 4 : 1.
3218) (의사학) 61-15 : 이한수, 1961년 치과의 비망록(1)-(2), 치학 8 : 1, 2.
3219) (의사학) 61-20 : 이한수, 한국 치과의학사 연구 참고자료, 치학 8 : 2.
3220) (의사학) 61-80 : 이한수, 1959~1960년 한국 치과의학계 학술연구업적 개관, 최신의학 4 : 8.
3221) (의사학) 61-54 : 이한수, 한국 치과의사학 연구 참고 소자료, 치학 8 : 12.
3222) (의사학) 61-25 : 이한수, 치과의사학 잡지 창간 당시 기록, 치학 8 : 3.

1962년 편집자, 1960~1962년간의 치의사연표,[3223)]
1963년 1963년 현재까지의 한국치과 의사학계 제 연구개요 및 연대구분[3224)]

한국 치의학 연구 자료

1963년 기창덕, 치과의학 영역의 논문목록(55~70)[3225)]
1964년 기창덕, 1963 치과의학 영역의 논문목록,[3226)]
1965년 최정봉, 한국치과계 20년간의 연구업적,[3227)]
1966년 기창덕, 치과의학 영역의 논문목록(Ⅰ, Ⅱ),[3228)]
1968년 기창덕, 건국 20년간의 한국치과의학 문헌(1)[3229)]

치의학 용어

1956년 편집자, 영한 치과의학용어(1)-(23),[3230)]
1959년 김동순, 치과 학술용어의 복잡성,[3231)]
1963년 이상일, 의치술어 해설,[3232)]
1968년 이한수, 이(치)의 어원,[3233)]

3223) (의사학) 62-98 : 편집자, 1960~1962년간의 치의사연표, 대한치과의학사학회지 3.
3224) (의사학) 63-학-25. 1963년 현재까지의 한국 치과 의사학계 제 연구개요 및 연대구분 : 이한수
3225) (의사학) 63-5 : 기창덕, 치과의학 영역의 논문목록(55~70), 대한치과의사협회지. 4 : 1.
3226) (의사학) 64-15 : 기창덕, 1963 치과의학 영역의 논문목록, 대한치과의사협회지 5 : 1.
3227) (의사학) 65-90 : 최정봉, 한국 치과계 20년간의 연구업적, 한국치과공론 1 : 6.
3228) (의사학) 66-186 : 기창덕, 치과의학 영역의 논문목록(Ⅰ · Ⅱ), 현대의학 5 : 2.
3229) (의사학) 68-89 : 기창덕, 건국 20년간의 한국 치과의학 문헌(1) 치계 2 : 10.
3230) (의사학) 56-18 : 편집자, 영한 치과의학 용어(1)-(23), 치학 3 : 11, 12, 4 : 1, 2, 3, 4, 6, 7, 8, 9, 10, 11, 12, 5 : 1, 2, 5, 7, 9, 11, 6 : 1, 3, 5, 7.
3231) (의사학) 59-30 : 김동순, 치과 학술용어의 복잡성, 치대학술지 1 : 3.
3232) (의사학) 63-31 : 이상일, 의치술어 해설, 치학 10 : 3.
3233) (의사학) 68-138 : 이한수, 이(치)의 어원, 중앙의학 15 : 1.

권위와 외연의 확장
- 치과의사 안 종 서

Abstract

Prestige and Expanding Scope of Korean Dentistry - Dr. Jong-Suh Ahn

Dentists have been striving to find ways to relieve patients' pain and discomfort. The prestige of dentists is made up of dentists' self-sacrifice, academic research and pursuit of patients' wellbeing. However, nowadays the dentists' prestige has been lost and practice on humanity has merely existed. At this time, it is meaningful to shed new light on life of a pioneer in Korean dentistry and take some time for self-examination. Today, we are going to look into life of Dr. Jong-Suh Ahn and his achievements in Korean dentistry.

In 1925, Dr. Ahn Jong Suh graduated from KyungSung Dental school as a first graduating class. Then, he learned advanced dentistry at Severance Hospital and in April of 1932 as a young dentist with full of potentials, he opened his dental clinic in Tianjin, China.

As an awakening Korean, in 1925 he organized an association of Korean dentists, called HanSung Dental Association and worked as a secretary to manage general affairs. Han Sung Dental Association later became today's Korean Dental Association. On December 9th,1945, he founded ChoSun Dental Association. He accomplished great deals as a chairman during five times and held other important positions with prestige to lead and expand the scope Korean dental association.

There are three other successors to Dr. Ahn as the presidents of Dental Association. Dr. Yong-Jin Kim had a great interest in internal affairs and dental materials. Dr. Myung-Jin Park was active in scientific affairs and Dr. Dong-Chan Han focused on smooth operation of the association.

From 1945 to 1963, Dr. Ahn submitted important agendas such as dentist's qualification, scientific and academic affairs, general affairs, dental materials, public oral health, and dental administration to Dental Association's general meeting and central committee.

Dr. Ahn overcame hardships of Japanese imperialism, celebrated independence of Korea, experienced 6.25 Korean War and lived through evolving Korean dentistry in 1960s. Dr. Jong-Suh Ahn, who showed the prestige of dentist and expanded the scope of dental association, is exemplary to all dentists.

1. 머리말

치과의사의 삶은 환자의 통증 치료에서 시작되었고, 그 존재 이유가 있었다. 4600여년전 이집트에서 "헤지-레(Hesy-Re)라 불렸던 최초의 치과의사"는 환자의 통증 감소를 위하여 최선을 다하였다. 1728년 피에르 포샤르(Pierre Fauchard 1678-1761)는『치과외과학 또는 치과논문(Le Chiirurgien Dentiste, ou traite des dents)』이라는 책을 출판하여 치의학을 독립시킨 후, 치과외과의사로서 보철을 하여 환자의 저작을 회복하는데 주력하였다. 자기희생과 학문에 대한 진리 탐구, 환자에 대한 웰비잉(wellbeing)을 추구할 때 치과의사의 권위는 살아 있었다.

언제부터인가? 2011-12년의 사태에서 보는 것과 같이 "영리"라는 말을 앞세운 병원이 등장하게 되었다. 인류에 대한 보편적인 사랑을 추구하는 역사의 본질은 외면한 채 긴 역사 속에서 파생된 인기에 영합된 자기희생이 없는 "치과의사의 윤리", "합리적인 경영" 라는 말도 등장하게 되었다. "영리"라는 말을 앞세울 때 치과 의사의 권위는 낮아지고, 인류에 대한 보편적인 사랑, 인류애는 소멸된다고 하겠다.

치과의사의 권위와 외연의 확대를 위하여 치과의사회를 이끌어 나간 치과의사가 있었다. 그는 안종서였다. 1925년 경성치과의학교 제1회로 졸업한 안종서의 일생은 일제의 압박과 굴욕을 헤쳐 나갔으며, 광복의 환희와 6.25 전쟁의 동족상쟁과 1960년대 발전하는 치과계의 일들을 몸으로 겪었다고 할 수 있다. 그는 한국인만의 한성치과의사회 총무를 역임하였고[1], 광복 후 대한치과의사협회의 설립하여 그 기반을 세우고 권위와 외연의 확장을 위하여 약 8년 동안 책임을 맡은 분이었다.[2] 그는 국가의 최고 통치권자인 대통령의 주치의이면서 입치영업자면허갱신 반대 투쟁을 위해 자신의 면허를 반납하기도 했다.[3]

1925년부터 1968년까지 안종서는 43년을 치과의사로 살면서 치과의사회에 많은 관여를 하였다. 때문에 안종서에 관한 연구 자료는『대한치과의사협회사』에서 찾아 볼 수 있었다.『대한치과의사협회사』1980과『대한치과의사협회사』2010이 주요 자료가 되었다.[4]

또한 안종서이 남긴 기록으로 회고록이 2편이 남아 있다. 그가 활동한 시기는 일제강점기와 격동기였기에 그가 남긴 기록은 한국인 치과의사로써 삶이 어떠했으며, 그가 치과의사로써 추구하였던 모습을 보여주는 글이라 할 수 있다.[5] 그가 교육되어 성장되는 시기의 학술연구 논문은《조

---

1) 안종서, 〈우리나라 치과계의 금석담〉, 《대한치과의학사연구회지》, 1960. 69쪽.
2) 편찬위원회, 『대한치과의사협회사』, 대한치과의사협회, 1982. 224-227쪽.
3) 최효봉, 〈치계야화 12〉, 《치계》 2권 7호, 1968. 32쪽.
4) 편찬위원회, 『대한치과의사협회사』 1980, 1982년 3월 25일.
편찬위원회, 『대한치과의사협회사』 2010, 2010년 4월 20일.
5) 안종서, 〈우리나라 치과계의 금석담〉, 《대한치과의학사연구회지》, 1960. 65-69쪽.
안종서, 〈우리나라 치과계의 금석담〉, 《최신의학》, 1959년 2월.
안종서, 〈1920-1930년대 나의 치과의업 회고기〉, 《대한치과의학사연구회지》, 1961.53-56쪽.

선의보(朝鮮醫報)》에서 찾을 수 있었다. 그 논문은 치조농루(齒槽膿漏)와 혈관종(血管腫)에 관한 것이었다.[6)]

그는 대한치과의사협회장으로 치과의사가 나아갈 길을 축사와 발간사에서 남기었다. 1959년 서울특별시치과의사회 회보 발행 축사에서 "치과의사는 예방의학과 구강외과 보철과 교정과와 같이 한 사람이 한 전문의가 될 것"을 권장하였다.[7)] 또 한 같은 해 1959년《저경지》8호 〈발간에 제하야〉라는 축사에서 "치과의사는 청년시절에 일정한 목표를 세우고 배우고 알아야 한다."고 하였다.[8)]

1963년《대한치과의사협회지》4권 1호 〈속간사〉에서 치과의사는"인간은 자아 완성을 위하여 부단히 노력해야 한다. 본 협회지는 치과의사의 발전에 역할 대학에서의 연구만이 아니고 임상에서의 공부도 현실에 실제생활에 응용되고 적용되는 참 된 학문"이 되어야 한다고 하였다.[9)] 1963년《대한치과의사협회지》4권 2호 〈권두사〉에서는 "세계 수준의 훌륭한 치과의가 되기를 희망하며 연구하는 의사가 되자"고 하였다.[10)]

그리고 안종서를 기리는 글로써는 이유경과 문홍조의 글이 있다. 그 글에서"안종서는 맡은 바 책임을 완수한 자랑스러웠던 분이었다."고 추모되기도 하였다.[11)]

안종서에 대한 연구는 지금까지 시도된 바가 없다. 안종서에 대한 연구는 일제강 점기와 광복 후에 치과의사 단체라는 전문 집단의 상황을 파악하고 이해하며 앞날을 계획하는데 도움이 되리라 믿는다. 때문에 저자는 안종서의 출생과 교육, 치과 의사와 치과의사회의 활동상황을 치과의사를 위한 치과의사회를 이끌어 나간 한 사람의 치과의사로서 파악하고 살펴보려 한다.

2. 출생과 교육

1897년 6월 24일 안종서(安鍾書)는 서울에서 출생하였다. 본관 순흥(順興), 첨추 공파(僉樞公派) 25대 손이었다. 약 200년 전 21대인 고조부부디 서울에 거주하 였다. 본적이 서울특별시 종로구 안국동 152번지였고, 1939년 4월 그 곳에서 개업을 하였다.[12)] 1961년 주소지는 서울특별

6) 안종서, 〈치조농루(齒槽膿漏)〉,《조선의보》 1권 1호, 1930년 11월.
안종서, 〈치간에 발생한 혈관종 일례〉,《조선의보》 1권 3호, 1931년 8월.
7) 안종서, 〈축사〉,《치과회보》 창간호, 1959. 6쪽.
8) 안종서, 〈발간에 제하야〉,《저경지》 8호, 1959. 11쪽.
9) 안종서, 〈속간사〉,《대한치과의사협회지》 4권 1호, 1963. 364쪽.
10) 안종서, 〈권두사〉,《대한치과의사협회지》 4권 2호, 1963. 413-414쪽.
11) 이유경, 〈고 안종서 선생 영전에〉,《치과월보》, 1968.8.15 제19호. 2쪽.
문홍조, 〈고 안종서 선생 영전에 고합니다〉,《치계》 2권 7호, 1968. 35쪽.
12) 경성치과의사회 회원명부(1942년 12월 1일)

시 종로구 관철동 199의 2호였다.[13]

안종서는 8세에 서당에 입학하였다. 관립한성사범부속학교가 설립되자 제3학년에 전학, 졸업하였고, 1915년 3월 휘문의숙을 졸업하였다. 1917년 중국에 가서 숭실서원 제3학년을 수료하였다.[14]

당시의 한국독립운동 망명정객들의 생계를 보고 형용할 수 없는 빈곤이었기에 안종서는 의식주 문제의 해결이 선행이라 여기고 기술을 배우려고 귀국했다. 안종서가 한국독립운동 망명정객의 생활을 보고 진로를 결정하였다는 것은 한국인으로서 자각을 확실히 했으며, 기술을 가진 치과의사로서의 삶에 열심을 다할 수 있게 한 계기가 되었을 것이다.[15]

1919년 3.1운동 후 안종서는 총독부의원 치과에서 나기라다쓰미(柳樂達見)에게 기공 수업을 하였고, 1922년 경성치과의학교를 입학하여, 1925년 경성치과의학교 제1회 졸업생이 되었다.[16]

약력

1915년 3월	휘문의숙 졸업
1917년 11월	중국 북경 숭실서원 제3학년 수료
1919년 3.1운동 후	총독부의원 치과에서 나기라다쓰미(柳樂達見)에게 기공 수업
1922년 4월~ 1925년 3월	경성치과의학교 입학 졸업
1925년 4월~ 1931년 12월	세브란스의학전문학교 치과학 교실 근무
1926년 1월~ 1931년 12월	한국인 치과의사회인 한성치과의사회 결성 총무
1932년 1월	서울 파고다 공원 뒤에 2층 건물 신축하고 2-3개월 개업
1932년 4월	중국 천진 불란서 조계에서 개업, 남개(南開)대학 치과촉탁의
1939년 4월	귀국 후 서울특별시 종로구 안국동(현재 계동) 152에서 개업
1940년 2월 ~ 1945년 8월	휘문중학교 후원회 회장
1945년 8월 ~ 1957년 4월	풍문여자중고등학교 후원회장
1945년 12월 ~ 1946년 4월	대한치과의사회 위원장
1946년 3월 ~ 1948년 4월	미국 군정청보건부 치과의사 자격심사위원장
1946년 2월 ~ 1950년 6월	국립서울대학교 이사
1949년 8월 ~ 1958년 7월	풍문학원 재단이사
1950년 5월 ~ 1952년 3월	대한치과의사회 회장

13) 안종서, 〈1920-1930년대 나의 치과의업 회고기〉, 《대한치과의학사연구회지》, 1961.53-56쪽.
14) 안종서, 「우리나라 치과계의 금석담」, 『대한치과의학사연구회지』, 1960. 65-69쪽.
15) 안종서, 「우리나라 치과계의 금석담」, 『대한치과의학사연구회지』, 1960. 65-69쪽.
16) 안종서, 〈1920-1930년대 나의 치과의업 회고기〉, 《대한치과의학사연구회지》, 1961. 53쪽.

1952년 5월 ~ 1953년 7월	대한민국 보건부 보건위원
1952년 3월 ~ 1954년 6월	대한치과의사회 회장
1954년 3월 ~ 1955년 9월	대한적십자사 서울특별시 지사장
1955년 4월 ~ 1960년 3월	국립 서울대학교 치과대학 동창회장
1957년	대한민국 보건부 치과의사 국가시험위원(1년간)
1958년 5월 ~ 1960년 10월	대한치과의사회 회장
1961년 5월	국립서울대학교 법과대학 후원회 이사
1962년 10월 ~ 1963년 10월	대한치과의사회 회장
1963년 8월 15일 이후	은퇴
1968년 8월 16일	서거

상벌

1954년	대한치과의사회 공로표창
1955년	대통령 적십자특별 유공훈장
1957년	보건부 치과계 공로표창
1963년 8월 15일	대통령 공로표창

3. 일제강점기의 활동

(ㄱ) 안종서의 활동

1925년 4월부터 1931년 12월까지 안종서는 세브란스의학전문학교 치과학교실에서 근무하였다.[17] 세브란스의학전문학교 치과학 교실에는 부츠(John. L. Boots)[18]와 맥안리스(James. A. McAnlis)[19] 그리고 안종서가 진료하였는데 바로 그 시절이 세브란스의학전문학교 치과학 교실 전성기였다고 하였다.

---

17) 안종서, 〈1920-1930년대 나의 치과의업 회고기〉, 《대한치과의학사연구회지》, 1961, 53-56쪽.

18) 부츠는 1894년 11월 9일 미국 펜실바니아 뉴브링톤에서 출생하였다. 1918년 피츠버그치과대학 3년 과정을 졸업하고, 같은 대학에 임상강사로 재직하다가 1921년 3월 선교사가 되어 한국에 왔다. 부츠는 안식년으로 미국에 돌아갈 때마다 졸업후과정에 적극적으로 참여하면서 치과의사로서의 자질을 높이도록 노력했다. 또한 그는 치과치료에 있어서 구강외과학 분야를 주로 담당하였다.

19) 맥안리스는 노스웨스턴 치과대학을 졸업하고 보철을 전공하였다. 노스웨스턴 치과대학은 보존분야에서 유명한 블랙(G. V. Black 1836-1915)이 재직했던 대학이다. 그는 세브란스병원 치과에서 주로 보존과 보철 분야를 치료했다.

당시의 치과학 교실에는 치료의자가 5대였고, 발치료가 50전정도, 총의치가 80원정도, 지치 발치료가 10원이었다. 참고로 그 시절의 물가를 적어보면 대학출신의 월급 초봉이 10원에서 15원이었고, 탕반이 15전, 요리집에서는 3~5원이면 하루 저녁을 아주 잘 먹고 놀 수 있었다. 이에 비하면 엄청난 치료비였지만 얼마나 큰 인기를 치과가 받고 있었나를 알 수 있었다. 내 월급은 150원 도지사의 그것과 같았다. 이제 생각하면 꿈만 같던 치과의사들의 황금시절이었다. 한국인 치과라해서 쇄도하는 1일 80명의 환자를 취급했으니 현재는 상상조차 할 수 없는 숫자요 번성이었다.[20]

안종서는 세브란스의학전문학교 치과학 교실에서 치조농루(齒槽膿漏)와 혈관종 (血管腫)에 관한 학술연구논문을 발표하기도 하였다.

안종서, 치조농루(齒槽膿漏) 조선의보 1권 1호, 1930년 11월
안종서, 치간에 발생한 혈관종(血管腫) 일례 조선의보 1권 3호, 1931년 8월

안종서는 일제강점기에 치과계의 발전을 위하여 전치금관을 없애는 선봉에 나서기도 하였다.

안선생님께서는 일찍이 이 나라 치과계의 발전을 위하여 전치금관을 없애는 선봉에 나섰습니다. 그 당시 금관은 건강한 치아에 사치 풍속으로 금가락지같은 행위로 하였습니다.[21]

일본인 치과의사는 한국이 식민지라해서 양심이나 도의를 망각하고 한국 사람에게는 충치가 있으면 물론이거니와 무엇이던 간에 마구 금관을 해 씌우는 것이었는데 이런 경향이 지금까지 치과의료에 큰 인식을 가져온 것이라 보면 내 심경은 이제 무엇이라 하면 좋을지 의분을 금할 길이 없다.[22]

안종서는 세브란스에 있을 때에 임상경험에서 치료비 관계로 주위 사람들을 놀라게 한 일이 있었다.

어느 날 3대독자라는 소아가 다수의 가족과 함께 내원 했다. 하악 유치 전치인데 경성제국대학의 명의들도 치료했으나 치료가 되지 않고 발치도 못했다고 하는 것이었 다. 그래서 나는 부자집 독자라 하니까 무통발치를 하기 위해서 입원을 해야 된다고 했다. 특등실에 물론 안내되었다. 다음날 수술실에 올라가서 환자를 불렀다. 가족들은 대단히 긴장하고 있었다. 나는 아이가 수술실에 들어서자마자 손으로 그대로 흔들리는 유치를 순간적으로 뽑아 버렸다. 아이는 울 사이도 없었다. 가족들은 참 신기한 기술을 가졌다고 놀랐다. 어쩌면 그렇게 빨리 발치를 하느냐는 말이었다. 아이는 곧 잘 뛰고

---

20) 안종서, 〈우리나라 치과계의 금석담〉, 《대한치과의학사연구회지》, 1960. 65-69쪽.
21) 문홍조, 〈고 안종서 선생 영전에 고합니다.〉, 《치계》 2권 7호, 1968. 35쪽
22) 안종서, 〈내가 걸어온 치과계〉, 《한국치과공론》, 1959. 26-27쪽.

> 놀았다. 그러니까 가족은 그날 석양에 퇴원 하겠다고 했다. 그러나 나는 퇴원을 금하고 하룻밤 머물도록 했다. 다음날 수술료로 30원을 청구하였다. 30원이라면 외과 대수술도 30원이라는 것은 흔하지 않았던 것이니 병원 내는 내가 30원 청구했다는 것이 큰 화제가 되었다. 좀 싸게 해 달라는 말도 있었으나 부자니까 그대로 30원을 받았다.[23)]

안종서는『키스』할 때의 구취를 제거하여 대접을 받은 일도 있었다.

> 그런데 이때 기억으로 하나 남는 것은 남녀청춘의『키스』이야기다. 어느 날이었다. 젊은 여자가 어머니와 함께 치과를 찾아와서 하는 말이 딸이 출가해서 며칠이 되지 않 았는데 입에서 냄새가 난다고 소박을 받았다는 것이었다. 좋은 구취제거법의 치료법이 없겠느냐는 것이다. 그래서 몇 번 스케링(치석제거)을 잘 해 주었더니 그 후 얼마쯤 있다가 한턱을 받았다. 그 한턱은 요즘 같은 한턱이 아니고 큰 광주리에 떡과 음식을 잔득해서 그걸 하인의 머리에 이고서 터벌터벌 병원 안으로 위풍당당하게 들어왔던 것이었다. 그 모습 오죽이나 우수웠겠는가? 생각하자니 아마 그때도 젊은 남녀들의『키스』가 있었던 모양이다.[24)]

1925년 경성치과의학교를 졸업 후 1931년 12월까지 안종서는 한국인만의 한성치 과의사회를 조직하고 총무가 되어 회의 실무를 담당하였다. 안종서가 한국인만의 한성치과의사회의 총무가 되었다는 것은 그가 한국독립운동 망명정객의 생활을 보고 한국인으로서 자각을 확실히 했기 때문일 것이었다. 이 한성치과의사회는 발전되어서 오늘의 대한치과의사협회가 되었다고 하였다.[25)]

> 그 옛날의 치과의사회로서는 최초이던 한성치과의사회는 1925년경에 창설되었던 것이다. 그때의 초대회장은 함석태였고 회원은 전부가 7명, 1960년(현) 생존자로선 김용진 김연권 그리고 본인이었고 고인으로는 조동흠 김창규 박준영 등이었다.
> 재미있는 것은 회원이 7명이기에 전부가 간부요 모두가 회원이라는 것이다. 그래서 이 회는 차차 커져서 한국인 만으로서의 치과의사회로 태평양전쟁초기까지 유영되다 가 일시 중단되고 8.15 후에 다시 결성되더니 이제 다시 커지고 발전되어서 이른바 오늘날의 대한치과의사협회라는 법인체가 된 것이다.[26)]

1932년 1월 안종서는 서울 파고다 공원 뒤에서 2-3개월 개업을 하였다.

---

23) 안종서, 〈1920-1930년대 나의 치과의업 회고기〉, 《대한치과의학사연구회지》, 1961. 53-56쪽.
24) 안종서, 〈우리나라 치과계의 금석담〉, 《대한치과의학사연구회지》, 1960. 67쪽.
25) 박명진, 〈한국의 치과의학〉, 《대한치과의학사연구회지》, 1960. 10쪽.
신인철, 〈한국근대치과의학의 영혁〉, 《대한치과의학사연구회지》, 1960. 22-24쪽.
26) 안종서, 〈우리나라 치과계의 금석담〉, 《대한치과의학사연구회지》, 1960. 69쪽.

> 세브란스치과에 있던 나는 개인 개업을 하려고 했다. 그 후에 지금 탑동공원 후문 옆에 있는 타일 2층 건물을 그때 돈으로 일만원을 드려 직접 지었다. 1개월을 개업하고 보니 첫 번 총수입이 300원이었다. 300원이라면 조선총독의 월급이 문제되지 않는 거액이었으나 실은 적자운영이었다.[27]

1932년 4월 안종서는 젊은이로서 포회(抱懷)는 크고 높았다. 그래서 더 크게 더 광대한 중국대륙에서 힘껏 일하려 텐진(天津)에서 개업하였다.

> 내 포부뿐 아니라 그때 젊은이들의 포회(抱懷)는 최신 청년들의 그것과는 비할 수 없을 만치 크고 높은 것이었다. 그래서 나는 좀 더 크게 좀 더 광대한 지나(중국)대 륙에 나가서 힘껏 일해 보구 싶은 생각을 했다. 그러자 텐진(天津)에 있는 명성 높은 중국인 상류층가정 출신들이 공부하는 남개대학(南開대학)에 치과교의로 오지 않겠느냐는 말이 왔었다. 이 대학은 모두가 고관의 자식들 판이고 전통 깊은 대학으로 중국 문화의 중심지라고도 볼 수 있는 곳이라 나는 자연히 천진에서 일류급 인사들만을 환자로 취급했거니와 일반인은 보려고해도 시간이 부족해서 어쩔 도리가 없었고 꼭 시간을 약속하지 않으면 안 되었다. 중일전쟁(화일사변)을 나는 여기서 만났다. 전쟁이 있게 되자 나는 곧 귀국한 것이다. 회고하면, 나의 치과의로서의 재미있던 시절은 그게 비록 짧았다고는 치더라도 이 귀국까지이었다.[28]

1939년 4월 안종서는 귀국 후 서울특별시 종로구 안국정(安國町 현재 계동) 152에서 개업을 하였다.[29]

(ㄴ) 그 주변의 치과의사들

1925년 4월 안종서(安鍾書)와 한국인 학생들은 온갖 수모와 굴욕을 감수하면서 경성치과의학교를 제1회로 졸업하였다. 1897년 6월 24일생인 안종서는 27세 때였다.[30] 한국인 졸업생은 28명 이었는데 그중에는 김용진(金溶瑨)도 있었다. 1904년 11월 28일생인 김용진은 20세의 청년이었다.[31]

1925년 한국인만의 치과의사회가 조직되었다. 회원은 처음 7-8명이었다. 회장은 함석태이고 총무는 한국인으로서 자각을 확실히 한 안종서가 했다. 회원에는 김용진(金溶瑨)이 있었고 모두가 회원 겸 부장(이사)이었다. 이 한성치과의사회는 일제 강점기에 한국인 치과의사회를 대표

---

27) 안종서, 〈우리나라 치과계의 금석담〉, 《대한치과의학사연구회지》, 1960. 67쪽.
28) 안종서, 〈우리나라 치과계의 금석담〉, 《대한치과의학사연구회지》, 1960. 68쪽.
29) 경성치과의사회 회원명부(1942년 12월 1일)
30) 안종서, 「1920~30년대 나의 치과의사 회고기」, 『대한치과의학사연구회지』, 1961. 53-56쪽.
31) 《동아일보》, 1946년 1월 3일자.

하는 단체였으며, 오늘날 대한치과의사협회의 기원이 되었다고 안종서는 증언하기도 하였다.[32]

안종서는 진료에서는 세브란스의학전문학교 치과학교실에서 근무하며, 세브란스 의학전문학교 치과학교실의는 부츠(John. L. Boots)와 맥안리스(James. A. McAnlis)으로부터 미국의 진료제도를 익혔다. 그 당시는 일본인 치과의사가 식민 지라해서 양심이나 도의를 망각하고 한국 사람에게 전치 금관을 해 씌우는 것을 없애는 선봉에 나서기도 하였다.[33]

안종서는 세브란스에 8,9년 재직하였을 때 정보라, 이유경, 이동환 등이 경성치과의학교에 다니면서 4학년 때 실습을 왔었다. 정보라는 그때 이미 대단히 열의 있게 착실한 태도로 실습을 했기에 안종서는 정보라가 장차 유능한 치과의사가 되리 라고 말하기도 했다.[34]

1932년 4월 안종서는 중국 텐진(天津)에서 남개(南開)대학 치과촉탁의로서 개업하였고, 1939년 4월 귀국 후 서울 종로에서 개업하였다.[35]

김용진은 1904년 11월 28일생이었고, 1925년 4월 경성치과의학교를 제1회로 졸업하였다. 안종서와는 같은 동기생으로 7년 5개월의 나이 차이가 있었다. 졸업한 후 김용진은 총독부의원 치과의사로 1년 근무했다. 그리고 가정 사정으로 서울에서 30년간 개업을 하였다.[36]

1925년 김용진이 박명진을 알게 된 것은 경성치과의학교를 졸업하던 때이었다. 김용진이 경성치과의학교 3년 선배였으나 나이는 박명진이 한 살 위였다. 1925년 박창훈의 처남인 박명진이 경성치과의학교에 입학하게 되어 알게 되었다. 당시 박명진은 관철동에 거주하였고, 김용진은 관수동에 살던 관계로 곧 친숙해져 때로는 술집을 때로는 다방을 밤낮으로 가리지 않고 다닌 일도 있었다. 그 인연으로 김용진과 박명진은 학문과 미래를 거침없이 토론하게 되었다. 함석태를 비롯한 한국인 치과의사 10여인이 만든 크럽 형태의 한성치과의사회는 안종서, 김용진, 박명진 등 이 참석하였고, 한성치과의사회의 전신이 되기도 하였다.[37]

박명진(朴明鎭)은 1903년 7월 3일 서울시 양교동에서 박기붕(朴其鵬)의 장자로 출생하였고, 1920년 중앙중학교를 졸업하였다. 그는 1925년 4월에 경성치과의학교에 입학하고, 1928년 4월 8일에 졸업하였다. 1929년 4월 15일 경성치과의학교가 경성치과의학전문학교로 되자, 1929년 5월 10일 경성치과의학전문학교에 편입하였고, 1930년 4월 26일 4학년 과정을 마치고, 경성치과의학전문학교 본과 1회 졸업생이 되었다. 1930년 4월 28일 경성치과의학전문학교 조수가 되었다. 1934년 10월 10일 경성제국대학 약리학교실에서 연구하고, 1937년 12

---

32) 안종서, 「우리나라 치과계의 금석담」, 『대한치과의학사연구회지』, 1960. 65-69쪽.
33) 문홍조, 「고 안종서 선생 영전에 고합니다」, 『치계』 2권 7호, 1968. 35쪽.
34) 안종서, 「1920~30년대 나의 치과의사 회고기」, 『대한치과의학사연구회지』, 1961. 53-56쪽.
35) 안종서, 「내가 걸어온 치과계」, 『한국치과공론』, 1959. 26-27쪽.
36) 《동아일보》, 1946년 1월 3일자.
37) 김경수, 〈고 김용진 선생이 걸어온 치과계〉, 《치과보건》 1권 2호, 1972. 2월호 58-59쪽.

월 16일 경성치과의학전문학교 조교수가 되었다. 1943년 경성제국대학에서 의학박사를 수여받았다.[38)]

1933년 12월 31일과 1935년 9월 25일 박명진은 한성치과의사회 총회에서 평의원이 되었고, 1938년 박명진은 한성치과의사회 총회에서 회장으로 선출되었다. 이후 한국인 치과의사를 대표하는 치과의사회로서 한성치과의사회장은 조선연합치과의사회의 평의원이 되기도 하였다.[39)]

한동찬은 1894년 4월 18일 평양에서 출생하였다. 1907년 13세에 소학교에 입학하여 1912년 18세에 졸업하고, 대동중학교, 경성청년회를 거쳐 1917년 동경치과의학 전문학교 졸업하였다. 1919년부터 1945년까지 평양대동문 안에서 중앙치과의원을 개원하였다. 1920년 한국인 치과의사 한동찬은 평양치과의사회 설립하고 회장을 일본인 치과의사와 교대로 역임하고 있었다. 그것은 평양치과의사회 구성원은 항상 한국인 치과의사가 일본인 치과의사보다 숫적으로 우세하였기 때문이었다.[40)]

1923년 5월 1일 구강위생에 관한 종설 발표하였는데 이는 당시의 구강위생 상태를 오늘에 알려주는 자료가 되고 있다.

한동찬,「구강(口腔)과 전신(全身)의 영향(影響) 급(及) 기(其) 위생(衛生)」,『개벽』 35호, 1923.

1941-1945년 평안남도치과의사회장 역임하였고, 상공업에도 관심을 가져 "대동강, 압록강의 사리(砂利)채취권"획득하고, 상공회의소 감사를 역임하고, 1945년 북한 정권 상업국장(상공부장관 격)에 취임하기도 하였다.[41)]

4. 광복 후의 활동

(ㄱ) 치과의사회의 설립과 활동

1945년 12월 9일 조선치과의사회(朝鮮齒科醫師會)의 설립은 "우리의 손으로 우리 치과계를 건

---

38) 《滿鮮之齒界》, 제4권 제2호, 1935. 11쪽.
39) 《滿鮮之齒界》, 제5권 제3호, 1936. 41쪽.
40) 《조선중앙일보》 1933년 7월 28일자.
41) 《대한치과의사협회지》 14권 4호 1976. 4 앞 화보, 14권 6호 1976. 6 490-491쪽. 503쪽.

설"이라는 생각으로 시작되었다. 이러한 생각은 한국인만의 한성치 과의사회를 설립하였던 한국인으로 자각한 안종서의 성향과 일치하는 것이었다. 광복 후 1945년 9월 5일 설립 총회의 앞에 조선치과의사회와 한성치과의사회의 설립을 위한 준비위원회는 서울에 있는 치과의사들의 발기로 종로구 수송동 수송국민학 교에서 모인 바 있었다.[42)]

안종서(安鍾書)는 설립 총회에서 조선치과의사회(朝鮮齒科醫師會) 위원장에 선출 되었다. 이날 총회에서 심의한 안건은 치과의사들의 관심사항이 모두 합쳐진 것으 로 다음과 같았다.

안건

1. 치과의술 연구 건(학술)
2. 치과의사 검정시험에 관한 건(자격)
3. 치과재료 기계에 관한 건(재료)
4. 보건후생국에 치과부문을 설치하고 책임자로 치과의사를 치할 것(행정)
5. 치과의사법 제정에 관한 건(자격)
6. 유급사무원을 회에 치할 것(회의)
7. 비 치과의사 취체에 관한 건(자격)
8. 치과의사회관 설치에 관한 건(회의)
9. 기타(금 배급 문제)(재료)[43)]

그것은 학술로서 (1) 치과의술 연구 건,

치과의사의 자격으로 (2) 치과의사 검정시험에 관한 건, (5) 치과의사법 제정에 관한 건, (7) 비 치과의사 취체에 관한 건,

재료에 관한 것으로 (3) 치과재료 기계에 관한 건, (9) 기타 건(금 배급 문제)

치과 행정에 관한 (4) 보건후생국에 치과부문을 설치하고 책임자로 치과의사를 치할 것,

치과의사회에 관한 (6) 유급사무원을 회에 치할 것,(8) 치과의사회관 설치에 관한 건을 논의하였다.

1946년 3월 22일 조선치과의사회 안종서 위원장은 위원회를 개최하여 1946년 4월에 치과의사의 총회를 개최하여 남조선 각도를 망라한 법정치과의사회로서의 새로운 발족에 대한 의견교환을 교환하였다. 이것은 1945년 12월 9일 총회가 주로 서울에 있는 치과의사들의 모임이었기 때문이었다.[44)]

---

42) 徐丙瑞, 〈8 · 15後 齒科醫師會의 동향〉, 《朝鮮齒界》 창간호, 1946, 86쪽.
43) 대한치과의사협회, 『대한치과의사협회사』 1980, 277쪽.
44) 대한치과의사협회, 『대한치과의사협회사』 1980, 277쪽.
45) 대한치과의사협회, 『대한치과의사협회사』 1980, 277쪽.

1946년 4월 조선치과의사회 제1회 정기총회가 경성치과대학 강당에서 전국 대의원이 출석한 가운데 열렸다. 위원장은 안종서에서 박명진으로 이어졌다.[45] 박명진 위원장은 경성치과대학이 국립서울대학교에 편입문제에 대해 소신과 역할을 할 수 있게 되었다.

1946년 2월 – 1950년 6월 안종서는 국립서울대학교 이사를 역임하였다. 1946년 6월 국립서울대학교 편입문제에 대해 찬반양론으로 갈라져 상호간 격론이 전개되기도 했다. 안종서는 경성치과대학이 국립서울대학교에 병합될 때에는 좌익학생들의 반대를 무릅쓰고 활동하였다.[46]

안종서를 비롯하여 박명진, 이유경, 정보라 등은 운영난 해결과 발전을 할 수 있는 방안으로 국립대학으로 편입되기를 희망하였다. 또 한편에서는 일제강점기 제도처럼 운영된다면 대학총장과 행정 책임자에 미국인이 임명되면 민족적 자존심이 손상되는 것 보다는 운영의 자치권이 있는 사립대학으로 남기를 희망하였다.[47]

일제강점기 경성치과의학전문학교는 운영비의 많은 부분을 관(官)에 의지하고 있었다.[48] 그러므로 운영난을 극복할 수 있는 구체적 방안을 제시하지 못하자 대세는 국립서울대학교 편입을 지지하게 되었다.[49]

1946년 9월 서울에 있던 한성치과의사회는 국립서울대학안의 혼란을 수습하기 위하여 임시총회를 소집하였다. 안종서와 정보라 외 50여명은 한성치과의사회 임원들의 국립대학안 반대 처사가 부당하다 하여, 한성치과의사회를 집단탈퇴 하고 국립서울대학안을 지지하는 행동을 하게 되었다.[50]

1946년 9월 22일 안종서는 국립서울대학안을 지지하던 총 70여명의 치과의사들과 경성치과의사회(京城齒科醫師會)를 설립하고 회장이 되었다.[51] 회의는 국립서울대 학교치과대학 강당에서 무장경찰관 입회하에 진행하였다. 경성치과의사회 사무실은 명동 유시학치과의원에 두고 국립서울대학안 찬성 및 기타 회무를 맡게 되었다.[52]

경성치과의사회(京城齒科醫師會)가 설립되자 서울의 치과의사회가 한성치과의사회(漢城齒科醫師會)와 2개의 단체로 분립하게 되었다. 서울의 치과의사회가 2개로 분리되니 여러 부문에서 지장이 생기게 되었다. 1946년 10월 한성치과의사회(漢城 齒科醫師會)는 서울시치과의사회로 명칭을 변경하였다.[53]

---

46) 문홍조, 〈고 안종서 선생 영전에 고합니다〉, 《치계》 2권 7호, 1968. 35쪽.
47) 대한치과의사협회, 『대한치과의사협회사』 1980. 63쪽.
48) 柳樂達見, 〈경성치과의학교 창설기〉, 《대한치과의학사연구회지》, 1962. 71쪽.
49) 대한치과의사협회, 『대한치과의사협회사』 1980. 63쪽.
50) 대한치과의사협회, 『대한치과의사협회사』 1980. 54쪽.
51) 〈이달의 얼굴〉, 《대한치과의사협회지》 14권 4호, 1976. 앞쪽 화보.
이 회장직은 한동찬이 월남하자 그에게 인계되었다.
52) 申仁澈, 〈한국근대치과의학의 연역〉, 《대한치과의학사연구회지》, 1960. 25쪽.
53) 대한치과의사협회, 『대한치과의사협회사』 1980. 54쪽.

1947년 5월 19-20일 조선치과의사회 제2회 정기총회가 서울대학교치과대학 강당에서 중앙위원과 대의원 66명이 출석한 가운데 열렸다. 대의원 점명할 때 서울과 경성치과의사회 대의원의 자격으로 혼란을 일으켰다. 임시의장에 임택룡을 선출하여 설전 끝에 서울과 경성치과의사회 대의원을 경기도치과의사회의 대의원으로 받아들여 회의가 진행되었다. 의장에는 임영준이 선출되어 회의를 진행하였다. 위원장, 부위원장, 학회장, 연구위원회대표위원은 각도 대표 1명식, 중앙서 4명, 전위 원장 1명이 전형위원이 되어 선출하였으나 전형위원에 문제가 되어 다시 전형위원을 선출하였다. 김창규(경남), 최해운(경북), 이희창(경기), 임택용(전북), 김호연, 서병서, 이형주, 조용기(중앙), 김문조(전위원)가 전형위원이 되어 투표로 위원장에 김용진을 선출하였다.[54)]

총회 안건은 다음과 같은 치과의사들의 관심사항이었다.

안건

1. 의치일원화에 관한 건(자격)
2. 회 명칭개정에 관한 건(자격) - 구강과로 변경 안
3. 회칙수정에 관한 건(회의)
4. 예산안 토의의 건(회의)
5. 치과의료용금에 관한 건(재료)
6. 구강위생주간 행사의 건(구강보건)
7. 서울특별시치과의사회 통일에 관한 건(회의)
8. 기타

   한지치과의사 배치 및 자격(자격)

   치의무국장 불신임안 가결(회의)

   조선치과기재주식회사 미국제 치과기재 구입권(재료)

   연락부 신설(회의)
9. 위원 개선(회의)[55)]

1947년 8월 27일 조선치과의사회 임시총회가 열렸다. 이 임시총회는 경성치과의사회 대의원을 인정하는 절충안이 받아들여진 총회였다.[56)]

안건은 다음과 같은 순서로 진행하였다.

1. 의치일원화 건(자격)
2. 자재문제(재료)

---

54) 협회사편찬위원회, 〈치협30년사 3〉, 《대한치과의사협회지》 13권 3호, 1975. 243-248쪽.

55) 대한치과의사협회, 『대한치과의사협회사』 1980. 277쪽.

56) 대한치과의사협회, 『대한치과의사협회사』 1980. 341쪽.

3. 기타

1948년 5월 24일 조선치과의사회 제3회 정기총회가 서울대학교치과대학 강당에서 상무위원 8명과 중앙위원과 대의원 50명이 출석한 가운데 열렸다. 경과보고 후보 건후생부의 공문 치과의료용금 배급에 관한 건과 치과의료용기자재 할당배급에 관 한 건이 낭독되었다. 이것은 치과기자재에 관심의 표현이라 볼 수 있는 것이었다. 의장은 김용진 위원장이었다.[57)]

안건

1. 예산안 심의(회의) - 51만여원, 년회비 600원-기관지 조선치계 운영비
2. 금 배급에 관한 건(재료)
3. 치과기재 배급에 관한 건(재료)
4. 구강위생 강조주간에 관한 건(구강보건)
5. 한지치과의사배치 건(자격)
6. 조선치과연혁사 편집의 건(기타)
7. 기타 　가. 의료기관에 특별배전교섭 건(재료)(안병식 제안) 가결
　　　　나. 세계치과연맹에 가맹 건(학술)(정보라 제안) 가결
　　　　다. 조선의학협회 가맹 건(학술)(조호연 제안) 보류[58)]

1949년 5월 29일 조선치과의사회 제4회 정기총회가 서울대학교치과대학 강당에서 집행부 11명과 중앙위원 8명과 대의원 37명이 출석한 가운데 열렸다. 의장은 임택룡이었다.

안건

1. 1949년도 예산안 심의(회의)
2. 회칙 일부 수정의 건(회의)
3. 치과 의료제도 개혁 건(행정)
4. 기재배급에 관한 건(재료)
5. 기타 - 회명에서 조선을 대한으로(회의)[59)]

1949년 10월 21일 대한치과의사회 임시총회가 서울대학교치과대학 강당에서 대의원 18명이 출석한 가운데 열렸다.

---

57) 협회사편찬위원회, 〈치협30년사 4〉, 《대한치과의사협회지》 13권 5호, 1975. 407-411쪽.
대한치과의사협회, 『대한치과의사협회사』 1980. 278쪽.
58) 대한치과의사협회, 『대한치과의사협회사』 1980. 278쪽.
59) 대한치과의사협회, 『대한치과의사협회사』 1980. 278쪽.

안건

1. 치료과명 개칭의 건(자격) - 치과를 구강과로 개칭할 것
2. 의료용 금 배급에 관한 건(재료)
3. 기타(회의) - 보건부 금 재고량 조사[60]

1949년 10월 21일 대한치과의사회 임시총회 이후 안종서는 과명개칭, 금 배급문제 추진위원으로 일하게 되었다.

1949년 안종서는 서울 종로구 계동에 개업하고 있었다. 그 때에 치과의사 개업계는 안종서, 이유경, 정보라 3인의 전성시대였다. 이 3인이 모두 세브란스 치과와 관련이 있는 분이었다. 안종서의 환자들은 다음과 같은 분들이 있었다.

> 안종서 선생은 한때 중국에서 의료활동을 하신 적도 있다. 그 관계로 해방 후 중국에서 귀국한 독립운동 정치인 왕래가 많았다. 내원하시는 주 환자는 가회동, 계동 을 중심으로 한 환자 외에도 국내에서 의료업에 종사하는 의료인 가족이 많이 내원하셨다. 국회의원 중에서도 노장파가 다수였고 소장파도 간혹 내원하셨다. 지청천 장군, 김약수 의원들이 기억난다. 시인 중에는 노천명, 국악인은 박귀희 여사,한독당 요원, 윤치호씨 계에서 오셨다.
>
> 특기 할 것은 이왕 직계 환자이다. 인력거로 오시고 반드시 시녀가 은주전자에다 물과 은컵, 에이프런까지 지참하였다. 규율이 대단히 엄하였던 기억이 난다. 제일 멋쟁이 환자는 초대 외무장관 임병직 장관으로 하늘색 중절모에다 하늘색 상하의에 자가운전까지 하며 내원하시는 모습은 신사중에 신사였다. 외무장관 특명을 받고 하와 이에서 상하 총의치를 하고 온 것이 다소 불편하시다 하며 내원하셨다. 20대이던 나에게는 그분이 선망의 대상이었다.[61]

1949년 10월 안종서는 이승만 대통령을 치료하였다. 당시 이승만 대통령의 경호 모습과 영부인 푸란체스카의 역할과 이승만 대통령의 치료 모습은 다음과 같았다.

> 이곳 치과에 근무한 지도 어느덧 1년이란 세월이 흐른 1949년 어느 날, 경무대(지금의 청와대)비서실에서 전화가 왔다. 교환하는 전화내용인 즉, 이승만 대통령께서 내원하신다는 연락이었다. 전화 한통에 병원 내는 때 아닌 비상이 걸렸다. 원장님을 제외한 5명의 직원은 퇴근시간도 연장된 상태에서 각자 분담된 구역의 대청소작전이 실시되었다. 다음 날 출근은 평시보다도 30분 이상 속히 출근 하였으나 이미 경무대 경호원 선발대는 도착해 있었다. 10시 10분 전 안국동 방면에서 요란한

---

60) 협회사편찬위원회, 〈치협30년사 12〉, 《대한치과의사협회지》 14권 1호, 1976, 18-21쪽.
대한치과의사협회, 『대한치과의사협회사』 1980, 278쪽.

61) 김희경, 〈그때 그 시절〉, 《대한치과의사학회지》 17권 1호, 1998, 103쪽.

사이렌 소리가 들려오더니 선발 백색 짚차와 기타 차에 포위된 대통령 전용차가 현관 앞에서 정지하였다. 사방으로 경호원의 경계 속에 대통령과 영부인께서 현관으로 들어오신다. 우리 직원일동은 현관 내에서 두 분을 맞이하였다.

진료실에 들어오신 대통령게서는 "안 박사한테 신세 좀 져야겠어."하시며 실내사방을 살펴보신다. 간호원이 민첩하게 치료의자 쪽으로 안내 하였고 대통령께서는 영부인에게 오늘의 일정을 문의하시는 듯하였다. 치료하는 동안 영부인께서는 열심히 일정표를 고하고 있었다. 메모지 한 장 없이 모두 암기하셨는지 차근차근 고하는 모습은 영부인도 아무나 하는 것이 아니라는 것을 상기시켰다. 치료가 완료 후 원장님 께서는 몇 번 내원하셔야 되겠다는 말씀을 드리고 비서실장과 시간과 시일을 약속하였다. 3일간 정도 치료를 하시는 과정에서 왕진치료가 가능한지를 문의하셨다. 잠시 후 해보자는 결론이 나왔다.

오늘은 왕진 가는 날, 약속시간 30분 전에 경무대에서 영부인차가 왔다. 우리 일행 3명이 승차한 영부인 전용차는 경무대 정문부터 경례의 세례를 받으면서 현관에 도착 하니 경위복을 착용한 경호원이 거수경례를 하면서 차문을 열어준다. 우리 일행은 2층으로 갔는데 비서 격인 사람이 "어디에서 치료를 하실까요?"하고 반문을 한다. 나는 그때에야 경무대 내에 의무실 시설이 없다는 것을 알게되었다. 안내 된 곳은 사방이 백색 타일로 장식된 병원 수술실을 연상하게 하는 실내에 의자 1개가 있었다.

대통령께서 나오셨다. 의자에 앉으신 후 치료에 임하였다. 나의 역할은 의자에 앉으신 대통령 두부를 양손으로 잘 고정 시키는 즉 안두대 역할이었다. 상상해 보라. 일개 국가의 대통령께서 이런 방법, 즉 현대와 원시가 혼합된 치료방법을 택하고 계시다. 그러나 그 당시는 이것이 최선의 방법이었고, 간호원이 돌리는 Foot Engine의 회전소리는 경쾌하기만 하였다. 2회 정도의 왕진치료 결과, 양측이 모두 부적합하다는 것으로 판단 종전대로 내원치료로 결정하였다.

어느 날 대통께서 먼저 치료를 끝마치고 영부인께서 치료를 하시는데 원장 옆에서 조수 역할을 하고 있는 나에게 "자네는 인턴인가?"라고 물으셨다. "네, 작년에 졸업하고 원장님 지도를 받고 있습니다."하고 대답을 하였다. 나의 명찰을 보시고 "Dr. Kim이로구먼"하시더니 "내가 하와이에 있을 때 친구가 치통이 심하여 병원에 가서 발치를 하고 왔는데 확인해보니 엉뚱한 치아를 발치하고 왔어. 그래서 말썽이 난 적이 있지. 안 박사한테 잘 지도를 받아. 엉터리 의사가 되지 말게."하셨다.

10월 중순부터 시작한 치료는 하순에 끝을 맺었다. 그 해 크리스마스 때 경무대에서 하사품이 전달되었다. 원장님에게는 금일봉, 나에게는 털장갑과 과자 간호원에게 는 과자 등이었다.[62]

1950년 5월 안종서는 서울대학교치과대학 강당에서 열린 대한치과의사회 제5회 정기총회에서 회장에 다시 선임되었다. 안종서는 6.25전쟁으로 어려운 시기에 대한 치과의사회를 지키게

62) 김희경, 〈그때 그 시절〉, 《대한치과의사학회지》 17권 1호, 1998. 103-104쪽.

되었다.[63]

1952년 3월 16일 국민의료법 제53조 의거 대한치과의사회 설립총회가 부산 동광 초등학교 분교실에서 열리게 되었다. 중앙위원 및 각 시도 대의원이 참석한 가운데 열린 총회에서 안종서는 다시 회장에 선임되었다. 안종서는 6.25전쟁으로 피난지에서 법적 단체인 대한치과의사회를 유지하고 이끌게 되었다.[64]

1952년 12월 6일 대한치과의사회 안종서 회장은 부산 광복동 김상찬 치과에서 정례역원회를 개최하여 다음과 같은 부정면허, 면허세법, 초독회에 관한 사항을 논의 하였다.

1. 부정면허에 관한 건 : 마산 이경용의 부정면허 취소 건의에 대한 보건당국의 정식 회시는 아직 없었다. 그러나 취소조치가 진척되고 있다는 보고에 책임 추궁을 보류하도록 가결하였다.
2. 면허세법 개정안 통과의 건 : 11월22일 국회(민의회) 제27차 본 회의에서가 결된 면허세법 중 개정 법률안(면허세 면제) 통과에 관한 안종서 회장의 보고가 있 었다.
3. 초독회 개최의 건 : 매월 제3 수요일에 열리는 서울대학교치과대학 초독회를 대한치과의학회와 공동주최로하여 개업의가 참가하여 임상연구 발표의 기회를 만들자는 안을 가결하였다.[65]

1953년 4월 대한치과의사회 총회를 앞두고 안종서 회장은《한국의약시보》를 통해 대한치과의사회 운영의 어려움에 대해 다음과 같은 담화문을 발표하였다.

> 과거 1년간 회의 책임자로서 운영을 해왔으나 산하단체의 협력을 얻지 못한 관계로 극난을 겪고 있다. 전시하 또는 피난 생활 중 불여의한 각 회원의 실정도 추측은 하는 바이나 현상 그대로는 존속키 곤란하며 또는 보건부에서도 회 강화에 관한 방안이 있어야만 할 것이며 이 점에 대하여는 당국에 누차 요청한 바도 있으나 아직 실현을 보지 못하고 있다. 여하간 금번 총회를 기하여 경우에 따라서는 전 역원의 퇴진을 결의하고 있으므로 진용을 쇄신하여 나가는 것도 좋을 줄로 믿는다.[66]

1953년 4월 17일 대한치과의사회 제2회 정기총회가 부산 서울대학교치과대학가 교사 강당에서 중앙위원 및 대의원 30명이 참석한 가운데 열렸다.
1. 역원 총사임의 건(회의) : 안종서 회장을 비롯한 모든 역원 총사임 건을 상정하였으나 부결

63) 대한치과의사협회, 『대한치과의사협회사』 1980. 279쪽.
64) 대한치과의사협회, 『대한치과의사협회사』 1980. 279쪽.
65) 대한치과의사협회, 『대한치과의사협회사』 1980. 279쪽.
66) 《한국의약시보》, 1953. 4.

되었다. 이유는 피난살이의 고달픈 생활이라 회비징수가 너무나 부진하여 도저히 회 운영을 할 수 없었기 때문이었다.

2. 무면허 개업취재에 관한 건(자격) : 군의 회원의 무자격자 고용 개업 또는 면허대여 등에 대한 당국의 단속이 미온적이었다. 때문에 대한치과의사회 각 도지부 는 무자격자 개업의 확증을 수집하여 보고하면 검찰청에 직접 고발하기로 가결하였다.

3. 의료용「금」사용에 대한 부당 대우 시정의 건(재료) : 치과의사가「금」을 사용한다고 하여 상공부와 법제처에서 금은세공업자와 같이 취급하는 부당성을 지적, 시정토록 가결하였다.

예산 : 정회원 매인당 회비월액 120원(학회비 50원 포함)
특별회원 매인당 회비 월액 45원(학회비 15원 포함)
총액 609,960원[67]

1954년 6월 19일 대한치과의사회 제3회 정기총회가 서울 수복 후 서울대학교치과 대학 강당에서 중앙위원 및 대의원 36명이 참석한 가운데 열렸다. 의장은 최해운과 김용진이었고, 회장에 김용진이 투표로 선임되었다.

안건

1. 예산안 심의(회의)
720,000원 (회비 월액 70원, 학회비 년액 600원)
결산 : 작년도 예산액 609,960원 중 징수액 135,290원
2. 치무행정 강화 건의 건(행정)- 치의무과 설치 건의
3. 회비징수강화 건(회의)
4. 치과보건원 양성 건의 건(자격)[68]

1955년 4월 23일 대한치과의사회 제4회 정기총회가 서울대학교치과대학 강당에서 중앙위원 및 대의원이 참석한 가운데 열렸다. 의장은 김용진이었다.

안건

1. 예산안 심의(회의)- 회비 매인당 연액 2,160원, 학회비 1,440원
2. 소비조합 결성의 건(재료)
3. 서울대학교치과대학 교육연한 연장에 관한 건(학술)
4. 무자격자 개업 근멸과 한지치과의사회 전입시정 건(자격)
5. 소위 합금판 건(재료)

67) 대한치과의사협회, 『대한치과의사협회사』 1980. 279쪽.
68) 협회사편찬위원회, 〈치협30년사 13〉, 《대한치과의사협회지》 14권 2호, 1976. 119-120쪽.
대한치과의사협회, 『대한치과의사협회사』 1980. 279쪽.

6. 치과 의료용 특수전기 건(재료)
7. 기타

1956년 4월 21일 대한치과의사회 제5회 정기총회가 서울대학교치과대학 강당에서 중앙위원 및 대의원 38명이 참석한 가운데 열렸다. 회의는 임시의장 최해운과 의장 김용진이 진행하였다.

안건

1. 고문 3명 추대의 건(회의)
2. 정관에 "소비조합" 항목 삽입 건(재료)
3. 치과보건원 양성소 설치 추진의 건(자격)
4. 전국초등학교에 치과촉탁의를 배치하고 위생실의 치과실을 완비하며 구강위생 교재를 준비하도록 추진의 건(구강보건)
5. 본회 연혁사 편찬의 건(역사)
6. 각도 도립병원에 치과시설 복구 추진의 건(행정)

결산 : 총액 626,640원. 회비 미수로 차입금 255,340원
주요지출 : 총회비 46,860 역원회비 4,630 사무실 임대료 36,000
인건비 120,000 회보발간 비 135,500 학회비 15,160 기타)
예산 : 총액 4,964,080원(회비 연액 2,400원, 학회비 1,200원)(회의)

1957년 5월 11일 대한치과의사회 제6회 정기총회가 서울대학교치과대학 강당에서 중앙위원 및 대의원 37명이 참석한 가운데 열렸다. 회의는 의장 임택용이 진행하였다.

안건

1. 예산안 심의(회의) : 회원 매인당 회비연액 3,600원(학회비 1,200원 포함)
2. 회관 설치건(회의) : 박명진 서울대학교치과대학장 주택(대지140평, 건평80평 나기라다쓰미(柳樂達見) 전 경성치과의학전문학교장 사택)을 기증받아 이미 대한치과의사회 소유로 등록했다는 보고 하였다. 이것은 대한치과의협회 회관의 바탕이 되었다.
3. 회비징수강화건(회의)
4. 기타

1957년 7월 13일 대한치과의사회 임시총회가 서울대학교치과대학 강당에서 각도 대표와 및 대의원 다수가 참석한 가운데 열렸다. 회의는 의장 김용진이 진행하였다.

안건

1. 면허(한지) 교부 계획에 대한 반대 결의안, 성명서, 결의문을 가결하였다.
2. 본의의 결의를 무시한 회원에 대한 대책 : 면허(한지) 교부 계획에 대한 반대 결의안을 무시

한 김기우 치무계장을 인책사퇴(권고사직) 시킬 것을 의결하였다.

3. 부정면허취득자 철저 조사의 건[69]

1958년 5월 10일 대한치과의사회 제7회 정기총회가 서울대학교치과대학 강당에서 중앙위원 및 대의원 52명이 참석한 가운데 열렸다. 회의는 임시의장 최해운이 진행하였고, 회장은 안종서가 선임되었다. 1957년 말 서거한 박명진 학장에 대한 묵념을 하였다.

안건

1. 회칙수정의 건(회의)
   정관 제2조에 사단법인 삽입하기로 가결하였다.
   구강위생 강조주간을 구강보건주간으로 개칭 건의 보고하였다.[70]
2. 범태평양치과연맹에 관한 건(학술)
3. 예산안 심의(회의)
   회비연액 3,600원(학회 비 1,200원 포함) 범태평양치과연맹회비 매인당 연액 200원(5년간)
   특별회계 예산(범태평양치과연맹총회비 21,700,000원) 매인당 연액 7,000원
   1958년 3월 24~29일 필리핀 마닐라에서 개최된 제2회 아세아태평양치과회의(범태 평양치과연맹) 상황을 보고하였다.
   제4회 아세아태평양치과회의 총회 추진위원회 구성하기로 가결하였다.
4. 치의무행정기구 변경 추진 건(행정)
5. 소비조합 강화의 건(재료)
6. 입치영업자 면허교부의 건(자격)
7. 국민의료법 중 개정건의(자격)
8. 서울대학교치과대학 학년 연장의 건(학술)
9. 개업수속에 납세필증 첨부 폐지 건(행정)
10. 기공사 자격부여의 건(자격)
11. 서울대학교치대학장 결정 촉구의 건(학술)

1958년 5월 10일부터 1년 동안 안종서는 대한치과의사회 회장이 된 후 이사회에서 입치영업자 면허갱신을 반대운동을 전개, 서울대학교치과대학에 예과를 설치하는 서울대학교치과대학 학년 연장문제, 한국인 치과질환 통계, 미국치과의사회(ADA) 회원 초청, 정기총회 및 학술대회에 국산치과기재 전시, 대한치과의학회의 분과학회 구성(구강외과, 보철학, 소아치과학, 교정학, 구강해부 및 병리학, 보존학), 전문과목 표방허가 심사위원 추천, 대한치과의사회 회관, 회칙 수정,

69) 협회사편찬위원회, 〈치협30년사 16〉, 《대한치과의사협회지》 14권 6호, 1976, 500-502쪽.
70) 협회사편찬위원회, 〈치협30년사 18〉, 《대한치과의사협회지》 14권 8호, 1976, 638-641쪽.

재일한 인북송반대 전국대회 참가 등을 논의하였다.[71]

1959년 안종서는 서울특별시치과의사회 회보 발행 축사에서 전문과목 표방허가를 논의하는 시기에 치과의사는 예방의학과 구강외과 보철과 교정과와 같이 한 사람이 한 전문의가 될 것을 권장하였다.

> 우리 치의인들은 진리를 탐구하여 특히 치료의학을 지양하고 예방의학으로 발전하여 국민보건에 기여공헌이 지대할 것을 확신하는 바이다. 우리 치의학도 인류 건강 증진과 명랑한 사회를 건설하려는 사업의 일부분이라 하겠다. 이 과업을 완수하려면 과거와 같이 일반과목 1인 부담할게 아니라 보건의료법에 명시됨과 같이 구강외과 보철과 교정과를 일인 일과 전문과목으로 전심전력하는 것을 이 기회에 권장한다.[72]

또한 같은 해 1959년 안종서는《저경지》8호 〈발간에 제하야〉라는 축사에서 청년시절에 일정한 목표를 세우고 배우고 알아야 한다고 하였다.

> 다만 용력할 것(힘을 쓸 것)은 청년시절부터 일찍이 일정한 목표를 세워서 오직 배워야 하고 배워서 알아야 한다는 것뿐이며 학문이 있어야 선견이 생기고 선견이 있어야 비로서 범사역행(모든 일에 힘써 행하는 것)이 있는 것이다.
>
> 그러나 세월이란 유수와 같아서 갈 때 예고가 없고 한번 가면 다시 돌아오지 않은 것이니 제군들은 이 오고 가는 세월을 잘 이용하여 아무리 짧고 적은 광음(시간)이라도 학문의 소중한 연마와 수련에 뜻을 두고 참되게 전심 노력하여야 될 것이다.[73]

1959년 4월 28일 안종서는 대한치과의사회 제8회 정기총회를 서울대학교치과대학 강당에서 각시도 중앙위원 및 대의원 78명과 참관인으로 미국치과의사회(ADA) 회원 13명과 정보라가 참석한 가운데 진행하였다. 개회식에서는 대한치과의사회와 학회 합동으로 거행되어 국제치과연맹(FDI)대표와 미국치과의사회장의 메시지 낭독이 있었다.[74]

안건

1. 회칙일부 수정에 관한 건(회의) : 회명 대한치과의사회에서 대한치과의사협회로 개칭을 가결하였다.
2. 예산안 심의(회의) : 연액 3,600원

71) 대한치과의사협회, 『대한치과의사협회사』 1980. 281-282쪽.
72) 안종서, 〈축사〉, 《치과회보》 창간호, 1959. 6쪽.
73) 안종서, 〈발간에 제하야〉, 《저경지》 8호, 1959. 11쪽.
74) 대한치과의사협회, 『대한치과의사협회사』 1980. 282쪽.

3. 아시아 태평양 치과학회 개최준비(학술) : 기금 및 회비에 관한 건
4. 회관수리에 관한 건(회의)
5. 소비조합 강화의 건(재료)
6. 행정기구 강화의 건(행정)
7. 기타
   국제치과연맹회의(이태리 개최상황)보고 : 정보라(학술)
   WHO 치과보건회의(호주개최상황)보고 : 심태석(학술)
   서울대학교치과대학 교육연한 6년제 결정 건(학술)
   전남의대 치의학부 신설 건 등을 보고(학술)
   FDI 가입(100명에 17불)을 가결하였다.(학술)

1959년 5월 1일 대한치과의사협회 중앙위원회가 서울대학교치과대학 학생과장실에서 각시도 중앙위원이 참석한 가운데 열렸다.[75]

안건

1. 회기(총회)를 10월에 개최하고 회계 연도를 10월-익년 9월로 하기로 하였다. (회의)
2. 회비 건(회의) : 봉급자 및 공무원의 회비는 반액으로 하였다.
3. 공의 및 교의배치문제(행정) : 적극 추진하도록 하였다.
4. 소비조합 가입 건(재료) : 1회 불입금 3만원(신 가입 회원은 입회 시 가입하 도록 하였다.)
5. 학회분과위원회 구성준비위원이 선정되었다.
   구강외과 김용관, 서병규, 변종수
   보철과 이영옥, 심태석, 이동섭
   보존과 이유경, 김만수, 우종덕
   교정과 김귀선
   소아치과 차문호
   기초학 김동순, 김영창(학술)

1959년 5월 7일, 5월 21일 안종서는 대한치과의사회 회장으로 이사회에서 부서 개편, 6,9행사 경비, 미국치과의사회 참석 등을 상의하였다.[76]

1959년 8월 7일 안종서는 대한치과의사회 회장으로 입치영업자 면허갱신교부 반대로써 면허증 반납에 대한 성명서를 발표하였다.

---

75) 대한치과의사협회, 『대한치과의사협회사』 1980. 282-283쪽.
76) 대한치과의사협회, 『대한치과의사협회사』 1980. 281-282쪽.

> 대한치과의사회 정기총회에서 결의된 이 입치영업자 면허갱신교부 반대결의에 의하여 수년간 보사부 당국에 건의문 또는 항의문을 제출한 바 있으나 금반 돌연히 금명간 그 면허를 교부한다는 설이 유한즉 본인으로서는 1천여 회원 제위에게 면목이 없으며 책임상 묵과할 수 없어 이에 본인의 치과의사면허증을 반환함.[77]

1959년 8월 16일 대한치과의사협회 긴급 임시총회가 서울대학교치과대학 강당에서 각시도 중앙위원 및 대의원 57명이 참석한 가운데 열렸다. 이 자리에서 안종서는 입치업자를 재생시키려는 반시대적인 보사부 당국의 처사에 대하여 강력히 대처하였다. 1959년 8월 7일 안종서 회장은 35년간 간직했던 치과의사 면허증을 보사부 에 반환함으로써 입치영업자 면허갱신에 대한 정면 대결에 앞장섰다.[78]

안건

입치영업자 면허갱신 대책의 건(자격)

대책위원회를 구성하는 한편, 진정서와 결의문을 채택하였다. 8월 20일 20명의 대책위원들은 첫 회의를 갖고 진정서와 결의문을 대통령을 비롯하여 국회의장, 대법원장, 각 언론기관, 법무부장관, 검찰총장, 내무부장관, 사정위원회, 자유당, 민주당 등에 전달했다.

대책위원회 임원부서

위원장 윤재욱, 부위원장 신인철. 총무부장 조기항, 간사 서영규, 정철구, 김종옥, 김규택, 이성민

그 결과 보사부는 1960년 1월 15일 입치영업자 면허하부원을 각하하였다.

1960년 5월 10일 대한치과의사협회 임시이사회는 지난 5월 4일 제출된 안종서 회장직 사표에 대해 약 2시간에 걸쳐 토의한 끝에 수리하기로 하였다. 때는 4월 혁명 을 계기로 한 국가적, 사회적인 정화기운이 진작되고 여러 가지 대내외적인 형편에 따라 변화가 필요하였기 때문이었다. 10월 정기총회까지는 회장서리로서 김용진 부 회장을 집무하게 하기로 내정하고 죄송석인 설성은 중앙위원회에 하기로 하였다. 또한 신인철 총무와 윤광수 조사의 사표도 수리되었다.[79]

1960년 10월 12-13일 대한치과의사협회 제9회 정기총회가 서울대학교치과대학 강당에서 각시도 중앙위원 및 대의원 76명(강원, 제주결석)이 참석한 가운데 열렸다. 회장은 한동찬이 선임되었다. 임시의장 윤재욱, 임택룡이었고 의장제도에 의한 초대의장 임영균, 부의장 김창규이었다.[80]

---

77) 대한치과의사협회, 『대한치과의사협회사』 1980. 84쪽.
78) 대한치과의사협회, 『대한치과의사협회사』 1980. 281-283쪽.
79) 대한치과의사협회, 『대한치과의사협회사』 1980. 283쪽.
80) 대한치과의사협회, 『대한치과의사협회사』 1980. 283쪽.

안건

1. 회칙개정안(회의)
   회칙을 헌장이라고 한다.
   의장제도를 둔다.
   부회장 3명중 1명은 치과군의관으로 하고 지방 부회장제는 폐지한다.
   학회 회장단을 총회에서 선출한다.
   교육위원회에 학교치과의 글짜(자구)를 삽입한다.
2. 예산안 심의(회의)
   예산안 심의에서 종신회비제도를 채택한다.(1인당 일만 원)
   치무과 중앙추진 찬조금을 징수할 것 등을 가결하였다.
3. 동남아세아 총회문제(회의)
4. 군의관 문제(자격)
5. 치의무과 육성에 관한 건(행정)
6. 치과 의료용 특수전기 배전제도 부활의 건(재료)

1960년 11월 18일 대한치과의사협회 중앙위원회가 열렸다.

1. 치무과 대책위원회(행정) : 치무과를 위한 운동을 전개할 것을 가결하였다.

1960년 12월 4일 대한치과의사협회 긴급임시총회는 서울대학교치과대학 강당에서 대의원 57명이 참석한 가운데 열렸다.

1. 보사부 치무과 존폐에 관한 건(행정)[81]

1961년 5월 5일 제2회 대한치과의사협회 중앙위원회가 중앙위원 35명 중 23명 출석으로 열렸다.

1. 치과의료법 초안 수정(제9장 제63조, 부칙 제6조)(자격)
2. 보사부 치무과 대책위원회 해산(행정)
3. 구강보건주간 행사계획서(구강보건)
4. 금년 가을 10월 17일~22일 일본 도쿄에서 개최되는 범태평양치과연맹 총회 및 학회에 참석할 인원구성과 차기 개최지로 예정된 한국의 대책 등에 관한 구체안을 작성하여 검토하기로 하였다.(학술)[82]

---

81) 대한치과의사협회, 『대한치과의사협회사』 1980. 284쪽.
82) 대한치과의사협회, 『대한치과의사협회사』 1980. 285쪽.

1961년 10월 11일 대한치과의사협회 제10회 정기총회가 서울대학교치과대학 강당에서 각시도 중앙위원 및 대의원 69명이 참석한 가운데 열렸다. 의장 변종수, 부의장 이형주였다.[83)]

안건

1. 예산안 심의(회의) : 총예산액 17,433,735원정
2. 아세아태평양치과회의의 건(학술) : 15,000,000원 예산
3. 학회 비 징수의 건(학술) : 예비비 예산에서 1,800,000원 지출
4. 기재소비조합에 관한 건(재료) : 존폐여부는 조합 총회에서 결정
5. 갑종소득세율 인하의 건(회의) : 집행부에 일임
6. 부정 의료업자 단속의 건(자격) : 보사부에 건의하여 강력히 단속
7. 종합병원, 시립병원, 보건소에 치과설치의 건(행정) : 3백 명 이상 기업체에도 치과의무실 설치할 것을 추가하여 그 절충을 집행부 일임
8. 의료용 특수전기배전제도 부활의 건(재료) : 상공부에 건의
9. 보험금 처결의 건(회의) : 원만히 해결하도록 할 것
10. 칫솔 규격결정의 건(재료) : 학회에 일임
11. 상해진단서에 관한 건(회의) : 상해 시의 치료기일 한계를 학회에 일임

1961년 11월 18일 대한치과의사협회 중앙위원회가 국립보건원 회의실에서 중앙위원 18명 참석한 가운데 개최되었다.[84)]

1. 국제부를 강화할 것(회의)
2. 국제부 예산으로 90만원을 증액할 것(회의)
3. 한국 소개를 포함한 학회지 발간(연2회) 1백20만원(액수 재조정은 이사회 일 임)을 책정 징수할 것(학술)
4. 아세아태평양치과회의 제4회 총회 준비 위원회는 해체하고 서울 및 각도 치과 의사회에 통지할 것(학술)
5. 윤재욱 부회장의 사표를 수리하고 그 후임에 김규택 선출(회의)

1962년 10월 11일 대한치과의사협회 제11회 정기총회가 서울대학교치과대학 강당에서 각시도 대의원 106명(총수 126명)이 참석한 가운데 열렸다. 의장 변종수, 부의장 서병서였고, 회장은 한동찬에서 안종서으로 이어졌다.[85)]

---

83) 대한치과의사협회, 『대한치과의사협회사』 1980. 285쪽.
84) 대한치과의사협회, 『대한치과의사협회사』 1980. 286쪽.
85) 대한치과의사협회, 『대한치과의사협회사』 1980. 289쪽.

안건

1. 정관개정안 심의의 건(회의)

   정관개정에 따라 대한치과의학회는 발전적 해산되었으므로 학회지는 협회지로 발간하게 되었다.

2. 예산안 심의(회의) : 1,348,220원

   종신회비는 폐지 주장이 제안되었으나 존속되어 예산을 편성하였다.

3. 변허세에 관한 건(자격)
4. 민원서류제출 방법의 건(회의)
5. 대한치의보 확충의 건(회의)
6. 협회회관 수리의 건(회의)
7. 회원카드제 실시의 건(자격)
8. 구강검사표 통일의 건(행정)
9. 보험에 관한 건(회의)
10. 전문의제도에 관한 건(자격)
11. 의료법 중 면허취소 조항의 건(자격)
12. 개설면허 제도에 관한 건(자격)

1962년 10월 18일 이후 1년 동안 대한치과의사협회 회장 안종서는 이사회에서 의료업자 전문과목 표방허가 사무, 의료업자 신고사무, 보사부 치의무국 부활설치, 신설학회 승인, 부산시 치과의사회 설립, 협회윤리위원회, 협회기 도안, 대한치의보 발행, 보건소 근무 치과의사 대우 개선, 1967년도 제5회 아세아태평양치과회의 총회 및 학술대회 한국 유치, 의료보조원법, 치과기공사, 치과위생사 양성기관 초급대학 설치 추진, 협회 초청 학자의 강연회, 보사부 불소도포사업, 면허세, 의료법 중 면 허취소 조항 및 개설 허가제 철폐, 의료법 시행규칙 개정, 군의관 소집 기준, 미국인 치과의사고문 추대, 치과대학 설립, 학술원상 후보자 추천, 6.9행사, 치과의원 운영 실태조사, 한지치과의사 지역변경, 부정 의료업자, 치과재료, 원조 치과기재, 치과재료 규격과 국산치과재료 감정, 대한치과의사협회 운영, 회관, 협회사 편찬, 친선경기, 무치의촌, 수재민 의연금 등을 논의 결정하였다.[86)]

1963년 9월 치과의사 전문과목 표방허가에 관한 좌담회를 윤유선 국립보건원장과 안종서 회장 등 대한치과의사협회 이사 전원이 참석한 가운데 열었다.

86) 대한치과의사협회, 『대한치과의사협회사』 1980. 289-292쪽.

1. 안종서 회장 : 전문의 시험위원을 만들기 위한 제자가 출제한다는 방안을 지양하여 60세 이상의 고령자들은 전문 과목을 취득하는 것을 전제로 시험위원이 되어 누구든지 볼 수 있게 하자.

2. 윤유선 원장 : 시험위원은 지엽문제이다. 요는 일단 시험을 보기로 정하였다면 협회가 주동이 되어 시험위원을 추천해주길 바란다. 협회가 보낸 구체안을 우리는 충분히 검토하고 연구하여 협회 의견을 반영시키도록 노력하겠다. 이 시험은 국가시험과 다르기 때문에 협회 의견을 중시하는 것이 옳다고 본다. 그리고 전문 과목에 추가할 것이 있다면 의료법 시행 규칙에 그것을 추가할 것이 선행되어야 한다.[87)]

1963년 대한치과의사협회장 안종서는《대한치과의사협회지》4권 1호〈속간사〉에서 인간은 자아 완성을 향하여 부단히 노력하고, 치과의사는 직분을 완수하는데 계속적인 학문 연구해야 하며, 그 연구는 실제생활에 응용되는 참된 학문이 되어야 한다고 하였다.

요람에서 무덤까지 인간은 공부하고 연구하며 배우고 익힘으로써 자아 완성을 향하여 부단히 노력한다.

우리가 우리들의 맡은 직분을 완수하는데 획책이 되는 쉬지 않는 계속적인 연구와 학문의 태도는 모름지기 우리들 뼈 속 깊이깊이 마디에 배어야 한다. 차제에 속간케 되는 본 학술지는 앞으로 우리 치의인들의 연구와 공부에 지대한 공헌을 할 것이며 우리 치의인들의 발전과 진보에 기념비적인 역할을 수행함으로써 내일의 치과계를 위 하여 위대하고 찬연한 기여를 할 것이다.

환언컨대 상아탑 속에서의 연구만이 학문이 아니고 임상에서 진료실에서의 공부도 참된 학문이 되는 것이다. 학문이 학문으로서 그친다면 그것은 죽은 학문이요 현실에 실제생활에 응용되고 적용된 학문이 학문으로서의 참된 학문이 되는 것이다.[88)]

이어서 1963년 대한치과의사협회장 안종서는《대한치과의사협회지》4권 2호〈권두사〉에서 한국 치과계가 연구의 연구를 축적하여 세계 어느 국가보다 우수하다는 인정을 받게 하기 위하여 공부하는 의사, 연구하는 의사가 되자고 하였다.

우리 치의인들은 우리들대로 세계 어느 곳에 가더라도 훌륭한 치과의가 될 수 있도록 함으로써 환언컨대 각자가 실력과 연구의 연구를 축적하여 한국 치과계가 세계 어느 국가보다 우수하다는 인정을 받게 함으로써 우리 치과계로 하여금 각광을 받게 할 것이며 나아가서는 국위를 선양하는 데까지 이르러야 할 것이다.

우리들은 한결 같이 훌륭한 치과의가 되기를 희망한다. 이러한 치과의란 어떤 치과의일까? 이는

---

87) 대한치과의사협회, 『대한치과의사협회사』 1980. 291쪽.
88) 안종서, 〈속간사〉, 《대한치과의사협회지》 4권 1호, 1963. 364쪽.

아마도 공부하는 의사, 연구하는 의사, 배워서 알고자 하는 의사를 두고 말할 것이다.

우리는 우리들이 연구하는 것을 발표하고 또 다른 동지들이 연구한 것을 습득하여 서로 협조하고 부축하여 다 같이 훌륭한 치과의들이 되어야 할 것이다.[89)]

1963년 10월 4일 대한치과의사협회 제12회 정기총회가 서울대학교치과대학 강당에서 각시도 대의원 103명이 참석한 가운데 열렸다. 의장 변종수였고, 회장은 김용진이 다시 선출되었다.

안건

1. 예산안 심의(회의) : 1,135,273원(운영회비 연액 300원, 특별회원 150원)
   운영회비를 신설하였다. 이는 1960년도 정기총회에서 수립된 종신회비로는 협회 운영을 감당할 수 없었기 때문이었다.
2. 치무행정기구 강화의 건(행정)
3. 회관 명도문제의 건(회의)
4. 구강검진도 신체검사와 같이 법제화 추진의 건(행정)
5. 구강진사표 개정의 건(행정)
6. 총회 개최지 변경의 건(회의) : 1964년 정기총회를 학술대회와 함께 부산에서 개최하기로 하였다.
7. 보건소 단위로 치과의사 배치의 건(행정)
8. 의료금고설비의 건(회의)
9. 의료보수규정 인상에 관한 건(회의)
10. 부정 의료업자 단속에 관한 건(자격)
11. 경남도 내의 창립병원 치과부활의 건(행정)
    정관개정은 다음과 같은 사항이 결정되었다.(회의)
    (가) 군대표의 부회장 제도 폐지한다.
    (나) 자재위원회를 치과기재 및 약품심의 위원회로 강화한다.
    (다) 감사 5명을 3명으로 감원한다.
    (라) 명예회장 제도를 신설한다.
    (마) 임기 1년의 의장 제도를 폐지하고 총회 때마다 임시의장을 선거한다.
     이에 따라 총회 소집권은 회장이 갖게 되었다.[90)]

89) 안종서, 〈권두사〉, 《대한치과의사협회지》 4권 2호, 1963, 413-414쪽.
90) 대한치과의사협회, 『대한치과의사협회사』 1980, 292쪽.

(ㄴ) 안종서와 그 주변의 치과의사회장들과의 관계

1945년 12월 9일 안종서는 조선치과의사회(朝鮮齒科醫師會)이 "우리의 손으로 우리 치과계를 건설"할 때 조선치과의사회의 위원장이 되었다.[91]

1946년 5월 조선치과의사회의 위원장은 박명진으로 이어졌고, 박명진은 서울대학교치과대학을 국립대학교로 편입되는데 힘을 다할 수 있었다.[92]

1945년 12월 16일 한성치과의사회장, 1947년 5월 19일 조선치과의사회의 위원장으로 김용진은 일본인의 치과의원과 기자재, 서울대학교치과대학을 국립대학교로 편입, 면허증남발문제, 금배급문제 등에 관심을 가졌다.[93]

1950년 5월 안종서는 서울대학교치과대학 강당에서 열린 대한치과의사회 제5회 정기총회에서 회장에 다시 선임되었다. 안종서는 6.25전쟁으로 어려운 시기에 대한치과의사회를 지키게 되었다.[94]

1952년 3월 16일 안종서는 국민의료법 제53조 의거 대한치과의사회 설립총회에서 다시 회장에 선임되었다. 안종서는 6.25전쟁으로 피난지에서 법적 단체인 대한치과의사회를 유지하고 이끌게 되었다.[95]

1954년 6월 19일 김용진은 대한치과의사회 회장이 되어, 1955년 4월 23일 제4회 대한치과의사회 정기총회에서 기재소비조합 설립을 가결을 얻은 후 기재에 관심을 가지고 대한치과의사회 회무를 운영하였다.[96]

1958년 5월 10일 안종서는 제7회 대한치과의사회 정기총회에서 회장에 선임되었다. 회장이 된 후 안종서는 입치영업자 면허갱신 반대, 한국인 치과질환 통계, 서울대학교치과대학 예과 설치, 대한치과의학회 분과학회 구성(구강외과, 보철학, 소아치과학, 교정학, 구강해부 및 병리학, 보존학), 전문과목 표방, 정기총회 및 학 술대회에 국산치과기재 전시, 미국치과의사회(ADA) 회원 초청 등을 회무 처리하였다.[97]

1960년 5월 10일 대한치과의사회 임시이사회는 5월 4일 제출된 안종서 회장 사표를 수리하기로 하였다. 때는 4월혁명을 계기로 한 국가적, 사회적인 정화기운이 진작되고 여러 가지 대내외적인 형편에 따라 변화가 필요하였기 때문이었다. 10월 정기총회까지 김용진 부회장이 회장서리가 되었다.[98]

---

91) 대한치과의사협회, 『대한치과의사협회사』 1980. 46쪽.
92) 대한치과의사협회, 『대한치과의사협회사』 1980. 224쪽.
93) 김경수, 〈고 김용진 선생이 걸어온 치과계〉, 《치과보건》 1권 2호, 1972. 2월호 58-59쪽.
94) 대한치과의사협회, 『대한치과의사협회사』 1980. 225쪽.
95) 대한치과의사협회, 『대한치과의사협회사』 1980. 225쪽.
96) 대한치과의사협회, 『대한치과의사협회사』 1980. 279쪽.
97) 대한치과의사협회, 『대한치과의사협회사』 1980. 281-282쪽.
98) 대한치과의사협회, 『대한치과의사협회사』 1980. 283쪽.

1960년 10월 12일 한동찬이 대한치과의사협회 회장이 되어 치무과 부활 등 어려운 회무는 임시총회와 중앙위원회를 소집하여 결정하였다.[99]

1962년 10월 11일 안종서는 제11회 대한치과의사협회 정기총회에서 회장이 되었다.

안종서는 회장으로서 전문과목 표방, 1967년도 제5회 아세아태평양치과회의 총회 및 학술대회 유치, 보사부 치무과 설치 노력, 대한치과의사회 회관, 신설학회 승인, 협회사 편찬, 치과기공사, 치과위생사 양성 초급대학 설치, 치과재료 규격과 국산치과재료 감정, 협회윤리위원회, 협회기 도안, 대한치의보 발행, 보건소 근무 치과의사, 보사부 불소도포사업, 면허세와 의료법 개정, 치과대학 설립, 치과의원 운영 실태조사 등을 회무 처리하였다.[100]

1963년 10월 4일 김용진이 다시 대한치과의사협회 회장이 되었고, 1964년 10월 5일 이유경이 대한치과의사회 회장이 되었다.[101]

5. 분야별로 본 치과의사회의 활동

안종서의 치과의사회에서의 활동은 치과의사의 자격, 치과의사 단체로서의 학술 활동, 협회 활동, 재료, 구강보건, 치과행정 등을 살펴보기로 하겠다. 이것을 살펴 보기 위하여 1945년부터 1963년까지 치과의사회의 총회와 중앙위원회의 안건을 분류하였다.

(표, 치과의사회 안건분류)

(가) 자격

치과의사

치과의사는 구강의 위생과 예방을 하는 지도자로서 인술을 행하여야 했고, 치료 영역에서 보철 및 염증성 질환의 처치를 포함하여야 하였다.[102]

1945년 12월 9일 조선치과의사회 총회 안건으로 치과의사의 자격에 관하여 치과의사 검정시험에 관한 건, 치과의사법 제정에 관한 건, 비 치과의사 취체에 관한 건을 상정하여 논의하였다.[103]

---

99) 대한치과의사협회, 『대한치과의사협회사』 1980. 283-288쪽.
100) 대한치과의사협회, 『대한치과의사협회사』 1980. 289-292쪽.
101) 대한치과의사협회, 『대한치과의사협회사』 1980. 227쪽.
102) 정용국, 〈치과의사의 진사명과 그 범위〉, 《조선치계》 창간호, 1946. 45쪽.
103) 서병서, 〈8.15후 치과의사회의 동향〉, 《조선치계》 창간호, 1946. 88쪽.

○ 치과의사회 안건 분류

	자격	학술	재료	보건	회의	행정	기타	계	비고
1945.12.9	3	1	2		2	1		9	
1946.4.					1			1	자료 없음
1947.5.19~20	3		2	1	5	1		12	
1947.8.27	1		1				1	3	임시
1948.5.24	1	2	3	1	1		1	9	기타-역사
1949.5.29			1		3	1		5	조선-대한
1949.10.21	1		2					3	임시
1950.5					1			1	자료 없음
1952.3.16					1			1	자료 없음
1953.4.17	1		1		2			4	
1954.6.19	1				2	1		4	
1955.4.23	1	1	3		1		1	7	
1956.4.21	1		1	1	2	1	1	7	기타-역사
1957.5.11					3		1	4	
1957.7.13	3							3	임시
1958.5.10	3	3	1		2	2		11	
1959.4.28.		6	1		3	1		11	
1959.5.1	1		1		2	1		5	중앙위원회
1959.8.16	1							1	임시
1960.10.12-13	1		1		3	1		6	
1960.11.18						1		1	중앙위원회
1960. 12. 4						1		1	임시
1961. 5. 5	1	1		1		1		4	중앙위원회
1961.10.11	1	2	3		4	1		11	
1961.11.18		2			3			5	중앙위원회
1962.10.11	5				6	1		12	
1963.10.4	1				6	6		13	
합계	30	18	23	4	53	21	5	154	

1946년 3월 안종서는 조선치과의사회 위원장으로 미군정의 치무과에서 치의무국이 될 무렵 치과의사면허 급(及) 등록위원회(일명: 치과의사자격 심사위원회)를 조직하여 활동하였다. 광복 후 치과의사 자격에 관한 문제는 기존의 치과의사면허를 인정하는 조선치과의사규정에 의하여 결정되었다.[104)]

한지치과의사

1946년 6월 10일부터 1개월간 치의무국 및 치과의사 자격심사위원회의 방침으로 입치사의 수준을 향상시키기 위해 강습회를 열기도 하였다. 강습후 입치사에게 한지치과의사 면허를 부여하고, 치과의사 개업의가 없는 곳에 배치하여 무치의촌을 해소하고자 한 것이었다.[105)]

1947년 7월 14일, 1948년 4월, 1948년 10월 3차에 걸쳐서 한지치과의사(限地齒科 醫師) 시험을 실시하고 폐지되었다. 이 시험으로 한지치과의사 52명이 배출되었다.[106)]

1957년 7월 13일 대한치과의사회 임시총회는 면허(한지치과의사)교부 계획에 대한 반대할 것을 의결하였다.[107)] 1958년 5월 10일 대한치과의사회는 입치영업자 면허교부의 건에 논의하였다.[108)] 1959년 8월 16일 대한치과의사협회는 임시총회를 열어 입치영업자 면허갱신 대책의 건을 상정하고, 회장 안종서는 치과의사 면허증을 보사부에 반환하기까지 입치영업자 면허갱신을 반대하였다. 그 결과 보사부는 1960 년 1월 15일 입치영업자 면허하부원을 각하하였다.[109)]

의치일원화운동(醫齒一元化運動)과 구강과로 개칭

의치일원화(醫齒一元化)란 의사(醫師), 치과의사(齒科醫師)의 이원제도(二元制 度)를 일원제도로 하자는 것이었다. 일원화가 되면 일반의사의 내과 외과 등 전문 과목처럼 치과를 일반의사의 한 전문과목으로 편입시키려는 것이었다. 이것은 의사와 치과의사를 구분한 이원제도 때문에 행정적 지원이나 사회적 지위가 의사에게만 편중되어 치과의사를 소외한 것에 대한 반발이기도 하였다.[110)]

1947년 5월 19-20일 조선치과의사회 제2회 정기총회에서"의치일원화에 관한 건"을 상정하여 추진할 것을 채택하였다. 의치일원화를 추진하며, 그 명칭을 의치 일원촉성위원회(醫齒一元促

104) 대한치과의사협회, 『대한치과의사협회사』 1980. 47쪽.
105) 대한치과의사협회, 『대한치과의사협회사』 1980. 47-48쪽.
106) 대한치과의사협회, 『대한치과의사협회사』 1980. 48쪽.
107) 대한치과의사협회, 『대한치과의사협회사』 1980. 81쪽.
108) 대한치과의사협회, 『대한치과의사협회사』 1980. 281쪽.
109) 대한치과의사협회, 『대한치과의사협회사』 1980. 85-87쪽.
110) 대한치과의사협회, 『대한치과의사협회사』 1980. 52쪽.

成委員會)하기로 하였다.[111]

1947년 6월 4일 의치일원촉성위원회는 의치일원 촉진회 결성하도록 하였다. 조선 치과의사회 내에 의치일원촉성위원회가 있으나, 대외적으로 의치일원의 목적을 위하여 일반의사 및 일반 인사를 포함한 치의일원촉진회 결성의 필요를 느꼈기 때문이었다.[112]

1947년 6월 10일 의치일원촉진회는 취지문(趣旨文), 이원제의 모순점, 일원화의 대책 등을 발표하였다. 이것은 의사나 치과의사 구별 없이 의학교육을 단일화시키고 전문과목에 따라 수련을 거쳐 치과도 일반의학의 한 전문과목으로 치과전문의(齒科專門醫) 자격을 얻도록 하자는 것이었다.[113]

1947년 6월 하순 의치일원촉진회는 YMCA식당에서 일반의사와 치과의사 각각15명을 초청하여 의치일원화에 따른 간담회를 개최했다. 처음으로"의(醫)"와 "치(齒)"의 저명인사들이 같이한 자리에서 의치이원제도의 모순점과 의료계 발전을 위한 일원화 필요성을 일반의사측에서도 인식하게 되었다. 강력한 계몽을 전개한 후 각도치과의사회는 정기총회 또는 임시총회에서 의치일원화추진을 가결했다.

1948년 초 일반의사도 의치일원화를 촉구하는 연판장에 서명을 받아 이를 법제처장 에게 제출하여 의료법제정시 반영해 주도록 요청했다.[114]

1949년 10월 대한치과의사회 임시총회에 진료과명 개칭의 안건이 상정되는 등의 치일원화운동은 계속되었으나 치과의사나 일반의사의 전체적인 찬성을 얻기 어려웠다. 반대의 입장은 미국의 경우처럼 치과의학은 일반 의학과 양립하여 서로 동등한 입장에서 발전시켜야한다는 것이었다. 비록 현재는 치의학이 일반의학보다 낮는 대우를 받고 있어 불만이 없는 것은 아니지만 그렇다고 치의학을 더욱 퇴보시킬지도 모를 일원화는 받아들일 수 없다는 것이었다.[115]

서울대학교치과대학장 박명진도 못마땅한 반응을 보였다. 의치일원촉성위원회장 신인철이 신병으로 일선에서 후퇴하였다. 자금난도 점차 약세로 몰린 의치일원화운 동은 6.25 동란과 함께 사라지게 되었다.[116]

무자격자 단속

1945년 12월 9일[117], 1953년 4월 17일[118], 1955년 4월 23일[119], 1961년 10월 11 일[120],

---

111) 대한치과의사협회, 『대한치과의사협회사』 1980. 52쪽.
112) 대한치과의사협회, 『대한치과의사협회사』 1980. 52쪽.
113) 대한치과의사협회, 『대한치과의사협회사』 1980. 52쪽.
114) 대한치과의사협회, 『대한치과의사협회사』 1980. 52쪽.
115) 대한치과의사협회, 『대한치과의사협회사』 1980. 54쪽.
116) 대한치과의사협회, 『대한치과의사협회사』 1980. 54쪽.
117) 대한치과의사협회, 『대한치과의사협회사』 1980. 277쪽.
118) 대한치과의사협회, 『대한치과의사협회사』 1980. 279쪽.

1963년 10월 4일[121] 대한치과의사회는 국민의 구강보건을 저해할 수 있는 비 치과의사, 무면허 개업자, 부정 의료업자 등 무자격자를 단속하도록 촉구하였 다.

치과보건원과 기공사의 자격 부여

1954년 6월 19일, 1956년 4월 21일 대한치과의사회는 진료를 보조할 수 있는 치과보건원을 추진하였고, 1958년 5월 10일 기공사의 자격 부여에 대하여 논의하였다.[122]

(나) 치의학회(齒醫學會)의 활동

광복 後 조선치과의학회(朝鮮齒科醫學會)는 조선치과의사회(朝鮮齒科醫師會) 회칙에 따라 조선치과의사회 산하의 부서가 되고 그 학회장과 그 위원들은 조선치과 의사회 위원장이 임명하게 되었다. 조선치과의사회 회칙 제5조에서 조선치과의사회 내에 조선치과의학회(朝鮮齒科醫學會)를 운영하고, 회칙 11조에서 학회(學會)를 두고 운영하기로 하였다. 또한 13조에는 조선치과의사회 위원으로 조선치과의학회 장(朝鮮齒科醫學會長) 1명, 학회 위원 약간명이 참석하도록 하였다.[123]

다음은 안종서가 활동하던 시기의 종합학술대회 연제수이다.

1947년 5월 18일 제1회 종합학술대회 연제 44
1948년 5월 23일 제2회 종합학술대회 연제 35
1949년 5월 28일 제3회 종합학술대회 연제 미상
1952년 10월 18-23일 제4회 종합학술대회 연제 38
1953년 4월 18-19일 제5회 종합학술대회 연제 28
1954년 6월 20일 제6회 종합학술대회연제 40
1955년 제7회 종합학술대회 미상
1956년 4월 23일 제8회 종합학술대회 연제 43
1957년 제9회 종합학술대회 미상
1958년 5월 11일 제10회 종합학술대회 연제 30 테이블 크리닉 11

119) 대한치과의사협회, 『대한치과의사협회사』 1980. 279쪽.
120) 대한치과의사협회, 『대한치과의사협회사』 1980. 286쪽.
121) 대한치과의사협회, 『대한치과의사협회사』 1980. 292쪽.
122) 대한치과의사협회, 『대한치과의사협회사』 1980. 279-280쪽.
123) 이와 같은 사실은 일제강점기에는 조선치과의학회와 경성치과의학회가 조선치과의사회와는 독립적으로 존재하였다. 왜냐하면 조선치과의사회는 때때로 두 학회의 일정을 치과의사에게 편리하도록 조정하여 줄 것을 건의하기도 했었기 때문이었다.

1959년 4월 29일 제11회 종합학술대회 연제 59 테이블 크리닉 35
1960년 10월 14-15일 제12회 종합학술대회 연제 56 테이블 크리닉 18
1961년 10월 12-13일 제13회 종합학술대회 연제 70 테이블 크리닉 6
1962년 10월 12-13일 제14회 종합학술대회 연제 118 테이블 크리닉 7
1963년 10월 14-15일 제15회 종합학술대회 연제 135 테이블 크리닉 5[124)]

조선구강위생연구소(朝鮮口腔衛生研究所)

1948년 5월 5일 조선구강위생연구소(朝鮮口腔衛生研究所)가 서울대학교 치과대학 위생학교실 조교수 김문조(金文祚)에 의하여 사설기관으로 설립되었다. 본 연구소의 목적은 구강위생사상을 계몽과 그 기본연구였다. 그러나 6.25 동란과 더불어 중단되었다.[125)]

1959년 11월 26일 구강보건위원회, 1967년 9월 23일 구강보건협회의 구강보건 향상의 시초가 되었다고 볼 수 있다.

(다) 치과의사 단체로서의 치과의사회 활동

회칙개정

1945년 12월 9일 조선치과의사회는 회칙을 축조심의하여 채택한 이래[126)] 1947년 5월 19일 회칙을 수정하였으며[127)], 1949년 5월 29일 조선치과의사회에서 대한치과의사회 회명을 개칭하였다.[128)]

1952년 3월 16일 국민의료법에 의거 대한치과의사회를 설립하였고[129)], 1958년 5 월 10일 정관 제2조에 사단법인 삽입하기로 회칙을 수정 가결하였다.[130)]

1960년 10월 12-13일 회칙을 개정하여 회칙을 헌장이라고 하였고, 대의원 의장제도를 두었다. 부회장 3명중 1명은 치과군의관으로 하고 지방 부회장제는 폐지하였고, 학회 회장단은 총회에서 선출하도록 하였다.[131)]

---

124) 대한치과의사협회, 『대한치과의사협회사』 1980. 238--257쪽.
이에 대해서는 추후 기술할 예정이다.
125) 대한치과의사협회, 『대한치과의사협회사』 1980. 66쪽.
126) 대한치과의사협회, 『대한치과의사협회사』 1980. 277쪽.
127) 대한치과의사협회, 『대한치과의사협회사』 1980. 277쪽.
128) 대한치과의사협회, 『대한치과의사협회사』 1980. 278쪽.
129) 대한치과의사협회, 『대한치과의사협회사』 1980. 279쪽.
130) 대한치과의사협회, 『대한치과의사협회사』 1980. 281쪽.
131) 대한치과의사협회, 『대한치과의사협회사』 1980. 283쪽.

1962년 10월 11일 정관개정에 따라 대한치과의학회는 발전적 해산되었고, 학회지는 협회지로 발간하게 되었다.[132]

1963년 10월 4일 정관의 다음 내용을 개정하였다.

(가) 군대표의 부회장 제도 폐지

(나) 자재위원회를 치과기재 및 약품심의 위원회로 강화

(다) 감사 5명을 3명으로 감원

(라) 명예회장 제도를 신설

(마) 의장 제도를 폐지하고 총회 때마다 임시의장을 선거하도록 하였다. 이에 따라 총회 소집권은 회장이 갖게 되었다.[133]

예산

치과의사회의 예산부족은 회 운영에 부담이 되는 일이었다.

1947년 5월 19일 조선치과의사회 예산안 토의[134], 1948년 5월 24일 조선치과의사

회의 예산 51만여원, 년회비 600원으로 기관지 조선치계 운영비가 포함되었다.[135]

1949년 5월 29일 예산안을 심의하였다.[136]

1953년 4월 17일 6.25 전쟁중의 조선치과의사회는 예산부족으로 역원 총사임의 건이 총회에 회부되었으나 부결되었고, 예산 총액 609,960원으로 정회원 매인당 회비월액 120원(학회비 50원 포함), 특별회원 매 인당 회비 월액 45원(학회비 15원 포 함)으로 책정하였다.[137]

1954년 6월 19일 예산 총액으로 720,000원(회비 월액 70원, 학회비 년액 600원)이었다. 전쟁중의 1953년 예산액 609,960원 중 징수액 135,290원으로 결산되어 회비 징수 강화가 논의되었다.[138]

1955년 4월 23일 예산 총액으로 626,640원(회비 매인당 연액 2,160원, 학회비 1,440원)이었다.[139]

1956년 4월 21일 1955년도 결산 : 총액 626,640원. 회비 미수로 차입금 255,340원이었다.

주요지출 : 총회비 46,860 역원회비 4,630 사무실 임대료 36,000

---

132) 대한치과의사협회, 『대한치과의사협회사』 1980. 289쪽.
133) 대한치과의사협회, 『대한치과의사협회사』 1980. 292쪽.
134) 대한치과의사협회, 『대한치과의사협회사』 1980. 277쪽.
135) 대한치과의사협회, 『대한치과의사협회사』 1980. 278쪽.
136) 대한치과의사협회, 『대한치과의사협회사』 1980. 278쪽.
137) 대한치과의사협회, 『대한치과의사협회사』 1980. 279쪽.
138) 대한치과의사협회, 『대한치과의사협회사』 1980. 279쪽.
139) 대한치과의사협회, 『대한치과의사협회사』 1980. 279쪽.

인건비 120,000 회보발간 비 135,500 학회비 15,160 기타)

예산안은 총액 4,964,080원(회비 연액 2,400원, 학회비 1,200원)이었다.[140)]

1957년 5월 11일 예산안은 회원 매인당 회비연액 3,600원(학회비 1,200원 포함)이었다.[141)]

1958년 5월 10일 예산안은 회원 매인당 회비연액 3,600원(학회 비 1,200원 포함)이었다.

범태평양치과연맹회비 매인당 연액 200원(5년간)이었다.

특별회계 예산(범태평양치과연맹총회비 21,700,000원) 매인당 연액 7,000원이었다.[142)]

1959년 5월 1일 대한치과의사협회 중앙위원회는 총회 회기를 10월에 개최하고 회계연도를 10월-다음 해 9월로 하기로 하였다. 봉급자 및 공무원의 회비는 반액으로 하였다.[143)]

1960년 10월 12일 조선치과의사협회 예산안 심의에서 종신회비제도를 채택하였다.[144)]

1961년 10월 11일 조선치과의사협회 예산안 심의 총예산액 17,433,735원으로 정하였다.[145)]

1962년 10월 11일 조선치과의사협회 예산안 심의 1,348,220원으로 정하였다. 종신회비는 폐지 주장이 제안되었으나 폐기되고 종신회비를 존속되어 예산을 편성하였다.[146)]

1963년 10월 4일 조선치과의사협회 예산안 심의 1,135,273원(운영회비 연액 300 원, 특별회원 150원)으로 정하였다. 운영회비를 신설하였다. 이는 1960년도 정기총 회에서 수립된 종신회비로는 협회 운영을 감당할 수 없었기 때문이었다.[147)]

(라) 구강보건

치과의사와 치과의사회에서 구강보건은 의무이며, 권리였다. 1946년 6월 9일-15일 조선치과의사회는 국민구강보건을 위한 계몽봉사사업으로 구강위생주간을 설정 하여 행사를 하였다. 전국의 치과의사가 총동원되어 각 초등학교 아동과 중고교학 생들에게 구강검사, 유치 발거 또는 구강위생계몽 강연을 하였다. 한편 라디오 방송과 신문을 통하여 구강위생 사상의 고취 등 다각적인 활동을 펴왔다.[148)]

1947년 6월 14일, 1948년 6월 9-15일, 1949년 6월, 구강위생 강조주간 행사는 계속되었다.[149)]

1947년 5월 19일, 1948년 5월 24일 조선치과의사회는 총회에서 구강위생주간 행사가 강조

140) 대한치과의사협회, 『대한치과의사협회사』 1980. 280쪽.
141) 대한치과의사협회, 『대한치과의사협회사』 1980. 280쪽.
142) 대한치과의사협회, 『대한치과의사협회사』 1980. 281쪽.
143) 대한치과의사협회, 『대한치과의사협회사』 1980. 283쪽.
144) 대한치과의사협회, 『대한치과의사협회사』 1980. 283쪽.
145) 대한치과의사협회, 『대한치과의사협회사』 1980. 285-286쪽.
146) 대한치과의사협회, 『대한치과의사협회사』 1980. 289쪽.
147) 대한치과의사협회, 『대한치과의사협회사』 1980. 292쪽.
148) 대한치과의사협회, 『대한치과의사협회사』 1980. 49쪽.
149) 대한치과의사협회, 『대한치과의사협회사』 1980. 49쪽.

되었다.[150)]

6.25동란 중에도 구강위생강조주간은 계속되었다. 1953년 대한치과의사회는 제8회 구강위생 강조주간을 맞아 전국적으로 6.9행사를 실시하도록 서울 및 각 도 치과의사회에 시달하였다. 대한치과의사회는 부산시청 현관에서 전국 중·고등학생들의 작품인 우수포스터전을 개최하여 구강위생사상보급을 강조하였다. 1953년 5월 10일 경상남도치과의사회는 제8회 6.9행사를 적극적인 행사를 하기로 하였다.[151)]

1956년 4월 21일 대한치과의사회 총회는 전국 초등학교에 치과 촉탁의를 배치하고 위생실의 치과시설을 완비하며 구강위생교재를 준비하도록 추진하도록 결의하였다.[152)]

1956년 6월 9일 대한치과의사회는 구강위생강조주간에 전국 회원을 통하여 초등학교 학생에 대한 구강검사, 유치발거, 건치노인과 건치아동 선발표창, 무료의촌 진료사업 등을 실시하여 구강위생사상에 대한 계몽과 보급에 힘써왔다. 대한치과의사회와 서울치과의사회는 제11회 구강위생 강조주간을 맞아 구강위생사상 고취를 위해 윤석중 작사, 한용희 작곡의 「이 닦기 노래」를 제정하여 합창하게 하였다.[153)]

(마) 치과 행정

치과 행정 부문에 치과의사를 배치하는 문제는 치과의사의 행정을 치과의사가 수행하는 일이었다. 1945년 9월 7일 미군정은 군정법령(軍政法令) 제1호로 위생국(衛 生局)을 설치하였다. 이것은 일제강점기 위생행정을 경찰이 관장하는 것이 불합리 하였기 때문이었다. 1945년 10월 보건후생국(保健厚生局)으로 개칭됨에 따라 치무행정(齒務行政) 직제로는 치무과(齒務課)를 설치하였다.[154)] 1945년 12월 9일 조선치과의사회 총회는 보건후생국에 치과부문을 설치하고 책임자로 치과의사를 보직 할 것을 결정하기도 하였다.[155)](행정)

1946년 3월 29일 군정법(軍政法) 제64호로 보건후생국이 보건후생부(保健厚生 部)(15局 47課)로 승격되고 치무과도 치무국(齒務局)으로 승격되어 국장에 원제신(元濟莘), 구강위생과장(口腔衛生課長)에 최희종(崔羲鍾), 면허등록과장(免許登錄課 長)에 김응진(金應鎭)이 취임하였다. 지방기구로는 도(道)에 치무계(齒務係)를 두어 중앙과 지방의 치무행정(齒務行政)이 일시적으로 원활히 운영되었다.[156)]

---

150) 대한치과의사협회, 『대한치과의사협회사』 1980. 277-278쪽.
151) 대한치과의사협회, 『대한치과의사협회사』 1980. 73쪽.
152) 대한치과의사협회, 『대한치과의사협회사』 1980. 280쪽.
153) 대한치과의사협회, 『대한치과의사협회사』 1980. 79-81쪽.
154) 대한치과의사협회, 『대한치과의사협회사』 1980. 47쪽.
155) 대한치과의사협회, 『대한치과의사협회사』 1980. 277쪽.
156) 대한치과의사협회, 『대한치과의사협회사』 1980. 47쪽.

그러나 1947년 5월 남조선과도정부(南朝鮮過渡政府)가 수립되자 기구 간소화로 치무국(齒務局)은 의정국(醫政局)관장하의 치무과(齒務課)(과장 원제신)로 격하되었다.[157] 1947년 5월 20일 조선치과의사회 총회는 치의무국장 불신임안을 가결하기도 하였다.[158]

1948년 8월 15일 대한민국 정부가 수립된 후 보건후생부(保健厚生部)는 폐지되고 사회부(社會部)내의 보건국(保健局)으로 축소됨에 따라 치무행정(齒務行政)은 치 무계(齒務係)로 되어 치과계(齒科界)의 불만이 높아졌다.[159]

조선치과의사회(朝鮮齒科醫師會)에서는 1948년 9월 8일 김용진(金溶瑨)위원장과 서병서(徐丙瑞) 총무가 사회부 차관을 방문하여 다음과 같은 건의문을 제시하고 치무국(齒務局)이나 치무과(齒務課)를 설치해 주도록 요청하였다. 또한 같은 건의문을 법제처장에게도 제출하였다.[160] 이같은 건의에도 불구하고 사회부는 별 반응을 보이지 않았다.

1948년 11월 4일 대한민국 정부 수립후 대통령령 제25호로 보건후생부는 노동부와 합쳐 사회부로 개칭되고, 1948년 12월 20일 치무행정은 보건국 의무과 치무계 장에 서병서(徐丙瑞)가 임명되었다.[161]

1949년 3월 15일 보건부 독립안이 국회에서 67대 31표로 가결되었다. 1949년 3월 31일 대통령령 제33호로 1실 3국 12과의 보건부 직제가 공포되어 의정국, 방역국, 약정국은 부활되었으나 치무국은 부활되지 못하였다. 이 때 의무국 아래 치무과(齒 務課)(金喆庸)는 치무계(齒務係)(徐丙瑞)와 구강위생계(口腔衛生係)(金政和)로 되었다. 이것은 조선치과의사회가 보건후생부(保健厚生部) 부활운동을 위해 의료관계자가 총망라된 보건후생부 독립촉진회(獨立促進會)에 적극적으로 참여한 결과였다.[162]

1949년 4월 10일 사회부 보건국에 치무분과위원회(齒務分科委員會)를 설치하고 위원장 김용진(金溶瑨), 위원 박명진(朴明鎭), 이유경(李有慶), 이형주(李迥柱), 안병식(安炳植), 문기옥(文箕玉), 조기항(曺基沆)이 위촉되었다. 치무분과위원회는 치과계 전반문제를 토의하여 답신하는 자문기관으로 그 역할에 대한 관심과 기대를 가졌다.[163]

1949년 5월 29일 대한치과의사회 총회는 치과 의료제도 개혁건을 가결하였 다.[164]

1950년 4월에 대통령령으로 정부기구 간소화에 의해 치무과는 또 폐지되고 치무계장 서병서(

---

157) 대한치과의사협회, 『대한치과의사협회사』 1980. 47쪽.
158) 협회사편찬위원회, 〈치협30년사 자료편3-2〉, 《대한치과의사협회지》 1975. 361쪽.
159) 대한치과의사협회, 『대한치과의사협회사』 1980. 47쪽.
160) 대한치과의사협회, 『대한치과의사협회사』 1980. 60쪽.
資料/齒務局 또는 課 設置 建議文 (朝齒 1948.9.28)
161) 대한치과의사협회, 『대한치과의사협회사』 1980. 61쪽.
162) 대한치과의사협회, 『대한치과의사협회사』 1980. 62쪽.
163) 대한치과의사협회, 『대한치과의사협회사』 1980. 278쪽.
164) 대한치과의사협회, 『대한치과의사협회사』 1980. 61쪽.

徐丙瑞)가 책임을 맡았다.[165]

1951년 8월 24일 대통령령 제524호로 보건부 직제가 개편되어 치무계(齒務係)는 없어지고 의무과에서 일을 보았다.

1954년 6월 19일 대한치과의사회 총회는 치무행정 강화의 건을 가결하며 치무과 설치를 건의하였다.[166] 1956년 4월 21일 대한치과의사회 총회는 각도 도립병원에 전쟁의 상처로 파괴된 치과시설 복구 추진의 건을 결정하였다.[167] 1958년 5월 10일 대한치과의사회 총회는 치의무행정기구 변경 추진 건과 개업수속에 납세필증 첨부 폐지 건을 가결하였다.[168] 1959년 4월 28일 대한치과의사회 총회는 행정기구 강화의 건을 결정하였다.[169] 1959년 5월 1일 대한치과의사협회 중앙위원회는 공의 및 교의 배치문제를 적극 추진하도록 하였다.[170]

1960년 8월 12일 국무원령 제48호로 치무과(齒務課)는 부활되었다.[171] 1960년 10월 12-13일 대한치과의사협회 총회는 치의무과 육성에 관한 건,[172] 1960년 11월 18일 대한치과의사협회 중앙위원회는 치무과 대책위원회,[173] 1960년 12월 4일 대한 치과의사회 임시총회는 보사부 치무과 존폐에 관한 건을 논의하여,[174] 1961년 4월 2일에 치무과장(오응서)가 임명되었고,[175] 1961년 5월 5일 대한치과의사협회 중앙위원회는 보사부 치무과 대책위원회 해산하였다.[176]

1961년 8월 25일 정부기구간소화로 보건사회부 의정국 치무과 폐과되고 치무담당관 1명이 배치되었다.(법령 제698호)[177]

1961년 10월 11일 대한치과의사협회 총회는 종합병원, 시립병원, 보건소에 치과 설치의 건과 3백 명 이상 기업체에도 치과의무실 설치할 것을 추가하여 그 절충을 집행부 일임하였다.[178] 1962년 10월 11일 대한치과의사협회 총회는 구강검사표 통일의 건을 가결하였다.[179] 1963년 10월 4일 대한치과의사협회 총회는 치무행정기구 강화의 건, 구강검진도 신체검사와 같이 법제화 추진의 건, 구강진사표 개정의 건, 보건소 단위로 치과의사 배치의 건, 경상남도 내의 설립병

165) 대한치과의사협회, 『대한치과의사협회사』 1980. 62쪽.
166) 대한치과의사협회, 『대한치과의사협회사』 1980. 279쪽.
167) 대한치과의사협회, 『대한치과의사협회사』 1980. 280쪽.
168) 대한치과의사협회, 『대한치과의사협회사』 1980. 281쪽.
169) 대한치과의사협회, 『대한치과의사협회사』 1980. 282쪽.
170) 대한치과의사협회, 『대한치과의사협회사』 1980. 283쪽.
171) 대한치과의사협회, 『대한치과의사협회사』 1980. 113쪽.
172) 대한치과의사협회, 『대한치과의사협회사』 1980. 283쪽.
173) 대한치과의사협회, 『대한치과의사협회사』 1980. 284쪽.
174) 대한치과의사협회, 『대한치과의사협회사』 1980. 284쪽.
175) 대한치과의사협회, 『대한치과의사협회사』 1980. 113쪽.
176) 대한치과의사협회, 『대한치과의사협회사』 1980. 285쪽.
177) 대한치과의사협회, 『대한치과의사협회사』 1980. 285쪽.
178) 대한치과의사협회, 『대한치과의사협회사』 1980. 286쪽.
179) 대한치과의사협회, 『대한치과의사협회사』 1980. 289쪽.

원 치과부활의 건을 가결 하였다.[180]

1967년 2월 11일 보건사회부는 제5회 아세아태평양치과회의 서울개최에 따른 국제적 위상과 대한치과의사협회의 건의에 따라 보사부 직제 개정안을 공포하고 치무계를 치무과(김남규)로 승격하였다.(대통령령 제2190호)[181]

치과의사법은 현재까지도 제정되지 않고 있다. 미군정에서는 조선치과의사규정에 따라 치과의사를 인정하였다. 그 후 국민의료법이 1951년 9월 25일 법률 제 221호 공포되고, 동법 시행세칙이 동년 12월 25일 보건부령 제11호로 공포됨에 따라, 치과의사는 이법에 적용되게 되었다. 1952년 3월 16일 대한치과의사협회도 국민 의료법 제53조에 의하여 부산 동광국민학교 분교실에서 법정단체로서 창립하게 되었다.[182]

조선치과의사회 회무는 1952년 3월 16일 법정단체로서의 대한치과의사협회가 될 때 사무장으로 최효봉(崔曉峰)이 임명되었다.[183]

대한치과의사협회 건물은 경성치과의학전문학교 교장 나기라 다쓰미(柳樂達見)의 사택과 관계가 깊다. 나기라 다쓰미가 귀국 후 학생기숙사로 사용하던 건물을 박 명진이 접수하여 회관 건물로 기증하였기 때문이다. 1957년 5월11일 대한치과의 사회 정기총회에서 회관 설치건을 상정하여 이를 대한치과의사회 소유로 등기했다. 그 후 이를 매각하여 낙원동에 회관을 마련되게 되었다.[184]

(바) 기자재

광복 후 치과 기자재는 일제강점기의 일본제 재료와 약품, 미제품의 배급 및 횡류가 있어 치과진료에 큰 지장은 주지 않았다. 거기에 치과의료에 중요한 금 배급이 미군정과 남조선과도정부에서 실시되었다.[185]

---

180) 대한치과의사협회, 『대한치과의사협회사』 1980. 292쪽.
181) 대한치과의사협회, 『대한치과의사협회사』 1980. 113쪽.
이후의 변경사항은 아래와 같다.
1970년 1월 10일 보건사회부 치무과 치무담당관으로 개편되었다.
1975년 12월 보건사회부 의정국 치무담당관제 폐지(치무업무는 의정2과에서 담당)
1977년 3월 12일 보건사회부 치무업무는 의정3과로 이관되었다.
1981년 4월 1일 보건사회부 치무행정은 의정국 의료제도과에서 담당하였다.
1997년 11월 29일 보건복지부 보건국 구강보건과 설치 공포하였다.(대통령령 제15,522호)
2008년 5월 17일 구강보건팀 폐지되고 생활위생팀에 구강보건 업무 포함되었다.
2009년 10월 8일 생활위생팀에 구강. 생활위생팀으로 명칭 변경되었다.
182) 대한치과의사협회, 『대한치과의사협회사』 1980. 279쪽.
183) 대한치과의사협회, 『대한치과의사협회사』 1980. 70쪽.
184) 대한치과의사협회, 『대한치과의사협회사』 1980. 81쪽.

1945년 12월 9일 조선치과의사회 총회는 치과재료, 기계 그리고 금 배급 문제에 관심을 가지고 총회의 안건으로 다루었다.[186] 치과의료용 금 배급은 1946년 가을부터 시작하여 1948년 1월말까지 3회에 걸쳐 실시했다. 1회분 금 배급 총량은 62kg이며, 이것을 경성치과의학전문학교 부속병원 등 종합병원 치과에 먼저 배정하고 치과 개업의에게는 소득세 및 개업 연수 등을 참작하여 A급 180g, B급 160g, C급 140g, D급 110g, 한지치과의사 70g씩 배급하였다.[187]

1947년 5월 19일 조선치과의사회 총회는 치과의료용금에 관한 건과 조선치과기재주식회사로부터 미국제 치과기재 구입권이 개인적으로 배부된 문제, 1947년 8월 27일 조선치과의사회 임시총회에서 자재문제, 1948년 5월 24일 조선치과의사회 총회는 금 배급에 관한 건, 치과기재 배급에 관한 건 그리고 1949년 5월 29일 조선치과의사회 총회는 기재배급에 관한 건을 논의하였다.[188]

1948년 5월 24일 조선치과의사회 총회에서 기자제 문제는 그 당시 약품 무상배급에서 인기품은 페니실린, 다이아진 등이었으며, 치과의사와 의사 사이에 배급수량이 차이가 심하다는 것이었다. 또한 치과재료인 상용(床用)레진, 콜로이드인상재 등이 일부 지방에 다량으로 무상배정 되었다는 것이었다.[189]

1949년 10월 21일 대한치과의사회 임시총회는 의료용 금 배급에 관한 건과 보건부 금 재고량 조사에 관하여 논의하였다. 1953년 4월 17일 대한치과의사회 총회는 의료용 금 사용에 대한 부당 대우하는 것을 상공부와 법제처에 시정하도록 논의하여 가결하였다.[190]

1955년 4월 23일 대한치과의사회 총회는 소비조합 결성의 건과 소위 합금판에 관한 건이 논의되었다.[191]

대한치과의사회 기재소비조합

1955년 4월 23일 대한치과의사회 제4회 정기총회는 자재문제를 해결하기 위하여 대한치과의사회 기재소비조합(이하 기재소비조합)이 제안 통과되어 설립되었다.[192]

---

185) 대한치과의사협회, 『대한치과의사협회사』 1980. 51쪽.
186) 대한치과의사협회, 『대한치과의사협회사』 .1980. 277쪽.
187) 대한치과의사협회, 『대한치과의사협회사』 . 1982. 51쪽.
188) 대한치과의사협회, 『대한치과의사협회사』 . 1982. 277, 341, 278쪽.
189) 대한치과의사협회, 『대한치과의사협회사』 .1980. 51쪽.
190) 대한치과의사협회, 『대한치과의사협회사』 . 1982. 278-279쪽.
191) 대한치과의사협회, 『대한치과의사협회사』 . 1982. 279쪽.
192) 대한치과의사협회, 『대한치과의사협회사』 . 1982. 89쪽. 김용진의 제안 설명이 있자, 기재소비조합 결성은 회칙위반으로 회에서 할 사업이 아니다, 또는 회칙에 자재부가 있어 회원의 복리를 위한 사업을 하게끔 규정되어 있으니 따로 조합의 설립은 회칙위반이 아닌가 등의 반대도 있었다. 이에 대한 상세한 설명을 들은 후 결국 최해운, 안병식의 동의와 재청으로 조합을 설립할 것을 만장일치로 가결하였다.

1955년 5월 15일 회장 김용진은 부산시의사당에서 열린 경남 및 부산치과의사회 제4회 정기 총회에서 기재소비조합에 대하여 소신을 피력하였다.[193] 회장 김용진의 기재소비조합 설립의 목적은 2가지였다. 첫째 대한치과의사회 회비의 확충이었고, 둘째 기재문제를 해결하여 국민에게 염가로 의료 혜택의 제공하는데 목적이 있었다.[194]

> 제2조 본 조합은 좌기사업을 경영함을 목적으로 함.
> 1. 조합원을 위하여 치과기재 및 약품 구입대행
> 2. 조합원과의 긴밀한 연락과 사업보고를 위하여 매월 조합회지를 발행, 배부키로 함
> 3. 전 각 호에 관련한 일체 부대사업[195]

> 대한치과의사회 책임자로서 1년 동안 일 해보니 회비만 가지고는 도저히 일할 수 없을 뿐 아니라 빈곤한 이 나라 국민이 염가로 의료의 혜택을 받게 하는데 주관을 두고서 여러 가지로 생각한 결과 자재문제를 해결하는 수밖에 없다는 결론을 얻어 기재소비조합을 추진시키게 된 것이다.[196]

조직은 조합장 김용진 등 임원진을 정관에 의거 구성하여 활동을 개시하였다. 기재소비조합의 사업으로 치과 재료 가격이 떨어지기도 하였고, 기재소비조합은 치과 기재상 중앙치과상회으로부터 사업 방해를 받기도 하였다.[197]

1956년도 4월 21일 대한치과의사회 제5회 정기총회는 회칙에 소비조합항목을 삽입 신설하여 "본회에 소비조합을 둔다. 소비조합 세칙은 조합 총회에서 별도로 정한다."는 조문을 첨가하였다.[198]

1956년 4월 22일 대한기재소비조합 총회에서는 정관을 통과시키고 조합장 김용진 등 임원을 개선하였다. 기재소비조합은 그 체계를 갖추어 원활한 운영을 하였고 회원들에게 직접간접으로 이득을 주었다. 기재소비조합은 출자금에서 회원들의 전폭적인 협조를 얻지 못하였고, 부득이 사채를 쓰게 되었다.[199]

1958년 5월 10일, 1959년 4월 28일 대한치과의사회 총회는 소비조합 강화의 건과 1959년 5월 1일 대한치과의사협회 중앙위원회는 대한치과의사협회 가입 회원은 입회 시 소비조합에 가입

193) 《대한치과의사협회지》, 1976. 14권 4호. 341쪽.
194) 대한치과의사협회, 『대한치과의사협회사』, 1982. 89쪽.
195) 대한치과의사협회, 『대한치과의사협회사』, 1982. 90쪽. 기재소비조합 정관 제2조
196) 대한치과의사협회, 『대한치과의사협회사』, 1982. 89쪽.
197) 대한치과의사협회, 『대한치과의사협회사』, 1982. 89쪽.
198) 대한치과의사협회, 『대한치과의사협회사』, 1982. 280쪽.
199) 대한치과의사협회, 『대한치과의사협회사』, 1982. 90-91쪽.
200) 대한치과의사협회, 『대한치과의사협회사』, 1982. 281-283쪽.

하도록 1회 불입금 3만원을 납입하도록 하였다.[200]

1958년 5월 11일 기재소비조합 제4회 정기총회는 출자금 등 사업계획을 심의하였고, 김용진 조합장과 이형주 상무이사가 대립하게 되었다. 장내공기가 험악해지자 안종서는 이사진의 알력은 유감임을 지적한 다음 토의종결을 동의하여 채택되고 또 결산보고를 승인하자고 동의하여 박수로서 승인할 것을 가결하였다.[201]

1959년 기재소비조합은 회원복지를 위해서 발족한 목적도 없이 회원들의 증자를 얻을 수 없었고 사채 이자는 늘었다. 재고품을 각 지부에 할당하여 보냈으나 대금 회수가 여의치 못한 점 등으로 기사회생의 길을 찾지 못하였다. 1960년 사채이자가 출자금을 능가하게 되어 회원들의 출자금은 결손 되고 문을 닫게 되었다.[202]

1961년 10월 11일 대한치과의사회 총회는 기재소비조합에 관한 건은 존폐여부는 조합 총회에서 결정할 때까지 보류할 것을 가결하였다. 또한 칫솔 규격결정은 학회 에 일임하여 규격을 결정하도록 하였다.[203]

치과용 전기 배전

치과용 전기는 치과진료에 필수적인 동력원이었다. 1948년 5월 24일, 1955년 4월 23일, 1960년 10월 12-13일, 1961년 10월 11일 조선치과의사회 총회는 의료기관에 특별 배전 교섭, 치과 의료용 특수전기 건, 치과 의료용 특수전기 배전제도 부활의 건과 의료용 특수전기배전제도 부활의 건을 상공부에 건의하도록 결의하였다.[204]

(사) 치과계 간행물

1946년 5월 1일 조선치계(朝鮮齒界)는 황영기(黃永基) 발행인, 최효봉(崔曉峰) 편집인에 의하여 발간되었고, 제2호부터는 타브로이드판 신문형태로 바꾸어 발행 하였다. 발행소는 서울 청진동 13에 위치하였으며, 운영비는 천일치재공사(天一齒 材公社) 이덕현(李悳顯), 삼경치과상회 황영기(黃永基)가 부담하고 최효봉(崔曉峰)은 취재와 편집을 전담했다.[205]

1947년 6월 7일 조선치과의사회는 운영이 어려운 조선치계를 적극 원조하기로 하였다. 1947년 6월 15일 조선치계 제4호 사고를 통해 알 수 있다.[206]

---

201) 대한치과의사협회, 『대한치과의사협회사』, 1982, 91-92쪽.
202) 대한치과의사협회, 『대한치과의사협회사』, 1982, 92쪽.
203) 대한치과의사협회, 『대한치과의사협회사』, 1982, 286쪽.
204) 대한치과의사협회, 『대한치과의사협회사』, 1982, 278, 279, 283, 286쪽.
205) 대한치과의사협회, 『대한치과의사협회사』, 1980, 64쪽.
206) 본지는 조선치과의사회 요청에 의하여 치과의사 각위께 본 호부터 무료배부하오니 주소, 의원명, 성명을 기입하

1948년 5월 24일 조선치과의사회 총회에서는 조선치계를 기관지로 발행하기로 가결하여 1948년 6월 10일 조선치계 제10호부터 조선치과의사회 기관지가 되었다. 기관지 조선치계는 제10호, 제11호, 제12호가 발행되었다. 그 후 기관지는 구강과회보(口腔科會報)로 제호를 바꾸었고 김문조(金文祚)가 편집을 책임을 맡았고 제13호, 제14호, 제15호까지 발간되었다.[207)]

1947년 9월 15일 조선치과의보(朝鮮齒科醫報)가 발간되었다. 발행인 보건후생부 치무국, 편집인은 경성치과의사회 임원인 박종문(朴鍾文)이었다. 이 잡지는 경성치과의사회와 보건후생부 치무국장 원제신(元濟莘)이 그들을 대변하는 언론매체가 필요했기 때문이었다. 조선치과의보는 제2호로 단명하였다.[208)]

대한치과의사회 기관지는 1955년 대한치과의사회보(大韓齒科醫師會報)(발행인 및 편집인 김용진), 1958년 대한치의보(大韓齒醫報)(발행인 안종서, 편집인 김용진)[209)], 1966년 대한치협신문(大韓齒協新聞)(발행인 이유경, 편집인 이한수) 및 대 한치협회보(大韓齒協會報)(발행인 이유경, 편집인 이한수) 등으로 수차례 명칭을 변경하면서 그 명맥을 유지해 왔다.[210)]

1966년 12월 15일 치과월보(齒科月報)(발행인 이유경, 편집인 최진환, 편집국장 이병태)라는 명칭으로 월1회 발행했으며, 1967년 1월 15일 제2호에서는 제호를 로 변경했다.

1975년 9월 1일 치의신보(齒醫新報)로 제호를 변경했고, 발전을 거듭하여 오늘에 이른다.[211)]

1954년 11월 대한치과의학회지 제1권 제1호는 174쪽 분량으로 발간되었다. 제1권 제1호의 권두사는 박명진 서울대학교치과대학 학장이 썼으며, 총 23편의 학술기고, 소식 등의 내용이 실렸다. 그리고 1960년 10월 제2권, 1961년 6월 제3권, 1963 년 3월 제4권 제1호는 제호를 대한치과의사협회지로 변경하고 1963년 9월 제4권 제2호, 1964년 1월 제5권 제1호, 1967년 10월 제6권 제1호, 1969년 7월과 11월 제7권 제1호와 제2호를 발간하였다. 1970년 제8권 제1호부터는 매월 발행하는 협회 학술 지가 되었다.[212)]

(아) 대한치과의사협회사 편찬

시와 애독 신청하심을 바랍니다. 단 2호, 3호 대금은 징수하게 되었사오니 서울시내는 서울시 청진동 13 천일치재공사로 지방은 서울시 운천동 67의 1 삼경치과상회로 납금하여 주심을 앙망 하옵나이다.

207) 奇昌德, 『韓國齒科醫學史』 아카데미아, 1995. 409쪽.

208) 대한치과의사협회, 『대한치과의사협회사』, 1980. 57쪽.

209) 대한치과의사협회, 『대한치과의사협회사』, 1980. 78쪽.

210) 대한치과의사협회, 『대한치과의사협회사』, 1980. 171쪽.

211) 대한치과의사협회, 『대한치과의사협회사』, 1980. 172쪽.

212) 대한치과의사협회, 『대한치과의사협회사』, 1980. 122-132쪽.

1948년 5월 24일 조선치과의사회 총회는 조선치과연혁사 편집의 건과 1956년 4월 21일 대한치과의사회 총회 본회 연혁사 편찬의 건에서 대한치과의사협회사 편찬 연혁을 찾을 수 있다.[213)]

6. 맺음말

치과의사는 환자의 고통과 불편을 제거하기 위하여 살아왔다. 자기희생과 학문에 대한 진리 탐구, 환자에 대한 웰비잉(wellbeing)을 추구할 때 치과의사의 권위는 살아 있었다. 언제부터인가? 치과의사의 권위는 낮아지고, 인류애는 소멸되고 있다. 이러한 때 치과계를 이끌어 나간 분의 삶을 조명해보고 자기 성찰을 하는 일은 의의 있는 일이라 생각된다.

저자는 치과계를 이끌어 나간 안종서의 일생을 출생과 교육을 살펴보고, 그의 주변의 치과의사와 치과의사회의 활동상황을 파악하여 보고한다.

1925년 안종서는 경성치과의학교를 제1회로 졸업하여, 세브란스병원 치과에서 선진 치의학를 배웠고, 1932년 4월 젊은이로서 포회(抱懷)는 크고 높게 중국 텐진(天津)에서 개업하였다.

1925년 그는 한국인으로서 자각을 확실히 하여 한국인만의 한성치과의사회를 조직하고 총무가 되어 회의 실무를 담당하였다. 이 한성치과의사회는 발전되어서 오늘날의 대한치과의사협회가 되었다고 하였다.

광복 後 1945년 12월 9일 그는 "우리의 손으로 우리 치과계를 건설"이라는 생각으로 설립한 조선치과의사회(朝鮮齒科醫師會)의 위원장으로, 1950년 5월 6.25 전쟁이 발발한 어려운 시기에 대한치과의사회 회장으로, 1952년 3월 16일 국민의료법 제53조 의거하여 설립한 대한치과의사회 회장으로, 1958년 5월 10일 대한치과의사회 총회에서 회장으로, 5.16 혁명 후 1962년 10월 11일 대한치과의사회 총회에서 회장이 되었다. 그는 이러한 중요 기점에서 권위를 가지고 외

---

213) 대한치과의사협회, 『대한치과의사협회사』, 1980. 278, 280쪽.
1970년 4월 20일 대한치과의사협회 연혁편집준비위원회가 신인철을 위원장으로 시작하여, 1980년 4월 대한치과의사협회의 협회사편찬위원장 유양석에 의하여 1982년 3월 25일 대한치과의사협회는 『대한치과의사협회사』 1980를 발간하였다. 『대한치과의사협회사』 1980은 화보 26쪽을 포함하여 409쪽으로 1912년부터 1980년까지 치과의사 단체 활동을 기록하고 있다.
그리고 30년이 지난 후 2010년 4월 20일 협회사편찬위원장 이병태와 신재의에 의하여 『대한치과의사협회사』 2010이 출판되었다.

언을 확대하며 치과의사회를 이끌어 갔다.

안종서가 치과의사회 회장과 함께 치과의사회 회장을 역임한 3분이 있었다. 김용진은 회의 내적 충실과 기자재에 관심이 컸으며, 박명진은 학술활동에 뛰어났으며, 한동찬은 회의 원만한 운영에 관심이 많았다.

안종서의 활동으로 1945년부터 1963년까지 치과의사회의 총회와 중앙위원회의 안건을 치과의사의 자격, 치과의사 단체로서의 학술활동, 협회 활동, 기자재, 구강보건, 치과행정 등으로 분류하여 살펴보았다.

그는 일제의 압박과 굴욕을 헤쳐 나갔으며, 광복의 환희와 6.25 전쟁의 동족상쟁과 1960년대 발전하는 치과계의 일들을 몸으로 체험하였다. 치과의사 안종서의 삶은 치과의사의 권위와 외연의 확대를 위하여 치과의사회를 이끌어 나간 분이었다고 할 수 있다.

참고문헌

《조선중앙일보》

《동아일보》

《齒科醫報》

《朝鮮之齒界》

《滿鮮之齒界》

《朝鮮齒科醫學會雜誌》

《京城齒科醫學會雜誌》

《한국의약시보》

《朝鮮齒界》

《치과월보》

《대한치과의사협회지》

《대한치과의학사연구회지》

《치과보건》

《치과회보》

《치계》

《치과연구》

『경성치과의사회 회원명부』, 1942년 12월 1일.

편찬위원회,『대한치과의사협회사』1980, 1982년.

편찬위원회,『대한치과의사협회사』2010. 2010년.

편찬위원회, 『서울특별시치과의사회회사』, 1995.

편찬위원회, 『서울대학교치과대학사』, 2002.

奇昌德,『韓國齒科醫學史』아카데미아, 1995.

김경수, 〈고 김용진 선생이 걸어온 치과계〉,《치과보건》1권 2호, 1972. 2월호.

金斗鍾,『韓國醫學史 全』, 探究堂, 1966.

김희경, 〈그때 그 시절〉,《대한치과의사학회지》17권 1호, 1998.

모리스 스미드 저 · 최진환 옮김, 『치과의학사』,대한치과의사학회, 1966.

문홍조, 〈고 안종서 선생 영전에 고합니다〉,《치계》2권 7호, 1968.

朴明鎭, 〈한국의 치과의학〉,《대한치과의학사연구회지》, 1960.

徐丙瑞, 〈8 · 15後 齒科醫師會의 동향〉,《朝鮮齒界》창간호, 1946.

申仁澈, 〈한국근대치과의학의 연혁〉,《대한치과의학사연구회지》, 1960.

신재의, 『한국근대치의학사』, 참윤출판사, 2004.

______,『한국근대치의학교육사』,참윤출판사, 2005.

______,『한국치의학사 연구』,참윤출판사, 2005.

______,『한국치과기자재의 역사』,참윤출판사, 2012.

안종서, 〈우리나라 치과계의 금석담〉,《최신의학》, 1959년 2월.

안종서, 〈우리나라 치과계의 금석담〉,《대한치과의학사연구회지》, 1960.

안종서, 〈1920-1930년대 나의 치과의업 회고기〉,《대한치과의학사연구회지》,1961.

안종서, 〈치조농루(齒槽膿漏)〉,《조선의보》 1권 1호, 1930년 11월.

안종서, 〈치간에 발생한 혈관종 일례〉,《조선의보》 1권 3호, 1931년 8월.

안종서, 〈축사〉,《치과회보》창간호, 1959.

안종서, 〈발간에 제하야〉,《저경지》8호, 1959.

안종서, 〈속간사〉,《대한치과의사협회지》4권 1호, 1963.

안종서, 〈권두사〉,《대한치과의사협회지》4권 2호, 1963.

윤계찬, 〈한국치과의학 발달과정의 고찰〉,《치계》,Vol. 2, No. 9-12, 1968.

이병태, 『치의학 역사 산책』, 도서출판 정상, 2001.

이유경, 〈고 안종서 선생 영전에〉,《치과월보》, 1968.8.15 제19호.

이종찬, 『서양의학과 보건의 역사』, 명경, 1995.

李漢水,『韓國齒學史』, 서울대학교출판부, 1988.

______,『齒科醫史學』, 연세대학교출판부, 1988.

______,『서양 치과 의학사』, 군자출판사, 1995.
정용국, 〈치과의사의 진사명과 그 범위〉,《조선치계》창간호, 1946.
周大成,『中國口腔醫學史考』, 人民衛生出版社, 1991.
최진환, 〈한국치의학계개관〉,《대한치과의학사연구회지》, 1960.
최효봉, 〈치계야화 12〉,《치계》 2권 7호, 1968.

큰 스승

박 명 진
(朴明鎭)

Abstract

Respectable Leader - Dr. Myoung Jin Park

Myoung Jin Park (1903-1957) was born in Seoul on 3 July 1903. He graduated Kyongseong dental medical school and studied at the pharmacology department achieving his M.D.

In 1938, as the president representing the Hanseong dentists association equivalent to the Japanese dentists association, Dr. Park participated in various events.

After liberation, Dr. Park tried his best to achieve Korean dental medical education as the pursuit of ideal ego with self-centered ego.

He reorganized the Kyongseong dental medical school and incorporated it to the Seoul National University dental college.

Even during the Korea war, Dr. Park still sincerely carried out his duties as the director of the Seoul National University dental medical college by recruiting university entrants and turned out graduates.

In 1954, Dr. Park as the director of the Seoul National University dental medical college, he frontiered an opportunity to adapt the American dental medicine by sending school staffs to study overseas.

On 25 June 1954, Dr. Park received 25 years of meritorius service award presented by Seoul National University Dental Medical College. Further, on 6 Aril 1954, Dr. Park became a member of an academic research committee.

In April 1946, Dr. Park was elected as the president of the Chosun Dentists Association (Korean Dental Association).

On 19 May 1947, Dr. Park was also appointed as the director of the Korea dental medicine association leading the general meetings and academic conferences from 2nd through the 8th sessions.

On 30 November 1954, as the president of the Korea dental medicine association, Dr. Park also published the Korea dental association publications.

In 1957, Dr. Park donated the school housing for the principle of the Kyongseong dental medical school establishing the basis for the Korea dentists association center.

Dr. Park also participated in establishment of the oral hygiene campaigne, dental administration policy, organization of the specialized subject delegation board members and the dental materials association.

On 10 December 1955, we can recognize Dr. Park's respective historical consciousness through his declaration 'history is a true record of historical traces of a national'.

Dr. Park was a living witness of the Korean dental industry. Especially, he stated that the origin of the Korean dentists association was in the Hanseong dentists association.

Dr. Park overcame the pressure and indignity during the Japanese colonization. The joy of liberation did not last long since he also had to experience the fraticidal tragedy of the Korea war.

Dr. Park was a professional dental specialist and a leader researching dental medicine. He was a great leader who understood the dental medicine and dedicated for the dentist association and dental medicine association with compassion for the nation and national as a Korean.

In conclusion, Dr. Park was a respectable leader who disseminated dental medical education to make our path as the leading dental medical education developing a new global history of dental medicine.

1. 머리말

근대치의학은 외국인들에 의하여 소개되었다. 1885년 미국인 의사 알렌(Horace N. Allen)이 제중원에서 발치를 행한 것이 처음이었다. 1897년 서양인 치과의사로 처음 한국에 온 사람은 라빈손(Robinson)이다. 특히 1903년 11월 미국인 치과의사 소어스(Sauers)는 국왕인 고종황제의 보철치료를 행함으로서 일반 백성들의 의식의 전환에 크게 기여할 수 있었다.[1]

1893년 7월 일본인 치과의사 노다 오지(野田應治)는 인천과 서울에서 개업을 하였다. 그는 구강영역의 질환이나 치아 보철을 하면서 질병 예방법도 소개하였다. 이 시기에 일본인 입치사는 일제의 장려로 인해 일본에서 한국에 이사하여 치과의사의 수배에 달하였다.[2]

한국인 입치사는 치과의사보다 먼저 등장하였다. 1907년 최초의 한국인 입치사는 최승룡이었다. 1912년 최초의 한국인 치과의사 함석태가 배출되었다. 그 후 몇 명의 치과의사가 등장하였고, 치과교육기관도 생기게 되었다.[3]

박명진(朴明鎭)은 1928년 4월 8일 경성치과의학교를 졸업하고, 전문학교가 되자 편입하여 1930년 4월 26일 경성치과의학전문학교를 졸업한 치과의사였다. 경성치과 의학전문학교를 졸업 후, 경성치과의학전문학교에 재직하면서, 1943년 박명진은 박사학위를 받았다.

박명진 약력

1903년 7월 3일 서울시 양교동(量橋洞)에서 박기붕(朴其鵬)의 장자로 출생

1920년 중앙중학 졸업

1925년 4월 경성치과의학교 입학

1928년 4월 8일 경성치과의학교 제4회 졸업

1928년 5월 10일 조선총독부의원 의무부수 치과부 근무

1928년 6월 15일 관제개정 경성제국대학 의학부 부수 부속의원 치과부 근무

1928년 11월 5일 경성제국대학 의학부 부수 부속의원 치과부 의원 면직

1928년 11월 6일 경성치과의학교 부수 부속의원 치과부 의원 근무

1929년 5월 10일 경성치과의학전문학교 4학년 편입

1930년 4월 26일 경성치과의학전문학교 졸업

1930년 4월 28일 경성치과의학전문학교 조수

1934년 10월 10일 경성제국대학 약리학교실에서 연구(지도교수 柳樂達見, 杉原)

---

1) 신재의, 『한국근대치의학사』, 참윤, 2004. 24-25쪽.

2) 신재의, 『한국근대치의학사』, 참윤, 2004. 36-37쪽.

3) 신재의, 『한국근대치의학사』, 참윤, 2004. 44, 47쪽.

1937년 12월 16일 경성치과의학전문학교 조교수
1938년 한성치과의사회회 회장
1940년 경기도치과의사회 부회장
1943년 경성제국대학에서 의학박사
1943년 서울 종로 3정목에서 개업
1945년 11월 1일 경성치과대학 학장
1946년 9월 1일 - 1957년 12월 27일 서울대학교 치과대학장
1946년 4월 보건후생부 치과의사 자격 심사위원회 위원
1946년 4월 조선치과의사회 위원장
1947년 조선치과의학회장, 국가시험심의회 위원
1948년 7월 서울대학교 평의원회 위원 피선
1950년 육군군의학교를 졸업하고 육군소위임명
1951년 서울대학교 대학위원, 보건위원회 및 국가시험의회위원 피임
1954년 근속25주년 근속표창
1954년 학술원위원에 피선
1957년 12월 27일 서거
1957년 12월 31일 서울대학교 치과대학장으로 영결식을 거행하고 금곡선영에 안장되었다.
1958년 5월 10일 대한치과의사회 제7회 정기총회는 1957년 12월 27일 서거한 박명진에 대한 묵념을 하고 고인에 대한 애도의 뜻을 표하다.

1928년부터 1957년까지 박명진은 30년을 치과의사로 살면서 치과의사회 회장, 치과의학회 회장과 치과대학 학장을 지냈다. 때문에 그에 관한 기록은 치과의사협회사와 치과대학사에서 찾아 볼 수 있었다.『대한치과의사협회사』1980와『대한치과의사협회사』2010,『서울대학교치과대학사』1922-1991와『서울대학교치과대학사』제2권 1922-2001가 주 자료가 되었다.

활동한 내용에 비하여 박명진이 남긴 기록은 많지 않았다. 그의 논문은《경성치 과의학회잡지》,《만선지치계》,《일본의학집보 약물학》에서 찾을 수 있었다. 그가 남긴 기록은 세계창조의 주인공으로서 역할을 다하도록 우리의 진로를 인도하라는 글〈대변자의 역할을 완수하라〉[4]와 우리 치의학 발전이 되기를 바라는 글〈대한치과의학회지 발간호 권두사〉[5], 역사(歷史)라 함은 그 민족이 걸어 온 역 적(歷蹟)을 거짓 없이 적어 놓은 것이라 말하며, 학문(學問)에서 정당한 이론과 학설이 새로운 연구발전에 기초가 되고, 그릇된 이론과 착오 있는 판단도 새 연구 진행에 자극이 될 수 있

4) 박명진,〈대변자의 역할을 완수하라〉,《조선치계》,1946.37-38쪽.
5) 박명진,〈대한치과의학회지 발간호 권두사〉,《대한치과의학회지》, 1954.3쪽.

다고 하는 〈우리의 기록〉[6]과 미래에 대한 통찰력을 가지고 한국치의학의 과거, 현재를 기술한 글 〈한국의 치과의학〉[7]이 있다.

《조선의보(朝鮮醫報)》의 기록은 박명진이 한성치과의사회의 임원임을 보여 주고 있었다.[8] 《만선지치계(滿鮮之齒界)》에서는 박명진이 학위 받은 사실과 활동한 한성치과의사회가 조선연합치과의사회에 가입한 사실과 일제의 강압으로 해체되었다는 것을 알 수 있게 하였다.[9]

박명진에 대한 연구는 지금까지 시도된 바가 없다. 박명진은 일제강점기 후반인 1928년부터 광복 후 6.25동란 수습기인 1957년까지 치과의사로서의 삶을 살아가신 분이다. 때문에 일제의 압박과 굴욕을 참아내셨고, 광복의 환희도 잠시 6.25동란의 동족상쟁의 아픔도 겪어야 하였다.

박명진은 일제강점기와 광복 후에 치과의사라는 전문 직업인으로 치의학을 연구하며, 교육한 스승이었다. 그는 한국인으로 나라와 동포를 사랑하는 바탕 위에 치과의사라는 전문 집단의 상황을 파악하고 치과의사회와 치과의학회에서 활동한 지도자였다.

저자는 박명진을 출생과 교육, 치의학을 연구한 학자와 치의학을 가르친 교육자, 전문 집단인 치과의사회와 치과의학회의 상황을 파악하고 지도한 지식인으로 살펴 보려 한다.

2. 일제강점기

가. 출생, 교육, 약리학자

박명진(朴明鎭, 1903~1957)은 1903년 7월 3일 서울시 양교동에서 박기붕(朴其 鵬)의 장자로 출생하였다.[10] 1920년 중앙중학교를 졸업하였다. 그는 1925년 4월에 경성치과의학교에 입학하고, 1928년 4월 8일에 졸업하였다.[11]

졸업 후 1928년 5월 10일 조선총독부의원에 의무부수로 치과부에 근무하였고, 1928년 6월 15일 경성제국대학 의학부 부수, 1928년 11월 6일 경성치과의학교 부수에 임명되었다. 1929년 4월 15일 경성치과의학교가 경성치과의학전문학교로 되자, 그는 1929년 5월 10일 경성치과의학전문학교에 편입하였고, 1930년 4월 26일 4학년 과정을 마치고, 경성치과의학전문학교 본

6) 박명진, 〈우리의 기록〉, 《저경지》 제1권 제5호, 1955. 6쪽.
7) 박명진, 〈한국의 치과의학〉, 《대한치과의학사연구회지》, 1960. 6-12쪽.
8) 《朝鮮醫報》, 〈雜報 漢城齒科醫師會 役員 改選〉,1934. 제3권 제4호, 31쪽. ;1936. 제6권 제1호 21쪽.
9) 《滿鮮之齒界》, 1935. 제4권 제7호 42쪽.; 제4권 제10호 33쪽.; 제11권 제10호 37쪽.
10) 『대한치과의사협회사』 2010, 439쪽. 《치과연구》 제22권 제6호 46쪽에 생일에 관해서는 1903년 7월 3일의 기록이 있으나 《대한치과의학회지》, 1954. 158쪽과 『대한치과의사협회사』 1980. 63쪽에는 1903년 3월로 되어 있다. 여기서는 『대한치과의사협회사』 2010. 439쪽을 따랐다.
11) 《滿鮮之齒界》, 1935. 제12권 제2호, 11쪽.

과 1회 졸업생이 되었다. 1930년 4월 28일 경성치과의학전문학교 조수가 되었다.[12] 1928년, 1931년 박명진은 경성치과의학교 일원으로 조선치과의학회 학술강연회에 참석하기도 하였다.[13]

박명진은 경성치과의학전문학교 조수가 된 후 연구에 힘을 다하였다. 1934년 10 월 10일 경성제국대학 약리학교실에서 연구하고(지도교수 柳樂達見, 杉原), 1937년 12월 16일 경성치과의학전문학교 조교수가 되었다. 1943년 경성제국대학에서 의학 박사를 수여 받았다. 1943년 박명진은 서울 종로 3정목에서 개업을 하기도 하였다.[14]

박명진의 박사학위 주 논문 1.은 "창연제와 연제 투여 집토끼의 구강 내 기관에 의한 창연과 연 침착에 관한 분광경적 검색에 대하여(독문)"이다. 주 논문 2.은 "아드레날린, 피로갈핀 및 아트로핀 투여한 집토끼의 연제투여 후의 구강내 기관에 의한 연 침착에 관한 분광경적 검색에 대하여(독문)"이다.

1932년 이후 1942년까지 박명진의 경성치과의학회 발표 연제 11개와 12편의 논문을 게재한 잡지 목록이다.

경성치과의학회 발표 연제

1932년 10월 30일 경성치과의학회, 연속주조의 응용에 대하여, 박명진

1933년 9월 23, 24일 경성치과의학회, 구개용적과 치궁과의 관계, 박명진

1934년 9월 23, 24일 경성치과의학회, 보철장치의 수학적 관찰, 박명진

1935년 9월 22, 23일 경성치과의학회

아비산이 지각신경 및 운동신경에 미치는 작용의 추보, 박명진

아비산의 약리작용에 대한 일고찰, 박명진, 矢尾太郎

1936년 9월 22, 23일 경성치과의학회

2, 3의 지속적 해열작용을 갖는 약물의 진통작용에 대하여, 박명진

1938년 9월 24일 경성치과의학회 학술강연회

2-3 국소마취약의 운동신경섬유 자극 역가에 미치는「에프에프린」의 영향 특히「아드레날린」과의 비교에 대하여,

제1보고「벤졸」및 유도체의 운동신경섬유에 미치는 영향에 대하여, 박명진

제2보고「페놀」류, 박명진

「칼비톨」의 2, 3 약리학적 실험에 대하여, 박명진, 山口一香

1939년 9월 24일 경성치과의학회

12)《滿鮮之齒界》, 1935. 제12권 제2호. 11쪽.

13)《朝鮮齒科醫學會雜誌》, 제10호. 1928. 46쪽.: 제18호. 1931. 22쪽.

14)《滿鮮之齒界》, 1935. 제12권 제2호. 11쪽.

주사약 용해제에 관한 2-3의 실험적 연구, 박명진, 山口一香

1940년 9월 22일 경성치과의학회

금속제제의 치아 및 구강부속조직내 흡수에 관한 실험적 연구, 박명진

논문

박명진, 단기간 주조법에 대하여, 경성치과의학회잡지 2권 2호 1933.

박명진, 혈액형 치궁형 및 구개용적과의 상관관계에 대하여, 경성치과의학회잡지 3권 2호 1934.

박명진, 보철장치의 수학적 관찰, 경성치과의학회잡지 3권 3,4호 1934.

박명진, 아비산의 지각신경 또는 운동신경에 미치는 작용에 대하여, 경성치과의학회잡지 4권 3,4호 1935.

박명진, 2, 3의 지속적 해열작용을 갖는 약물의 진통작용에 대하여, 경성치과의학회잡지 5권 4호 1937.

박명진, 내가 고안한 회전국부교합기에 대하여, 만선지치계 7권 7호 1938.

박명진, 山口一香, 吉村邦一, 시호의 집토끼 체온에 미치는 작용에 대하여, 경성치과의학회잡지 7권 2호 1938.

박명진, 벤졸 및 그 유도체의 운동신경에 미치는 영향에 대하여 제1보고 벤졸 및 벤졸 핵 수소원자 1개가 단지 알킬기, 할로겐기, 니트로기, 아미드기, 또는 시안으로서 치환시키는 것, 경성치과의학회잡지 7권 1호 1938.

박명진, 벤졸 및 그 유도체의 운동신경에 미치는 영향에 대하여 제2보고 Phenol류, 경성치과의학회잡지 8권 3호 1940.

박명진, 벤졸 및 그 유도체의 운동신경에 미치는 영향에 대하여 제3보고 안식향산류, 경성치과의학회잡지 8권 4호 1940.

박명진, 창연제와 연제 투여 집토끼의 구강 내 기관에 의한 창연과 연침착에 관한 분광경적 검색에 대하여(독문), 일본의학집보 약물학 14권 1호 1941.

박명진, 아드레날린, 피로갈핀 및 아트로핀 투여한 집토끼의 연제투여 후의 구강 내기관에 의한 연침착에 관한 분광경적 검색에 대하여(독문), 일본의학집보 약 물학 15권 2, 3호 1942.

나. 한성치과의사회

박명진은 한국인 치과의사회 설립에도 깊이 관여하였다. 1928년 박명진은 장지원 · 김종찬 · 남수희 · 신인철 · 이유경 · 김용봉 · 이천흥과 같이 한국인에 의한 한국인을 위한 한성치과의사회에 입회하여 회를 체계화하게 하였다. 친목기관으로 임상적 토론, 실패담 또는 성공담 등을

교환하던 한성치과의사회는 회를 체계화한 후 학술 연구, 구강위생계몽, 회원복리 등을 도모하게 되었다.[15]

1933년 12월 31일 박명진은 한성치과의사회 총회에서 평의원이 되었다. 회장 함석태는 유임되었고, 부회장 조동흠이 선임되었다. 이사 이동환 · 이유경 · 최영식, 평의원 박명진 · 정보라 · 김종환 · 남수희 · 조경호이 선출되었다.[16]

1935년 9월 25일 한국인만의 치과의사회인 한성치과의사회가 조선연합치과의사회에 가맹하였다. 가입 동기는 법정치과의사회가 될 때 한국인 치과의사가 불이익을 당하지 않기 위함이었다. 이후 한성치과의사회는 공식적으로 한국인 치과의사를 대표하는 치과의사회로서 역할을 하게 되었다.

1936년 총회에서는 회장 함석태, 부회장 조동흠이 유임되었고, 이사 정보라 · 최영식 · 남수희, 평의원 박명진 · 안병식 · 한도수 · 이수만 · 김철용이 선출되었다.[17] 그리고 1933년 6월 3일과 1936년 6월 4일 충치예방일에 참석한 유복진, 조명호, 이창우, 문평국 등도 1928년 이후에 가입된 회원일 것이다.[18]

1938년 박명진은 한성치과의사회 총회에서 회장으로 선출되었다. 1939년 한성치과의사회장 박명진은 한국인 치과의사의 대표기관으로서 각종 행사에 참여하였다. 경성치과용품조합 조합기 입혼식[19], 1941년의 치아와 건강전람회[20], 조선치과용품 상조합이 상업조합령으로 발족식[21]에 한성치과의사회는 경성치과의사회와 그 위치 를 동등한 수준으로 참여하고 있었다.

이후 한국인 치과의사를 대표하는 치과의사회로서 한성치과의사회장은 조선연합 치과의사회의 평의원이 되기도 하였다.[22] 1939년 박명진 · 박부영이 조선연합치과 의사회 평의원이 되었다.[23] 1940년 박명진은 박부영 · 최병지 · 이창용 · 김찬규 · 김성도 · 김상문과 같이 조선연합치과의사회 평의원이 되었다.[24]

그러나 1942년 10월 1일 한성치과의사회는 일제의 강압으로 일본인 치과의사 위주의 경성치과의사회와 통합하게 되자, 박명진은 한국인 치과의사의 대표에서 경성 치과의사회의 하나의 평의원에 머무르게 되었다.[25]

---

15) 신인철, 〈한국근대치의학의 연역〉, 《대한치과의학사연구회지》, 1960. 23-24쪽.
16) 《朝鮮醫報》, 3권 4호, 1934. 31쪽.
17) 《朝鮮醫報》, 6권 1호, 1936. 21쪽.
18) 《동아일보》, 1933. 6. 3일자. : 《조선중앙일보》, 1936. 6. 4일자
19) 《滿鮮之歯界》, 8권 10호, 1939. 38쪽. 경성치과용품조합 조합기 입혼식 거행
20) 《滿鮮之歯界》, 10권 6호, 1941. 40쪽. 치아와 건강전람회
21) 《滿鮮之歯界》, 10권 10호, 1941. 32-33쪽.
22) 《滿鮮之歯界》, 5권 3호, 1936. 41쪽.
23) 《滿鮮之歯界》, 8권 5호, 1939. 34쪽.
24) 《滿鮮之歯界》, 9권 4호, 1940. 33쪽.
25) 《滿鮮之歯界》, 11권 10호, 1942. 36-37쪽.
회장 사이토 츠루오(齊藤鶴雄)

3. 광복 후

가. 치의학 교육자

광복 후 역사 주체로써 자주적인 자아를 실천하는 교육을 하는 스승으로써 박명 진은 한국 치의학 교육에 전력을 다하였다. 1945년 11월 무렵 일본인을 모두 송환 하기로 했다는 소식을 듣고, 나기라 다쓰미(柳樂達見)는 귀국하기로 결심하고 교직원들과 논의 후 경성치과의학전문학교의 운영자로 교장에 박명진을 지명하고, 이사, 감사도 선임했다.[26)]

1945년 11월 1일 박명진은 경성치과의학전문학교를 경성치과대학으로 개편하고 학장에 취임하였다. 이 과정에서 박명진은 이사회를 조직하여 이사장 문기옥, 정보라(보철부)의 도움을 받았으며, 이유경(보존치과부)은 부속 병원장, 이춘근(구강외 과부)이 동참하였다. 치의학교육제도는 일본식에서 미국식 치의학교육제도로 전환하게 되었다.[27)]

1946년 8월 22일 군정법령 제102호인「국립서울대학교설치령」에 의거하여 박명진, 이유경, 정보라 등은 경성치과대학을 국립서울대학교치과대학으로 편입시키었다.[28)] 이 무렵 박유신, 김수철, 김용관, 김정규가 새로 참여하게 되었다.[29)]

1948년 7월 박명진은 서울대학교 평의원회 위원으로 대학 행정에 관여하기도 하였다.[30)]

6.25동란으로 어려운 중에도 박명진은 서울대학교 치과대학 학장으로서의 직책을 충실히 수행하였다. 1951년 1월 4일 박명진은 부산 창선동 김세존치과의원에 임시 연락사무소로 정하였다가, 다시 2월에 부산 광복동 2가 18 번지 김상찬치과의원에 서울대학교 치과대학 임시 연락사무소로 정하였다.[31)]

부회장 츠메다 쿄시로(爪田杏四郎) 정보라
편의원 오오자와 기세이(大澤義誠) 소토 케이죠(外 圭二) 도네가와 세이지로오(利根川淸治郎)
온나 세이시(音田淸治) 미야모토 노리오(宮本範男) 하뉴 히로시(羽生博)
함석태, 박명진, 이유경, 안종서
이사장(겸임) 츠메다 쿄시로(爪田杏四郎)
이사 이와모토 켄지(岩元健兒) 와카마츠 시게요시(若松重義). 이와세 세이존(岩瀨淸尊)
모모사기 타케히라(百崎武平) 타구치 모리아끼(田口盛毅)

26) 경성치과대학동창회, 『京城齒科大學沿革史』, 1964. 11쪽.
27) 『서울대학교치과대학사』 1922-1991, 1991. 40쪽.
28) 《동아일보》 1946. 7. 23일자
박명진은 "전체로 보아 반대할 이유가 하나도 없을 뿐 아니라 본교로서는 기왕에 관립을 희망하고 있던 만큼 적의한 조치라고 생각한다"고 하였다.
29) 『서울대학교치과대학사』 1922-1991, 1991. 42쪽.
30) 서울대학교치의학대학원 박물관 소장 약력
31) 『서울대학교치과대학사』 제2권 1922-2001, 2002. 72쪽.

1951년 6월 전시 연합대학이 설치됨에 따라 서울대학교 치과대학은 의학계열 통합강의를 수강하였다. 1951년 9월 1-2일에 시험을 거쳐 66명의 신입생이 들어왔고, 1951년 11월 18일 부산 대교동 2가 80 번지로 연락사무소를 옮겼다.[32)]

1951년 박명진은 서울대학교대학위원에 피선되어 대학 행정에 관여하기도 하였다.[33)]

1952년 4월 8일-10일 서울대학교 치과대학에 시험을 거쳐137명의 신입생이 입학했다. 박명진은 김상찬치과의원과 토성동 소재 경찰병원 치과에도 임시 부속병원을 설치하기도 하였다.[34)]

1952년 5월 26일 전시 연합대학이 해체되고, 서울대학교 치과대학은 부산 대청동 4가 2 번지 산중턱에 가교사를 건축하여 대강의실, 중강의실 각 1개, 소강의실이 2 개, 그 밖에 학장실, 직원실, 숙직실, 창고 등을 갖추었다. 교수진은 점차 추가되어 교수 2명, 조교수 3명, 전임강사 7명, 조교 2명 등 14명과 25명의 시간강사가 재학생 296명(남277, 여19, 학생정원 480)의 학습지도를 담당하였다.[35)]

1953년 4월초 서울대학교 치과대학 부속병원은 진료실로 부산 광복동 입구의 김순염 자택 목조 2층 30평을 빌렸다. 나무 기둥에 치과용 엔진을 부착하여 만든 10여대의 간이 유니트와 목조 의자 10여대를 설치하여 사용하였고, 10평의 마루는 기재창고로 사용하였다.[36)] 당시 박명진, 김영창, 김동순, 김문조, 김붕순, 전일현, 이영옥, 심태석, 허태운, 장완식, 이유경, 박유신, 김정규, 노광욱, 김수철, 유종 덕, 차문호, 이춘근, 오재인, 송재형, 호정진, 김용관, 안형규, 등이 근무하였다.[37)]

서울대학교 치과대학 부산 피난 시절인 1951년 9월 29일 전문부 28명, 1952년 3 월 31일 학부 16명, 전문부 3명, 1953년 3월 28일 학부 12명, 전문부 2명을 졸업시키었다.[38)]

1953년 7월 27일 휴전협정 조인 후 1953년 8월 26 서울대학교 치과대학은 32개월 간의 부산 피난생활을 끝내고 서울로 복귀하였다.[39)]

1953년 6월 8일-1955년 4월 27일 박명진은 이유경 서울대학교 치과대학 부속 병원장이 사임하자 부속 병원장을 겸직하였다.[40)]

1954년 서울대학교 치과대학 학장 박명진은 한미재단, 서독국비장학생, 국무성 ICA 원조자금의 도움으로 서울대학교 치과대학 교직원을 미국에 유학을 보내기로 하였다. 그 결과 서울대학교

---

32)『서울대학교치과대학사』 제2권 1922-2001. 2002. 72-73쪽.
33) 서울대학교치의학대학원 박물관 소장 약력
34)『서울대학교치과대학사』 제2권 1922-2001. 2002. 73쪽.
35)『서울대학교치과대학사』 제2권 1922-2001. 2002. 73쪽.
36)『서울대학교치과대학사』 제2권 1922-2001. 2002. 73쪽.
37)『서울대학교치과대학사』 제2권 1922-2001. 2002. 77쪽.
38)『서울대학교치과대학사』 제2권 1922-2001. 2002. 74쪽.
39)『서울대학교치과대학사』 제2권 1922-2001. 2002. 78쪽.
40)『대한치과의사협회사』 1980 .213쪽.

치과대학에 미국 치의학이 직접 도입되는 계기가 되었다.[41]

성명	직위	연도	유학
차문호	전임강사	1954. 5. 11	미국, 한미재단
이영옥	조교수	1954. 8. 15	미국, 개인
박명진	학장	1955. 3. 7-8. 7	미국교육계시찰
심태석	조교수	1955. 9. 5	미국, 한미재단
김용관	조교수	1956. 10. 31	서독, 서독국비장학생
김동순	부교수	1957. 9. 1	미국, 한미재단
이춘근	교수	1958. 8. 14	미국, 국무성 ICA 원조자금
김주환	전임강사	1958. 8. 25	미국, 국무성 ICA 원조자금
김수철	조교수	1958. 9. 3	미국, 국무성 ICA 원조자금
진용환	대우강사	1958. 9. 4	미국, 국무성 ICA 원조자금
김규식	대우강사	1959. 8. 10	미국, 국무성 ICA 원조자금
선우양국	전임강사	1960. 1. 18	미국, 국무성 ICA 원조자금

1954년 6월 25일 서울대학교 치과대학 학장 박명진은 근속 25주년으로 근속표창식이 거행되기도 하였다.[42]

1954년 4월 6일 서울대학교 치과대학 학장 박명진은 학술 활동이 인정되어 학술 원위원에 피선되었다.[43]

1955년 3월 7일-8월 7일 5개월간 서울대학교 치과대학 학장 박명진은 미국교육계를 시찰하였다. 1955년 3월 7일 서울대학교 치과대학 박명진 학장은 미국교육계 시찰을 위하여 선편으로 부산을 떠나 2주일 만에 샌프란시스코에 도착하였다. 시애틀로 가서 3월 24일부터 3일간 열린 ADA학회에 참석하여 귀빈대우를 받기도 하였다.[44]

나. 치과의사회 활동

광복 후 박명진은 치과의사회 설립에도 깊이 관여하였다. 그는 조선치과의사회 및 한성치과의사회 준비위원이 되었다. 1945년 9월 5일 비가 억수같이 쏟아지는 날 재경 치과의사 수십명이 조선치과의사회 및 한성치과의사회 결성 준비위원회를 구성하기 위해 서울 수송초등학교 동측 한

41) 『서울대학교치과대학사』 제2권 1922-2001, 2002. 79쪽.
42) 《대한치과의학회지》, 1954. 158쪽.
43) 『대한치과의사협회사』 2010 ,439쪽.
44) 『대한치과의사협회사』 1980 ,77쪽.

교실에 모였다.

조선치과의사회 및 한성치과의사회 준비위원회 구성에 전형제를 채택하였다. 문기옥 의장은 전형위원으로 조기항, 서병서 등 5명을 지명하였고, 전형위원은 박명진, 안종서, 조명호, 이유경, 정보라, 문기옥, 이형주, 안병식, 김용진, 이동환 등 10명을 준비위원으로 선출하였다.[45)]

1945년 12월 9일 조선치과의사회 설립총회는 경성치과대학 강당에서 재경 치과의사 70여 명이 모인 가운데 개최하였다. 박명진은 평의원이 되었다.

조선치과의사회 임원진 : 위원장 안종서, 부위원장 문기옥, 서무위원 안병식, 기획위원 이유경, 방안자, 보건 및 학술위원 김문조, 정보라, 자재위원 조명호, 문기옥, 조사위원 정도성, 임영준, 재무위원 박부영, 박동석,

평의원 : 박명진, 조호연, 박용덕, 정용국, 원제신, 이양숙, 홍사근, 최희종, 조기항, 이형주.[46)]

1945년 12월 16일 한성치과의사회 설립총회는 경성치과대학 강당에서 40여 명이 참석한 가운데 열렸다. 박명진은 5명의 전형위원 중의 하나가 되어 한성치과의사회 임원 선출에 관여하였다.

한성치과의사회 임원진 : 위원장 김용진, 부위원장 김연권, 서무부 위원 서병서, 김재천, 보건부 위원 김종옥, 최희종, 학술부 위원 이성민, 이형주, 조사부 위원 홍사근, 조기항, 재무부 위원 이동환, 박정식

평의원 : 박기용, 임영준, 김문조, 안병식, 김정희.[47)]

박명진은 광복 후 조선치과의사회와 서울지회 한성치과의사회의 설립은 그 기원을 1925년에 조직되었던 한성치과의사회가 일본관헌의 간섭으로 1940년에 폐지되었다가 1945년에 조선치과의사회로 다시 발족한 것이라 하였다.

> 한편 1925년에 조직되었던 한성치과의사회가 일본관헌의 간섭으로 1940년에 폐지되었다가 해방후인 1945년에 조선치과의사회로 다시 발족하여 회장에 안종서, 부회장에 문기옥 양씨가 피선되고 서울지회로는 한성치과의사회를 부활시키어 회장에 김용진, 부회장에 김연권양씨가 피선되었고 조선치과학회를 조선치과의사회의 한 기구로 포함시키어 회장에는 박명진씨가 피선되어 각각 운영하였다.[48)]

45) 《朝鮮齒界》, 1946. 86-87쪽.
46) 《朝鮮齒界》, 1946. 87-88쪽.
47) 《朝鮮齒界》, 1946. 89쪽.
48) 박명진, 〈한국의 치과의학〉, 《대한치과의학사연구회지》, 1960. 10쪽.

광복 후 한국의 치과의사들은 어려울 때 서로 도우며 치과의사회를 운영하였다.

1946년 4월 조선치과의사회 총회에서 위원장에 박명진, 부위원장에 안병식이 선출되었다. 이것은 조선치과의사회 위원장 안종서가 사임하였기 때문이었다.[49)]

1947년 5월 19일 조선치과의사회 정기 총회에서 위원장 박명진이 사임하자 김용진이 위원장에 피선되었다. 이 총회는 학회장 박명진, 특별연구위원회 대표위원 조호연, 학회위원 광주 은중기, 대구 서영규, 부산 김순배, 서울 미정 등을 선출하였다.[50)]

1948년 조선치과의사회를 대한치과의사회로 개칭하게 되었다.[51)] 1951년 7월경 6.25동란으로 피난치과의사회(회장 한동찬 · 촉탁 최효봉)를 조직하였고, 피난치과 의사회는 1952년 3월 부산치과의사회에 합류하였다.[52)] 대한치과의사회는 부산 광복동 2가 18 번지 김상찬치과의원에 임시 연락사무소를 두게 되었다.[53)]

1951년 9월 5일 법률 제221호로 국민의료법이 공포되고, 동법시행세칙이 1951년 12월 25일 보건부령 제11호로 공포되었다. 이에 따라 1952년 3월 16일 국민의료법 제53조에 의하여 법정단체로서의 대한치과의사회는 부산 동광초등학교에서 설립총회를 개최하였다.

박명진은 대한치과의학회 학회장으로 계속 참여하였다. 그 당시 대한치과의사회에 접수된 서울시와 각 도 치과의사회 임원명단은 다음과 같다.

대한치과의사회(사무소 부산시 창선동 1 가 42 안종서 치과 내)

회장 안종서 부회장 이유경, 최해운, 김성도 총무부 김종옥, 신종윤 재무부 이성민, 김상찬 자재부 한오봉, 이원술 보건부 김영창, 임흥준 조사부 안기화, 김기환 학회장 박명진, 학술연구부장 이춘근 감사 문창주, 김순배 고문 한동찬 사무장 최효봉 [54)]

1957년 박명진은 대한치과의사회의 발전은 지방 회원들의 협조로 이루어졌다고 하였다. 즉 부산의 김상찬, 김창규, 김순배, 신종윤, 추옥엽 등과 대구의 최해운, 추장엽, 충남의 임주혁, 전북의 임택용, 전남의 노기섭, 조 향, 김성도, 충북의 이세근, 박장희, 강원도의 남궁 규, 경기노의 임영균, 이창용등 등은 우리나라 치과의사회를 육성하여온 공로자들로서 서울에 있는 대한치과의사회와 음으로 양으로 밀접한 연락과 협조로서 금일의 발전을 보게 된 것이라 하였다.[55)]

---

49) 대한치과의사협회, 『대한치과의사협회사』 1980. 224쪽.
50) 대한치과의사협회, 『대한치과의사협회사』 1980. 50, 224쪽.
51) 대한치과의사협회, 『대한치과의사협회사』 1980. 46쪽.
52) 대한치과의사협회, 『대한치과의사협회사』 1980. 69쪽.
53) 대한치과의사협회, 『대한치과의사협회사』 1980. 69쪽.
54) 대한치과의사협회, 『대한치과의사협회사』 1980. 69-70쪽.
55) 박명진, 〈한국의 치과의학〉, 《대한치과의학사연구회지》, 1960. 12쪽.

1957년 서울대학교치과대학 학장 박명진에 의해 대한치과의사협회 회관 마련의 기초가 이루어졌다. 서울대학교치과대학 학장 박명진은 경성치과의학전문학교 전 교장 나기라 다쓰미의 도동 소재 사택(대지 140평, 건평80평)을 대한치과의사회 회관으로 기증하였다. 1945년 11월 박명진은 나기라 다쓰미에 의해 서울대학교치과대학 전신인 경성치과의학전문학교의 운영자로 교장에 지명되어 그 사택을 관리하고 있었다.[56]

1957년 5월 11일 제6회 대한치과의사회 정기총회는 회관설치건을 상정하여 논의하고, 도동 소재 사택을 대한치과의사회로 소유권 이전 등기하기로 하였다.[57]

1958년 10월 16일 대한치과의사회 이사회는 회관문제 진중히 검토한 끝에 교통이 불편하므로 회관을 매각하기로 결정하였다.[58]

1959년 3월 5일 대한치과의사협회 이사회는 박명진으로부터 기증받은 도동의 회관을 1천만원에 매도하고 이전하기로 가결하였다.[59]

1960년 2월 대한치과의사협회장 안종서는 박명진으로부터 기증받은 사택을 매도하였다.[60]

1960년 11월 1일 서울 종로구 낙원동 35번지(대지 60평, 2층 건물)를 대한치과의사협회 회관으로 매수하여 사무실로 사용하였다.[61]

다. 치과의학회 활동

광복 후 치과의사회는 치과의학회와 분리되지 않았다. 치과의학회는 치과의사회의 한 기관이 되어 총회 및 학술강연회를 하였다.

1947년 5월 18일 조선치과의학회 제1회 총회 및 학술강연회가 서울대학교 치과대학 강당에서 개최되었다. 이 총회는 학회장 조호연, 특별연구위원회 대표위원 정보라가 주관하였다.[62]

박명진은 아래와 같은 연제와 연자로서 참석하였다.

금속제의 중독증상이 구강 내 여러 기관에 출현함에 대한 실험적 고찰 : 박명진

개성인삼으로 사육한 작은 쥐의 〈니코틴〉 중독에 대한 저항력 : 박명진[63]

---

56) 대한치과의사협회, 『대한치과의사협회사』 1980. 81쪽.
57) 대한치과의사협회, 『대한치과의사협회사』 1980. 81쪽.
58) 대한치과의사협회, 『대한치과의사협회사』 1980. 81쪽.
59) 대한치과의사협회, 『대한치과의사협회사』 1980. 282쪽.
60) 대한치과의사협회, 『대한치과의사협회사』 1980. 101쪽.
61) 대한치과의사협회, 『대한치과의사협회사』 1980. 101쪽.
62) 대한치과의사협회, 『대한치과의사협회사』 1980. 224쪽.
63) 대한치과의사협회, 『대한치과의사협회사』 1980. 240쪽.

1948년 5월 23일 박명진은 학회장으로 조선치과의학회 제2회 총회 및 학술강연회를 서울대학교 치과대학 강당에서 개최하였다. 1949년 5월 28일 조선치과의학회 제3회 총회 및 학술강연회는 계속되었다.[64)]

1952년 10월 18일 대한치과의학회 제4회 총회 및 학술강연회는 전시 하의 어려움을 무릅쓰고 부산에 있는 전 회원 및 다수의 지방회원이 참석한 가운데 서울대학교 치과대학 가교사 강당에서 개최되었다. 대한치과의학회 학회장 박명진은 총회 및 학술강연회를 주관하였다. 총회에서는 1952년 4월 26일 서울대학교 대학원에서 의학박사 학위를 받은 이춘근에게 공로상을 수여하였다.[65)]

1953년 4월 18-19일 대한치과의학회 제5회 학술강연회 및 총회는 양일간 부산 · 서울대학교 치과대학 가교사 강당에서 열렸다. 대한치과의학회 학회장 박명진은 총회 및 학술강연회를 주관하였다.[66)]

1954년 6월 20일 대한치과의학회 제6회 학술강연회 및 총회가 서울대학교 치과대학 강당에서 열렸다. 대한치과의학회 학회장 박명진은 총회 및 학술강연회를 주관 하였다. 그리고 학회지 발간을 만장일치로 가결하였다. 조선치과의학회 제7회 총회 및 학술강연회는 기록을 찾지 못하였다.[67)]

1954년 11월 30일 대한치과의학회장 박명진은 치의학 발전이 되기를 회원들과 함께 바라며 대한치과의학회지 제1권 제1호를 발행하였다. 총 174면으로 박명진 학회 장은 권두사를 통해 그 기쁨을 다음과 같이 피력했다.

> *치의학 발전을 위하여 연구발표회를 6회에 이르기까지 연구업적을 공표하여 학문적 비판을 받을 기회를 가지지 못하였던 것은 대단히 유감스러운 일이었다. 회원들의 학회지 발간을 주창하는 소리가 바야흐로 높아가던 중 6.25동란으로 고달픈 피난생활을 만 3년간이나 계속되었다. 어려운 때이나 학회지 편집을 촉진시키자 한미재단의 인쇄비 원조의 뜻을 받아 편집담당자는 용기를 얻어 편집을 완성하였다. 우리 치의학 발전이 되기를 회원들과 함께 바라는 바이다.*[68)]

64) 대한치과의사협회, 『대한치과의사협회사』 1980. 238쪽.
65) 대한치과의사협회, 『대한치과의사협회사』 1980. 71쪽.
66) 대한치과의사협회, 『대한치과의사협회사』 1980. 71쪽.
67) 대한치과의사협회, 『대한치과의사협회사』 1980. 75쪽.
68) 대한치과의사협회, 『대한치과의사협회사』 1980. 76쪽.

1955년 3월 7일-8월 7일 5개월간 서울대학교 치과대학 학장 박명진은 미국교육계를 시찰 도중 미국치과의사회 회장 린치를 만나 대한치과의사회장의 메시지를 전달하였다. 1955년 4월 5일 대한치과의사회는 미국치과의사회장 린치 박사로부터 미국 치과의사회는 1955년도부터 회원 매인당 5불씩 각출하여 한국 치과계와 치의학도를 돕겠다는 계획이 진행 중에 있다는 회신을 받기도 하였다.[69)]

1956년 4월 22일 대한치과의학회 제8회 총회 및 학술강연회는 서울대학교 치과대학 강당에서 회원 2백여 명이 참석하였다. 대한치과의학회 학회장 박명진은 총회 및 학술강연회를 주관하였다. 이번 학회에서 특히 이채를 띤 것은 임상가를 위하여 테블크리닉이 처음 시도되었다.[70)]

라. 구강위생계몽, 치과행정과 정책, 전문 과목 표방허가 심사 위원, 산 역사

치과의사회의 주요 활동은 학술강연회와 구강위생계몽이었다. 박명진은 구강위생 강조주간 행사에 방송연자와 무료진료에 적극 참여하였다. 1946년 6월 9일-15일까지 조선치과의사회는 구강위생강조주간을 설정하여 구강검사, 유치발치, 구강위생 계몽강연을 신문과 방송을 통하여 실시한 바 있었다.[71)]

1947년 6월 9일 제2회 구강위생강조주간 첫날로 박명진, 원제신, 배진극, 정보라, 조명호 등이 구강위생 좌담회를 방송하고, 6월 14일 조선치과의사회 김용진 위원장의 인사와 김문조 작 방송극 "보건생활 첫걸음"을 김문조, 서병서, 김종옥, 김복덕, 김유봉, 이은순 등 출연으로 방송하였다.[72)]

1948년 구강위생강조주간 행사는 보건후생부 치무과, 조선치과의사회 주최, 서울대학교 치과대학, 각도 보건후생국 및 각도 치과의사회 후원으로 구강검진, 강연, 방송 등을 실시하였다. 특히 방송에 6월 9일 김용진, 14일 박명진이 각각 15분씩 강연하고, 15일 구강위생사상을 선양하기 위하여 "라디오 극" 방송을 30분간 하였다.[73)]

1956년 7월 8일 대한치과의사회는 구강위생 강조주간사업의 일환으로 무치의촌 순회진료반을 편성하여 경기도 시흥군 수암면의 면민 131명에 대해 무료진료를 하였다. 건치아동들에게는 표창장과 부상을 수여하였다. 진료반원은 김용진, 박명진, 신인철, 이희창, 장병건, 이유경, 이동환, 이성민, 김동옥, 이형주, 이춘근, 장지원, 이수경, 이규명, 이동환, 민병혁, 오응서 등 17명이었다.

---

69) 대한치과의사협회. 『대한치과의사협회사』 1980. 77쪽.
70) 대한치과의사협회. 『대한치과의사협회사』 1980. 79쪽.
71) 대한치과의사협회. 『대한치과의사협회사』 1980. 49쪽.
72) 대한치과의사협회. 『대한치과의사협회사』 1980. 49쪽.
73) 대한치과의사협회. 『대한치과의사협회사』 1980. 49쪽.

1946년 박명진은 치과행정에 참여하였다. 초기미군정하에 치무국에 치과의사 면허 및 등록위원회(일명 : 치과의사자격 심사위원회)를 두어 위원장 안종서(조선치과의사회 위원장), 위원 겸 상임서기 원제신(치무국장), 위원 박명진(경성치과대학 학장), 위원 정보라(경성치과대학 교수), 위원 이유경(경성치과대학 교수), 위원 문기옥(조선치과의사회 부위원장), 위원 조호연(경성대학 교수) 등을 위촉하고 일제의 면허증을 미군정면허로 갱신 교부하였다.[74)]

1949년 4월 10일 박명진은 치과정책에 관여하였다. 사회부는 치무분과위원으로 김용진 위원장(대한치과의사회장)을 비롯하여 박명진(서울대학교치과대학장), 이유경(서울대학교치과대학부속병원장), 이형주(여자의과대학 치과학 교수), 안병식(서울치과의사회장), 문기옥(석천치과의원장), 조기항(춘당치과의원장) 등 7명을 위촉하였다. 이 위원회는 사회부에 속하며, 사회부장관의 자문에 응하여 치과행정에 관한 중요정책을 심의하고, 건의할 수 있도록 규정된 기구였다.[75)]

박명진은 전문과목 표방허가 심사위원으로 위촉되기도 하였다. 1952년 11월 보건부는 국민의료법 제41조와 동법시행세칙 제34조에 의거 보건부 내에 의료업자 전문 과목 심사위원회를 설치하기로 하였다. 위원회는 위원장 1인, 위원 13인 이내로써 조직한다. 위원장은 보건부 차관이 된다. 위원은 보건부 고급공무원 및 의학, 치과의학에 관하여 특히 해당 전문 과목에 대하여 학식과 경험이 풍부한 자 중에서 보건부장관이 위촉한다고 하였다. 이에 치과에는 보철과 박명진, 구강외과 이춘근, 교정과 이유경이 위촉되었다.[76)]

1956년 4월 22일 박명진은 기재소비조합 설립에도 참여하였다. 1955년 4월 23일 대한치과의사회 제4회 정기총회에서 기재소비조합 설립이 가결하였다. 1956년 4월 22일 기재소비조합 설립 총회가 있었다. 박명진은 감사로 참여하였다.

조합장 김용진, 부조합장 이유경, 안병식, 상무이사 이형주, 이사 이성민, 김종옥, 감사 박명진, 이동환, 안기화[77)]

1955년 12월 10일 박명진은 "역사(歷史)라 함은 그 민족이 걸어 온 역적(歷蹟)을 거짓 없이 적어 놓은 것"이라 말하며 "기록을 후세에 전한다는 일은 자랑할 만한 사실만이 가치 있음이 아니라 후세 사람들에게 경계를 줄만한 사실도 또한 기록 자체의 사명이 큰 것"이라 하였다.

---

74) 대한치과의사협회, 『대한치과의사협회사』 1980. 47쪽.
75) 대한치과의사협회, 『대한치과의사협회사』 1980. 61쪽.
76) 대한치과의사협회, 『대한치과의사협회사』 1980. 72쪽.
77) 대한치과의사협회, 『대한치과의사협회사』 1980. 89쪽.

> 우리가 역사(歷史)라 함은 그 민족이 걸어 온 역적(歷蹟)을 거짓 없이 적어 놓은 것을 말함이요 어느 시대나 환경에 따라 사실을 허위로나 또는 과도한 수식을 가한 글은 이미 역사로서의 가치를 상실한 것이다. 그러므로 과거 사실을 기록한 역사 가운데서 이 지나간 시대에 좋은 인물의 행적이나 바른 처사도 많이 발견 할 수 있으나 그 반면에 악한 인물들의 증오 할만한 사실도 적지 않음을 볼 수 있다. 그럼으로 기록을 후세에 전한다는 일은 자랑할 만한 사실만이 가치 있음이 아니라 후세 사람들에게 경계를 줄만한 사실도 또한 기록 자체의 사명이 큰 것이다.[78]

이와 같이 학문(學問)에서 정당한 이론과 학설이 새로운 연구발전에 기초가 되고, 그릇된 이론과 착오 있는 판단도 새 연구 진행에 자극이 될 수 있다고 하였다.[79]

박명진은 한국의 치의학과 치과계를 온전히 증거하는 산 역사였다. 유네스코 한국위원회가 1957년에 발행한『유네스코 한국총람』에 게재한「한국의 치과의학」이라는 글에서 미래에 대한 통찰력을 가지고 한국치의학의 과거, 현재를 기술하고 있었다. 즉 일제강점기 치의학의 도입, 한국인 치과의사의 등장, 치의학 교육, 치과의사 단체의 설립으로 치과의사회와 치과의학회, 한국인 치과의사회, 광복 후 치 의학 교육, 치과의사회와 치과의학회, 6.25동란과 치의학 교육에 대한 글을 남기었다. 특히 대한치과의사협회의 기원이 한성치과의사회에 있다고 하였다.[80]

4. 맺음말

박명진(朴明鎭, 1903~1957)은 1903년 7월 3일 서울시 양교동에서 박기붕(朴其鵬)의 장자로 출생하였다. 그는 경성치과의학전문학교를 졸업 후 조선총독부의원에 의무 부수로 시작하여, 1937년 12월 16일 경성치과의학전문학교 조교수가 되었다.

박명진은 경성제국대학 약리학교실에서 연구하고, 1943년 경성제국대학에서 의학 박사를 수여 받았다. 1943년 박명진은 서울 종로 3정목에서 개업을 하기도 하였다.

1928년 박명진은 한국인에 의한 한국인을 위한 한성치과의사회에 깊이 참여하여 한성치과의사회를 체계화하게 하였다. 1938년 박명진은 회장이되어 이후 한성치과 의사회장 박명진은 한국인 치과의사의 대표기관으로서 각종 행사에 참여하였다.

---

78) 박명진, 〈우리의 기록〉《저경지》제1권 제5호, 1955년 12월 10일, 6쪽.
79) 박명진, 〈우리의 기록〉《저경지》제1권 제5호, 1955년 12월 10일, 6쪽.
80) 박명진, 〈한국의 치과의학〉,《대한치과의학사연구회지》, 1960. 4-12쪽.

광복 後 역사 주체로써 자주적인 자아를 실천하는 교육을 하는 스승으로써 박명진은 한국 치의학 교육에 전력을 다하였다.

1945년 11월 1일 박명진은 경성치과의학전문학교를 경성치과대학으로 개편하고 학장에 취임하였고, 1946년 8월 22일 국립서울대학교설치령에 의하여 박명진은 경성치과대학을 국립서울대학교치과대학으로 편입시키었다.

6.25동란으로 어려운 중에도 박명진은 서울대학교 치과대학 학장으로서의 직책을 충실히 수행하였다. 피난 중에도 박명진은 서울대학교 치과대학에서, 신입생을 선발하며, 졸업생을 배출하며, 가교사를 건축하기도 하였다.

1954년 서울대학교 치과대학 학장 박명진은 한미재단, 국무성 ICA 원조자금 등의 도움으로 서울대학교 치과대학 교직원을 미국에 유학을 보내어 미국 치의학을 한국에 직접 도입되는 전기를 마련하였다.

1954년 6월 25일 서울대학교 치과대학 학장 박명진은 근속 25주년으로 근속표창식이 거행되기도 하였고, 1954년 4월 6일 서울대학교 치과대학 학장 박명진은 학술 활동이 인정되어 학술원 위원에 피선되었다. 1955년 3월 7일-8월 7일 5개월간 서울 대학교 치과대학 학장 박명진은 미국교육계를 시찰하였다.

광복 後 박명진은 치과의사회 설립에 깊이 관여하여 조선치과의사회 및 한성치과 의사회 준비위원이 되었다. 1946년 4월 조선치과의사회 총회에서 박명진은 위원장으로 선출되었다. 1952년 3월 16일 법정단체로서의 대한치과의사회가 설립될 때에 박명진은 대한치과의학회 학회장으로 계속 참여하였다.

1957년 서울대학교치과대학 학장 박명진에 의해 경성치과의학전문학교 전 교장 나기라 다쓰미(柳樂達見)의 도동 소재 사택(대지 140평, 건평80평)을 대한치과의사회 회관으로 기증하므로 대한치과의사협회 회관 마련의 기초를 만들었다.

박명진은 조선치과의학회 제1회 총회 및 학술강연회에서 연구논문을 발표하기도 했다. 대한치과의학회 학회장 박명진은 제2회부터 제8회까지 대한치과의학회 총회 및 학술강연회를 주관하였다. 이 중에는 전시 하의 어려움을 무릅쓴 부산에서 제4회부터 제5회까지 총회 및 학술강연회가 포함되어 있다.

1954년 11월 30일 대한치과의학회장 박명진은 치의학 발전이 되기를 회원들과 함께 바라며 대한치과의학회지를 발행하였다.

박명진은 치과의사회의 주요 활동 중의 하나인 구강위생계몽, 치과행정과 정책, 전문 과목 표방허가 심사 위원, 기재소비조합에 감사로 참여하였다.

1955년 12월 10일 박명진은 "역사(歷史)라 함은 그 민족이 걸어 온 역적(歷蹟) 을 거짓 없이 적어 놓은 것"라고 바른 역사의식을 가지고 있었다.

박명진은 한국의 치의학과 치과계를 온전히 증거하는 산 역사였다. 특히 대한치과의사협회의 기원이 한성치과의사회에 있다고 하였다.

박명진 일제강점기의 압박과 굴욕을 참아내었고, 광복의 환희도 잠시 6.25동란의 동족상쟁의 아픔도 겪어야 하였다. 박명진은 일제강점기와 광복 후에 치과의사라는 전문 직업인으로 치의학을 연구하며, 교육한 스승이었다. 그는 한국인으로 나라와 동포를 사랑하는 바탕 위에 치과의사라는 전문 집단의 상황을 파악하고 치과의사회와 치과의학회에서 활동한 지도자였다.

박명진은 역사 주체로써 확고한 자주적인 자아의 교육 문화 종교 등을 건설하여 새롭게 전개되는 세계창조의 주인공으로서 역할을 다하도록 우리의 진로를 인도하는 큰 스승이었다고 할 수 있다.

참고문헌

《조선의보》
《만선지치계》
《조선치과의학회잡지》
《경성치과의학회잡지》
《조선치계》, 1946.
《대한치과의학회지》
《대한치과의사협회지》
《치과연구》
『경성치과대학연혁사』
『서울대학교치과대학사』 1922-1991
『서울대학교치과대학사』 제2권 1922-2001
『대한치과의사협회사』 1980
『대한치과의사협회사』 2010
『서울특별시치과의사회회사』 1995
『서울특별시치과의사회회사』 2005
기창덕, 『한국치과의학사』, 아카데미아, 1995.

신재의, 『한국근대치의학사』, 참윤, 2004.
______, 『한국근대치의학교육사』, 참윤, 2005.
______, 『한국치의학사 연구』, 참윤, 2005.
이병태, 『치의학 역사 산책』, 도서출판 정상, 2001.
이주연, 『한국근현대 치과의료체계의 형성과 발전』, 혜안. 2006.
이한수, 『한국치학사』, 서울대학교출판부, 1988.
______, 『치과의사학』, 연세대학교출판부, 1988.
______, 『서양치과의학사』, 군자출판사,1995.
김영창, 〈8 · 15후의 치의학계 발전상〉,《대한치과의학사연구회지》, 1960.
박명진, 〈대변자의 역할을 완수하라〉, 《조선치계》,1946.
박명진, 〈대한치과의학회지 발간호 권두사〉, 《대한치과의학회지》, 1954.
박명진, 〈우리의 기록〉,《저경지》제1권 제5호, 1955.
박명진, 〈한국의 치과의학〉,《대한치과의학사연구회지》, 1960.
신인철, 〈한국근대치의학의 연역」,《대한치과의학사연구회지》, 1960.
신재의, 〈한말 서양치의학 전래에 관한 연구〉, 《대한치과의사학회지》,제21 호, 2000.
______, 〈입치사의 성격〉, 《대한치과의사학회지》,제23호, 2002.
______, 〈제중원 신앙공체연구〉, 《한국기독교와 역사》,제17호, 2002.
______, 〈서양치과의학의 도입과 의식의 전환〉,《대한치과의사협회지》,제40 권 제9호,2002.
______, 〈함석태 연구〉, 《대한치과의사협회지》,제41권 제6호, 2003.
______, 〈한성치과의사회와 구강위생계몽활동〉, 《대한치과의사협회지》, 제42권 제10호, 2004.
______, 〈일제강점기의 치의학과 그 제도의 운영〉,《의사학》,제13권 제2호, 2004.
안종서, 〈우리나라 치의학계의 금석담〉, 《대한치의학사연구회지》, 1960.
______,〈1920-30년대 나의 치과의업 회고기〉,《대한치의학사연구회지》, 1961.
윤계찬, 〈한국치과의학 발달과정의 고찰〉1,2,3, 《치계》, 제2권 제9호, 제10호, 제12호, 1968.
은중기, 〈한말의 치과업계에 대하여〉,《대한치과의학사연구회지》, 1960.
임경빈, 〈대한치과의사협회와 서울시치과의사회의 기원에 대한 재조명〉,《우듬지》, 2002.
조영수, 〈일본인 치과의사의 조선진출 1893-1910〉, 《대한치과의사학회지》, 1998.
최정봉, 〈한국치의학계개관〉, 《대한치과의학사연구회지》, 1960.
치과임상편집부,〈한국치의학 100년의 재조명-한국인에 의한 치과치료(2)〉, 《치과임상》, 1985. 5.
柳樂達見,〈경성치과의학교 창설기〉,《대한치과의학사연구회지》, 1962.

楢崎東陽,〈조선치과의계의 추억〉,《대한치과의학사연구회지》, 1960.

大澤義誠,〈조선치과변천이야기〉,《대한치과의학사연구회지》, 1960.

垣見庸三, 〈조선치과의 회상〉,《대한치과의학사연구회지》, 1961.

______, 〈경성치과의학교의 연역대요〉,《대한치과의학사연구회지》, 1961.

生田信保,〈경성제국대학의학부 치과학교실의 연역〉,《대한치과의학사연구회지》, 1961.

저 자 약 력

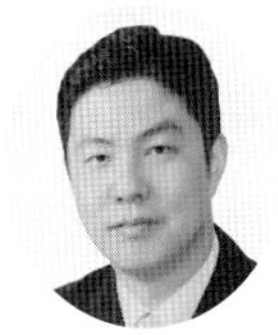

신 유 석 (辛侑錫)

2002. 2 연세대학교 치과대학 졸업
2005. 2 연세대학교 치과대학병원 보존과 수련
2005. 2 연세대학교 대학원 치의학과 석사
2014. 2 연세대학교 대학원 치의학과 박사
2009. 9. 미국 로마린다 치과대학 임플란트과 intern 과정수료
2010. 9. 미국 UCLA 치과대학 보철과 preceptor 과정수료
2011. 3. 연세대학교 치과대학 보존과학교실 임상조교수 재직

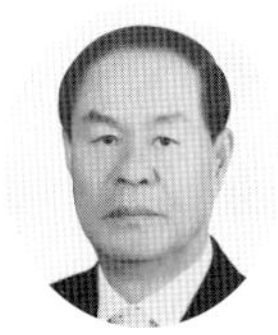

신 재 의 (辛在義)

1970. 2 서울대학교 치과대학 졸업
1978. 8 서울대학교 대학원 치의학과 박사과정 졸업(치의학박사 교정학전공)
2004. 2 단국대학교 대학원 치의학과 박사과정 졸업(문학박사 한국근대사전공)
1998. 4~ 2000. 3 대한치과의사학회 회장
2006. 3~ 2008. 2 연세대학교 의과대학 의사학과 외래교수
2006. 7~ 2009. 11 서울대학교 병원 역사문화센터 자문위원
2007. 3~ 2014. 8 서울대학교 치의학대학원 겸임조교수
2007. 9~ 2014. 3 대한치과의사협회 협회사편찬위원회 위원장
〈저서〉 2004.4.1 『한국근대치의학사』, 참윤
2005.5.15 『한국근대치의학교육사』, 참윤
2005.7.5 『한국치의학사 연구』, 참윤
2007.3.13 『한국 기독교와 초기 의료선교』, 한국역사문화연구소,
2014.12.15 『한국 치과 기자재의 역사』, 참윤

한국 현대 치의학의 발전 (1946~1969)

인 쇄 2015년 11월 1일
발 행 2015년 11월 15일
저 자 신 유 석 · 신 재 의
발행인 윤 미 용
발행처 참윤퍼블리싱
등록번호 제302-2005-00002호
ISBN No. 978-89-91668-32-4 93510

서울시 용산구 한강대로 104라길 3, (우)04333
Tel. 02-3789-3670, Fax. 02-3789-3671
홈페이지 www.charmyun.com / E-mail charmyun@charmyun.com

정가 90,000원